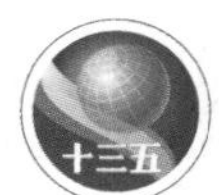

国家卫生健康委员会“十三五”规划教材

全国高等职业教育教材

供医学检验技术专业用

生物化学检验

第5版

主　编　刘观昌　侯振江

副主编　李晶琴　姚德欣　赵红霞　孙革新

编　者（以姓氏笔画为序）

王凤玲（沧州医学高等专科学校）
王辅明（聊城职业技术学院）
刘　隽（河南医学高等专科学校）
刘向祎（首都医科大学附属北京同仁医院）
刘观昌（菏泽医学专科学校）
闫　波（安徽医学高等专科学校）
孙革新（黑龙江护理高等专科学校）
李晶琴（首都医科大学燕京医学院）
杨　茜（菏泽医学专科学校）
张雅娟（苏州卫生职业技术学院）
陈传平（皖西卫生职业学院）
欧陵斌（永州职业技术学院）
周红辉（江西卫生职业学院）
周秀艳（唐山市人民医院）
赵红霞（新疆昌吉职业技术学院）
胡　淼（新乡医学院三全学院）
段如春（楚雄医药高等专科学校）
侯振江（沧州医学高等专科学校）
姚德欣（赣南卫生健康职业学院）
董　立（山东医学高等专科学校）
熊　燏（海南医学院）

人民卫生出版社

·北　京·

图书在版编目（CIP）数据

生物化学检验/刘观昌，侯振江主编. —5版. —北京：人民卫生出版社，2021.9（2024.4 重印）
ISBN 978-7-117-29274-0

Ⅰ.①生… Ⅱ.①刘…②侯… Ⅲ.①生物化学-医学检验-高等职业教育-教材 Ⅳ.①R446.1

中国版本图书馆 CIP 数据核字（2019）第 251529 号

生物化学检验

Shengwu Huaxue Jianyan

第 5 版

主　　编：刘观昌　侯振江
出版发行：人民卫生出版社（中继线 010-59780011）
地　　址：北京市朝阳区潘家园南里 19 号
邮　　编：100021
E - mail：pmph @ pmph.com
购书热线：010-59787592　010-59787584　010-65264830
印　　刷：北京顶佳世纪印刷有限公司
经　　销：新华书店
开　　本：850×1168　1/16　　印张：19　　插页：8
字　　数：601 千字
版　　次：1998 年 5 月第 1 版　　2021 年 9 月第 5 版
印　　次：2024 年 4 月第 6 次印刷
标准书号：ISBN 978-7-117-29274-0
定　　价：59.00 元
打击盗版举报电话：010-59787491　E-mail：WQ @ pmph.com
质量问题联系电话：010-59787234　E-mail：zhiliang @ pmph.com

修订说明

为了深入贯彻落实党的二十大精神，落实全国教育大会和《国家职业教育改革实施方案》新要求，更好地服务医学检验人才培养，人民卫生出版社在教育部、国家卫生健康委员会的领导和全国卫生职业教育教学指导委员会的支持下，成立了第二届全国高等职业教育医学检验技术专业教育教材建设评审委员会，启动了第五轮全国高等职业教育医学检验技术专业规划教材的修订工作。

全国高等职业教育医学检验技术专业规划教材自 1997 年第一轮出版以来，已历经多次修订，在使用中不断提升和完善，已经发展成为职业教育医学检验技术专业影响最大、使用最广、广为认可的经典教材。本次修订是在 2015 年出版的第四轮 25 种教材（含配套教材 6 种）基础上，经过认真细致的调研与论证，坚持传承与创新，全面贯彻专业教学标准，加强立体化建设，以求突出职业教育教材实用性，体现医学检验专业特色：

1. **坚持编写精品教材**　本轮修订得到了全国上百所学校、医院的响应和支持，300 多位教学和临床专家参与了编写工作，保证了教材编写的权威性和代表性，坚持“三基、五性、三特定”编写原则，内容紧贴临床检验岗位实际、精益求精，力争打造职业教育精品教材。

2. **紧密对接教学标准**　修订工作紧密对接高等职业教育医学检验技术专业教学标准，明确培养需求，以岗位为导向，以就业为目标，以技能为核心，以服务为宗旨，注重整体优化，增加了《医学检验技术导论》，着力打造完善的医学检验教材体系。

3. **全面反映知识更新**　新版教材增加了医学检验技术专业新知识、新技术，强化检验操作技能的培养，体现医学检验发展和临床检验工作岗位需求，适应职业教育需求，推进教材的升级和创新。

4. **积极推进融合创新**　版式设计体现教材内容与线上数字教学内容融合对接，为学习理解、巩固知识提供了全新的途径与独特的体验，让学习方式多样化、学习内容形象化、学习过程人性化、学习体验真实化。

本轮规划教材共 25 种（含配套教材 5 种），均为国家卫生健康委员会“十三五”规划教材。

教材目录

序号	教材名称	版次	主编	配套教材
1	临床检验基础	第5版	张纪云　龚道元	√
2	微生物学检验	第5版	李剑平　吴正吉	√
3	免疫学检验	第5版	林逢春　孙中文	√
4	寄生虫学检验	第5版	汪晓静	
5	生物化学检验	第5版	刘观昌　侯振江	√
6	血液学检验	第5版	黄斌伦　杨晓斌	√
7	输血检验技术	第2版	张家忠　陶　玲	
8	临床检验仪器	第3版	吴佳学　彭裕红	
9	临床实验室管理	第2版	李　艳　廖　璞	
10	医学检验技术导论	第1版	李敏霞　胡　野	
11	正常人体结构与机能	第2版	苏莉芬　刘伏祥	
12	临床医学概论	第3版	薛宏伟　高健群	
13	病理学与检验技术	第2版	徐云生　张　忠	
14	分子生物学检验技术	第2版	王志刚	
15	无机化学	第2版	王美玲　赵桂欣	
16	分析化学	第2版	闫冬良　周建庆	
17	有机化学	第2版	曹晓群　张　威	
18	生物化学	第2版	范　明　徐　敏	
19	医学统计学	第2版	李新林	
20	医学检验技术英语	第2版	张　刚	

第二届全国高等职业教育医学检验技术专业教育教材建设评审委员会名单

主任委员

胡　野　张纪云　杨　晋

秘 书 长

金月玲　黄斌伦　窦天舒

委　　员（按姓氏笔画排序）

王海河　王翠玲　刘观昌　刘家秀　孙中文　李　晖
李好蓉　李剑平　李敏霞　杨　拓　杨大干　吴　茅
张家忠　陈　菁　陈芳梅　林逢春　郑文芝　赵红霞
胡雪琴　侯振江　夏金华　高　义　曹德明　龚道元

秘　　书

许贵强

数字内容编者名单

主　编　刘观昌　侯振江

副主编　李晶琴　姚德欣　赵红霞　孙革新

编　者（以姓氏笔画为序）

王凤玲（沧州医学高等专科学校）
王辅明（聊城职业技术学院）
刘　隽（河南医学高等专科学校）
刘向祎（首都医科大学附属北京同仁医院）
刘观昌（菏泽医学专科学校）
闫　波（安徽医学高等专科学校）
孙革新（黑龙江护理高等专科学校）
李晶琴（首都医科大学燕京医学院）
杨　茜（菏泽医学专科学校）
张　鑫（菏泽医学专科学校）
张晓静（菏泽医学专科学校）
张雅娟（苏州卫生职业技术学院）
陈传平（皖西卫生职业学院）
欧陵斌（永州职业技术学院）
周红辉（江西卫生职业学院）
周秀艳（唐山市人民医院）
赵红霞（新疆昌吉职业技术学院）
胡　淼（新乡医学院三全学院）
段如春（楚雄医药高等专科学校）
侯振江（沧州医学高等专科学校）
姚德欣（赣南卫生健康职业学院）
董　立（山东医学高等专科学校）
熊　燏（海南医学院）

主编简介与寄语

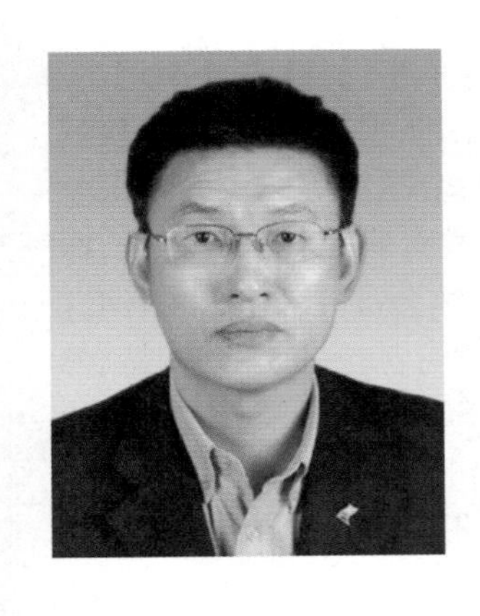

刘观昌 教授，菏泽医学专科学校药学与检验系主任，医学检验技术专业带头人；现为全国卫生职业教育检验专业研究会常务委员，山东省卫生健康职业教育教学指导委员会医学检验技术专业分委会主任委员，全国高职高专医学检验技术专业教育教材建设评审委员会委员，全国卫生职业院校检验技能竞赛组委会委员、项目组组长，检验技能竞赛评判专家；所带领的医学检验技术专业教学团队被评为省级教学团队；山东省精品课程“生物化学检验”“生物化学”主要负责人，主讲教师；主编职业教育国家级规划教材 9 部，副主编或参编各类著作 12 部；先后完成“植物雌激素对乳腺癌的抑制作用”“哮喘患者肺巨噬细胞乙酰化酶与去乙酰化酶表达与活性及药物的影响”等课题 6 项；发表教学、科研论文 50 余篇。

寄语：

健康是人类永恒的主题，全方位全周期维护人民健康更是国家的重大战略。医学检验永远与人类医学最尖端最前沿的知识同行。

“检以求真”，是检验人永远的追求。医学教育立德树人，在医学人才成长中，扎实的起点尤为重要。我们当以医者的仁心塑造人文关怀品质，亦以医者的敬畏从严施教。愿同学们注重提升专业素养，练就精湛的检验技能，做最好的自己。

只要努力，人人都会成功！

主编简介与寄语

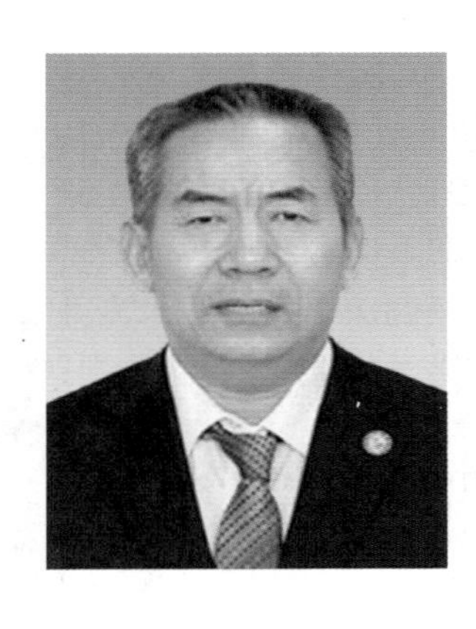

侯振江　教授，沧州医学高等专科学校原医学技术系主任、党总支书记、专业建设指导委员会主任，现任甲状腺疾病临床研究创新团队主持人、甲状腺疾病研究所所长、沧州市甲状腺疾病工程技术研究中心主任，全国高等职业教育医学检验技术专业教育教材建设评审委员会委员，医学检验教育研究会副秘书长，医药卫生类评审专家，河北省科技成果鉴定评审专家，免疫学会常务理事；主持河北省精品课程 1 门；主编、参编教材和专著 18 部，其中主编规划教材 3 部；主持、参与国家、省市级科研课题 20 余项，发表论文 400 余篇，被 SCI 收录 6 篇，被《国际检验医学杂志》援予“金笔杆”荣誉称号；被《医学综述》等 10 种期刊聘为编委；获河北省高等学校教学名师、优秀教师、卫生科技先进个人等，沧州市专业技术拔尖人才。

寄语：

医学检验技术专业及生物化学检验所提供的实验数据，对疾病的诊断、鉴别诊断、疗效观察和预后监测具有重要的价值，检验结果的准确可靠，对精准诊疗疾病至关重要。

希望大家时刻以“准”为生命线，热爱数字职业，确保精准服务，为人民的健康保驾护航。

前　言

生物化学检验是医学检验专业的主干课程之一。第 5 版《生物化学检验》的编写认真贯彻落实党的二十大精神以“理论够用，突出实践，强化技能”为原则，以生物化学检验的基本理论、基本知识、基本技能为重点，以适应高职高专层次教育的特定培养目标和宗旨，在第 4 版教材的基础上进行修订；同时，参考卫生专业技术资格考试（医学检验技术）大纲要求，力求推动“岗课证赛融通”的高技能人才培养，使教材内容更加符合未来职业实践的需要。

本教材按照内容准确、适度反映新进展和便于阅读三个原则撰写。教材力求做到三个贴近：贴近时代要求，注重学生综合素质培养；贴近岗位，强化与临床实际需求的衔接，注重学生专业能力的培养；贴近学生，力求语言流畅，叙述清晰，图文并茂，注重可读性和引导性，便于教与学，提升学生的综合学习能力。教材力求从现代医学检验的高度开拓临床医学的新视野。

为保持教材的延续性，第 5 版教材保留了第 4 版教材的基本框架，略有调整。①调整合并了部分章节内容，理顺了关系，减少了重复，如将室内质量控制的基础知识内容从第七章调整至第六章，前后衔接更好。②删减了部分过于深奥、临床实际应用不多的理论知识，如第六章中繁琐的计算过程未再写入。③强化了实验室基本知识和基本技能的讲解，突出岗位需求。④根据职（执）业资格考试的变化要求，结合学科的最新进展，增补了一些新知识、新技术、新方法。⑤将第 4 版中比较松散的内容进行了理顺，使之更加条理，增强了可读性与记忆性。⑥各检测项目参考区间不再在附录集中列出，请参照中华人民共和国卫生行业标准有关文件。

全书共三篇 20 章，分为生物化学检验基础知识、临床常用代谢物检验和器官组织疾病检验（含特殊项目检验）三篇，涵盖了医学检验专科生所必备的生物化学检验的岗位知识、临床常用生物化学检验项目的方法与临床应用。主要内容：①生物化学检验的基本知识和基本技术，涵盖了岗位所需的基本知识、实验方法的选择与检测系统的评价、生物化学检验的质量控制以及生物化学检验常用技术的原理和应用，涉及光谱分析技术、电泳分析技术、电化学分析技术、酶学分析技术、自动生化分析技术等。②临床常用代谢物检验，包括体液蛋白质、糖类、脂类、体液电解质与微量元素、血气分析和酸碱平衡等。③器官组织疾病检验，包括肝、肾、心肌、胰腺组织、骨骼、内分泌腺等疾病的检验，以及妊娠期妇女和新生儿的生物化学检验与血液药物浓度监测等内容。

本教材在章前提出“学习目标”，以便读者能够快速掌握章的重点内容和要求。正文中有“案例导学”“知识链接”“病例分析”，以增加学生学习兴趣，拓宽知识面。章后设有“本章小结”“思考题”，将章的主要内容进行概括，引导学生更进一步的思考与总结。教材中有随文的二维码，可扫码学习课件、视频、图片、练习题、课后思考题、思路解析数字资源。

本教材的编者均是具有多年教学经验的教师和临床一线检验人员，能够更好地将丰富的教学实践与临床检验岗位需求体现在教材内容之中。在本版教材编写过程中，我们也陆续收到各地读者的宝贵意见，并采纳了部分建议。同时诚挚感谢菏泽医学专科学校各级领导对教材编写的大力支持以及全体编者付出的辛勤劳动，在此一并致谢。由于我们水平和时间有限，教材仍可能存在一些不足之处，恳请广大读者批评、指正！

刘观昌　侯振江

2023 年 10 月

教学大纲（参考）

目　录

第一篇　生物化学检验基础知识

第二篇　临床常用代谢物的检验

第三篇 器官组织疾病的检验

第一篇　生物化学检验基础知识

第一章　绪论

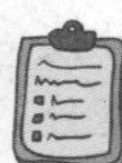

学习目标

1. 掌握生物化学检验的概念、岗位主要工作任务和内容。
2. 熟悉生物化学检验实验室的现代化状况。
3. 了解生物化学检验的发展史。
4. 提高生物化学检验的学习兴趣和培养自学能力。

生物化学检验(biochemistry test)又称临床化学(clinical chemistry),是在研究人体健康和疾病的生物化学过程变化的基础上,利用物理学、化学、生物学、病理学、免疫学、生物化学的理论与技术,通过检验人体血液、尿液、脑脊液及某些分泌液等标本中化学物质的量与质变化,为临床医生提供疾病诊断、病情监测、疗效观察、判断预后及健康评价等信息,最终判断被检者是否存在潜在疾病或排除某些疾病,揭示疾病变化及药物治疗对机体生物化学过程影响的一门理论性和实践性较强的交叉应用学科。

30余年来,生物化学检验获得了迅速发展和逐步完善。它是医学检验的主干学科之一,其服务质量直接关系到疾病的诊断、治疗、预防的水平和效果,关系到整个医疗水平的提高,是医院中不可缺少的部门。每当科学有新的突破或技术上有新的发展时,很快就会在医学检验上得到应用,因此包括生物化学检验在内的医学检验总是处于科技进步的前沿,研究十分活跃。

一、生物化学检验的内容和任务

生物化学检验研究的主要内容和任务:

1. 寻找疾病发生发展过程中的特异性物质及其检验方法,为诊断和治疗疾病提供最有力的证据。

2. 研究和改进检验方法,使检验技术操作更加简单,方法的特异性更强、灵敏度更高、精密度和准确度更好。

3. 持续改进实验室工作流程及与之配套的计算机管理系统,建立行之有效的实验室质量管理体系,加强流程化、过程化质量管理,保证检验结果准确、快速、可靠。

4. 向临床提供科学、合理、满意的解释服务即检验信息咨询,使检验资源得到充分利用。

二、生物化学检验发展简史

早在3000多年前,就有人发现疾病可引起人体体液成分的变化,最早被注意到的是尿液中的蛋白质和葡萄糖。第一个检查尿液蛋白的物理试验是由中国人发明的。人们用竹条搅动尿液,尿液起泡说明有疾病,从而有了"泡沫尿表明有疾病"的记载。

体液成分的生物分析起源于公元前500年的古埃及，人们将尿液倒在干沙上，记录尿液吸引蚂蚁的数量来判断是否患有某种疾病。蚂蚁数量越多表明尿液越甜，患有某种疾病的概率就越大。18世纪，法国化学家研究指出，尿液中能够吸引蚂蚁的甜味物质其实就是葡萄糖。

检验技术用于人体体液成分分析始于18世纪后期，英国医生Bence Jones将多发性骨髓瘤患者的尿液放在火上加热，随着温度逐渐增高，尿液由清晰逐渐变浑浊，当尿液近沸腾时又变清晰，据此说明该患者的尿液中有一种特殊的凝溶性物质。后来的研究表明，这种物质实质上是免疫球蛋白中的游离轻链，因此称为Bence-Jones protein（BJP），即本周蛋白。19世纪50年代初期，火焰光度计的使用使电解质的分析技术产生了革命性变化。

检验分析技术从最早期的重量分析法、滴定法等发展到目前应用广泛的比色分析法，经历了不同的发展阶段。最早的比色分析是1904年Folin用目视比色的方法测定肌酐。1919年，北京协和医学院吴宪教授在Folin教授指导下，完成了题为“一个血液分析系统”的博士论文。他们共同创立了无蛋白血滤液制备的方法，用于测定血糖、非蛋白氮、尿素、肌酐、肌酸等，奠定了血液化学分析的基础，并在我国应用，一直沿用到20世纪70年代。20世纪30年代光电比色计的问世，迅速取代了陈旧的目视比色计，生物化学检验产生了质的飞跃。体液中的许多化学物质通过光电比色计进行检验，大大地减少了人为误差，提高了检验结果的准确性。

20世纪50年代以后，许多分析技术不断在医学检验中得到应用，如离心技术、层析（色谱分析）技术、电泳技术、免疫分析技术、光谱分析技术、电化学分析技术等。20世纪70年代以后的放射免疫分析技术，以及发展较快的化学发光技术、电化学发光技术在临床的广泛应用极大地扩大了生化检验的检验范围，提高了检验的特异性和灵敏度。此外，许多微量、超微量的检验技术也在实验室得到了应用。20世纪80年代Mullis等人发明的聚合酶链反应（polymerase chain reaction，PCR）将生物化学检验与分子生物学检验向前推进了一大步，从而为人们从基因层面上诊断疾病开创了新方法。20世纪90年代发展起来的生物芯片技术，利用分子杂交技术在固相芯片表面构建微型生物化学分析系统，以实现对代谢物准确、快速地检验。

酶学分析技术的建立，为生物化学检验的快速化、特异化奠定了基础。早在1910年，Wohlgemulh第一个将测定尿液淀粉酶活性作为急性胰腺炎的诊断指标。1920年，人们开始用比色分析法测定血清酶活性，随后血清碱性磷酸酶（ALP）等多个酶活性的检验相继得到了应用。1954年Ladue等人发现血清乳酸脱氢酶（LDH）在多种疾病时均增高，引发了对酶特性的更深入地研究，促进了酶检验技术的不断改进，从此酶学分析技术有了很大的发展。酶学分析技术不仅可以对常见酶活性进行测定，而且可以测定其同工酶，大大地提高了酶学诊断的灵敏度和特异性。随着酶试剂的开发应用，酶学分析技术也逐步应用于体液代谢物浓度的分析，从而极大地提高了检验方法的特异性，也使检验过程更加快速、方便，结果更加准确、可靠。

与检验方法的发展相适应的检验仪器也得到了飞速发展。1957年，Skeggs等首先引用了连续流动式分析装置，将手工操作技术实现了半自动化。1964年，多通道生化分析仪开始被使用，1969年离心式生化分析仪被发明出来。全自动化生化分析仪与功能齐全的计算机处理系统的联合应用，使生物化学检验实现了全自动化，从此生物化学检验进入了自动化、微量化和信息化时代。

生物化学检验最早的质量控制是凭借操作者的工作经验、重复性实验和不同的检验人员对同一标本反复检验来比较检验结果的准确性，但其结果影响因素较多。直到1950年，Levey-Jennings把Shewhart的工业质量控制法引入临床检验中，临床生化检验质量才有了比较可靠的控制方法，并在其后得到了进一步的完善和应用。

1924年，吴宪教授在北京协和医学院建立了我国第一个生物化学系，利用物理和化学方法开始对血液或其他体液标本中的化学物质进行检验，并培养了国内第一批生物化学检验工作者。原南京军区总医院在我国最早成立了“临床生化科”。1957年，刘士豪出版了我国第一部生物化学检验专著《生物化学与临床的联系》。1978年，中华医学会创办了《中华医学检验杂志》。1979年，陶义训等编写的《临床生化检验》（上、下册）成为我国生物化学检验的第一部专著。1989年，康格非主编的《临床生物化学》是我国第一部供高等医学检验专业用的生物化学检验专业教材。1990年，由林其燧、文庆成主译的《临床生物化学诊断方法大全》是该时期的大型译著。还有不少的临床化学检验杂志创刊，

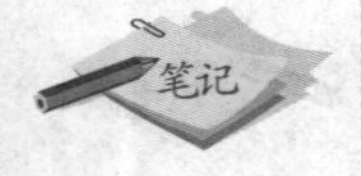

如《国外医学·临床生物化学与检验学分册》(1980年创刊)、《临床检验杂志》(1983年创刊)、《上海医学检验杂志》(1986年创刊)等,检验医学呈现了欣欣向荣的发展局面。1992年,诊断药品管理文件被陆续发布,临床化学体外诊断试剂盒相关标准被制订出来。1991年,原卫生部医政司主编《全国临床检验操作规程》,并分别于1996年、2006年、2015年再版。原卫生部临床检验标准专业委员会成立于1996年,隶属于原卫生部标准化委员会,进一步推进临床检验与临床化学标准化的进程。

三、生物化学检验的现状及趋势

现代化仪器的投入使用,对临床实验室从业人员应具备的知识和技术能力提出了更多更高的要求。进入21世纪,生物化学检验在检验技术、试剂生产、质量控制、临床应用等方面进入了一个飞速发展的新时期。

(一)检验过程的自动化和智能化

生物化学检验已经由传统的手工操作进入到自动化检验的新时代,95%以上的检验项目都可以通过自动化的仪器分析完成。从标本接收到检验结果报告基本上实现了全自动化,如标本自动识别、自动接收、自动离心、自动分装并粘贴条形码、自动上机检验、自动报告,检验结束后标本还可以自动拆卸,需要时仪器还可以根据要求自动调用储存的标本复检。

全自动检验系统有检验结果分析功能,能根据质控数据和患者的有关信息对检验结果进行分析。全自动生化分析仪由原来单一的比色分析技术扩展为可见光分析、紫外光分析、电极分析、透射浊度分析和散射浊度分析等多功能为一体的综合性分析仪器。其检验项目也由原来的单一生化检验扩展到血液学、免疫学等多个学科,检验范围达到了300多项,检验速度每小时达到数千个测试,差错率降至人为差错的万分之一。某些项目的精密度水平变异系数(*CV*)达2%以下。随机插入急诊标本,并对急诊标本优先检验和报告的功能进一步地满足临床诊治患者的需要。临床科室和实验室之间快速的物流传输系统为检验标本的快速传递提供了便捷途径。

(二)试剂生产的标准化和商品化

随着检验仪器的高度自动化,临床检验已经彻底摆脱了检验试剂自配自用的手工作坊模式,取而代之的是标准化、多样化、商品化的试剂盒。国内外各大仪器生产商或试剂生产商对检验试剂的研发和推广,使临床检验成功实现利用现代化仪器设备完成超大负荷、高质量的检验任务。与试剂同时研发和供应的还有标准品、质控品及检验消耗品等配套产品。这些产品无论来自任何国家或任何生产厂家,都必须全部依照国际有关标准对其产品进行临床检验量值溯源。校准品和质控品的定值,必须通过现有的较高级别的参考测量程序、参考物质保证其溯源性。溯源性查询可参照检验医学国际溯源联合委员会(JCTLM)的发布内容。

参考系统除包括参考测量程序和参考物质外,还包括从事参考测量的实验室。各公司在将自己的产品推向市场以前,要进行反复的性能评价、分析、验证和比对,确认完全符合有关标准的同时,经所在国的技术监督部门的确认后,才能拿到生产销售许可证。出口产品还必须经进口国有关监督机构对其产品进一步评价后,才可在他国的市场上销售。我国的监督主管部门是国家药品监督管理局(National Medical Products Administration,NMPA)。各实验室在选购和使用试剂和标准品时,必须依照有关标准建立自己的检验系统(检测系统),并不断对检验系统进行评价和验证,使之持续符合运行要求。

(三)质量管理体系的规范化和统一化

BS EN ISO 15189:2012

质量管理是临床实验室建设的核心。质量管理体系主要包括组织结构、过程、程序和资源,建立的依据是《医学实验室　质量和能力的要求　第1部分:通用要求》(GB/T 22576.1—2018)等标准,等同采用相应的国际标准 *Medical laboratories. Requirements for quality and competence*(BS EN ISO 15189:2012)(医学实验室质量和能力认可准则)。

1. **组织结构**　即组织机构和职能。其本质是实验室人员的分工协作及其关系,把职权合理分配到各个层次及部门,规定不同部门不同人员的具体职权,建立起集中统一协调配合的管理结构。其目的是实现质量方针和目标。

2. **过程**　是将输入转化为输出的一组彼此相关的资源活动。实验室所有工作都可以分成若干组分,任何一个组分都有输入和输出。如对一个标本检验过程的输入包括人员、仪器、试剂、规章制度、

操作手册、检验方法，还有测量结果的影响因素等成本的输入，输出就是检验报告，而其中每个内容又有输入和输出的过程。因此各个过程之间存在着非常密切的联系。只有每个过程的输出都能满足下一个过程的输入的质量要求时，才能保证最后的输出符合质量要求。实验室质量管理体系就是要建立能够保证各个过程的输出都能满足下一个输入的要求，使最终的输出达到规定的要求。

3. 程序　是为进行某项活动或过程所规定的途径，将过程及其相关资源和方法通过书面的形式进行规定，确保所有过程的规范性。程序性文件是实验室人员的行为规范和准则。它明确规定某一项工作应该由谁去做，怎样去做，什么时间什么情况下去做，做到什么程度。程序性文件一般包括管理性文件和技术性文件。管理性文件多指各项规章制度、各级各类人员工作职责、工作人员岗位责任制等内容。技术性文件一般指作业指导书、工作记录等资料。程序性文件必须实事求是地反映本实验室的实际情况和整体素质，要使全体人员了解。对涉及不同领域的人员，要进行相关程序文件的学习和培训。程序性文件对实验室所有人员都有约束力，任何涉及某一工作领域的人员均不能违反相应的程序。

4. 资源　是指满足实验室工作所需的人员、设备、设施、技术和方法等，这是保证实验室质量的基本条件。实验室必须在满足这些基本条件下才能工作。GB/T 22576—2008 都对其作了明确规定，各实验室在制订和实施质量管理过程中应严格执行该规定。

（四）医学实验室认可与实施

认可是指由权威机构对一个机构（实验室）或人员（授权签字人）从事特定工作的能力给予正式或承认的程序。中国合格评定国家认可委员会（China National Accreditation Service for Conformity Assessment，CNAS）统一负责对认证机构、实验室和检验机构等相关机构的认可工作。医学实验室认可遵循 2003 年 2 月国际标准化组织（International Organization for Standardization，ISO）发布的 ISO 15189 的文件标准。ISO 15189 标志着临床实验室管理已经进入了一个国际化、规范化、标准化管理的新时期。

ISO 15189 对医学实验室的各项工作都提出了量化标准，历经 2007 版、2012 版。目前现行有效的是 ISO 15189：2012，主要包括 15 个管理要素和 8 个技术要素。临床实验室的质量手册主要包括实验室的法律地位、主要职责，质量方针，人员的教育与培训，质量保证，文件控制，记录，设施和环境，仪器、试剂和/或消耗品管理，检验程序的验证，安全，环境，研究和开发，检验程序，申请程序、原始样品、实验室样品的采集和处理，结果确认，质量控制，实验室信息系统，结果报告，对投诉的补救措施和处理，与患者、医务人员、委托实验室、服务对象和供应商的交流及相关活动，内部审核等。

目前我国已经有多个医学实验室通过了 ISO 15189 的认可，亦有许多实验室正在申请或正在准备通过认可工作。

（五）参与临床诊断和治疗

现代化临床实验室技术理念已由单一的实验室检验技术开始向参与临床诊断和治疗转变；由检验结果仅对该标本负责向检验结果向服务对象负责转变，即由医学检验向检验医学转变。检验者有责任向临床提供有关的专业信息，与临床医生共同探讨生理因素和药物治疗对各种检验方法的影响；帮助或指导临床人员正确采集各种检验标本，制订规范的标本采集、标识、储存、转运工作流程和操作手册；共同探讨各种疾病最佳的检验项目组合和制订危急值、急诊检验的范围、出报告时间及各种项目的过筛标准；针对患者病情需要针对性地提出实验室检查的建议；全面正确地解释检验结果，并根据检验结果提出诊断和治疗的建设性意见，使检验资源得到充分利用，减少患者的经济负担。

四、生物化学检验学习方法

为便于阅读和理解，将全书分成 3 篇，共 20 章。

第一篇为生物化学检验基础知识，共七章。第一章为绪论。第二章至第七章为检验技术部分，包括生物化学检验基本知识、生物化学检验常用技术、自动生化分析技术、临床酶学分析技术、实验方法的选择与检验系统的评价验证、生物化学检验的质量控制；主要介绍目前实验室从业人员所需的基本知识，生物化学检验项目涉及的检验技术、检验方法、质量控制、影响因素、应注意的事项等最基本、最核心的内容。

第二篇为临床常用代谢物的检验，包括体液蛋白质、葡萄糖及相关代谢物质、血脂及脂蛋白、体液电解质及微量元素、血气分析与酸碱平衡紊乱等内容。

第三篇为器官组织疾病的检验，包括肝胆疾病检验、肾功能及早期肾损伤检验、心肌损伤标志物检验、胰腺疾病检验、内分泌疾病检验、骨骼疾病的生物化学检验、妊娠期妇女和新生儿的生物化学检验、治疗药物浓度监测等内容。

编写形式上，教材以典型疾病及器官病变为主线；主要介绍疾病时的物质代谢紊乱，生物化学检验方法、方法学原理、评价、参考区间及临床意义；力求在探讨疾病生物化学变化的同时，将生物化学检验、疾病诊断、治疗监测和预后判断等结合起来，从现代检验医学的高度开拓临床医学的新视野。教材以病例形式对一些常见疾病的多种实验室检查指标进行了综合分析和评价。章前有"学习目标"，以便学生了解本章的教学重点及学习要求。章后有"本章小结""思考题"，便于学生巩固和思考所学知识。

教材将数字化内容作为重要内容之一加以体现。章中有二维码，包括课件、视频、图片、练习题、课后思考题、思路解析等拓展数字资源，可通过扫码查看。

生物化学检验是医学检验的核心课程之一，也是一门理论性和实践性都很强的学科。在学习本课程以前，需具备一定的基础化学、生物化学、生理学、统计学及临床医学相关知识。在明确学科性质和主要任务的基础上，同学们要抓住"检验技术""临床应用"两条主线，在实践中加深对各项检验技术的基本原理、标准和要求的理解，运用所学知识和技能，熟练解决岗位工作中的常见问题，培养自己发现问题、解决问题和技术创新的能力。

本章小结

在阐述生物化学检验概念和岗位工作任务的基础上，结合本学科的发展历程，对生物化学检验的现状和未来发展趋势做了简要介绍和展望；同时介绍本教材编写原则、内容、学习方法等，力求使同学们提高本课程的学习兴趣。

（刘观昌）

扫一扫，测一测

思考题

1. 临床生物化学检验和实验数据主要用于几个方面？
2. 现代生物化学检验的内容有哪些？
3. 如何学习生物化学检验？

第二章　生物化学检验基本知识

1. 掌握血液标本的采集方法；真空采血管的种类和用途；常用抗凝剂及抗凝原理；尿液标本的采集方法；生物化学检验项目类型；危急值、危急值报告的概念。

2. 熟悉生物化学检验岗位工作任务及流程；急诊检验与危急值对临床诊断的重要意义；血液、尿液标本的类型；尿液常用防腐剂；影响检验结果的生物学因素。

3. 了解实验室信息管理系统的概念、基本功能、管理流程和维护。

4. 能根据检验项目正确采集标本、选择抗凝剂、真空采血管，基本胜任生物化学检验岗位工作要求。

5. 具有生物化学检验岗位工作的初步能力，正确采集常用标本、收检、处理标本的基本能力。

我国综合医院的临床实验室（clinical laboratory），亦称为检验科、检验部、实验诊断中心或临床检验中心。大型综合医院的检验科一般分为生物化学检验、临床基础检验、临床血液学检验、临床免疫学检验、临床微生物学检验、临床基因诊断等多个专业实验室。

生物化学检验常简称为生化检验，工作流程一般从“医生填写检验申请单”开始至“检验报告单发出”，要经过医生申请、患者准备、标本采集、标本标识与核对、标本运输、标本验收、标本处理、标本检验、数据确认、结果审核与确认、标本保存与复检、信息反馈等多个程序。标本送至实验室以前的工作流程一般由临床医护人员和患者完成，称为检验前阶段；标本送到实验室后至报告单发出以前的工作流程由检验人员完成，称为检验中阶段；报告单发放和报告单发出以后的工作为检验后阶段，也由检验人员完成。生化检验工作流程的任何一个环节发生问题，都可能对检验结果造成影响。生化检验的工作必须符合整个实验室质量管理体系的要求，实行全面质量控制，对检验前、检验中和检验后的各个环节进行质量管理，确保检验结果准确可靠；同时生化检验又有自己的特殊性，要求从事生化检验的人员必须遵守本专业的客观要求作业。

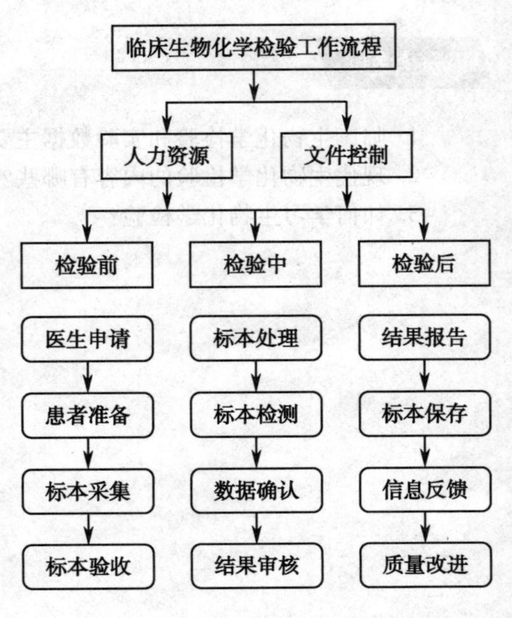

图 2-1　临床生物化学检验工作流程图

本章主要学习生物化学检验基本知识和要求。临床生物化学检验工作流程图见图 2-1。

第一节　生物化学检验的项目与报告单发放

一、生物化学检验的项目

原国家卫生和计划生育委员会印发的《医疗机构临床检验项目目录（2013年版）》共包括检验项目1 462项。医生可以根据患者的病情需要向实验室提出检验申请。生物化学检验项目按照报告单的申请内容与发放时间不同，可分为常规生化检验、特殊生化检验、急诊生化检验、床旁检验等。

（一）常规生化检验

常规生化检验是一般临床生化实验室开展的普通生化检验项目，可满足临床多种疾病的诊疗需要。常规生化检验项目约占整个生物化学检验项目的60%，是实验室日常工作的主要任务。

1. 单项检验　绝大多数生化检验项目都能进行单项检验。与项目组合检验相比，单项检验具有针对性强、经济、快速的特点。单项检验主要用于：

（1）诊断和治疗：许多单项检验对临床的诊断和治疗具有非常重要的价值，如单测血糖的浓度对糖尿病的诊断、治疗，以及调整胰岛素与降糖药物的剂量有重要的参考价值；单测血、尿淀粉酶活性对急性胰腺炎的诊断和治疗有重要意义。

（2）评价机体某器官的功能或对疾病治疗的监测：如在某个时段检验血液中孕酮含量可确定被检者是否排卵，也可对早期妊娠状况进行评价或用于孕激素治疗的监测；尿微量清蛋白测定可监测早期肾损伤。

（3）了解体内物质排出量：如测定24h尿蛋白或电解质含量，可以比较准确地了解患者一天内从尿液中排出的蛋白质或电解质的含量。

2. 组合检验　临床应用很普遍，一般分为“随机组合”“固定组合”。随机组合是临床医生根据患者的需要在“检验项目目录”中进行随机选择。固定组合是实验室在充分征求临床医师意见的基础上，选择性地将某些项目组合在一起，成为一个固定的检验系列，提高实验室的诊断价值，如肝功能系列、肾功能系列、血脂系列、心肌酶谱系列等。如用自动生化分析仪检验，可将这些组合编入计算机程序中，检验时只需输入固定组合系列的名称或编号，仪器就会自动完成其中的每个项目的检验。

科学、合理的检验项目组合可以向临床医师提供比较全面的检验信息，缩短检验申请时间，提高实验室的工作效率和临床诊疗效率。

（1）提高诊断疾病敏感度：如将γ-谷氨酰转肽酶（GGT）、α-L-岩藻糖苷酶（AFU）、甲胎蛋白（AFP）组合成一个检验系列，可提高原发性肝癌诊断的敏感度。许多实验室将几个不同的项目组合成一个大的“检验系列”来筛检某些疾病，用于健康状况监测。

（2）提高诊断效率：如将肌酸激酶（CK）、肌红蛋白和肌钙蛋白三个项目组合，可对急性心肌梗死快速作出诊断。

（3）了解某器官不同功能状态：如将血清蛋白质、胆红素、丙氨酸转氨酶（ALT）（曾称丙氨酸氨基转移酶）、天冬氨酸转氨酶（AST）（曾称天冬氨酸氨基转移酶）等组合成肝功能系列，可以了解患者肝的合成功能、排泄功能和转化功能、肝细胞的损伤程度等。

（4）快速掌握重症和初诊患者多方信息：某些全自动生化分析仪的危急诊模块将总蛋白、清蛋白、葡萄糖、尿素、肌酐、钾、钠、氯、钙、镁、磷、二氧化碳（CO_2）总量等项目组合在一起形成“急诊系列”。通过这个模块分析，医生能很快掌握患者多方信息，快速作出诊断和处理意见。

（5）适应现代临床医学需要：如血气分析仪一次可以分析动脉血氧分压（PaO_2）、动脉血二氧化碳分压（$PaCO_2$）和酸碱值（pH）三个参数，由此计算出其他气体及酸碱平衡诊断指标。

（6）健康监督和评价：不少实验室设有多种健康体检系列，可将几个固定组合系列再组合成更大的健康体检系列，用于健康监督和健康状况评价。

生物化学检验项目组合的根本原则首先是从临床工作实际需求出发，以疾病诊断、治疗为目的；其次是减轻患者经济负担，促进检验工作的规范化。实验室应按照循证医学的理念，根据不同的临床目的和疾病，制订检验项目组合，为临床疾病的诊疗提供最佳的临床实验室诊断服务。

（二）特殊生化检验

目前对特殊生化检验项目没有一个明确的定义，一般是指那些技术条件要求较高、需要特殊仪器

设备、并非每个实验室都能开展的项目。一般将以下情形的生物化学检验项目归类为特殊检验：

1. 需要加强管理的检验项目　检验结果会对患者本人造成很大的思想压力，甚至对社会产生重要影响，需要加强管理，悉心操作，保证结果准确可靠的检验项目，如艾滋病病毒、肿瘤标志物、冠状病毒、甲型 H1N1 流感病毒等有关检验，以及与司法鉴定有关的检验。

2. 标本难以获得的检验项目　某些检验项目的标本获得比较困难或因标本数量极少，对标本的处理和保存都不能按规定要求和程序进行，甚至不能进行复检的检验项目，如动脉血气分析检验，以及脑脊液、关节腔积液、前列腺液、羊水等标本的检验。

3. 发病率低或成本高的检验项目　由于某些疾病的发病率很低造成标本数量过少或检验成本过高的检验项目，如凝血因子Ⅷ、凝血因子Ⅸ的活性测定等。

4. 技术要求高的检验项目　检验系统本身的不稳定因素，影响检验结果可靠性的检验项目；或者检验系统本身存在着影响检验质量的许多人为环节，对检验人员的理论和技能要求较高的检验项目。

（三）急诊生化检验

急诊生化检验是实验室为了配合临床对危急重症患者的诊断和抢救而实施的一种特需检验，如血气分析、电解质、淀粉酶、心肌标志物、血糖等检验。目前，国家对急诊生化检验项目的范围还没有统一规定，各医疗单位可以根据自己的需要，自建项目以满足临床需要。

（四）床旁检验

床旁检验（point of care testing，POCT），也称即时检验，是在传统的实验室以外进行的一切检验，其优点是仪器体积小、携带方便、使用简单和出结果快速。多由未接受过临床实验室学科专门训练的临床医护人员或者患者（自我检验）进行检验。POCT 最主要的特点是快，大大地缩短了检验结果回报时间（turn-around time，TAT）。常用的 POCT 项目主要有血气分析、血糖测定、心肌损伤指标测定等。随着检验技术和仪器的不断开发和完善，床旁检验可检项目越来越多；然而质量体系不完善，检验成本偏高，操作者的技术水平参差不齐等是 POCT 的缺点，检验标准亟待规范。

二、生物化学检验报告单的发放

（一）检验报告单的发放时间

1. 常规生化检验的报告时间　根据检验项目及实验室管理要求有所不同，短者一般为 2~4h，长者一般不超过 2d。

2. 急诊生化检验的报告时间　国家尚没有统一的规定，目前多数医院规定急诊生化检验报告单从接受标本开始至报告单发出最长不超过 2h。即使检验结果完全正常也应在规定时间内发出报告，因为正常结果与异常结果有同样的诊断意义，特别是对排除某些疾病有重要的参考价值。因此，实验室在接到急诊检验标本后必须尽快对标本进行处理、转运和检验，快速、准确地发出报告。如果同时有大量常规标本需要处理，急诊标本要优先。绝大多数全自动生化分析仪都有处理急诊标本的专门程序和通道。

3. 危急值报告要求　危急值（critical value）指某些检验结果出现了可能会危及患者生命的极限值。危急值报告是指当检验结果出现危急值后，一经确认，检验者要立即通过电话向临床医生或当班护士报告，并要求接、打电话的双方都要有通话记录。通话记录包括危急值的项目、危急值和接电话人姓名等内容。即使是临床医护人员能够通过医院信息系统（hospital information system，HIS）在医生工作站直接读取检验结果的临床科室或医疗单位，实验室也应该用电话向临床报告。这是考虑到临床一线医护人员可能会忙于抢救而不能及时观察到检验结果而需要提醒的缘故。

目前，国家对危急值的项目范围和量值还没有统一规定。ISO 15189 要求：实验室应与使用本实验室的临床医生商讨，确定重要指标及其危急范围。危急值报告不同于急诊生化检验报告，这是两个完全不同的概念。急诊生化检验的结果无论正常还是异常都必须快速用报告单的书面形式发出。危急值不受医生申请方式的限制，无论是急诊生化检验还是普通生化检验，只要检验结果出现了规定的危急值数值，实验室都必须执行电话报告的程序。

（二）检验报告单的发放要求

由受过培训的专人负责，应制订检验报告单发放制度，内容应包括报告单发放时间及方法、检验

数据管理、结果保密措施、报告单的唯一识别标识等。报告单应以中文纸质或电子版形式发出，报告单发放的格式应规范、整齐，字迹清晰，内容全面。

一份完整的检验报告单应包括以下内容：

1. **实验室的标识**　医院和实验室的名称，最好有实验室的地址和联系方式（如网址、电话）。

2. **检验的标识**　检验项目名称，也可注明检验方法。

3. **患者标识**　姓名、年龄（出生日期）、性别、科室、病床号、报告单唯一性标识（如条码号）、临床诊断等。

4. **标本的标识**　标本类型、采集日期、时间及采集人。

5. **检验申请者的标识**　申请医生姓名、申请日期。

6. **检验内容标示**　标本接受时间、报告时间、检验结果、参考区间及异常提示。

7. **报告授权发布人标识**　检验结果报告者和审核者签名。

8. **检验结果修正**　检验结果如有修正，应提供原始结果和修正后的结果。

9. **其他**　如标本溶血、黄疸、脂血时的备注等需注明的信息。

实验室应建立异常结果的复核和复查制度、危急值报告制度，并严格按规定执行。报告单发放时应注意：①再一次对报告单内容进行复审。②门诊患者未经本人同意不得将检验结果告知他人。③报告单发放时间应向社会公布，特殊原因不能按时出报告时，应及时告知服务对象。④送至临床各科室的检验报告单，送收双方应履行交接签字手续，避免报告单丢失或信息外泄。

第二节　生物化学检验的标本

生物化学检验最常用的标本是血液，其次是尿液，此外还有脑脊液、浆膜腔积液、羊水等体液。生物化学检验标本的采集与处理是整个分析过程的关键环节之一，直接关系到检验结果的准确性和临床疾病的诊断。掌握标本的正确采集和处理方法，获取高质量、符合各种检验要求的标本，是减少检验前差错、提高检验结果准确性的重要途径之一。

一、标本的采集

标本采集时应尽可能避免一切干扰因素，选择最佳的采集时间，减少饮食和药物影响，尽可能地减少昼夜节律带来的干扰。对于有创伤性的操作，操作前应先与患者沟通建立互信，消除患者的恐惧和紧张情绪。标本采集后应立即标识，标识应清晰、正确，具有唯一性。标识内容一般包括患者科别、病床号及病历号、送检标本名称及数量、检验项目、采集标本时间（精确到“分”）。患者自己留取的标本应由医护人员帮助记录。操作前和操作后均应核对患者姓名、床号、住院号等信息，绝对不能出现任何差错。

（一）血液标本的采集

1. **血液标本的类型**　生物化学检验的血液标本分为全血、血清和血浆3种。血清和血浆为临床常用，全血标本只有在红细胞内成分与血浆成分相似时才用。

（1）全血：可分为静脉全血、动脉全血和末梢全血。静脉全血标本应用最广泛，常用的采血部位是肘静脉、腕静脉。婴幼儿和新生儿有时采用颈静脉和股静脉。动脉全血主要用于血气分析，采血部位有桡动脉、肱动脉和股动脉。末梢全血适用于仅需微量血液的检验项目，采血部位有耳垂、指端，婴幼儿和新生儿可选择踇趾和足跟。

（2）血浆：是全血标本经抗凝、离心，去除血细胞、血小板等有形成分后的浅黄色半透明液体。采血时必须使用含抗凝剂的血液标本收集管，而且采血后必须立即轻轻颠倒采血管，充分混合5~10次（以确保抗凝剂发挥作用），5~10min后即可离心分离出血浆。血浆中除含有大量水分以外，还有无机盐、纤维蛋白原、清蛋白、球蛋白、酶、激素、各种营养物质、代谢产物等。其中，水分占90%~91%，蛋白质占6.5%~8.5%，低分子物质如代谢产物、某些激素等占2%。血浆主要用于血液化学成分测定和凝血项目，如纤维蛋白原、葡萄糖、K^+等的测定。

（3）血清：是血液离体后自然凝固后分离出来的淡黄色透明液体，血液标本通常于室温（22~

25℃）放置30~60min可自发完全凝集。冷藏标本凝集缓慢，加促凝剂时凝集速度加快（标本采集后应轻轻颠倒混合5~10次，以确保促凝剂作用）。血清与血浆外观一致，主要是前者缺乏纤维蛋白原，某些凝血因子也发生了变化。血清主要用于除纤维蛋白原外的血液化学成分测定，如肝功能、肾功能、血脂等项目的测定。有些项目可用血清或血浆标本检验，其差异无统计学意义。

2. 血液标本的采集方法　按照采集部位可分为毛细血管采血法、静脉采血法和动脉采血法。采集血液标本，应使患者处于平静状态，选择坐位或卧位，血流要顺畅，避免溶血，抗凝血标本要避免凝血，同时要避免标本污染周围环境。

（1）毛细血管采血：①采血时必须注意严格消毒和生物安全防范，采血针为一次性使用。②凡有局部水肿、炎症、发绀或冻疮等病变的均不可作为穿刺部位。严重烧伤患者可选择皮肤完整处。③取血时可稍加挤压，但切忌用力过大，以免使过多组织液混入血液中。④采血要迅速，防止流出的血液发生凝固。

（2）静脉采血：是临床最常用的采血方法，静脉血标本最好是在上午7:00—9:00采集，受检者处于空腹状态，门诊患者提倡静坐15min后再采血。静脉采血根据采血方式可分为普通采血法和真空采血法。标准真空采血管采用国际通用的头盖和标签颜色显示。采血管内添加剂种类和试验用途见表2-1。

表2-1　标准真空采血管种类及用途

种类	头盖颜色	添加剂种类和临床应用	检验项目	备注
草酸钾/氟化钠抗凝管	灰色	添加草酸钾/氟化钠，氟化钠是一种弱效抗凝剂，一般常同草酸钾或乙碘酸钠合并使用，其比例为氟化钠1份、草酸钾3份。此混合物4mg可使1ml血液在23d内不凝固和抑制糖分解	血糖、葡萄糖耐量试验	在4℃葡萄糖分子可保存48h 不能用于尿素酶法测定尿素、碱性磷酸酶（ALP）和淀粉酶的测定
普通血清管	红色	不含添加剂，用于常规血清生化、血库和血清学相关检验	肝功能、血糖、血脂、无机离子、血清蛋白质、各种酶类测定 血清学试验：免疫球蛋白、补体、免疫复合物、C反应蛋白、自身抗体、肿瘤免疫、各种病毒检验	血糖测定应立即送检，不可在室温放置时间过长
快速促凝血清管	橘红色	有促凝剂，可激活纤维蛋白酶，使可溶性纤维蛋白变为不可溶的纤维蛋白多聚体，进而形成稳定的纤维蛋白凝块，5min内使采集的血液凝固，适用于急诊血清生化试验	快速的临床生化、免疫学、血清学和急诊血样检验项目	
惰性分离胶促凝管	金黄色	添加有惰性分离胶和促凝剂，标本离心后，惰性分离胶能够将血液中的液体成分（血浆）和固体成分（红细胞、白细胞、血小板、纤维蛋白等）彻底分开，并完全积聚在试管中央而形成屏障，标本在48h内保持稳定；促凝剂可快速激活凝血机制，加速凝血过程，适用于急诊血清生化试验	肝功能、血糖、血脂、无机离子、血清蛋白质、各种酶类测定 血清学试验：免疫球蛋白、补体、免疫复合物、C反应蛋白、自身抗体、肿瘤免疫、各种病毒检验	血糖测定应立即送检，不可在室温放置时间过长 凝固时间10~30min

续表

种类	头盖颜色	添加剂种类和临床应用	检验项目	备注
乙二胺四乙酸（EDTA）抗凝管	紫色	添加的 EDTA 及其盐是一种氨基多羧基酸，可以有效地螯合血液标本中钙离子，螯合钙或将钙反应位点移去，阻滞和终止内源性或外源性凝血过程，从而防止血液标本凝固	红细胞、白细胞、血小板、嗜酸性粒细胞、网织红细胞、血红蛋白、白细胞分类计数，红细胞比容、出血时间、凝血时间测定	抗凝剂与采血量要准确。不适用于凝血试验，血小板功能检验，钙、钾、钠、铁离子，ALP，CK，亮氨酸氨基肽酶的测定及聚合酶链反应试验
枸橼酸钠凝血试验管	浅蓝色	添加枸橼酸钠，其主要通过与血样中的钙离子螯合而起抗凝作用，适用于凝血实验。美国临床实验室标准化委员会（NCCLS）推荐的抗凝剂浓度是 3.2% 或 3.8%	高铁血红蛋白还原试验、凝血因子纠正试验、凝血四项（包括凝血酶原时间、活化部分凝血活酶时间、凝血酶时间、纤维蛋白原）、D-二聚体测定等血液凝固试验	抗凝剂与采血量要准确，比例是 1:9
肝素抗凝管	绿色	添加肝素，肝素具有抗凝血酶的作用，可延长标本凝血时间	适用于红细胞脆性试验、血气分析、红细胞比容试验、红细胞沉降率（简称血沉）测定、普通生化测定、血液流变学试验	不适于做血凝试验。过量的肝素会引起白细胞的聚集，不能用于白细胞计数。其可使血片染色后背景呈淡蓝色，不适于白细胞分类
血浆分离管	浅绿色	在惰性分离胶管内加入肝素锂抗凝剂，可达到快速分离血浆的目的，是电解质检验的最佳选择，也适用于常规生化及急诊生化项目的测定	电解质检验、常规生化检验、急诊生化检验	血浆标本可直接上机并在冷藏状态下保持 48h 稳定
枸橼酸钠血沉试验管	黑色	添加枸橼酸钠，血沉试验要求的枸橼酸钠浓度是 3.2%（相当于 109mmol/L）	血沉试验	抗凝剂与采血量比例是 1:4

（3）动脉采血法：动脉血标本主要用于血气分析，有关内容详见第十二章。

3. 常用抗凝剂　使用全血和血浆标本的检验项目需要抗凝，所谓抗凝就是采用物理或化学方法去除或抑制某种凝血因子的活性，以阻止血液凝固。能够阻止血液凝固的物质称为抗凝剂或抗凝物质。生化检验实验室中常用的抗凝剂有肝素、氟化钠-草酸钾、EDTA 盐、枸橼酸盐等。

（1）肝素：是用于血液化学成分检验的首选抗凝剂，是一种含有硫酸基团的黏多糖，常用于血气分析和部分生化项目的测定。肝素锂抗凝效果最好，但其价格较贵；钠、钾盐会增加血液中的钠、钾含量；铵盐会增加尿素氮的含量。肝素抗凝血应于短时间内使用，适用于急诊时快速分离进行测定，否则放置过久血液会发生凝固。肝素对 ALT、AST、LDH、酸性磷酸酶（ACP）无影响，但是对 CK 等酶有轻微的抑制作用。

（2）氟化钠-草酸钾：主要用于血糖测定标本的抗凝。氟化钠与草酸钾都可与血液中的 Ca^{2+}（凝血因子Ⅳ）生成不溶解的钙盐沉淀，从而阻止血液凝固。草酸钾溶解度大，抗凝作用强；氟离子虽能结合钙离子，但抗凝效果较弱，但可抑制糖酵解代谢过程中的烯醇化酶，防止血标本的糖酵解。若不加氟化钠，血标本中葡萄糖含量将以 6%/h 的速度下降；在有氟化钠存在时，血糖浓度在 25℃ 可稳定 24h，4℃ 可稳定 48h。此外，草酸钾可与乳酸、丙酮酸发生竞争性抑制，又能与 LDH、还原型辅酶 I

(NADH)或氧化型辅酶Ⅰ(NAD^+)形成复合物,因此用氟化钠-草酸钾抗凝剂分离的血浆一般不适用于酶活性的测定。

(3) 枸橼酸盐、EDTA 盐:与血液中的 Ca^{2+}(凝血因子Ⅳ)结合形成螯合物,使 Ca^{2+} 失去凝血功能,凝血过程被阻断,从而阻止血液凝固。

抗凝剂的作用具有双重性。一方面使血液离体后的各成分保持类似机体内环境的稳定状态;另一方面,如果抗凝剂选用不当,会对某些测定产生严重干扰。①阳离子干扰:抗凝剂中含有的 NH_4^+、Li^+、Na^+、K^+ 会干扰相应电解质的检验。②测定干扰:EDTA、柠檬酸盐与金属离子的络合物引起的干扰,如它们与锌结合抑制 ALP、金属蛋白酶等的活性。③EDTA、柠檬酸盐引起的细胞内、外离子分布的干扰,如 Cl^-、NH_4^+ 等。④抑制酶的活性:由于抗凝剂与血液标本中的 Ca^{2+}、Mg^{2+} 结合,使血浆中的 Ca^{2+}、Mg^{2+} 含量下降,而某些酶的活化需要 Ca^{2+}、Mg^{2+} 的辅助,当使用抗凝剂后,可抑制这些酶的活性。因此,抗凝血浆一般不适用于酶活性的测定。

(二) 尿液标本的采集

首先应告知患者关于尿液标本采集的目的,以口头和书面的形式具体指导尿液标本留取的方法。在尿液采集容器和检验申请单上,应准确标记患者姓名、性别、年龄、留尿日期和时间、尿量、标本种类等信息,或者以条形码做唯一标识。

尿液标本采集的一般要求:①患者应处于安静状态,除个别检验项目外,一般按平常生活饮食。②用于细菌培养的尿标本须在使用抗生素治疗前采集,以有利于细菌生长。③运动、性生活、月经、饥饿或饮食、饮酒、吸烟及姿势和体位等可影响某些检验的结果。④清洁外生殖器、尿道口及周围皮肤,女性患者应特别避免阴道分泌物或经血污染尿液。⑤如采用导尿标本或耻骨上穿刺尿标本,一般应由医护人员先告知患者及家属有关注意事项,然后由医护人员进行采集。采集婴幼儿尿,应由儿科医护人员指导,用小儿专用尿袋收集。

根据标本采集时间或检验项目,临床尿液标本可分为晨尿、随机尿、计时尿(餐后尿、午后尿、3h 尿、12h 尿、24h 尿)等。

1. 晨尿(first morning urine)　是指清晨起床后,未进餐和运动之前第一次排出的尿液。住院患者最适宜采集晨尿标本。晨尿可用于肾浓缩功能评价、人绒毛膜促性腺激素测定等的检验。

2. 随机尿(random urine)　是指患者无须任何准备、不受时间限制、随时排出的尿液标本。如患者摄入大量液体或剧烈运动后可影响尿液成分,因而随机尿不能准确地反映患者状况。随机尿标本新鲜、易得,最适合于门诊、急诊患者的尿液筛检试验。

3. 计时尿(timed collection urine)　是指采集规定时间段内的尿液标本。如采集治疗后、进餐后、白天或卧床休息后 3h、12h、24h 内排出的全部尿液。计时尿多用于化学成分的定量测定、肌酐清除率试验和细胞学检查。

(1) 餐后尿:为午餐后 2~4h 内的尿液。餐后尿主要用于了解葡萄糖代谢情况,用以筛检隐性糖尿病或轻症糖尿病,有利于病理性尿胆原、尿糖和尿蛋白的检出。

(2) 3h 尿:上午 6:00—9:00 的尿液称为 3h 尿,多用于检查尿液有形成分。

(3) 12h 尿:是从晚上 20:00 开始到次晨 8:00 终止的 12h 内的全部尿液。12h 尿用于尿液微量清蛋白和球蛋白排泄率测定、尿液有形成分计数。

(4) 24h 尿:患者在开始采集标本的当天(如晨 7:00)将尿液全部排尽并弃去,从此时间开始计时并留取尿液,留取第一次尿液后加入防腐剂,至结束留取尿液标本的次日(如晨 7:00),将 24h 内历次所排的尿液全部留于尿容器中。24h 尿多用于化学组分含量的测定,亦用于尿路抗酸杆菌的检查。

4. 尿液常用的防腐剂　尿液标本原则上以不用防腐剂(antiseptic)为好,最好留取新鲜标本及时检查,否则尿液生长细菌,使尿液中的化学成分发生变化。如需 12h 或 24h 尿,首选将标本置于冰箱冷藏保存;或者根据不同的检验目的,在收集了一次尿液时加入合适的防腐剂。尿液标本常用的防腐剂有盐酸、甲苯、冰醋酸、百里酚(麝香草酚)等。

(1) 盐酸:使尿液保持酸性,阻止细菌繁殖,同时防止一些化学物质因尿液碱化而分解,通常用

量为0.5~1.0ml浓盐酸/100ml尿液，适用于24h尿儿茶酚胺、香草扁桃酸（VMA）、17-羟皮质类固醇（17-OHCS）和17-酮类固醇（17-KS）、钙等定量测定。由于会产生尿酸盐沉淀，因此不适于尿酸的测定。

（2）甲苯：可在尿液表面形成薄膜，防止细菌繁殖，用量为1.0~2.0ml甲苯/100ml尿液，适用尿肌酐、尿糖、尿酸、蛋白质、总氮、尿素、丙酮、氯化物、钾、钠等尿液生化项目的测定。

（3）冰醋酸：用量为5~10ml冰醋酸/24h尿液，适用于24h尿醛固酮测定。

（4）百里酚：可抑制尿液内细菌生长，用量为0.1g百里酚/100ml尿液。用10%的百里酚异丙醇溶液可增加百里酚的溶解量，达到抑菌及保护代谢物的作用，适用于尿钾、钠、钙、氨基酸、糖、尿胆原、胆红素等测定。因百里酚可引起尿蛋白假阳性，故不适合尿蛋白测定。

（三）特殊标本的采集

脑脊液、浆膜腔积液、羊水等特殊标本均由临床医师穿刺采样，检验科应提供专用试管或容器。

1. 脑脊液标本的采集　脑脊液（cerebrospinal fluid，CSF）是存在于脑室、蛛网膜下腔和脊髓中央管中的无色透明液体。健康成人脑脊液总量为120~180ml。当脑组织和脑膜病变，如感染、外伤或肿瘤时，可使脑脊液颜色、透明度、细胞及各种化学成分改变。脑脊液由临床医师进行腰椎穿刺采集，必要时也可以从小脑延髓池或侧脑室穿刺采集，穿刺成功后首先进行压力测定。待测定压力后，根据检查目的将脑脊液分别收集于3个无菌容器中，采集量见表2-2。第1管用于细菌学检查，第2管用于临床化学和免疫学检查，第3管用于常规检查。如疑为恶性肿瘤，再采集一管进行脱落细胞学检查。标本采集后检验申请单上注明标本采集的时间。

表2-2　脑脊液检查标本的采集量

检查项目	成人/ml	儿童/ml	备注
细菌学及病毒学	2	1	如可能，应在治疗前或治疗结束后36h采集
细胞学及化学	2~8	1~1.5	除细胞学检查外，其上清液用于化学或免疫指标检查

2. 浆膜腔积液标本的采集　人体胸膜腔、腹膜腔和心包膜腔统称为浆膜腔。正常情况下，浆膜腔内仅含有少量液体起润滑作用，如胸膜腔液<20ml，腹膜腔液<50ml，心包膜腔液为10~30ml。浆膜发生病变时，浆膜腔内有大量的液体潴留而形成浆膜腔积液（serous effusion）。因部位不同，浆膜腔积液可分为胸腔积液、腹膜腔积液（腹水）和心包膜腔积液。根据产生的原因及性质不同，浆膜腔积液可分为漏出液和渗出液。检验浆膜腔积液的某些化学成分如蛋白质、葡萄糖、酶及肿瘤标志物等，有助于了解浆膜腔积液的性质和病因。

浆膜腔积液标本由临床医师行浆膜腔穿刺术采集，采集中段液体于消毒试管内，且根据需要采用适当的抗凝剂予以抗凝。另外，还应采集一不加抗凝剂的标本管，用于观察积液有无凝固现象（表2-3）。

表2-3　浆膜腔积液检查项目的标本采集

检查项目	标本量及抗凝剂
常规检查及细胞学检查	2ml，乙二胺四乙酸二钾（EDTA-K_2）抗凝剂
化学检查	2ml，肝素抗凝剂
厌氧菌培养	1ml
结核杆菌检查	10ml

3. 羊水标本的采集　羊水是妊娠期母体血浆通过胎膜进入羊膜腔的液体。妊娠早期羊水成分与组织间漏出液相似，随着胎儿的发育成长，妊娠中后期羊水的来源发生了改变，成分也随之改变。羊水是产前诊断的良好材料，通过羊水成分的变化可以了解胎儿的成熟度，是否有先天性缺陷或宫内感染。

羊水标本多由临床医师经腹壁行羊膜穿刺术获得，羊膜穿刺术有可能损伤胎儿及母体，应掌握好羊水分析的指征和穿刺技术，在妊娠16周羊水达到200ml以后才能进行。要注意无菌操作，抽取羊水的速度不宜过快，一般采集20~30ml羊水，并立即送检，以避免细胞及化学成分受影响；否则，应置于4℃保存，但保存时间不能超过24h。使用棕色容器采集胆红素测定的标本，并避光保存。若需转运，必须将标本冷冻。离心羊水标本取上清液做化学分析。

二、标本的收检

实验室要根据检验项目对标本的要求，制订标本收检标准文件，建立严格的标本验收制度和不合格标本的拒收制度。

标本运送和收检人员应具备相应的专业知识，上岗前应先接受专业培训。标本接收时应与标本运送人员履行交接手续并签字，内容至少包括患者姓名、申请项目、标本种类、标本外观、标本数量、标本收取时间等。物流送达的标本也应由专人验收并及时与发送科室核对并记录。标本收检时应检查标本存放条件是否符合要求，标本容器是否正确、有无破损，唯一性标识是否正确无误，申请的检验项目与标本是否相符，需要抗凝的血液标本是否有凝块等。对不符合规定要求的标本应拒收，并及时反馈给相应的申请科室。某些情况下如果拒收或退回确有困难的，应与申请医师直接联系，提出处理意见。特殊情况下，对可能会影响到检验结果的标本进行检验时，应在检验报告单上对不合格的标本进行详细描述，提醒该标本可能会对检验结果产生的影响。

（一）血液标本收检要点

在检验前，对确认不符合标本采集要求的血液标本应拒收。血液标本拒收的常见原因：①溶血、抗凝标本出现凝固。②血液采集容器使用错误，容器破损无法补救。③采血量不足或错误。④转运条件不当。⑤标识脱落、不清楚，或者申请单和标本标识不一致。⑥标本污染、标本量不符合要求、标本与抗凝剂比例不正确。⑦要求与空气隔绝的标本与空气接触。⑧标本的采集与送检之间的时间过长。⑨严重违犯标本采集规程等。需要注意的是，标本拒收不仅造成检验费用增高和时间浪费，还可能延误诊治甚至危害患者。因此，涉及血液标本采集的所有工作人员都必须在标本采集、转运和处理各个环节进行全面规范的培训。

（二）尿液标本收检要点

尿液标本拒收的情况包括标本标识内容与检验申请单内容不一致、申请单的项目不全、尿标本类型错误、尿量不足、可见粪便或杂物污染、防腐剂使用不当、容器破损、标本流失等。对不合格标本要及时与送检部门相关人员联系，建议其重新核实或重新收集标本。对难以得到的尿标本或再次采集确有困难的尿标本，则可与临床协商后继续检验，但必须在检验报告上注明标本不合格的原因及“检验结果仅作参考”的说明。

（三）特殊标本收检要点

合格标本的基本要求是专用收集容器标识清晰、标本采集量满足检验项目需求。脑脊液、浆膜腔积液、羊水等特殊标本由临床医师穿刺采集后要立即送检，不能及时送检的标本应置于4℃冰箱内保存。久置的脑脊液标本、浆膜腔积液标本或羊水标本可造成细胞变形破坏、细菌自溶、纤维蛋白凝集等，致使细胞分布不均匀，造成检验结果不准确。同时久置的标本因葡萄糖酵解可造成葡萄糖含量假性减低。

三、标本的处理

（一）检验标本的分离、储存与转运

1. 标本分离　血液标本采集后应及时分离血清或血浆，否则可发生红细胞与血清之间成分的相互转移，或者细胞中的某些酶分解待测物等，而影响检验结果。如血清无机磷可因红细胞内有机磷酸酯被磷酸酯酶的水解而增加；血清中葡萄糖可因红细胞内糖酵解酶的分解作用而降低。此外，钠在红细胞与血清中之比为1∶2，钾的比例为20∶1，钙在红细胞中极少，几乎全部在血清中，因此，血清钠、钾、钙测定时，需注意及时分离标本。若不能立刻分离血清或血浆，应将标本放置于室温或37℃水浴

箱内，不能将血液标本直接放入4℃冰箱，以免发生溶血。对不是因操作不当引起的溶血、脂血或胆红素血，应在检验报告上注明，供医护人员参考。尿液、脑脊液、胸腔积液、腹水等标本常需离心，取上清液进行分析。

2. 标本的储存　分离后的标本若不能及时检验或需保留以备复查时，一般应放于4℃冰箱，某些检验项目的标本存放于-20℃冰箱更稳定。标本存放时需加塞，以免水分挥发而使标本浓缩。需注意的是，某些检验指标如LDH的标本应存放于室温，置于4℃反而不稳定。

3. 标本的转运　标本采集后应尽快送实验室分析，标本管道传递系统可加快标本传递速度和避免标本的错误传递。若标本不能及时转运到实验室或欲将标本送到上级部门或检验中心进行分析时，应将标本装入试管密封，再装入乙烯塑料袋，置冰瓶或冷藏箱内运输，运送过程中应避免剧烈震荡。

（二）废弃标本的处理要求

根据《实验室　生物安全通用要求》（GB 19489—2008），实验室废弃物管理的目的：①将操作、收集、运输及处理废弃物的危险降至最小。②将其对环境的有害作用减至最小。

因此，生物化学检验后废弃的标本、器具应由专人负责处理，根据《医疗废物管理条例》《医学实验室质量和能力认可准则》采用有显著的警示标识和警示说明的医疗废物专用包装物包装，由专人送到指定的消毒地点集中处理，一般由专门机构采用焚烧的方法处理检验后的血液标本和废弃物；要将所有标本视为传染品；对“高危”标本，如乙型肝炎患者标本、艾滋病患者标本等，要注明标识；急症或危重患者标本要特别注明。严禁标本直接用口吸取、接触皮肤或污染器皿的外部和实验台。标本用后均要做消毒处理，盛标本的器皿要消毒处理、毁型或焚烧。

第三节　标本因素对检验结果的影响

一、生理因素的影响

影响检验结果的生理因素可分为不可控因素和可控因素，主要有年龄、性别、运动、情绪、妊娠、体位、采集时间等。

1. 年龄　年龄的变化会影响到某些生化检验的结果，因而在临床检验工作中应针对这些项目在不同的年龄段制订相应的参考区间。

如正常生长期儿童由于骨骼生长使成骨母细胞分泌ALP增加，因此生长期儿童的ALP的活性比健康成人要高3倍左右。新生儿的肝如缺乏葡糖苷酸基转移酶，则不能将未结合胆红素转化为水溶性的结合胆红素，因此血清总胆红素（TBil）和间接胆红素（IBil）水平比正常成人高。年龄还可以影响体内的血脂水平和肾功能，人体血清肌酐清除率（Ccr）每10年就会有所下降。

2. 性别　男女性别不同，其体内的性腺激素水平不同，并且生育期女性的性腺激素水平还随着其处在月经周期的不同阶段而有明显变化。此外和肌肉代谢有关的分析项目如血清肌酐（Cr）和CK水平男性明显高于女性。因此对于这些有性别差异的项目，需要针对不同的性别制订相应的参考区间。

3. 运动　一般需在安静状态下采集标本，因为剧烈的肌肉运动可以明显加快体内的新陈代谢，使血液中许多成分如葡萄糖、清蛋白、钾、钠、钙等的含量发生变化而影响许多检验项目的测定结果。运动的影响可分暂时性和持续性两类。暂时性影响如剧烈运动使血清游离脂肪酸含量减少，丙氨酸、乳酸含量增高；持续性影响如剧烈运动后使血肌酸激酶（CK）、乳酸脱氢酶（LDH）、ALT、天冬氨酸转氨酶（AST）和葡萄糖（Glu）等的测定值升高。有些成分恢复较慢，如ALT在停止运动1h后测定，其值仍可偏高30%~50%。因此，为了减少运动对检验结果的影响，一般主张在清晨抽血且在抽血前至少休息15min以上。

4. 情绪　情绪激动、紧张可影响神经-内分泌系统功能，使血清游离脂肪酸、乳酸、血糖等升高。故采血前患者情绪应保持稳定，同时护理人员应向患者沟通作适当解释，以消除患者不必要的疑虑和

恐惧。

5. 妊娠 妊娠是特殊的生理过程。临床医疗人员查看孕妇的检验结果时应充分考虑妊娠的影响。当女性处于妊娠阶段时，由于血容量增加导致血液稀释，使微量元素水平明显降低。妊娠期代谢需求增加使脂肪动员增加，使血清甘油三酯（TG）、载脂蛋白（apo）AⅠ、apo AⅡ和总胆固醇（TC）特别是低密度脂蛋白胆固醇（LDL-C）大大地增加。妊娠时胎盘合成ALP、甲胎蛋白、急性时相反应蛋白等增多，使它们相应的检查结果升高；在妊娠后期，胎盘产生的雌激素和绒毛膜促性腺激素使血糖的水平升高。

6. 体位 体位改变时血液循环与体液循环之间的平衡也发生改变，导致血液内细胞成分和大分子物质浓度发生改变。由卧位改为站位，血浆清蛋白（Alb）、总蛋白（TP）、酶、Ca^{2+}、胆红素、ALP、TC及TG等浓度增高5%～15%，血红蛋白（Hb）、红细胞比容（HT）、红细胞（RBC）等亦可增加。从站位到卧位，血钾下降约1%，血钙下降约4%，ALT下降约9%，TG下降约6%，甲状腺素下降约11%。由于体位的因素，采集标本时要注意保持正确的体位并保持体位的一致性，为兼顾多数受试者的情况，生化血液标本的抽采体位应以坐姿为宜，病情较重的患者可取卧位，在确立参考值时，应考虑门诊和住院患者可能存在的结果差异。

7. 采集时间 血液中的许多被测成分有昼夜节律变化，某些成分在1d内甚至高低相差上百倍。如血钾峰值期为14:00—16:00，谷值期为23:00—1:00，变化范围是日均值的5%～10%；生长激素于入睡后晚21:00—23:00会出现短时高峰期，谷值时间是1:00—21:00，变化范围是日均值的300%～400%；肾上腺皮质激素峰值期为6:00—10:00，低值期为0:00—4:00，变化幅度150%～200%；胆红素、血清铁以清晨最高；血浆蛋白质在夜间降低；血Ca^{2+}往往在中午出现最低值。在临床上血液生化指标参考值的调查与界定，通常以空腹血样的检验值为统计样本。因此，生化检验血液标本的采集原则上必须是在晨（6:00—8:00）早餐前或进食12h后采集。需要注意的是，输液完毕后至少1h方可采集血液标本，不可边输液边采血，更不可在输液的同侧采血。

二、饮食和药物的影响

1. 饮食和嗜好 非素食者的饮食特点是高蛋白或高嘌呤，其尿素（urea）、尿酸（UA）的水平比素食者高；富含鱼油的饮食会降低血清中TG和极低密度脂蛋白胆固醇（VLDL-C）的水平；饮用咖啡可使血中α淀粉酶（AMY）、AST、ALT、ALP、Glu、促甲状腺激素（TSH）等检验结果升高；饮酒可使Glu降低，UA、TG、GGT、高密度脂蛋白胆固醇（HDL-C）升高；嗜烟可使儿茶酚胺、胃泌素、皮质醇、生长激素、碳氧血红蛋白等升高。过度饥饿（空腹时间超过16h），也可过使葡萄糖和蛋白质结果偏低而胆红素增高。

另一方面，目前许多生化检验项目都是用比色、比浊等分析方法进行的，进食后血中脂质特别是TG的增加，可导致血清或血浆呈乳白色样浑浊，干扰比色、比浊从而影响检验的准确性。因此临床生化血样本原则上必须坚持空腹采血，采血前禁食、烟酒和各种饮料。

2. 药物影响 不同药物对检验结果可造成不同程度的影响，药物对检验的影响非常复杂，在采样检查之前，以暂停各种药物为宜，如某种药物不可停用，则应了解可能对检验结果产生的影响。

（1）影响被测物浓度：当药物影响的正好是被测物浓度时，这是临床需要的信息，医生可根据被测物浓度的变化来实施诊疗活动。如果药物影响的是非观察对象，临床医生在分析检验结果时应考虑到这种因素的影响，必要时停药若干天后再检验。

（2）影响检验方法：某些药物可从检验原理上影响检验结果。如维生素C可对氧化还原法的实验造成影响。某些药物还可改变血清颜色或使反应体系变浑浊，影响基于比色反应或浊度分析的检验结果。

（3）输液的影响：输液可使体内的某些成分发生较大变化。如单纯输电解质可使血钾、血钠、血镁增高；输葡萄糖可使血液中葡萄糖的含量升高，但钾、磷、淀粉酶、胆红素降低；输右旋糖苷可使凝血酶原时间缩短。在某些急诊情况下，为了争取抢救和治疗时间，且同时需要进一步生化检查以判断病情的发展和预后，此时应该注意输液及药物对生化检验结果的影响，尽量在输液及药物治疗开始之前

采取标本并立即送检。

影响生物化学检验结果的常见因素及项目见表 2-4。

表 2-4　影响生物化学检验结果的常见因素

因素	影响项目	因素	影响项目
年龄	胆固醇、尿酸、ALP	时间	皮质醇(昼夜变化)
性别	性腺激素		促性腺激素(女性月经周期变化)
情绪	游离脂肪酸、乳酸、血糖		血清钾、钙
体位	血浆蛋白质、甲状腺素	饮食	血糖、血脂、磷酸盐

第四节　实验室信息管理系统简介

一、实验室信息管理系统和管理流程

（一）实验室信息系统

实验室信息系统(laboratory information system,LIS)是对实验室日常工作、科室管理、学科建设和实验室发展等方面所产生及所需求的信息,通过计算机收集、处理、存储、输送和应用的系统。实验室信息系统是医院信息管理系统(HIS)的一个子系统,将实验室的分析仪通过计算机网络连接起来,采用科学的管理思想和先进的数据库技术,提供科学规范的作业流程,使临床实验室能与门诊部、住院部、财务科和临床科室等全院各部门之间实现高效协同工作。

LIS 一般由临床检验信息和实验室管理信息两部分组成。临床检验信息是指实验室日常工作所产生的信息,如检验结果、质控数据、工作记录等信息;实验室管理信息是与实验室管理有关的各种文件、技术资料、行政管理、检验收费、后勤供应、仪器维修保养等信息,有些 LIS 还有教学、科研等信息。实验室信息管理(laboratory information management,LIM)是指对这两种信息进行管理,由于这种管理是通过信息系统进行的,所以实验室信息系统又称为实验室信息管理系统(laboratory information management system,LIMS)。

（二）实验室信息管理系统管理流程

LIMS 的工作模式是通过计算机网络使所有检验仪器相连接,数据集中存储,集中处理,使检验有关各部门分散的业务联成一个共同整体,并将检验工作的整个流程置于计算机的实时监控之下,加强检验科室的内部管理。LIMS 基本功能包括检验申请输入、检验结果数据自动采集或手工录入、检验结果审核、检验报告单生成、检验费用、质量控制、试剂出入库、临床实验室管理的各种文件、统计报表和工作登记表等环节的信息化管理。LIMS 模块一般分为患者信息工作站、医生工作站、护士工作站、计费工作站、实验室工作站等。实验室信息管理工作流程见图 2-2。

二、实验室信息系统管理的完善与维护

实验室在引进或自己编写 LIS 时必须考虑系统的扩展性和可修改性。在原有 LIS 系统的基础上自行扩展实验室所需的应用功能时,应注意:①尽量使用与原系统一致的开发平台,不得改变数据库原来结构,基础数据的完整性必须得到有效保障,系统的整体性不能受到扩展功能的影响。②实验室对原始数据库的结构进行提取、处理并扩展系统功能时,要符合数据管理、系统管理、操作管理等规范要求,新扩展的功能在应用前应先经过必要的测试并形成完整的测试报告和用户报告。③实验室在应用和扩展 LIS 系统的过程中必须保护系统的安全性。

实验室必须制订严格的 LIS 管理制度,使 LIS 的功能和维护持续得到保证,并能根据实验室需要及时升级。实验室管理者应根据岗位和工作的需要赋予每一职工合适的访问权限,要求每一位工作人员严格遵守 LIS 的有关制度,按照所赋权限通过自己的编号和密码使用计算机和访问 LIS,

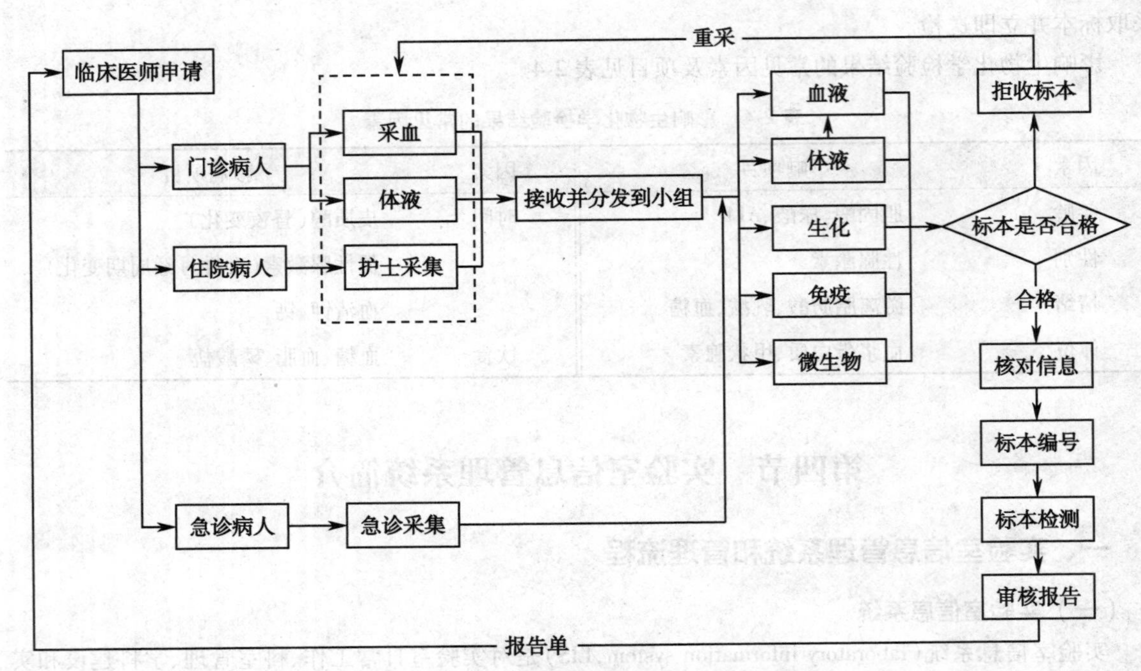

图 2-2　实验室信息管理工作流程

各工作人员对自己的访问密码要高度保密，不得将密码交给其他人使用，也不得进入 LIMS 后让别人作业，更不得盗用他人密码进行非法访问。密码丢失或失密后应该及时更换，操作完毕应及时退出操作系统。

LIMS 负责人应经常对网络的安全性进行检查和维护，时刻保持网线畅通，在暴露的地方不得使之扭曲、折叠，也不得乱踩、乱扔或与水接触。不得擅自修改计算机的设置和计算机系统密码，未经许可外来计算机和移动设备不得使用本实验室网口、软驱、光驱、USB 接口或刻录光盘。

本章小结

生化检验工作流程分为检验前阶段、检验中阶段、检验后阶段。生化检验的项目可分为常规生化检验、急诊生化检验、特殊生化检验和床旁生化检验，常规生化检验是实验室日常工作的主要任务，占到全部生化检验的80%，常规检验的报告时间为3~4h，一般不超过2d；急诊检验的报告时间一般不超过2h。当出现危急值时无论是“常诊”还是“急诊”都必须用电话迅速向临床报告结果。

血液标本有全血、静脉血和动脉血三种类型，生化检验最常用的是血清或血浆。血液标本按采集部位分为毛细血管采血法、静脉采血法和动脉采血法；静脉采血法可分为普通采血法和真空采血法，临床广泛采用真空采血法，由双向采血针和真空管构成负压系统实现定量采血；血液标本常用抗凝剂有肝素、氟化钠-草酸钾、枸橼酸钠和 EDTA。

尿液标本分为晨尿、随机尿、计时尿，尿液标本常用防腐剂有盐酸、甲苯、冰醋酸、百里酚等。脑脊液、浆膜腔积液、羊水等特殊标本由临床医师行穿刺术采集，及时送检。

标本处理分为标本的分离、储存和转运，以及废弃标本的处理四个环节。影响检验结果的因素主要有年龄、性别、情绪、运动、体位、采集时间等生理因素和饮食嗜好与药物等。

实验室信息系统是对实验室通过计算机对实验室日常工作和管理活动的信息进行收集、处理、存储、输送和应用的系统，一般由临床检验信息和实验室管理信息两部分组成。

（姚德欣）

扫一扫，测一测

思考题

1. 简述急诊检验与危急值的报告方式。
2. 简述生化检验的工作流程。
3. 简述血液标本的采集方法及注意事项。

第三章　生物化学检验常用技术

1. 掌握分光光度技术、离子选择电极分析技术、干化学分析技术、电泳分析技术的基本原理和相关仪器在临床检验中的应用。
2. 熟悉各种分析方法的影响因素和有关注意事项。
3. 了解各种常用技术的临床应用。
4. 具有常用生化检验分析仪器操作能力。
5. 能对常用仪器进行日常维护。

临床生物化学检验简介

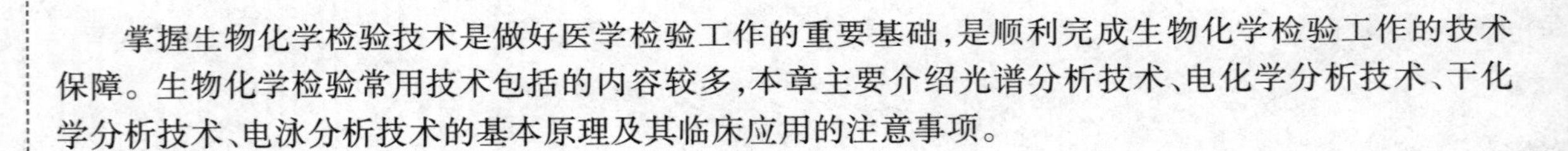

掌握生物化学检验技术是做好医学检验工作的重要基础，是顺利完成生物化学检验工作的技术保障。生物化学检验常用技术包括的内容较多，本章主要介绍光谱分析技术、电化学分析技术、干化学分析技术、电泳分析技术的基本原理及其临床应用的注意事项。

第一节　光谱分析技术

很多物质都具有一定吸收、发射或散射光谱的特性，利用物质的光谱特性对物质进行定性或定量分析的技术称为光谱分析技术。它具有灵敏度高、操作简便、选择性好和应用范围广等优点，是生物化学检验中最基本和最常用的分析技术。

光谱分析技术可分为吸收光谱分析、发射光谱分析和散射光谱分析三大类。基于吸收光谱分析的主要有可见光及紫外分光光度法、原子吸收分光光度法和红外分光光度法；基于发射光谱分析的主要有火焰光度法、原子发射分光光度法和荧光光度法；基于散射光谱分析的方法有散射比浊法和透射比浊法。

一、吸收光谱分析法

（一）分光光度法的基本原理

分光光度技术（spectrophotometric technique）是利用物质对光的吸收作用对物质进行定性或定量分析的技术。

1. 吸光度与透光度　当光线通过均匀、透明的溶液时，可出现3种情况。一部分光被溶液吸收，一部分光被溶液透过，一部分光被散射。设入射光强度为I_0，透射光强度为I，I和I_0之比称为透光度（transmittance，T）。

$$T=I/I_0$$

$T \times 100\%$ 为 $T\%$，称为百分透光度。透光度的负对数称为吸光度（absorbance，A），亦称光密度（optical density，OD）。

$$A = -\lg T = -\lg I/I_0 = \lg I_0/I$$

2. 朗伯-比尔（Lambert-Beer）定律　当一束平行单色光通过均匀的非散射样品时，吸光度与溶液层厚度和溶液浓度成正比。

$$A = KLC$$

式中，A 为吸光度；K 为比例常数，称为吸光系数；L 为溶液层厚度，称为光径；C 为溶液浓度。

根据朗伯-比尔定律，当溶液层厚度单位为 cm，浓度单位为 mol/L 时，吸光系数 K 称为摩尔吸光系数（ε）。ε 是物质的特征性常数。在固定条件（入射光波长、温度等相同）下，特定物质的 ε 不变，这是分光光度法对物质进行定性的基础。通过测定已知浓度溶液的吸光度，可求得某物质的 ε。

3. 朗伯-比尔定律的应用条件　应用朗伯-比尔定律时必须符合 3 个条件：①入射光必须为单色光。②被测样品必须是均匀介质。③在光线吸收过程中，吸收物质之间不能发生相互作用。

4. 朗伯-比尔定律的偏离现象

（1）朗伯-比尔定律的局限性：朗伯-比尔定律是假设吸光粒子之间是无相互作用的，因此仅在稀溶液时才适用。

（2）非单色入射光引起的偏离：朗伯-比尔定律仅在入射光为单色光时才是正确的，但一般分光光度计中的单色器分出的光束不是严格的单色光，而是具有较窄波长范围的复合光带，这些非单色光会引起朗伯-比尔吸收定律的偏离。为了减少这种误差，通常选择吸光物质的最大吸收波长（λ_{max}）作为测量波长。

（3）光的散射、折射引起的偏离。

（4）溶液本身发生化学变化引起的偏离：由于被测物质在溶液中发生缔合、解离或形成新的化合物等化学原因，使吸光度和浓度不呈线性关系。

（5）仪器因素引起的偏离：仪器光源不稳定、实验条件的偶然变动等，都会导致对朗伯-比尔定律的偏离。

5. 空白溶液的选择　在分光光度法中用来调节仪器零点的溶液称为空白溶液，这样可以消除分析方法及分析仪器的固有误差。在临床生化检验工作中，由于样品的组成非常复杂，因而选择适当的空白溶液，以便消除样品溶液的干扰。常用的空白溶液：

（1）溶剂空白：用纯溶剂（如蒸馏水或其他有机溶剂）不加样品和任何试剂配制的溶液称为溶剂空白。选择原则：当显色剂及其他试剂均无色，被测样品中又无其他有色粒子时，选用空白溶剂参比。

（2）试剂空白：用不加样品（用蒸馏水或其他纯溶剂代替样品）、同样加入显色剂和其他所需试剂作为空白溶液，称为试剂空白。选择原则：当显色剂或其他试剂有颜色，而被测试样中又无其他有色粒子时，选用试剂空白参比。

（3）样品空白：与显色反应相同的条件，不加显色剂的样品溶液称为样品空白。选择原则：当样品基体溶液有颜色，而显色剂无颜色且显色剂也不与样品基体显色时，选用样品空白。

（4）平行操作空白：与样品分析完全相同的操作步骤，用不含待测元素的样品溶液进行平行操作，称平行操作空白。如正常人的血液、脑脊液等不含待测组分的样品按相同的分析条件进行操作所得的溶液即可作平行操作空白。

（5）不显色空白：在有的显色反应中，如改变试剂加入顺序或改变操作条件（如应加热改为不加热），可使显色反应不发生，这样配制的空白溶液中有样品溶液或试剂的颜色，但待测组分未能显色（由于条件改变）即称为不显色空白。选择原则：当显色剂和被测试样均有颜色时，选用不显色空白。

（二）分光光度法在生化检验中的应用

分光光度法是生物化学检验中应用最广泛的一类分析技术，任何物质只要在紫外-可见光波段中有吸收，就可以用该方法来进行定性和定量。该技术检验浓度范围在 $10^{-5} \sim 10^{-2}$ mol/L，灵敏度高。

1. **对未知化合物进行定性分析**　对于分子结构完全相同的未知化合物，在实验条件完全相同时，它们的吸收光谱一样，包括吸收光谱形状、最大吸收波长（λ_{max}）、摩尔吸光系数（ε），以此和标准品相比较，可以对未知化合物进行定性分析。

2. **对待测物质进行定量测定**

（1）标准曲线法：根据朗伯-比尔定律，在溶液厚度、测定波长和其他测试条件保持不变时，在一定浓度范围内，测得的吸光度与溶液中待测物质的浓度成正比。因此，可以用标准曲线法（称为校正曲线法或工作曲线法）进行定量。

标准曲线法是配制一系列不同浓度（C）的标准溶液，以不含被测组分的空白溶液作为参比，按标本处理方法作相同处理，在特定波长下测定各标准溶液的吸光度（A），绘制 A-C 曲线，这种曲线就是标准曲线。在相同条件下测定样品的吸光度，从标准曲线上就可找到与之对应的样品浓度，见图 3-1。

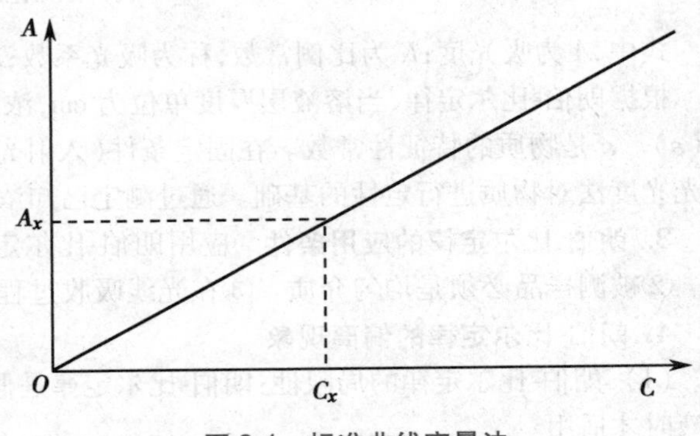

图 3-1　标准曲线定量法

（2）比较法：用已知浓度的标准品与标本作同样处理，使用相同的空白管，同时测定标准管和标本管的吸光度，根据测定的吸光度及标准品浓度，可直接计算出标本中待测物的浓度。计算公式为

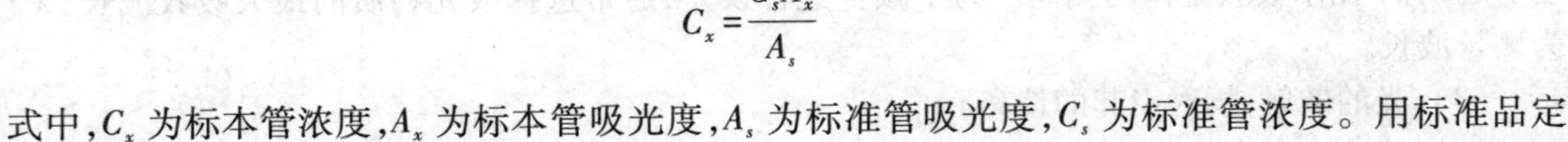

$$C_x=\frac{C_sA_x}{A_s}$$

后分光系统

式中，C_x 为标本管浓度，A_x 为标本管吸光度，A_s 为标准管吸光度，C_s 为标准管浓度。用标准品定量时，标准品的浓度应尽量和标本管浓度相近。

（3）其他分析方法：包括差示法、多组分混合物分析和利用摩尔吸光系数分析等方法。

二、发射光谱分析法

分子、原子或离子在辐射能的作用下，由基态或低能态跃迁到激发态，当它们返回基态或低能态时，以辐射的形式释放出能量，由此而产生的光谱称为发射光谱。通常有原子发射光谱（火焰光度法）、荧光光谱等。

（一）火焰光度法

1. **基本原理**　火焰光度法（flame photometry，FES）是指在一定条件下，以火焰作为激发源提供热能，使样品中待测元素原子化，由于原子能级的变化，产生特征的发射谱线。在一定范围内，发射光强度与物质（元素）浓度成正比，因而可进行定量分析。不同种元素都有它自身特有的发射光谱，这些谱线还可作为鉴别元素的依据，对元素作定性分析。

2. **临床应用**　火焰光度法主要用于血清及尿液样品中钠、钾的测定，目前临床已很少用。

（二）荧光分光光度法

1. **基本原理**　荧光是分子吸收光能量被激发后，从激发态的最低振动能级跃迁返回基态时所发射出的光。同一种分子结构的物质，用同一波长的激发光照射，可发射相同波长的荧光，但其所发射的荧光强度随着该物质浓度的增大而增强。利用这些性质对物质进行定性和定量分析的方法，称为荧光光谱分析法，也称荧光分光光度法。

2. **临床应用**　荧光光谱分析法在生化检验领域的应用非常广泛，如氨基酸、蛋白质、核酸、酶和辅酶、嘌呤、嘧啶、卟啉、维生素等，都可采用荧光分光光度法进行分析测定。当化合物含量太少，一般分析方法灵敏度不够时，使用荧光分析技术就能解决测定问题，如血液中肾上腺素、多巴胺、胆碱等含量的荧光测定、体液中某些甾体激素（如性激素和皮质激素等）及其代谢产物的测定等。

三、散射光谱分析法

笔记

用单色光照射透明溶液时，大部分按入射方向透射，而一小部分则按不同的角度散射开来，该现

常用比浊法

象称为光的散射。带有小颗粒的悬浮液和胶体溶液都具有向四面八方散射入射光线的性质，散射光谱分析法就是利用悬浮颗粒浑浊液的散射光强度或对入射光减弱的原理进行定量分析的方法。根据检验器的位置及其接收光信号的性质，散射光谱分析可分为透射比浊法和散射比浊法（如免疫比浊分析）两大类。

第二节 电化学分析技术

电化学分析技术是利用物质的电化学性质，测定化学电池的电流、电位、电导、电量等物理量的变化，从而测定物质组成及含量的分析方法。电化学分析法有多种，如电位分析法、电导分析法及电容量分析法等。生物化学检验中最常用的是电位分析法，简称电位法。

一、电位分析法

（一）基本原理

电位分析法是利用电极电位和浓度之间的关系来确定物质含量的分析方法，其遵循的基本公式是能斯特（Nernst）方程。离子选择电极（ion selective electrode，ISE）分析法是电位分析法中发展最为迅速、最为活跃的分支。ISE 是一类用特殊敏感膜制成，对溶液中某种特定离子具有选择性响应的电化学传感器。在临床实验室，常用于测量离子的活度或浓度（在稀溶液中，离子活度约等于离子浓度）。

1. **ISE 基本结构** 通常由 4 个基本部分组成。①电极腔体：玻璃或高分子聚合物材料做成。②内参比电极：通常为银-氯化银（Ag/AgCl）电极。③内参比溶液：由氯化物及响应离子的强电解质溶液组成。④敏感膜（电极膜）：对离子具有高选择性的响应膜。ISE 电极膜和电极内充溶液均含有与待测离子相同的离子；膜的内表面与具有相同离子的固定浓度电极内充溶液接触，其中插入一个内电极，膜的外表面与待测离子接触。ISE 的基本结构见图 3-2。

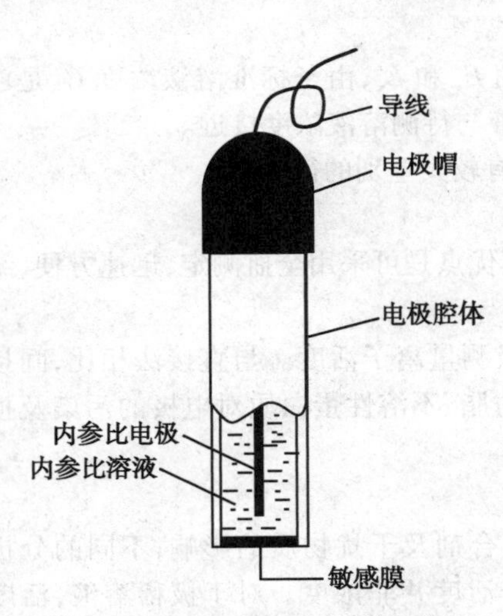

图 3-2 离子选择电极的基本结构

2. **电极电位** 某一特定的 ISE，其敏感膜材料只对某一离子特异性响应。不同类型的敏感膜，其膜电位产生的机制可能不同，但大多数电极膜电位的产生是基于膜材料与溶液界面发生的离子交换反应。当电极置于溶液中时，由于离子交换和扩散作用，改变了二相中原有的电荷分布，因而形成双电层，其间产生一定的电位差即膜电位。由于电极内充溶液中相关离子的浓度恒定，内电极的电位固定，所以 ISE 电位（E_{ISE}）只与待测离子的活度相关联。

3. **电极电位测量** 由于单个电极电位的绝对值无法测量，必须将 ISE 与参比电极共同浸入待测样品中组成一个原电池，通过测量原电池电动势（$E_{电池}$）来测定 E_{ISE}。当测定条件一致时，原电池的电动势与被测离子活度的对数成线性关系。因此，只要通过测量电池电动势即可求得被测离子活度。参比电极通常为负极，常用的有甘汞电极和银-氯化银电极，其电极电位不随测定溶液和浓度变化而变化。

此外，还有一些 ISE 与待测离子没有直接的交换平衡，而是通过诸如沉淀或络合平衡来影响膜上有关离子的活度，从而产生膜电位的变化，其电极电位亦符合能斯特方程式。

（二）常用的离子选择电极

按照膜电位的响应机制、膜的组成和结构特点，离子选择电极可分为基本电极和敏化电极。基本电极包括晶体膜电极和玻璃膜电极。敏化电极包括气敏电极、酶电极、细菌电极及生物电极等。

1. **玻璃膜电极** 敏感膜由玻璃材料制成。由于玻璃的组成不同，可制成 H^+、K^+、Li^+ 和 Ag^+ 等离子选择电极。如 pH 电极的玻璃组成为二氧化硅（SiO_2）72%、氧化钠（Na_2O）22%和氧化钙（CaO）6%；钠电极的玻璃组成为 SiO_2 71%、Na_2O 11%和氧化铝（Al_2O_3）18%；钾电极的玻璃组成为 SiO_2 67%、Na_2O 27%和 Al_2O_3 5%。

最常见的玻璃膜电极为pH玻璃电极，它的敏感膜是由特殊成分的玻璃制成的厚约0.05mm的玻璃球，球内盛有内参比溶液，为0.1mol/L氯化氢(HCl)溶液。内参比电极为银-氯化银电极，插入内参比溶液。pH玻璃电极广泛用于溶液pH的测定。

2. 气敏电极　是基于界面化学反应对气体敏感而设计的一类敏化电极。它由指示电极、参比电极、透气膜和内电解质溶液装于一个基管内组成一个化学原电池。指示电极通常采用玻璃电极，作用是对待测气体的浓度或分压的变化作出选择性响应。参比电极一般选用Ag/AgCl电极。透气膜是由疏水性高分子材料制成的薄膜，将管内电解质与标本溶液隔开。透气膜紧靠选择电极的敏感膜，当气敏电极与待测溶液接触时，待测溶液中的气体能通过透气膜扩散到内电解质溶液中并建立新的平衡，此时指示电极与参比电极组成的电池电动势发生变化，根据电动势值可计算出待测气体的浓度。

对于用途不同的气敏电极，其内电解质的组成也不一样，需要内电解质中含有待测气体建立化学平衡的离子。如氨气敏电极是一种常见的气敏电极，其内电解质为0.1mol/L氯化铵(NH_4Cl)溶液，透气膜的材料为聚四氟乙烯，指示电极为pH玻璃电极。当氨气敏电极浸入待测溶液中，待测溶液中的氨气(NH_3)经透气膜进入内电解质中，NH_3和水反应生成NH_4^+和OH^-，使溶液pH发生改变，指示电极可测定其变化，变化的程度和溶液中氨的浓度成正比，从而可得出氨的浓度。

3. 酶电极　是另一种敏化电极，其原理是将含酶的凝胶涂布于离子选择电极的敏感膜上组成酶电极，当酶电极浸入溶液中，溶液中的待测物与酶接触产生化学反应，生成产物经凝胶层扩散至离子选择电极的敏感膜上，从而引起相应的电位变化，根据电极电位的变化与溶液中待测物的浓度成正比，可计算出待测物质的浓度。由于酶的特异性较强、催化效率高，因此酶电极可广泛用于氨基酸、葡萄糖、胆固醇、尿酸、尿素和乳酸等物质的测定。

（三）离子选择电极的分析方法

1. 标准曲线法　用测定离子的纯物质配制一系列浓度的标准溶液，对测得的系列电动势值(E)与浓度对数($\lg C$)作图，得E-$\lg C$标准曲线。然后在相同的条件下测定待测样本的E，从标准曲线上即可查到待测溶液的活度（或浓度）。

2. 标准比较法　在相同条件下测定标准溶液和待测溶液的E_s和E_x，由于标准溶液浓度C_s是已知的，根据比较法即可测出待测物质浓度C_x。此法要求标准溶液与待测溶液浓度接近。

3. 标准加入法　适用于体系比较复杂，且与标准溶液浓度有较大差别的待测液。

（四）样品测定方式

1. 直接法　指样品不经稀释直接由电极测量离子活度。其优点是可采用全血测定，迅速方便，结果准确，不会因血清中水体积所占比例的改变而影响结果。

2. 间接法　指样品经一定离子强度缓冲溶液稀释后由电极测量离子活度。与直接法相比，间接法样品用量少；由于样品预先进行稀释，不易堵塞管道；降低了血脂、不溶性蛋白质对电极的污染及损耗，使电极的寿命延长。

（五）电极分析法的影响因素

离子选择电极对任何标本的测量，都可能存在离子强度、络合剂及干扰物质的影响，不同的分析方法其影响的大小不同。用离子选择电极测定的结果均为离子活度并非浓度。对于极稀溶液，活度约等于浓度，然而在浓溶液中活度不能代表浓度。因此通常在标准溶液及标本溶液中加入与待测离子无干扰的浓度较大的电解质溶液，作为总离子强度调节缓冲液(total ionic strength adjustment buffer, TISAB)。TISAB可保持较大且相对稳定的离子强度，使活度系数恒定；维持溶液在适宜的pH范围内，满足离子电极的要求；还能掩蔽干扰离子。空气湿度太大、温度太低可引起离子选择电极的斜率降低，造成测试线性不好，有时也影响电极的重复性。此外，不同的离子选择电极还有不同的影响因素，如水杨酸盐对Cl^-电极响应有干扰，维生素C对K^+电极响应有干扰等，在应用中应具体分析。

二、电导分析法

（一）基本原理

在外电场的作用下，以电解质溶液中正负离子迁移为基础的电化学分析法，称为电导分析法。溶液的导电能力与溶液中正负离子的数目、离子所带的电荷量、离子在溶液中的迁移速率等因素有关。

电导分析法是将被分析溶液放在固定面积、固定距离的两个电极所构成的电导池中，通过测定电导池中电解质溶液的电导值来确定物质的含量。

（二）在临床检验中的应用

1. 用于检验红细胞比容　红细胞由于其具有脂质双分子层的膜结构而被认为是电的绝缘体，这一现象最早于20世纪40年代用于检验红细胞比容，直至今日仍被用于多种临床分析仪的红细胞比容的检验中。除此之外，血气、Na^+与K^+等离子也常连同红细胞比容一同检验。

2. 血细胞计数　原理基于血细胞的电导率低于作为悬浮介质的盐溶液的电导率（库尔特原理）。将两个电极分别置于小孔的两侧，在电极间形成稳定的电流。悬浮的细胞通过小孔，每次一个细胞通过小孔，两极间的电导发生变化，形成一个峰值，该峰值信号被放大，计数峰值的个数即细胞的个数，峰值的高低即细胞的大小。

电容量分析法

（三）电导分析法的影响因素

电导分析法选择性差，由于所测得的电导是溶液中各种离子单独电导的总和，因此直接电导法只能测量离子的总量，不能鉴别和测定某一离子含量，不能测定非电解质溶液。

第三节　干化学分析技术

干化学（dry chemistry）分析是指将液态样品如血浆、血清、尿液等置于含有试剂的固相载体上发生反应，依照反应结果定量测定样品中特定成分的浓度或活度的一项技术。干化学分析仪是一种专门使用固相载体试剂进行临床化学检验的分析仪，通过反射光度法、差示电位法等方法定量测出样品中特定成分的浓度或活度，包括半自动和全自动干化学分析仪。

目前，应用干化学技术测定的生化项目多达70余项，已包括常规生化项目、特定蛋白质、药物、毒物含量测定等各个领域。虽然目前干化学分析仪主要用于急诊检验，但其涵盖的项目已完全可以满足常规临床检验的需要。

一、干化学分析技术的基本原理

干化学分析技术普遍采用多层膜固相试剂技术，即干式化学的多层膜试剂载体，集中现代化学、光学、酶工程学、化学计量学和计算机技术于一体，已使其作为定量方法达到常规湿化学法测定的水平，对有些项目的测定甚至可与参考方法相媲美，如胆固醇测定。

根据多层膜测定方法不同，可将多层膜分为3种类型。①基于反射光度法的多层膜。②基于差示电位法的离子选择电极的多层膜。③近年发展起来的基于荧光技术和竞争免疫技术的荧光反射光度法多层膜。

（一）反射光度法

固相化学涉及的反射光度法主要为漫反射。它的特点是因显色反应发生在固相载体，对透射光和反射光均有明显的散射作用，因此不遵从朗伯-比尔定律，采用Kubelka-Munk理论。

Kubelka-Munk理论指出：光反射率与固相层的厚度、单位厚度的光吸收系数，以及固相反应层的散射系数有关系，当固相层厚度和固相反应层的散射系数固定时，光吸收系数同待测物的浓度成正比。如果固相反应膜的上下界面之间存在多重内反射时，则需对Kubelka-Munk理论加以修正，推导出Williams-Clapper方程。各厂家根据自身干片的多层膜特点选用相适应的计算方程。此法主要用于常规生化项目的测定。

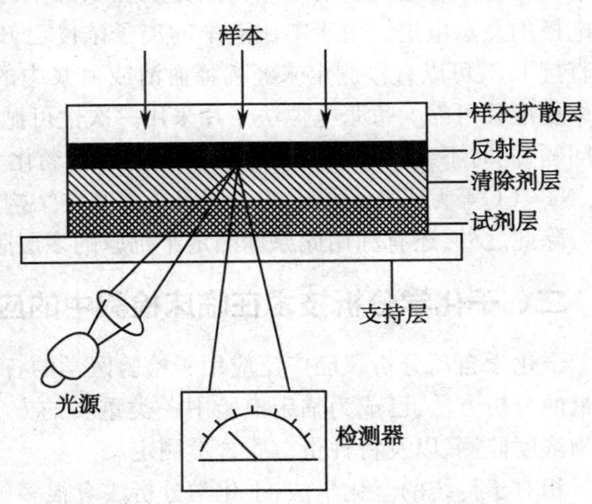

图3-3　基于反射光度法的多层膜干片结构示意图

图3-3是基于反射光度法的多层膜干片结构示意图。在干片试剂中，多种反应试剂被固化

在一张透明聚酯膜上，上面覆以多孔的扩散层，然后被夹在一个塑料结构中，共有5个功能层，从上至下依次为样本扩散层、反射层、清除剂层、试剂层和支持层。

1. 样本扩散层　由多孔聚合物组成，聚合物的孔径在1.5~30μm。涂层样本材料厚度取决于分析的需要，多在100~300μm。扩散层的中空体积占60%~90%，这种毛细网状结构能够使样本溶液快速、均匀地渗透到下层。当样本加在试剂片上后，毛细作用将样品迅速吸入扩散层，但样品又被下面的凝胶层所排斥，因为凝胶层在接受血清组分之前，必须先生成水合物。

扩散层不但可阻止细胞、结晶和其他小颗粒物质透过，而且可根据需要让大分子物质（如蛋白质等）滞留。事实上经样本扩散层进入以下各层的物质或液体基本上是无蛋白滤液。在一些特定试剂片中，扩散层中还含有选择性阻留某种成分或启动某种反应的物质，以提高分析的特异性。

2. 反射层　也称为光漫射层，为白色不透明层，下侧涂布的物质反射系数大于95%，可用来掩盖待检样本中的有色物质，使反射光度计的检验不受影响。同时这些反光化合物也给干片底层的显色层提供反射背景，使入射光能最大限度地反射回去，以减少因光吸收而引起的测定误差。

3. 清除剂层　又称辅助试剂层，主要作用是去除血清中的内源性干扰物，确保更准确的试验结果。如尿酸干片使用维生素C氧化酶用来转化血清中维生素C，防止其对过氧化氢（H_2O_2）的还原作用。另外，在该层还可以运用免疫沉淀、亲和过滤、凝胶过滤及渗析等方法，选择性地把待测物和干扰物分离，从而使测定结果更加准确。如胰淀粉酶干片，辅助层含有抗唾液淀粉酶的单克隆抗体，使样品中的唾液淀粉酶与之结合留在辅助层中，而只有胰淀粉酶转运至反应层，反应显色。

4. 试剂层　又称反应层，由亲水性多聚物构成，根据实际测定的需要，由数层至数十个功能试剂层组成，该层固定了项目检验时所需要的部分或全部试剂，其功能是将待测物质通过物理、化学或生物酶学等反应产生可与显色物质结合的化合物，再与待定的指示系统进行定量显色。

5. 支持层　是透明的塑料基片，起到支持其他层的作用，且允许光线百分之百透射，以便对有色复合物进行测量。

干化学分析技术常用的检验项目如葡萄糖、尿素氮、肌酐、胆固醇等均由上述多层膜构成。它是干化学多层膜试剂载体最常见类型，但不能满足某些大分子物质测定的需要。如酶活性的测定需要将酶的底物放在扩散层上，酶促反应在样本扩散层上进行，才保证显色的快速均匀；而对于没有底物生成的大分子物质，如清蛋白的测定，则通过使试剂层等上移来完成反应。总之，对此基本结构进行有针对性的改进才能满足各种不同的反应的需要，保证检验结果的准确性。

（二）差示电位法

差示电位法是基于传统湿化学分析的离子选择电极原理，用于测定无机离子。差示电位法干片也为多层膜结构，但其内有两个离子选择电极，分别是样品电极和参比电极。每个电极从上至下依次为离子选择性敏感膜、参比层、氯化银层、银层和支持层，两个电极以盐桥相连。这类基于离子选择电极原理的差示电位法的测定对象主要是无机离子，如K^+、Na^+、Cl^-等。

测定时取等量的血清与参比液分别加入两个并列而又分开的加样槽内，即可由电位计来测定此二电极的差示电位。由于参比液中的离子浓度已知，可通过电位计测定电位差。电位法干片电极属于直接ISE，可以直接测定未经稀释血清或血浆中的离子浓度，不受标本中血脂、蛋白质的影响，检验结果更准确可靠。每张电位法干片采用一次性可抛弃电极，消除了其他同类电极存在交叉污染、漂移等问题，同时不会出现通常使用情况下的电极老化和蛋白质中毒等缺点，减少烦琐的清洗保养程序。K^+、Na^+、Cl^-等无机离子测定的多层膜干片基本结构如图3-4。

除此之外，还有利用此原理测定半抗原的多层膜法。

二、干化学分析技术在临床检验中的应用

干化学自动分析仪已广泛应用于检验医学的各个方面，不仅可用于定性检查，还发展出半定量和定量的分析方法，已成为临床检验中一类重要的方法。检验的项目主要包括常规生化、内分泌激素、药物浓度监测，以及特种蛋白质含量测定。

相对于传统的湿化学法，干化学分析法有很多优点：

1. 脱离了传统的分析方法，所有的测定参数均存储于仪器的信息磁场块中，当编有条形码的特定

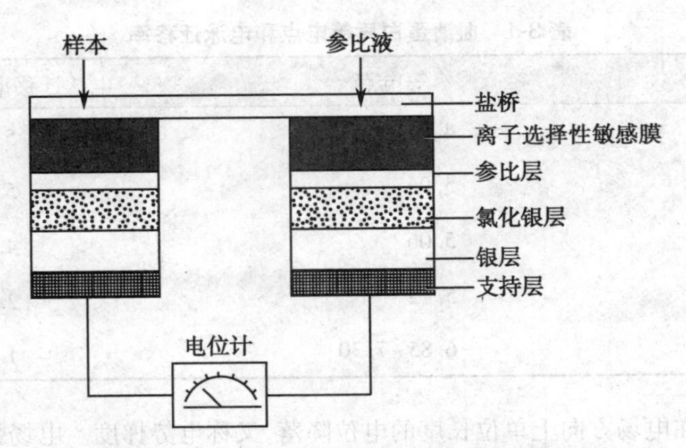

图 3-4　基于差示电位法的多层膜干片结构示意图

试验的试纸条、试纸片或试剂包放进测定装置后，即可进行测定。

2. 无须贮备任何其他试剂或配制任何溶液。

3. 标本用量少，超微量，无须预处理，多层膜具有选择性过滤的功能，反应时的水分由标本中的液体成分供应，从而减少测定过程中干扰物质影响测定的灵敏度。

4. 准确度高、速度快，一般在 3~4min 内即可作出检验结果。

5. 操作简单，占用空间小，使用过程中灵活机动性强，尤为适用于新生儿、儿科、术中监测及急诊检验。

三、干化学分析技术的影响因素

干化学分析技术的所有试剂均以固相的形式固定在干片中，操作者“看不见，摸不着”，一旦失控，无法对试剂进行任何处理。鉴于干化学的特殊性，决定其质控效果的因素是仪器的性能和配套干片的条间和批间的一致性，后者由生产厂家的技术决定。操作者应注意干片试剂的保存条件与失效日期，此外，还应注意工作的环境温度和湿度及仪器校准频度等。

干化学分析仪的分类

第四节　电泳分析技术

溶液中带电粒子在电场中向所带电荷相反方向移动的现象称为电泳（electrophoresis）。利用电泳现象对混合组分进行分离、纯化和测定的一项技术，称为电泳技术。

电泳技术简史

一、电泳分析技术的基本原理

（一）溶液中粒子的带电状态

许多物质如蛋白质、核酸、氨基酸等在溶液中有两性电离的特性，因而在溶液中可成为带电粒子。在不同 pH 溶液中其电离方式不同：在酸性溶液中，酸性基团的电离受到抑制，粒子带正电荷；在碱性溶液中，酸性基团电离增多，粒子带负电荷。物质的这一性质叫两性电离，这些物质被称为两性电解质。

如果在某一 pH 溶液中，粒子所带的正负电荷相等，即净电荷为零，该溶液 pH 称为该物质的等电点（pI）。pI 是物质的特征常数。如要分离一组等电点不同的蛋白质，只要选择一个合适的 pH，使各种蛋白质在该 pH 时的净电荷差异最大，就可以用电泳的方法达到满意的分离效果。

（二）电泳迁移率

带电粒子的电泳速度除了与其带电状态和电场强度有关外，还与分子的大小、形状，以及介质的黏度等有关。在单位电场强度下，带电粒子的移动速度称为电泳迁移率（electrophoretic mobility），是物质的特征常数。混合物各组分的电泳迁移率不同时，即可以在电场中彼此分离。表 3-1 是人血清蛋白质 5 种成分的等电点，以及用自由界面电泳测得的电泳迁移率。

（三）影响电泳的因素

1. 分子的形状与性质　蛋白质、核酸等生物大分子，在分子量接近时，球状分子比纤维状分子移动速度快，表面电荷密度高的粒子比表面电荷密度低的粒子移动速度快。

表 3-1 血清蛋白质等电点和电泳迁移率

血清蛋白质	等电点	电泳迁移率/$cm^2 \cdot s^{-1} \cdot V^{-1}$
清蛋白	4.84	5.9×10^{-5}
α_1 球蛋白	5.06	5.1×10^{-5}
α_2 球蛋白	5.06	4.1×10^{-5}
β 球蛋白	5.12	2.8×10^{-5}
γ 球蛋白	6.85~7.30	1.0×10^{-5}

2. 电场强度 指在电场方向上单位长度的电位降落，又称电势梯度。电场强度增大，电泳速度加快，但是同时电流强度也增大，产热增多，应配备冷却装置以维持恒温。电场强度降低，产热减少，但是电泳速度减慢。电泳速度过慢，不仅电泳时间延长，而且增加了标本的扩散，导致区带模糊、分辨率下降。为使电泳得到满意结果，要选择适宜的电场强度。

3. 电泳缓冲液 起着决定粒子荷电性质和荷电量的作用，同时起着导电的作用，电泳时对缓冲液的化学组成、pH 和离子强度都有一定要求。

（1）缓冲溶质：对缓冲液的要求是化学性质稳定、缓冲容量大、电导率低（缓冲液溶质分载的电流小，标本中蛋白质分载的电流大，电泳速度快）、离子移动性好。在选择缓冲溶质时，应优先选用一价的正、负离子移动速度相近的电解质，使缓冲液在电泳时离子分布均匀，保证电泳区带的整齐。缓冲对的组成常选用弱酸/弱酸盐、酸式盐/次级盐，如巴比妥/巴比妥钠、柠檬酸/柠檬酸钠等。

（2）pH：溶液 pH 决定被分离物质的解离程度和带电性质及所带净电荷量。pH 与 pI 差值越大，粒子荷电量越多。以血清蛋白质为例，在缓冲液 pH 为 8.6 时，蛋白质组分荷电量由大到小的顺序为清蛋白、α_1 球蛋白、α_2 球蛋白、β 球蛋白、γ 球蛋白。虽然加大 pH 与 pI 的差值可增加粒子荷电量，使电泳速度加快，但是缓冲液不能过酸、过碱，以免使蛋白质发生变性，pH 一般在 4.5~9.0 为宜。

（3）离子强度：电泳技术还要求缓冲液不仅要能够维持溶液 pH 的稳定，而且还要具有一定的导电能力。缓冲液的导电能力可用离子强度表示，缓冲液的离子强度影响缓冲容量、电泳速度和产热效应。离子强度大，缓冲容量大，pH 稳定；反之缓冲容量小，pH 不稳定。离子强度大，缓冲溶质离子所载分电流大，标本所载分电流小，标本电泳速度慢；反之则标本电泳速度快。离子强度大，电流强度大，产热多，蒸发快。离子强度小，则电流强度小，产热少，蒸发慢。

电泳速度过慢，会导致电泳时间过长、标本扩散；电泳速度过快，会导致区带不整齐、分辨率下降。为了得到较好的电泳结果，对于上述三种效应需要综合考虑，将缓冲液离子强度设置在一个合适的范围，一般在 0.05~0.1mol/L 为宜。

4. 支持介质 对电泳的影响主要表现为吸附作用和电渗作用。

（1）吸附作用：各种支持介质或多或少对标本有吸附作用，吸附力的大小与支持介质的性质有关。纤维素、淀粉为多聚葡萄糖，琼脂糖为多聚半乳糖，分子表面具有很多羟基（—OH）。这些基团可带电荷，对蛋白质、核酸等具有一定的吸附能力。醋酸纤维素的侧链基团为乙酰基，聚丙烯酰胺的侧链基团为酰胺基，这些基团电流很弱，基本不带电荷，对标本的吸附作用很小。吸附作用可阻滞标本的移动，使电泳速度减慢，出现区带拖尾现象，降低分辨率，因此要选择吸附作用小的支持介质。

（2）电渗作用：电场中液相对固相的相对移动称为电渗。产生电渗作用的原因是固相支持介质表面带有电荷。如淀粉、纤维素和琼脂糖等具有很多羟基，这些基团都带有负电荷，在固相支持介质表面形成负电层，吸附缓冲液中的水合离子（H_3O^+），形成贴壁正电层，在电场作用下向负极定向移动（图 3-5）。如果支持介质表面带有正电荷，则吸附缓冲液中的负离子，形成贴壁负电层，在电场作用下向正极定向移动。

电渗作用对电泳物质的泳动速度有影响。若电渗作用的方向和电泳方向一致，则电泳速度加快；如果二者的方向相反，则电泳速度减慢。电渗作用不仅可以发生在液相-固相，也可发生在液相-液相。在不同支持介质的自由电泳中，也存在电渗作用。电渗作用对混合物各组分影响相同，因此电渗作用

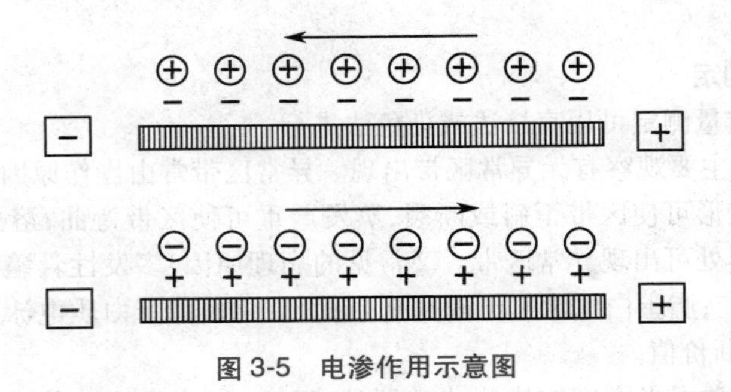

图 3-5　电渗作用示意图

只影响电泳速度而不影响分辨率。

5. 蒸发　对薄膜电泳的影响较大。电泳时产热会导致水分蒸发，使支持介质中缓冲液浓缩，离子强度加大，标本分电流减小，电泳速度减慢。支持介质中水分蒸发还会使虹吸作用加强，两边电泳槽中缓冲液沿着支持介质由两端向中间对流，使标本区带向中间集中并弯曲，导致分辨率下降。为减少蒸发，电泳槽密闭性要好，电流强度不宜过大，必要时开启冷却循环装置。

二、常用电泳分析技术及应用

电泳技术分类方法有多种，目前倾向于按电泳原理将电泳分离系统分为3种形式，即移动界面电泳、区带电泳和稳态电泳或称置换电泳。

（一）按电泳方式分类

1. 移动界面电泳　是带电分子的移动速率通过观察界面的移动来测定，目前已被支持介质的区带电泳取代。

2. 区带电泳　是指带电荷的分子在具有渗透能力的介质上的迁移。因所用支持物的种类、粒度大小和电泳方式等不同，其临床应用的价值也各有差异。固体支持介质可分为两类：一类是滤纸、醋酸纤维素薄膜、硅胶、矾土、纤维素等；另一类是淀粉、琼脂糖和聚丙烯酰胺凝胶。区带电泳是临床检验领域中应用最广泛的技术，尤其是新技术在区带电泳上的应用，更扩大了其应用范围，提高了检验技术。

3. 稳态电泳　其特点是分子颗粒的电泳迁移在一定时间后达到稳态，如等电聚焦电泳和等速电泳等。

（二）按电泳支持物分类

1. 醋酸纤维素薄膜电泳（cellulose acetate electrophoresis，CAE）　是以醋酸纤维素薄膜作为支持介质的一项电泳技术。由于乙酰基不电离，所以醋酸纤维素几乎不带电荷，吸附作用和电渗作用都很微弱。醋酸纤维素薄膜微孔细小，质地致密，标本电泳速度快，50min 即可将血清蛋白质分离，区带整齐且分辨率高，几乎无拖尾现象。醋酸纤维素不与染料着色，漂洗时染料容易脱去，背景白净，区带易于观察。醋酸纤维素膜在冰醋酸/乙醇溶液中或液体石蜡中极易透明，便于区带扫描定量。透明后的薄膜易于干燥，电泳区带可长期保存。

2. 琼脂糖凝胶电泳（agarose gel electrophoresis，AGE）　是以琼脂糖凝胶作为支持介质的一项电泳技术。琼脂糖凝胶透明度好，便于区带扫描。它适合于免疫复合物、核酸与核蛋白的分离、鉴定及纯化，在临床生化检验中常用于 LDH、CK 等同工酶的检验。琼脂糖凝胶电泳分为垂直型及水平型两种，其中水平型可制备低浓度琼脂糖凝胶，而且制胶与加样都比较方便，应用比较广泛。

3. 聚丙烯酰胺凝胶电泳（polyacrylamide gel electrophoresis，PAGE）　是以聚丙烯酰胺凝胶作为支持介质的一项电泳技术。有圆柱形和平板型两种类型。标本在聚丙烯胺凝胶中电泳时，既有电荷效应又有分子筛效应。电荷效应与其他区带电泳相同。分子筛效应使分子量小的组分所受阻力小，电泳速度快，分子量大的组分所受阻力大，电泳速度慢，这就使得电泳迁移率相同的组分，只要分子量具有一定差异，也能电泳分离，这也是 PAGE 分辨率高的重要原因之一。

4. 等电聚焦电泳（isoelectric focusing，IEF）　是利用有 pH 梯度的介质分离等电点不同的蛋白质的电泳技术。由于其分辨率可达 0.01pH 单位，因此特别适合于分离分子量相近而等电点不同的蛋白

质组分。

（三）电泳区带的测定

电泳区带的定性、定量测定可用直接法或染色法进行。

1. 区带定性分析　主要观察有无异常区带出现。异常区带常由操作原因或病理原因引起。①常见的操作原因：加样器变形可使区带歪斜或断裂，蒸发严重可使区带弯曲；溶血标本可以出现血红蛋白区带；变性标本在点样处可出现异常区带。②常见的病理原因：多发性骨髓瘤血清蛋白质电泳可出现M带；宽β脂蛋白血症；脂蛋白电泳可出现宽β带；肝硬化血清蛋白质电泳可出现β-γ桥。病理性异常区带具有一定的诊断价值。

2. 区带定量分析　常用光密度扫描法或洗脱比色法。①光密度扫描法：经透明处理的醋酸纤维素薄膜、琼脂糖、聚丙烯酰胺凝胶电泳区带，可用光密度扫描仪扫描，绘制区带吸收峰，得到区带扫描图谱。仪器通过计算各区带吸收峰面积与吸收峰总面积的比值，给出各组分占标本总量的百分比，如果测出标本总含量，即可算出各组分含量。②洗脱比色法：电泳区带染色、洗脱背景后，将染色区带一一剪下，分别用适当的溶剂洗脱，比色测定。滤纸电泳、醋酸纤维素薄膜电泳常用洗脱比色法。

三、自动电泳分析技术及应用

自动电泳分析仪按自动化程度可分为半自动和全自动两类。自动化程度较高的能达到从加样到报告全自动一体化，大大地促进和方便了临床的应用。自动电泳仪的电泳过程包括加样→迁移→染色→去色→烘干，都依次按程序自动进行。各种命令通过与显示器相连的键盘进行传递，显示器持续显示各部件的工作状态及电泳过程的进展情况。

自动电泳分析仪的主要种类

迁移部件和染色部件的工作相互独立，一个染色程序可与另一个迁移程序同时进行。只要按动相应键，即可按程序自动进行迁移和染色过程。光密度扫描仪的操作同样全部程控。用户根据需要，可修改26种分析程序，包括对扫描的设置（即所用介质、染色、扫描长度），还有对扫描曲线、打印、数据传递的修正。分析程序和结果储存在硬盘上，用户可通过软驱系统储存程序和修改软件。

本章小结

本章主要介绍生物化学检验常用技术中最基本、应用最广泛的光谱分析技术、电化学分析技术、干化学分析技术、电泳分析技术的相关理论及其临床应用。

光谱分析法中侧重介绍了分光光度技术的理论，包括朗伯-比尔定律及其应用条件、偏离朗伯-比尔定律的因素、分光光度法中空白溶液的选择和临床应用中此技术的定性及定量方法。

电化学分析技术中重点介绍了ISE法，主要介绍了ISE基本结构、电极电位、电极电位测量和临床应用中ISE的分类及ISE的定量分析方法。

干化学分析技术中介绍了反射光度法和差示电位法的基本原理、干化学试剂载体的基本结构、干化学分析技术的影响因素和临床应用。

电泳分析技术中介绍了电泳分析技术的基本原理、影响电泳分析的因素和常用的电泳分析技术（醋酸纤维素薄膜电泳、琼脂糖凝胶电泳、聚丙烯酰胺凝胶电泳、等电聚焦电泳和全自动电泳分析技术）及其应用。

（陈传平）

扫一扫，测一测

笔记

思考题

1. 何谓光谱分析技术？它具有哪些特点？
2. 分光光度法中，选择入射光波长的原则是什么？
3. 选择电泳缓冲液，应考虑的因素有哪些？

笔记

第四章　自动生化分析技术

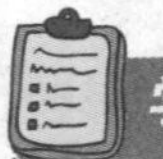

1. 掌握自动生化分析技术的定义与特点；自动生化分析仪的分析方法选择和主要参数设置。
2. 熟悉生化分析仪的基本操作、主要维护保养。
3. 了解全自动生化分析仪的性能检定与评价。
4. 具有对自动生化分析仪的维护、保养能力。
5. 能熟练操作半自动生化分析仪。

自动生化分析技术是将生化分析过程中的加样、加试剂、去干扰、混匀、保温反应、检验、结果计算、显示、打印及检验后清洗等步骤进行自动化操作的仪器。它具有灵敏、准确、快速、微量和易于标准化等优点，不仅提高了工作效率，降低了劳动强度，而且减少了主观误差，提高了检验质量。自动化分析流水线上搭载全自动生化分析仪，有效节省了报告周转时间，进一步提升测试速度和质量，是未来检验的发展方向。

自动生化分析仪是目前临床实验室最常用的大型分析仪器之一，不仅广泛应用于血液、尿液、脑脊液等标本中的常规项目的检验，而且还可对药物成分、毒物、血液中酒精浓度、多项免疫学指标等进行分析，在疾病诊断、治疗监测、预后判断和健康评估等方面发挥重要作用。

第一节　自动生化分析仪的类型

生化分析仪按自动化程度不同可分为半自动生化分析仪和全自动生化分析仪两类；按照同时可测定项目的不同可分为单通道和多通道两类；按测定速度不同，可分为小型生化分析仪、中型生化分析仪、大型生化分析仪和超大型（模块式）生化分析仪；按结构和原理的不同可分为连续流动式（管道式）生化分析仪、离心式生化分析仪、分立式生化分析仪和干片式生化分析仪。目前实验室使用最普遍的是分立式生化分析仪，发展趋势为模块化、组合式工作站。

一、半自动生化分析仪

半自动生化分析仪是指分析过程中的部分操作（如加样、加试剂、混匀、保温、吸入比色等）需手工完成，而反应、检验、结果处理则由仪器自动完成的生化分析仪。这类仪器的特点是体积小、结构简单、灵活性大、价格便宜，适合基层医院、中小型临床实验室、急诊检验，以及流动性临床检验使用。其

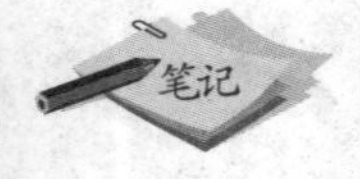

缺点是部分操作需要手工完成，误差因素较多，运行速度慢，难以处理大批量标本。

通过人机对话的方式可编辑、修改、贮存项目参数，各种不同的试剂包括自配试剂几乎都可在半自动生化分析仪上使用，多种检验方法如比色法、比浊法、连续监测法、两点法等都可在半自动生化分析仪上运用。

（一）半自动生化分析仪常规操作程序

1. 打开电源开关，进入主界面。

2. 预温 20min 后，按项目键进入项目界面，移动光标选择要测试的项目，然后按参数键进入参数设置界面。

3. 第一次测量前，要将所有测量项目的参数按照试剂盒说明书进行设置，全部正确修改完后按确定键保存。下一次再测该项目时，在项目界面中直接按调零键，进入调零即可，不用再进行参数修改。

4. 按吸液键吸入蒸馏水或空白液，等延迟时间过后，屏幕中吸光度显示区会显示出该液体的吸光度值，仪器会自动调零并排空。调零完成后，若是第一次测量，要对该项目进行定标，再进行测量。若以前定过标并保存有因子 K，则直接按测量键进行测量，亦可重新定标再测。

5. 按定标键进入定标界面后，按吸液键把配制好的标准液吸入，系统会自动定标，在仪器上自动生成定标因子 K。

6. 按测量键进入测量界面，这时可设置样品编号，按吸液键吸入相应编号的样品，仪器自动保存测量结果。再按吸液键吸入下一个样品，编号会进行叠加，此时按打印键则可打印出实时报告。

7. 关机前应清洗比色系统，清洗完毕后，系统会进行排空。

8. 关闭仪器开关，拔下电源插头，避免雷击损坏仪器。

（二）半自动生化分析仪使用注意事项

1. 由于试剂和标本的用量很少，手工加样时要特别注意加样的准确性。

2. 如果反复出现非线性数据（大于 10%），应考虑试剂是否变质及所编程序是否合适。

3. 用吸光度下降的速率法检验时，应在计算因子值（F）前面加负号。用酶动力学法检验时，开始的吸光度（A_i）如果特别低，应考虑标本中酶的活力是否很高从而造成在进入线性期前底物已被耗尽或是试剂变质所致。若是前者，应稀释标本后再进行检验，检验结果乘以稀释倍数。若是后者，则应更换试剂。

4. 严禁吸入强酸试剂，否则对吸管的金属部件造成损坏。每次操作完毕，必须用蒸馏水冲洗比色池和管道。如果在反复多次冲洗后仍不能调零，应用 10% 次氯酸钠清洁液在 37℃ 浸泡比色池 15min 后，再用蒸馏水冲洗。

5. 仪器长时间不用，每个月内应通电一次，否则仪器储存的程序会消失。

二、全自动生化分析仪

1957 年，第一台全自动生化分析仪被成功生产。此后，各种型号、功能不同的全自动生化分析仪不断涌现，为临床生化检验的自动化奠定了基础。

全自动生化分析仪是指所有分析过程包括样品和试剂的加注、保温反应、检验、结果处理、清洗等都实现了自动化的分析仪。全自动生化分析仪运行速度快、操作简单、检验范围广、重复性好、灵敏度高，主观误差和系统误差小，并具有自检功能和急诊优先检验的功能。

自动生化分析仪完全由微机控制，采用人机对话方式设置检验程序和质量控制程序，还可对多种数据进行统计学处理。检验程序可随机设定，既可单一项目成批分析，也可各种项目随机组合。某些生化分析仪由于采用了化学惰性“液囊式技术”，能将每个标本严格分离开而不掺杂，降低了携带污染率，提高了检验结果的精确度和准确度。

目前，国内使用的生化分析仪大多不能进行标本前处理，仍需手工完成标本的处理。因此，从严格意义上讲不是真正的全自动生化分析仪。

自动生化分析技术的历史

德国制造的连续流动技术最早于1954年被提出，并由美国的公司于1957年成功地生产了世界上第一台连续流动化学分析仪。1964年，能同时测定多个项目的自动化分析仪问世。20世纪70年代中期，顺序多项自动分析仪（SMAC）被研制出来。20世纪80年代至今，各仪器厂商生产出各种型号和功能不同的全自动生化分析仪，这时期，医院临床生化检验的自动化迈出重要的一步。

第二节　生化分析仪的分析方法选择与主要参数设置

自动生化分析仪介绍

自动生化分析技术

一、生化分析仪常用的分析方法

自动生化分析仪的应用不仅是操作方法的变化，而且由于引进一系列高精技术，所用的方法测定原理都有迅速的发展，目前自动生化分析仪的分析方法主要有定时法（终点法、两点终点法）、连续监测法（又称速率法）、两点速率法等。

1. **终点法**　是通过测定反应开始至反应达到平衡时的产物或底物浓度的总变化量来求出待测物质浓度或活性的方法。根据时间-吸光度曲线变化，反应到达平衡时吸光度不再变化。

2. **两点法**　又称固定时间法，包括单试剂两点法和双试剂两点法。单试剂两点法指样品和单一试剂混合后分别读取延滞期后的吸光度（A_1）和反应一定时间的吸光度（A_2），以两次吸光度之差（A_2-A_1）计算结果。

苦味酸法测定肌酐就是一个典型的单试剂两点法的例子。双试剂两点法是指在加入第一试剂后读取吸光度（A_1）（此时试剂与标本不发生反应，吸光度为试剂或标本所产生），再加入第二试剂，反应一定时间后再读取吸光度（A_2），以两次吸光度之差（A_2-A_1）计算结果。

3. **连续监测法**　通过连续测定酶促反应过程中某一反应产物或底物的吸光度，根据吸光度随时间的变化求出待测物浓度或活性的方法，又称速率法、动态分析法或动力学法。它主要适用于酶活性及其代谢产物的测定，可将多点测定结果连成线，自动选择线性反应期计算酶活性或浓度。

4. **两点速率法**　在酶促反应的零级反应期，观察两个时间点的吸光度变化，用两个吸光度的差值（A）（除以时间（min），得到每分钟的吸光度值，计算酶活性或浓度。

二、生化分析仪的参数设置

对生化分析仪的参数进行合理的设置是用好生化分析仪的必要条件，生化分析仪参数有基本分析参数（也称通用分析参数）和特殊分析参数（也称质量保证参数）两种。参数条目因仪器不同而不同，与分析系统配套试剂的分析参数已经存储在分析仪的硬盘中，用户不能更改，甚至不让用户看见，故称为“封闭通道”，但用户购买该仪器公司的配套试剂后可直接使用；若用户使用与仪器非配套的试剂及校准品体系时，则需用户通过“开放通道”自行编制（修改）分析参数，这就要求用户必须认真阅读仪器、试剂盒的使用说明书，正确理解各参数的意义。如果理解不对，设置的参数不合理，会导致检验结果不准确。现介绍基本分析参数的设置。

1. **试验代码**　以数字、按顺序编号。

2. **试验名称**　试验名称也称通道名称，常以项目的英文缩写或数字来表示。

3. **分析方法**　根据试剂盒说明书选择其中一种。

4. **反应温度**　生化分析仪通过温度控制系统保持温度恒定，以保证反应的正常进行。一般仪器都有25℃、30℃和37℃三个温度供选择，用户可根据试剂盒说明书进行设置，目前多数检验项目设置为37℃。

5. **波长**　正确选择有利于提高测定的灵敏度和准确度，光度法有单波长和双波长之分，有的仪器还有三波长或多波长。单波长测定易受标本性状如溶血、脂血或黄疸等的影响；双波长可减少或消除这些影响，提高结果的准确性。

双波长法是指在测定时选择主波长和副波长，主波长用于待测物质的测定，副波长用于消除可能产生的干扰。由于脂血、溶血、黄疸样品在较宽的波长范围内有较强的吸收光谱存在，因而常常同测定波长有重叠，此时测得的吸光度包含待测物质的吸光度和干扰物质的吸光度，选用副波长可消除干扰物质的吸光度。副波长的选择原则为干扰物质在主波长和副波长的光吸收基本接近，而待测物质有最小的吸光度，两波长不能相隔太近，一般副波长大于主波长。测定时主波长的吸光度减去副波长的吸光度可消除溶血、浊度等干扰物的影响。

一般试剂盒说明书都提供了波长参数，用户直接按说明书的要求设置即可。

6. 反应类型　有正向反应和负向反应两种。正向反应是吸光度增加的反应。负向反应是吸光度减少的反应，根据试剂盒的说明书要求设置。

7. 标本量和试剂量　如果使用配套试剂，可直接按试剂盒说明书要求设置样本量和试剂量。如果使用非配套试剂，应根据试剂厂家提供的说明书进行设置。由于每一种生化分析仪需要的反应液体积（标本量+试剂量）不同，用户可根据仪器的说明书要求对标本量和试剂量的比例进行同倍增加或缩减。通常为提高灵敏度可减少标本量或增大试剂量，提高准确度可增大标本量或减少试剂量。有的分析仪需要设置标本的增量或减量，目的在于当测定超过线性范围时，可自动或手动进行重新分析。增量或减量一般设定为常规量的 1 倍。

8. 试剂的选择

（1）单试剂法：反应体系中只加一种试剂的方法称为单试剂法。常见单试剂法：

1）单试剂单波长法：在选定的温度、波长的情况下，读取反应一定时间时的吸光度，这种方法最常见。反应温度常选择 37℃，反应时间以不超过仪器的一个分析周期为佳。

2）单试剂双波长法：主要目的是消除检验体系或样品的浑浊，常用于终点分析。

3）样品空白法：使用单波长或双波长均可。当使用双波长法仍不能消除浑浊、脂血、色素的干扰时，常用本法。

（2）双试剂法：为了消除一些干扰和非特异性反应，提高检验结果的准确性，在反应过程中试剂分开配制和加入反应系统。常见双试剂法：

1）双试剂单波长一点法：不宜采用单试剂时可采用此法，即检验试剂分成两部分加入，只读一次吸光度。

2）双试剂两点法：在目前全自动生化分析仪的终点分析中均采用此法。

3）双试剂双波长法：有的仪器用双波长，有的可自行设置，在实际工作中应视情况而定。

9. 分析时间　是参数设置中最关键的环节，设定合理与否直接影响检验结果的准确性。试剂盒说明书一般都会给出方法的反应时间，应按照其要求进行设置。分析时间设置的一般原则：

（1）终点法：分析时间应选择在待测物质反应完成时进行测定，过早测定反应还未完成，过迟测定可能会因有其他物质参与反应而产生干扰。

（2）两点法：第一点分析时间应选择在标本和第一试剂混合后或第二试剂加入前，第二点分析时间应选择在加入第二试剂并完成反应之后，两点的吸光度之差可消除或降低标本空白及内源性物质的干扰。

（3）速率法：时间点应选择在酶促反应的零级反应期（线性期）内。

10. 校准参数　主要包括校准类型、校准物和校准曲线模式等参数。校准类型主要设定校准物的有无；校准物的设定要根据校准物的类型及要求设置，包括校准物的个数、浓度、放置位置，以及重复测定次数等。校准曲线模式应根据试验资料的性质和实验数据呈现的趋势正确选择，使估计误差最小。常用的校准曲线模式主要分为线性曲线和非线性曲线。

（1）线性曲线：指浓度与吸光度成线性，用直线方程式。

$$Y=aX+b$$

式中，Y 表示吸光度，X 表示浓度，a 表示斜率，b 表示截距。

如果只有一个校准点时，要求曲线必须通过零点（$b=0$）；如果有一个以上的校准点时，曲线不一定经过零点，可有截距（$b\neq0$）。所以有截距的项目不能用一点定标，线性范围应通过性能评价和验证确定，被检标本浓度超出线性范围时应将标本稀释后重新进行检验，结果乘以稀释倍数。

（2）非线性曲线：非线性校准有两种模式。根据校准品的个数（3、4 或 5）相应地选择 Logit（3p）、Logit（4p）和 Logit（5p）校准模式。其校准曲线呈抛物线型（图 4-1）。

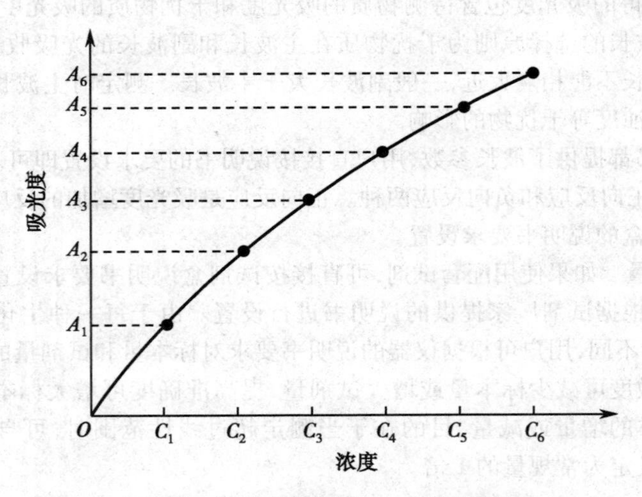

图 4-1　非线性校准类型——抛物线形

另一种是 Splain 校准模式，也称样条函数校准，在多点校准的曲线类型不确定时或校准曲线类型如图 4-2 所示的 S 形类型时，多考虑 Splain 校准模式。透射比浊类的免疫反应常用此模式。

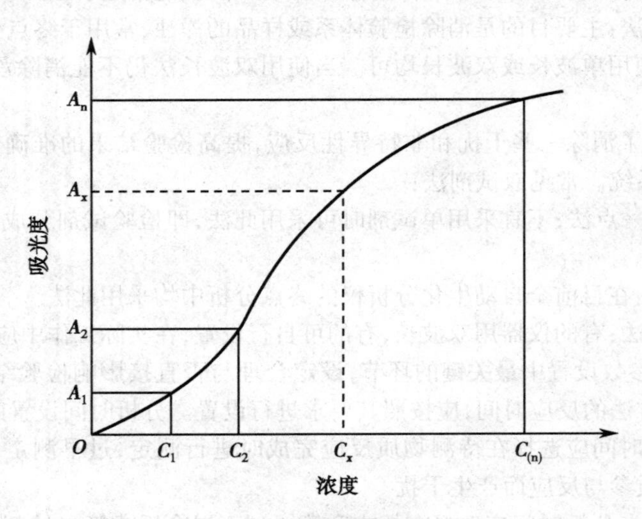

图 4-2　非线性校准类型——S 形

11. **线性范围**　指待测物浓度与吸光度的大小成比例的范围。由于不同试剂公司的试剂质量不一样，其线性范围不一样。即使相同的试剂质量，如果样品与试剂比例不同，其线性范围也不一样。因此，用户应实测各测定方法的线性范围。终点法可配制系列浓度的标准液，按分析方法要求的波长、样品量、试剂量、孵育时间等设置参数后实测各浓度的吸光度，然后绘制标准曲线，在线性范围内的最高浓度为线性上限。连续监测法以丙氨酸转氨酶为例，在指定监测时间内吸光度呈线性的最高酶活性为线性上限。ALT 的下限不可能为零或负值，可设置 5U/L 为其下限。低于 5U/L 或负值而没有警告，往往是因为没有设置底物耗尽限额参数。

12. **小数点位数**　对检验结果的小数点位数进行设置。

13. **参考区间**　若检验结果在参考区间之外，仪器自动提示。

三、生化分析仪的校准

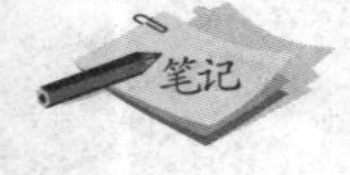

对生化分析仪校准是保证检验系统所测结果准确可靠的关键环节，经过校准后的检验系统其检验结果才具有溯源性，才能实现实验室之间检验结果的可比性和一致性。除仪器生产厂商每年对仪

器进行一次校准外，仪器在维修以后（特别是加样系统、比色分析系统或关键部位维修）、移动仪器位置、检验条件发生变化、室内质控出现异常等情况时，实验室应及时对仪器进行校准。即使检验系统运行完全正常，实验室至少每6个月要对仪器校准一次。校准方法主要有两类：

1. **用校准品进行校准**　原装配套检验系统用仪器厂商提供的校准品校准。自建的检验系统，可选择不同的校准品进行校准，但校准品必须具有溯源性。无论何种检验系统都不能用定值质控血清代表校准品校准。

2. **用实际 *K* 值进行校准**　如果使用厂家配套的检验系统，厂家提供的 *K* 值实际上就是其检验系统的实际 *K* 值，实验室可直接使用。但必须注意，当检验系统发生改变时，如仪器进行了维修、仪器的分析环境发生了改变等，其实际 *K* 值可能会发生变化，因此应对 *K* 值进行实际检验。

目前实际 *K* 值的测定主要是针对340nm波长的还原型辅酶Ⅰ/还原型辅酶Ⅱ（NADH/NADPH）和405nm波长的对硝基酚。以NADH/NADPH为指示反应的实际 *K* 值测定多用葡萄糖己糖激酶（HK）法进行校正。其原理：HK法测定可产生与葡萄糖等摩尔的NADH/NADPH，根据吸光度的变化可计算出实际 *K* 值。而以对硝基酚为指示反应的实际 *K* 值可采用可靠的对硝基酚标准物质，将其作为标本，用ALP的检验系统进行ALP测定，根据标准物质的浓度和吸光度的变化计算出实际 *K* 值。*K* 值的计算及使用详见第五章。

第三节　自动生化分析仪的使用

自动生化分析仪的正确操作使用，对测量结果的准确性和重复性十分重要。实验室应参照《临床检验操作规程编写要求》（WS/T 227—2002）建立详细的仪器标准操作程序。操作程序的内容主要包括仪器简介、仪器的工作原理、工作环境要求、授权操作人、开机程序、室内质控程序、常规标本检验程序、样本检验结果的处理程序、工作后保养与关机程序等；并应严格按照生产厂商的要求或实验室建立的方案对仪器进行维护和验证，做好记录；同时对检验项目也应建立相应的标准操作规程（standard operation procedure，SOP）。

一、基本操作步骤

（一）仪器运行前操作程序

生化分析仪检验前需完成如下基本设置：

1. **试验项目设置**　对试验组合（profile）、试验轮次（round）等的设置。

2. **试验参数设置**　除各测定项目外，还有试验项目间比值、结果核对等参数的设置。

3. **试剂设置**　根据有关试验参数，设置各试剂的试剂位、试剂瓶规格，必要时设定试剂批号、失效期等。

4. **校准品设置**　对校准品的浓度、数量和位置等进行设置。

5. **质控设置**　根据质控要求，设置质控品个数、质控规则、质控项目及相应质控参数等。

6. **样品管设置**　包括样品管类型、残留液高度（死体积）、识别方式等。

7. **其他设置**　如数据传输方式、结果报告格式、复查方式与复查标准等。

（二）常规操作程序

开机（自检、预热）→设置开始条件（日期时间索引、轮次、样品起始号等）→根据需要设定校准、质控和患者测定项目（包括架号、杯号或顺序号）→装载校准品、质控品和患者标本→核对仪器起始状态（未应用条码系统，采用顺序识别样品时，尤其要核对测定起始编号是否与样品架号和申请号相符）→定标和质控测定→检查定标和质控结果→患者标本测定→测定过程监控（试剂检查、结果观察分析）→数据传递（打印报告，向检验管理系统传输，包括工作量统计、财务统计、患者情况追踪、质控分析等）→测定后保养。

（三）测定结果检查分析和报告单审核

仪器操作者要非常熟悉仪器的各种警示符号的含义与作用，根据警示符号来发现问题和解决问题；能熟练运用仪器的相关操作界面，如反应过程监测、反应时间进程曲线、校准追踪、统计、分析数据

编辑等。充分利用仪器的功能设置校准检查、监测校准曲线图形、各校准点吸光度值、计算 *K* 值等的波动情况,并与以往的结果进行比较。根据反应时间进程曲线及数据、临床资料及疾病诊断等分析患者的检验结果。按报告单审核要求,对每一张检验报告单进行认真、仔细、严格的审核,确保结果准确无误后才能签发。

二、主要维护保养

生化分析仪的维护保养对确保检验结果的准确性和日常工作的顺利进行,延长仪器的使用寿命至关重要。在正常使用的情况下,生化分析仪的故障率很低,很多生化分析仪除更换光源灯外,光学系统已实现免维修。集成电路故障率也很低,液路系统是故障的主要来源。为此,对生化分析仪的维护保养进行简单说明。

1. 每天维护　①每天用消毒水擦拭仪器的表面,以防止灰尘对仪器的影响。②检查样品针、试剂针、搅拌棒位置,是否正确、有无明显磨损,是否需要特殊清洁。③检查各种清洗液是否摆放到正确位置及容量是否充足。④添加或更换试剂。⑤ISE 单元的清洗。⑥检查样品是否符合要求,有无纤维及血凝块。若有则用竹签将其取出后重新离心后再用,以免堵塞加样针。⑦实验结束后执行自动清洗程序后关机,以保持各液路系统管道通畅。

2. 每周维护　①对仪器进行周保养,执行空气的排空、试剂灌注、比色杯的清洗、比色杯空白检查、光度计的校准、孵育池的清洗等。②清洗样品针、试剂针、搅拌棒、电极管道及冲洗站。

3. 每月维护　①对清洗装置本身、纯水桶、供水过滤器、散热器过滤网的清洗。②反应杯的外壁清洁,必要时更换反应杯。③清洗电极模块。

4. 每季维护　更换注射器的垫圈等。

5. 不定期维护　对一些易磨损的部件进行检查与更换:①检查进样注射器是否需要更换、各冲洗管道是否畅通、各机械运转部分工作是否正常。②彻底清洗比色杯和比色杯轮盘,检查比色杯是否需要更换。③更换电源灯。④更换样品针、试剂针与搅拌棒。⑤更换电极、蠕动泵管等。

第四节　自动生化分析仪的性能检定与评价

随着科学技术的飞速发展,自动生化分析仪的规格和型号越来越多。不同的生化分析仪性能也不相同,对不同仪器性能的了解可以帮助合理选择生化分析仪。新购置的生化分析仪经参数设置、校准品溯源性分析,以及校准等程序完成以后仍不可用于对患者标本的检验,因为还没有对检验系统中的各种性能参数进行核实、确认或评价。只有各种性能参数评估均符合有关质量要求后,才能用于临床。

一、自动生化分析仪的性能检定

为了保证生化分析仪的持续有效性,确保分析结果的重复性和准确性,应由计量部门进行定期检定,或者由厂家对生化分析仪的主要性能指标进行定期检验(或校准),宜每年至少检定(检验)一次。厂家在对生化分析仪进行检验时,至少应包括吸光度的正确度、重复性、稳定性、线性范围、杂散光、样品携带污染率、加样正确度与重复性。对各性能指标进行检定(检验)的方法及所需满足的要求,参照《全自动生化分析仪》(YY/T 0654—2017)。

在厂家对生化分析仪检验(或校准)前,实验室应参照 YY/T 0654—2017 核实厂家的检验方案是否合适,对检验后所出具报告上的性能指标进行评价,观察厂家提供的各项性能指标的相关数据是否真实,是否符合要求。

二、自动生化分析仪的性能评价

(一)自动化程度

1. 自动化　能自动处理标本、自动加样、自动监测、自动处理检验结果、自动清洗、自动开关机等。

2. 智能化　取决于其操作软件的功能。如数据分析和处理能力、对故障的自我诊断能力、急诊优先检验功能等。

对于不同的实验室，应视情况合理选择理想的生化分析仪。大、中型生化分析仪比较适合于标本量大、检验项目多的综合性大医院的临床生化检验室使用；对于标本数量少、检验项目少的小医院或专科医院使用小型自动生化分析仪或半自动生化分析仪则更为合适。

（二）分析效率

分析效率即分析速度，指单位时间内（小时）完成的项目测试数，常用 tests/h 表示。对不同类型的生化分析仪，由于其结构、设计原理与自动化程度的不同，分析效率都不同。分析速度主要与加样周期和测试循环有关。

1. 通道数量 主要与生化分析仪所容纳试剂瓶的数量有关，因为试剂瓶数量决定生化分析仪同时能测定的项目数。

2. 加样周期 是指从样品针采集前一个样品开始到采集下一个样品开始所需的时间。采用双针加样、双圈反应盘的分析仪有两套阵列式光电检测器，能进行内、外圈反应杯同时加样，加样周期越短，分析速度越快。目前单个分析单元的常规项目理论测试速度已达到 2 000tests/h。

3. 测试循环 是指反应杯从第一次使用开始到下一次使用时所需的时间。这个循环与总反应时间有关，一个项目总反应时间越短，则分析速度越快。

（三）应用范围

自动生化分析仪的应用范围包括可测试的生化项目、反应的类型及分析方法的种类等。应用范围广的分析仪不仅能测多种临床生化常规检验项目，还可进行药物与毒物检验、特殊蛋白的分析、微量元素测定等。分析方法除了分光光度法外，还有浊度比色法、离子选择电极法、荧光光度法等，既能用终点法，又可用连续监测法测定。有些分析仪采用了双波长光路设计，可消除“背景噪声”，排除样品中溶血、脂血和胆红素等成分的干扰，精确灵敏。

（四）准确度与精密度

准确度是一台分析仪器最重要的性能指标。吸样、加试剂、温控准确度，以及光路系统如波长、检验器准确度和波谱带宽等，都影响检验准确度。准确度取决于自动生化分析仪、试剂、校准品等组成的检验系统，而分析仪的结果重复性（精密度）是准确度的前提。

自动生化分析仪采用后分光技术并结合双波长测定，可消除标本中溶血、脂血、黄疸及内源性物质等成分的干扰，提高了检验的灵敏度和特异性；采用了标本液体感应探针，从而使标本携带率低于0.5%，保证了准确吸样，使检验结果精确度提高。

由于科学技术的迅速发展，检验试剂的商品化，自动生化分析仪在临床实验室的广泛应用大大地提高了生化检验的工作效率，提高了分析的准确度和灵敏度，拓展了分析范围，减轻了检验工作者的劳动强度，使实现实验室智能化和信息化成为可能。同时我们也应注意到，自动生化分析仪终究是一台仪器，是由人来操控的。因此，正确使用和维护依赖于高素质和高度工作责任感的检验人员，才能最大限度发挥自动生化分析仪的作用。

本章小结

自动生化分析仪是目前临床生化实验室最常用的自动生化分析技术，经历了最初的连续流动式、离心式、分立式、干片式、自动流水线的发展历程，目前以分立式最为普遍。自动生化分析仪常用的分析方法有终点法、两点终点法（固定时间法）、连续监测法及两点速率法，采用后分光技术结合双波长测定可消除标本中溶血、脂血、黄疸及内源性物质等成分的干扰，提高了检验灵敏度和特异性，提高了工作效率与检验质量。

生化分析仪的基本分析参数设置包括试验名称、分析方法、反应温度、波长、反应类型、分析时间、标本量、试剂量和稀释量、试剂的选择、线性范围、校准参数和质控参数等。如果参数设置不合理，会导致检验结果不准确。

生化分析仪的校准方法主要有2种，即用校准品进行校准、用实际 K 值进行校准。其目的是保证检验系统所测结果具有溯源性、准确可靠，实现实验室之间检验结果的可比性和一致性。

熟悉分析仪的基本操作、了解操作的常规程序是用好一台分析仪的关键。生化分析仪的液路系统最易发生故障,需对仪器进行定期与不定期的维护和保养,以保证其发挥最佳性能。

生化分析仪的性能评价指标主要有自动化程度、分析效率、应用范围、准确度和精密度等。为了保证生化分析仪检验系统的完整性和持续有效性,实验室可以有针对性地不定期地对其进行性能检定。主要检定指标有杂散光、温度准确度、吸光度线性范围、吸光度稳定性及吸光度重复性检定等。

（欧陵斌）

扫一扫,测一测

思考题

1. 生化分析仪的基本分析参数有哪些?
2. 自动生化分析仪的性能检定指标有哪些?
3. 如何对生化分析仪进行维护与保养?

笔记

第五章 临床酶学分析技术

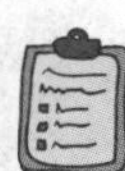

学习目标

1. 掌握酶活性的国际单位定义、计算公式、连续监测法和定时法的概念，血清酶的分类及血清酶变化的病理机制。
2. 熟悉酶促反应的进程曲线与临床常用诊断酶的临床意义。
3. 了解连续监测法和定时法结果计算方法，酶活性测定最适条件的选择和酶偶联反应临床常用工具酶及其测定的共同途径。同工酶测定方法和几种重要同工酶的临床意义。
4. 能够根据酶学分析技术的要求，正确控制影响检验结果的因素。
5. 具有正确运用酶学分析技术检验体液酶活性及代谢物的能力。

酶（enzyme）是由活细胞产生的具有特异和高效催化作用的一类蛋白质，属于生物催化剂。正常情况下绝大多数酶主要在细胞内起催化作用，当组织细胞损伤或破坏时，这些细胞内的酶可被释放到体液中，从而引起体液中某些酶的活性或含量发生变化，通过测定这些酶的活性或含量可作为疾病诊断的线索。

1908 年，Wohlgemuth 首次提出以检验尿中淀粉酶活力作为急性胰腺炎的诊断指标。20 世纪 70 年代以来，酶学分析技术逐渐成为生物化学检验的一项重要内容。通过酶学分析技术不仅可以测定体液酶的活性变化，还可利用酶作为试剂来测定某些代谢物的浓度。随着自动生化分析仪的广泛使用，使酶学分析在临床医学上进入一个崭新时期。

本章在介绍酶学分析技术基本知识的基础上，主要阐述酶活性与同工酶测定的基本原理和方法、代谢物浓度测定的方法和意义。

第一节 酶学分析技术基本知识

一、酶的基础知识

（一）酶的组成和命名

根据组成成分不同，酶可分为单纯酶和结合酶。单纯酶是酶分子中只有氨基酸残基组成的肽链，如淀粉酶、脂肪酶、脲酶等。结合酶的酶分子中除了多肽链组成的蛋白质外，还有非蛋白成分，如金属离子、铁卟啉或含 B 族维生素的小分子有机物，这种非蛋白成分称为辅助因子。体内大多数酶为结合酶。辅助因子按照其与酶蛋白结合的紧密程度不同可分为辅酶和辅基。①辅酶（coenzyme）：与蛋白质结合疏松，往往是维生素或维生素衍生物，如辅酶Ⅰ（NAD^+）和辅酶Ⅱ（$NADP^+$）。②辅基（prosthetic

groups):与酶蛋白结合紧密,多数是金属离子。根据酶所催化的反应性质的不同,酶可分成氧化还原酶、转移酶、水解酶、裂解酶、异构酶和合成酶。

酶的命名通常有习惯命名法和系统命名法两种。习惯命名法是根据酶的来源、底物性质、所催化的化学反应类型等进行命名。

如胰蛋白水解酶,表示此酶来自胰腺,底物是蛋白质,催化水解反应。LDH 是催化乳酸(底物)进行脱氢的氧化还原(反应类型)的酶,由于酶的这种命名方式简单易记,为大家所熟知。但这种命名方式也有不足之处,如一酶多名、同酶不同名等。

为解决这个问题,国际生物化学会酶学委员会(enzyme committee,EC)于 1961 年提出酶的系统命名法,规定每一种酶均有一个系统名称。但其复杂难记,实际工作中较少应用。

生物化学检验中常用的酶见表 5-1。

表 5-1 临床常用酶的命名和编号

习惯命名法	英文缩写	EC 编号	系统命名法
乳酸脱氢酶	LDH	1. 1. 1. 27	L-乳酸:NAD^+-氧化还原酶
异柠檬酸脱氢酶	ICD(ICDH)	1. 1. 1. 42	异柠檬酸:$NADP^+$-氧化还原酶
葡糖-6-磷酸脱氢酶	G-6-PD	1. 1. 1. 49	葡糖-6-磷酸:$NADP^+$-氧化还原酶
谷氨酸脱氢酶	GLD(GLDH)	1. 4. 1. 3	L-谷氨酸:$NADP^+$-氧化还原酶
单胺氧化酶	MAO	1. 4. 3. 4	单胺:氧化还原酸酶
γ-谷氨酰转肽酶	GGT(γ-GT)	2. 3. 2. 2	γ-谷氨酰肽:氨基酸 γ-谷氨酰转移酶
天冬氨酸转氨酶	AST	2. 6. 1. 1	L-天冬氨酸:α-酮戊二酸转氨酶
丙氨酸转氨酶	ALT	2. 6. 1. 2	L-丙氨酸:α-酮戊二酸转氨酶
肌酸激酶	CK	2. 7. 3. 2	三磷酸腺苷:肌酸转磷酸酶
脂肪酶	LPS	3. 1. 1. 3	甘油三酯酰基水解酶
胆碱酯酶	ChE	3. 1. 1. 8	酰基胆碱酰基水解酶
碱性磷酸酶	ALP	3. 1. 3. 1	正磷酸单酯磷酸水解酶
α 淀粉酶	AMY(AMS)	3. 2. 1. 1	1,4-α-D-葡聚糖-聚糖水解酶
β-*N*-乙酰基-D-氨基葡糖苷酶	NAG	3. 2. 1. 30	2-乙酰基-2-脱氧-β-D-葡萄糖苷:乙酰氨基脱氧葡萄糖苷水解酶
α-L-岩藻糖苷酶	α-FU(AFU)	3. 2. 1. 51	α-L-岩藻糖苷:岩藻糖水解酶
果糖二磷酸醛缩酶	ALDH	4. 1. 2. 13	D-果糖-1,6-二磷酸-D-甘油醛-3-磷酸裂合酶

(二)酶的催化特性及应用

酶除具有大分子蛋白质的共性之外,在催化作用方面有极高的催化效率、专一性和可调节性等特点。利用酶的这些特性,在生物化学检验中不仅可以对体液中酶的含量/活性进行测定,还可利用特定技术将酶做成试剂,广泛应用于体液中各种代谢物浓度的测定。由于酶的特异强,催化反应速度快,反应条件温和等,因此酶试剂与一般化学试剂相比,具有更高的特异性和灵敏度,更易于自动化,可为临床更加及时地提供准确的检验信息。因此,酶学分析技术已成为当今生物化学检验的重要内容,目前酶分析项目占临床生化实验室常规工作量的 50%以上。

二、酶含量的表示方法

酶学分析的重要内容之一是对体液中的酶进行测定,包括酶的绝对质量测定和相对质量(酶活性)测定。绝对质量是指直接测定酶蛋白浓度,但由于大部分酶在血液中含量极少,直接测定比较困

难。利用酶具有高效、特异的催化活性的特点，测定酶活性比较方便。因此，目前临床广泛应用的是酶活性测定，用于间接表示酶含量。

（一）酶活性浓度表示法

1. 酶活性的概念 由酶催化底物生成产物的化学反应称为酶促反应。在酶促反应中被酶催化的物质叫底物（substrate，S），催化反应所生成的物质叫产物（product，P）。酶活性是指在规定条件下，单位时间内底物的减少量或产物的生成量，即酶促反应的速度。

$$V=\Delta[P]/t \quad 或 \quad V=-\Delta[S]/t$$

酶活性又称酶活力，单位时间内底物消耗量越大或产物的生成越多，就表示此酶的活性就越强。

在酶活性的实际测定时，一般情况下虽然产物和底物的变化量是一致的，但测定产物的生成要比测定底物的减少为好。这是由于在酶活性测定时，底物浓度设计往往过量，难以准确测定，而产物是从无到有，容易准确测定，因此酶促反应速度以测定单位时间内产物的生成量为好。

2. 酶活性单位及其计算方法 酶活性大小通常用酶活性单位来表示。酶活性单位是指在规定条件下，使酶促反应达到某一速度所需要的酶量。酶活性单位是一个人为规定的标准，有惯用单位、Katal 单位和国际单位 3 种表示方式。

（1）惯用单位：是酶活性测定方法的建立者所规定的单位，由于规定不同，彼此难以比较，给临床诊断带来困难，现在已极少使用。

（2）酶的国际单位（international unit，IU）：是 1963 年国际酶学委员会推荐采用的统一标准。1 个 IU 是指在规定条件下（25℃、最适 pH、最适底物浓度），每分钟转化 1μmol 底物所需的酶量。临床酶学测定时，为了与人体实际情况接近及加快反应速度，反应温度大都选择 37℃，故省略"国际"二字，常将 IU 简写为 U。

（3）Katal 单位：是为了与国际单位制（SI）接轨，国际生物化学协会在 1979 年提出的。1Katal 指在规定的条件下，每秒钟转化 1mol 底物的酶量。国际单位和 Katal 间关系：

$$1\text{IU}=1\mu\text{mol/min}=1\times10^{-6}/60\text{s}=16.67\text{nKatal}$$

国际单位是目前常规使用的酶活性单位，在临床化学中习惯用 U/L 来表示单位体积中酶的活性浓度。根据酶的国际单位定义，酶活性浓度计算公式为

$$酶单位/升(\text{U/L})=\frac{产物增加量}{每单位规定的产物增加量}\times\frac{每单位规定的保温时间}{实际保温时间}\times\frac{1\,000(\text{ml})}{实际标本量(\text{ml})}$$

血清淀粉酶测定（碘-淀粉比色法）中，若淀粉缓冲液（0.4g/L），用量 1.0ml，血清 0.02ml，则淀粉酶活性单位计算方法为

$$淀粉酶(\text{U/L})=\frac{A_{对照}-A_{测定}}{A_{对照}}\times\frac{0.4}{5.0}\times\frac{15}{7.5}\times\frac{1\,000}{0.02}$$

单位定义 100ml 血清 37℃，作用 15mim，每水解 5.0mg 淀粉为一个淀粉酶单位。

（二）酶蛋白质量浓度表示法

酶的含量严格来说，是指酶分子的质量浓度，以酶蛋白浓度来表示。人体体液中的酶有几百种，但总量不超过 1g/L，即使在病理状态下其量也极少。除脂肪酶、卵磷脂胆固醇酰基转移酶、胆碱酯酶、铜氧化酶外，大多数酶的含量在 μg/L 水平甚至更低，常规测定比较困难。理论上可以利用酶蛋白分子具有抗原性的特点，通过抗原抗体反应的原理直接测定酶的质量，报告方式用质量浓度表示，其结果可直接用 ng/ml 或 μg/L 报告，但此类方法建立比较困难。目前比较成熟的是免疫学方法测定肌酸激酶同工酶（CK-MB）质量。

与传统的酶活性测定法相比，免疫测定酶质量浓度有许多优点：①灵敏度高，能测定样品中用原有其他方法不易测出的少量或痕量酶。②特异性高，不受体液中其他物质，如酶抑制剂、激活剂等的影响。③能用于一些不表现酶活性的酶蛋白的测定，如各种酶原或去辅基酶蛋白，或者因遗传变异而导致合成无活性的酶蛋白的酶测定。④特别适用于同工酶的测定。

虽然酶免疫测定法具有许多优点，但也有很大的局限性：①要制备足够量的提纯酶作为抗原和具有免疫化学性质的抗血清。②测定步骤多，操作烦琐。③测定成本高。因此，目前利用免疫分析技术对酶质量进行分析受到一定限制。

三、酶促反应进程

酶促反应不同于一般的化学反应，反应不是瞬间完成的，而是经过一个进程。如果以产物生成量或底物消耗量为纵坐标，反应时间为横坐标作图所得到的一条曲线，称为反应进程曲线。一个典型的酶促反应过程一般包括延滞期、线性期和非线性期三个阶段，图 5-1。

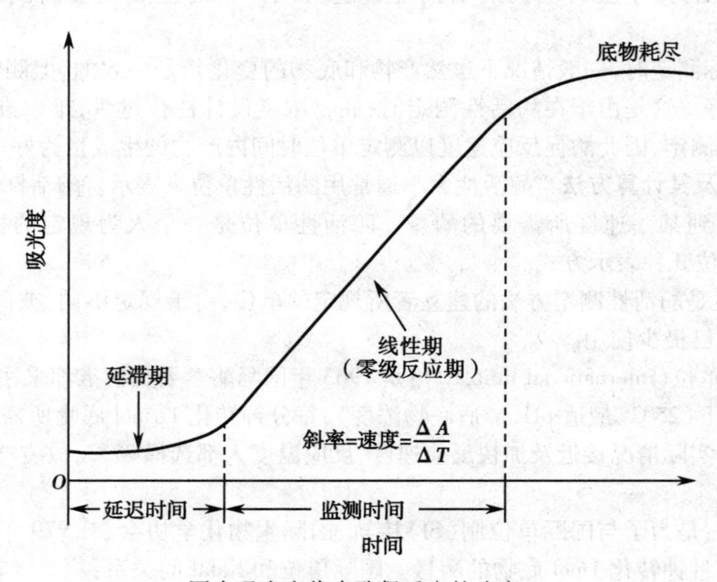

图中吸光度代表酶促反应的速度。

图 5-1　酶促反应时间进程曲线

从酶促反应时间进程曲线可以看出，酶促反应的各期具有以下特点：

1. 延滞期　对单一酶促反应而言，在过量的底物存在下，底物与酶结合启动酶促反应。由于各种因素的影响，酶促反应的初始速度比较慢，从几秒至几分钟不等，这段时间称为延滞期，通常为 1~3min。

2. 线性期　指酶促反应速度达到最大并保持恒定速度进行反应的时期。此期内，各点间的速度差值为零，故称零级反应期。在此期间酶促反应速度不受底物浓度的影响，只与酶活性成正比，是酶活性测定的最佳时期，一般为 1~5min。

3. 非线性期　随着反应时间的延长，底物消耗越来越多，酶促反应速度明显下降，偏离线性期而进入非线性期。此时，酶促反应速度不再与酶活性成正比，而与底物浓度成正比，故又称一级反应期。如果反应速度受两种或两种以上物质浓度的影响，则反应可为一级、二级或多级反应。

要准确测定酶活性，必须找出在过量底物存在条件下的酶促反应的线性期，即零级反应期速度，此时测定的反应速度才能准确代表酶活性，这也是检验酶促反应和检验系统是否适宜的标准。传统的手工分析技术无法准确在线性期测定酶促反应速度，故结果不够准确。而自动生化分析仪能方便准确地找到线性期，测定结果准确可靠。

第二节　酶活性测定方法

酶活性测定是临床酶学分析中最为常用的项目之一，具有快速、灵敏、成本低等特点。目前，酶活性的测定方法有多种。如按监测方法可分为分光光度法、荧光法、量气法、放射性核素法、电极法和其他方法，以分光光度法最为常用；如按反应时间进行分类，可分为定时法和连续监测法。

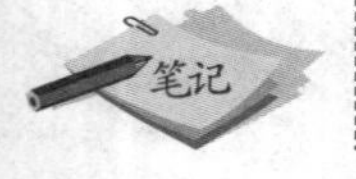

一、定时法

定时法(fixed time assay)严格讲有终点法和两点法之分。终点法指酶与底物作用一段时间后，加入强酸、强碱、蛋白沉淀剂等终止酶促反应，测定这段时间内底物的减少量或产物的生成量，计算酶促反应的平均速度，临床较常用。两点法指取尚在反应中的两点吸光度的差值来计算结果。

终点法的优点是操作简单，将标本与底物保温到预定时间后加试剂终止反应，测定底物的减少量或产物生成量即可，无须保温设备，显色剂的选择不用考虑对酶活性的影响。缺点是难以确定测定时的反应时间是否处于线性期，所测结果存有一定误差。

知识链接

定时法的临床应用

1. 终点法　底物完全被转化成产物，不再进行反应达到终点，取反应终点的吸光度来计算被测物质的浓度。

2. 一点终点法　取反应达终点时的一个点的吸光度来计算结果。

3. 二点终点法　取反应尚未开始读取一个点的吸光度，待反应达终点时再取第二点的吸光度，用第二点的吸光度减去第一点吸光度的差值来计算结果，主要用于扣除试剂和样品空白，保证结果的准确度，一般双试剂用。

4. 两点法　是取尚在反应的两点间的吸光度差值计算结果。此两点既不是反应起始点，也不是终点，主要用于检验一些非特异性的项目。

图5-2显示定时法中酶促反应的三种可能进程。虽然从 t_1 到 t_2 三种反应过程所生成的产物量相同，但实际反应过程有很大区别。曲线c说明酶促反应接近终点时已经减慢，曲线b说明在反应早期存在停滞期，只有曲线a用定时法可以准确测定代表酶活性浓度的反应速度。因此用定时法时必须了解不同酶促反应速度和时间的关系，应先做预实验找出酶促反应速度恒定的时期，确定线性时间，然后在这段时间进行测定，避开延滞期和一级反应期。

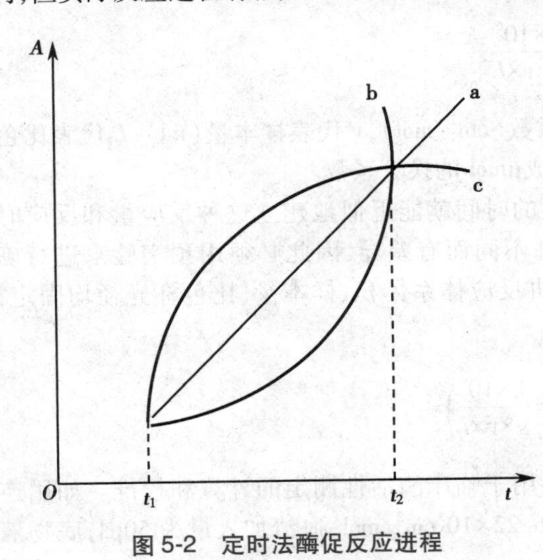

图5-2　定时法酶促反应进程

二、连续监测法

20世纪50年代中期，连续监测法开始应用于临床实验室。随着自动生化分析仪的广泛使用，连续监测法已逐步取代定时法而成为临床实验室中测定酶活性浓度的最主要、最常用的方法。

（一）连续监测法的概念和特点

1. 概念　在酶促反应的线性期每间隔一定时间测定一次产物或底物变化量，根据其变化量间接求出酶活性浓度，称为连续监测法(continuous monitoring assay)。连续监测法是测定底物或产物随时间的变化量，因此连续监测法又称速率法。

2. 特点　与定时法相比，速率法有以下物特点：

(1) 无须终止酶促反应，不需添加其他显色试剂，就可测定反应物的变化，很容易观察反应的整个过程。

(2) 可连续观测反应进程能自动间隔一定时间(10~60s)测定一次底物或产物的变化量，连续测定多点。以测定结果对时间作图，绘制反应速度曲线，自动判断是否偏离线性期，因而可以选择线性期来测初速度从而计算酶活性，结果准确可靠，标本和试剂用量少，可在短时间内完成测定。其结果远比定时法所测平均速度准确，在高浓度标本时尤为明显。

（3）测定仪器须具有恒温装置及自动监测功能，能精确地控制温度、pH 和底物浓度等反应条件，半自动或全自动生化分析仪都能满足这些要求。

（二）连续监测法的种类

1. 直接连续监测法　要求底物或产物能够直接测定。这类方法通过分光光度法、荧光法、旋光计、pH 计、电导仪、黏度计等各种手段连续监测产物的生成量或底物的减少量来计算酶的活性，其中以分光光度法应用最广。其基本模式为

$$S \rightarrow P\text{（直接测定产物的生成量）}$$

式中，S 为底物，应用最多的有 NADH/NADPH 反应系统，可以测定大部分的脱氢酶。P 为产物，有的是所谓“色素原”底物，其本身为无色或微黄色，在酶的作用下生成有色化合物，适用于测定水解酶和一些转移酶。如目前应用硝基苯酚和硝苯胺的衍生物进行水解酶和一些还原酶的测定。

2. 间接连续监测法　直接法虽然简单，但只有底物与产物在光学性质或其他理化性质等方面有显著差异时才能使用。至今也只有很少一部分酶能用直接法进行测定，在实际应用中往往采用间接法。间接法又分为一步间接法和酶偶联法。

（1）一步间接法：指在反应体系中加入一些试剂，这些试剂不与酶作用也不影响酶的活性，同时又能与待测酶的产物迅速作用，产生可以被仪器检出的物质。

（2）酶偶联法：指在反应体系中加入一个或几个工具酶，经过待测酶与工具酶的连续催化，将待测酶生成的某一产物转化为新的可测定的产物，当加入酶的反应速度与待测酶反应速度达到平衡时，可以用指示酶的反应速度来代表待测酶的活性，详见第五章。

（三）酶活性浓度的计算

用连续监测法测定酶活性时，可根据摩尔消光系数法计算酶活性浓度。摩尔消光系数（ε）的定义：在特定条件下，光径为 1cm 时，通过所含吸光物质的浓度为 1mol/L 时的吸光度。如用连续监测法测定在线性范围内每分钟吸光度的变化（ΔA/min），以 U/L 表示酶活性浓度时，计算公式为

$$\mathrm{U/L}=\frac{\Delta A}{\min}\times\frac{V\times10^6}{\varepsilon\times v\times L}$$

式中，V 代表反应体系体积（ml），ε 代表摩尔消光系数（cm^2/mol），v 代表样本量（ml），L 代表比色杯光径（cm），ΔA 代表吸光度变化值，10^6 为将 mol 换算成μmol 的换算系数。

在实际测定时，连续监测法通常在反应开始后较短的时间就能近似地建立这种反应量和反应时间的线性关系，不过这种时间范围因酶种类和反应条件不同而有差异，因此必须用预实验来进行确定。另外，用自动生化分析仪测定同一酶时，从理论上讲反应体系体积、样本量、比色杯光径均固定，摩尔消光系数是常数，可将上式简化为

$$\mathrm{U/L}=\frac{\Delta A}{\min}\times K\quad\left(K=\frac{V\times10^6}{\varepsilon\times v\times L}\right)$$

系数 K 值为酶活性尝试定量系数或称为常数，主要用于临床酶活性测定的计算和校准。如用连续监测法测定血清中 LDH 活性时，已知 NADH 的 ε 为 $6.22\times10^3 cm^2$/mol，血清加入量为 50μl，底物液为 1ml，比色杯光径为 1cm，则

$$K=\frac{1.05\times10^6}{6.22\times10^3\times0.05\times1}=3\,376$$

系数 K 值对于酶活性的测定十分重要，过高虽然线性较宽，但重复性较差。反之，虽然精密度好，但检验线性范围窄，因此应根据实际情况进行合理设置与应用。

K 值的设置应考虑被测酶的参考区间上限和测定时间两个因素，以保证测定结果的准确可靠。临床实际工作中，仪器诸多因素如波长的准确性、半波宽度、比色池光径及磨损与清洁度、温控的准确性和加样体系状况等发生变化时都会影响指示物的 ε 值或上述公式中的有关各项。

一般而言，自动分析仪吸光度噪声都需控制在 0.001，也就是仪器保证对同一溶液反复测定时，

吸光度误差控制在±0.001左右。K值不宜过大，否则会造成检验误差加大。如K值为8 000，每分钟测定吸光度如有0.001的微小变化，根据上式，结果将出现8U/L左右的误差，这对于一些参考值较低的酶如转氨酶来说显然太大。改变K值最简单的方法就是改变标本的稀释度，稀释倍数越大，K值越大。

0501

酶活性尝试定量系数K值

由于一些色素原指示物在不同介质环境中，其ε会发生一定的变化。对于如对硝基苯酚、对硝基苯胺和5-硫代-2-硝基苯甲酸等高纯度而稳定的指示物，可将其配制在一定的介质中，按临床标本测定时试剂的用量和仪器测定得吸光度值求得实测ε及实测K值（即仪器及反应试剂因素K值）。由于对硝基苯酚和对硝基苯胺的次波长ε很小，计算时可忽略不计。表5-2为常用指示物的摩尔消光系数与用途。

0502

全自动生化分析仪酶学测定时的K值的设定

表5-2　常用指示物的摩尔消光系数与用途

指示物	主波长消光系数/（$cm^2 \cdot mol^{-1}$）	次波长消光系数/（$cm^2 \cdot mol^{-1}$）	用途
NADH	ε_{340nm} 6.22×10^3	ε_{380nm} 1.33×10^3	测ALT、AST、LDH、α-HBDH等
NADPH	ε_{340nm} 6.22×10^3	ε_{380nm} 1.33×10^3	测G-6-PD、CK
对硝基苯酚	ε_{405nm} 18.5×10^3	ε_{476nm} 0.20×10^3	测ALP
对硝基苯胺	ε_{405nm} 9.9×10^3	ε_{476nm} 2.80×10^3	测γ-GT
5-硫代-2-硝基苯甲酸	ε_{405nm} 13.6×10^3	—	测ChE

注：NADH为还原型烟酰胺腺嘌呤二核苷酸（还原型辅酶Ⅰ），NADPH为还原型烟酰胺腺嘌呤二核苷酸磷酸（还原型辅酶Ⅱ），ALT为丙氨酸转氨酶、AST为天冬氨酸转氨酶，LDH为乳酸脱氢酶，CK为肌酸激酶，α-HBDH为α-羟丁酸脱氢酶，G-6-PD为葡糖-6-磷酸脱氢酶，ALP为碱性磷酸酶，γ-GT为γ-谷氨酰转肽酶，ChE为胆碱酯酶。

可用作酶活性测定用的校准物分两类。一类是产物的基准物质，如对硝基酚、对硝基苯胺等，可用于校准仪器的摩尔消光系数。产物NADH/NADPH的摩尔消光系数可以用葡萄糖测定试剂（己糖激酶法）来校正。另一类称酶校准物，多是用人血清或动物血清作介质，与测定标本比较接近。在实际工作中，使用酶校准物的优点：①可以缩小因试剂配方差异造成的误差，如因保护剂、原料来源不同等造成的差异。②可以校正在试剂稳定性稍有改变造成的误差。③可以校正仪器的某些系统性误差，如波长带宽、温度、加样误差等。但是它无法补偿分析系统的特异性缺陷和精密度缺陷，而且在不同的检验系统应有不同的校正物。

总之，酶活性浓度的测定影响因素多，只有将各种影响因素都控制好，不同实验室的测定结果才有可比性。首先，测定方法要统一，各实验室都应选择国际临床化学协会（IFCC）推荐法或中华医学会推荐的方法。其次，各试剂供应商应严格按照IFCC推荐法所规定的配制方法生产试剂，并提供本测定系统的酶类校正物。最后，实验室操作人员应合理编制分析仪参数，参加各地区组织的酶类室间质评。

第三节　代谢物酶学分析技术

代谢物酶学分析技术是指用酶学分析的方法来测定人体内的代谢物或代谢产物浓度的技术。此法因反应条件温和、安全、样品不需预处理可直接测定、方法特异性和灵敏度高等优点，已被广泛应用于体液中各种有机物的测定，如葡萄糖、尿素、肌酐、胆红素、尿酸、胆固醇、甘油三酯、胆汁酸、乳酸、丙酮酸、酮体、唾液酸、氨等，也可以用来测定无机离子和微量元素如钾、钠、氯、无机磷、碳酸氢根、铜、锌、镁等。

在代谢物酶学分析技术中，分光光度法仍然是最常用的监测手段。根据测定方法的原理不同，一般将其分为单酶反应、酶偶联反应、酶循环反应测定技术等。

一、单酶反应测定技术

单酶反应比较简单，通常将待测底物（即待测定的代谢物）和工具酶一起保温，在相对应的氧化还原酶作用下产生可以直接检验的信号，可按照定时法或连续监测法对待测底物含量进行测定计算。如尿酸在尿酸氧化酶作用下生成的尿囊素在293nm有特异的吸收峰。胆红素在胆红素氧化酶作用下生成的胆绿素在450nm处的吸光度下降，而乳酸、丙酮酸、酮体、乙醇等代谢物经过氧化还原反应后，使 NAP^+/$NADP^+$ 在氧化型与还原型之间转换，很容易用分光光度法检验。

二、酶偶联反应测定技术

与酶活性测定一样，单酶反应测定的项目是有限的，而酶偶联法不限制偶联酶的数量。不考虑酶的来源和价格，酶偶联法从理论上讲几乎可以测定所有的代谢物，且每种代谢物测定可以使用不同的酶而建立多种检验方法。如果酶促反应的底物或产物没有可直接检验的成分，将反应某一产物偶联到另一个酶促反应中，从而达到检验目的。

（一）工具酶

通常把酶学分析技术中作为试剂用于测定代谢物浓度或酶活性的酶称为工具酶（tool enzyme）。常用的工具酶多为氧化还原酶类，这是因为氧化还原酶的产物最容易被直接监测。表5-3列出常用工具酶的名称及其缩写符号。

表5-3　常用工具酶的名称及其缩写符号

名称	缩写	名称	缩写
乳酸脱氢酶	LDH	过氧化物酶	POD
苹果酸脱氢酶	MDH	己糖激酶	HK
葡糖-6-磷酸脱氢酶	G-6-PD	肌酸激酶	CK
谷氨酸脱氢酶	GLDH	丙酮酸激酶	PK
葡糖氧化酶	GOD	甘油激酶	GK
胆固醇氧化酶	COD	脂蛋白脂肪酶	LPL
磷酸甘油氧化酶	GPD	胆固醇酯酶	CEH

注：LDH辅酶为 NAD^+，MDH辅酶为 NAD^+，G-6-PD辅酶为 $NADP^+$。

血糖的测定中，在己糖激酶（HK）催化下，葡萄糖和ATP发生磷酸化反应，生成葡糖-6-磷酸与腺苷二磷酸（ADP）。前者在葡糖-6-磷酸脱氢酶催化下脱氢，生成6-磷酸葡糖酸内酯，同时使 $NADP^+$ 还原成NADPH，然后检验340nm吸光度的改变，间接测得葡萄糖浓度。在这里，血清葡萄糖为待测物，HK、葡糖-6-磷酸脱氢酶为工具酶，其作用相当于试剂。这种在反应体系中加入一个或几个工具酶组成一个连续反应体系，将酶催化生成的某一产物转化为新的可直接测定的产物的测定技术，称为酶偶联反应技术。

酶偶联反应技术是目前临床酶活性和代谢物浓度测定最常用的技术，有时偶联的工具酶不只一个。反应式为

$$A \xrightarrow{E_x} B \xrightarrow{E_a} C \xrightarrow{E_i} P$$

式中，A 为底物，B、C 为中间产物，P 为终产物（必须能直接测定），E_x 为待测酶，E_a、E_i 为工具酶。$C \rightarrow P$ 为指示反应。按照工具酶的作用不同，E_a 又称为辅助酶，E_i 又称为指示酶。

在一系列利用工具酶的反应中，工具酶和底物应适当过量，故工具酶应便宜易得，来源要广。一般在富含这些工具酶的生物组织中提取，力求方法简单、快速、产量高。

对工具酶试剂中的杂质（杂酶、抑制剂等）的含量也要有一定限制，减少或避免干扰测定的不必要的副反应。表5-4列出了临床用酶偶联法测定的常用工具酶。

表 5-4 临床采用酶偶联法测定的常用工具酶

待测酶	测定方法	辅助酶	指示酶
丙氨酸转氨酶	IFCC 推荐法	无	LDH
天冬氨酸转氨酶	IFCC 推荐法	LDH	MDH
肌酸激酶	IFCC 推荐法	HK	葡糖-6-磷酸脱氢酶
5′-核苷酸酶	5′-AMP 做底物 ADA-GLDH 法	ADA	GLDH
淀粉酶	EPS 速率法	无	多功能 α-葡糖苷酶
脂肪酶	GK-GPO-POD 法	GK、GPO	POD
5′-核苷酸酶	5′-IMP 做底物 NP-XOD-POD 法	NP XOD	POD

注：IFCC 为国际临床化学协会，LDH 为乳酸脱氢酶，MDH 为苹果酸脱氢酶，HK 为己糖激酶，AMP 为腺苷一磷酸，ADA 腺苷脱氨酶，GLDH 为谷氨酸脱氢酶，GK 为甘油激酶，GOD 为葡糖氧化酶；POD 为过氧化物酶，IMP 为肌苷一磷酸，NP 为核苷磷酸化酶，XOD 为黄嘌呤氧化酶，EPS 全称为 EPS-G_7，中文全称是对-硝基苯麦芽七糖。

（二）酶偶联反应原理

1. 酶偶联反应测定体液中酶活性的原理 如测定某待测酶（E_x）活性时，根据酶的性质可设计反应。反应式为

$$S \xrightarrow{E_x} P_1 \xrightarrow{E_i} P_2$$

式中，S 代表底物，P_1 代表待测酶产物（不能直接测定），P_2 代表指示酶产物（可以直接测定），E_x 代表待测酶，E_i 代表指示酶。用酶偶联法实际测定酶活性浓度时，酶促反应进程存在 4 个时相。①预孵育期先将 E_i 加入样本中保温，使内源性 S 和 P_1 消耗殆尽。②延滞期然后加入底物启动反应，开始反应速度较慢。③线性反应期（稳态期或恒态期）随着反应的进行 P_1 的生成速度等于转化为 P_2 的速度，反应达到动态平衡。④偏离线性期（非恒态期）反应后期，底物已经大部分消耗，反应速度减慢，进入非恒态期。图 5-3 为酶偶联法的吸光度变化曲线。

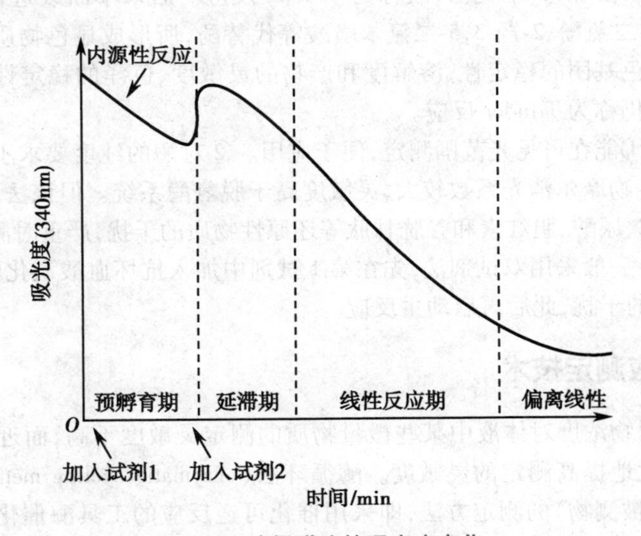

图 5-3 酶偶联法的吸光度变化

应用酶偶联法测定酶活性时，关键在于确定线性反应期，因为只有线性反应期才能准确代表酶活性。线性反应期可以通过测定指示酶的酶促反应达最大速度（V_{max}）和米氏常数（Michaelis constant，K_m）等动力学因数加以计算确定。

2. 酶偶联法测定代谢物浓度的原理 和一般化学法测定代谢物浓度原理基本一样，只是将工具酶作为催化剂加速反应进行，最后通过测定单位时间内产物的生成量来计算底物的浓度。在设计这一反应时，应注意酶的浓度应足够大。

（三）常用指示酶及其指示反应

近年来，在临床生化检验中许多项目的测定往往使用有工具酶参与的类似反应原理，即所谓通用反应途径。最常用的有两类方法：一类是利用氧化-还原酶反应，使其连接到 NADH/NADPH 的正/逆反应后，直接通过分光光度法或其他方法测定 NADH/NADPH 的变化量；另一类是利用具有较高特异性的过氧化物酶（peroxidase，POD）催化过氧化氢（H_2O_2）氧化发色剂比色。

1. 偶联以 NAP^+/$NADP^+$、NADH/NADPH 为辅酶的脱氢酶（DH）及其指示反应 还原型的 NADH/NADPH 在 260nm 波长和 340nm 波长处有吸收峰，而氧化型的 NAP^+/$NADP^+$ 只在 260nm 波长处有吸收峰。因此，可以用 340nm 波长处吸光度的变化来代表反应体系中 NADH/NADPH 量的增减。这成为目前应用最广的一类测定各种脱氢酶活性的方法。另外，NADH/NADPH 在波长 365nm 紫外光激发下可以发射波长 460nm 的荧光，也可用于测定。

脱氢酶催化的指示反应除用于酶活性测定外，亦可广泛用于代谢物的酶偶联测定，如体液葡萄糖、尿素、肌酐、甘油三酯、胆汁酸、乳酸、丙酮酸、酮体、乙醇、唾液酸，以及氨、钾、镁等浓度的测定。

脱氢酶系统虽然应用广泛，但有 3 个不足之处。①监测 340nm 吸光度变化必须使用紫外分光光度计，这在某些方面限制了它的应用。②要求使用高纯度的酶和辅酶，增加费用。③NADH/NADPH 的摩尔消光系数小，只有 6.22×10^3，使得这一反应的测定灵敏度偏低。

2. 偶联以 H_2O_2 为底物的工具酶及其指示反应 在这一反应中，作为工具酶的 POD 可催化 H_2O_2 与某些色原物质反应，生成有特定颜色的产物，这属于基于“色素原”底物的理化特性的测定方法。临床最常使用的是 H_2O_2、4-氨基安替比林（4-AAP）与酚发生反应，将其氧化为有色物质——醌类化合物。醌类化合物中最常见的苯醌亚胺为红色化合物，最大吸收峰在 500nm，能在可见光范围内比色测定，这是它的最大优点。反应式为

$$H_2O_2+4-AAP+\text{酚}\xrightarrow{POD}\text{醌类化合物}+2H_2O$$

这一反应由 Trinder 在 1969 年提出，故称为 Trinder 反应。后来不断改进，提出了很多酚类衍生物，如 2,4-二氯酚、2,6-二氯酚、2-羟-3,5-二氯苯磺酸等代替酚，所形成显色物质的摩尔消光系数达到数万，进一步提高了生色基团的稳定性、溶解度和产物的灵敏度、色泽的稳定性。后来的方法虽然色素原成分有所变化，但仍称为 Trinder 反应。

该法的主要优点：①能在可见光范围测定，便于应用。②对酶的纯度要求不高，方便生产，价格低廉。③酚及其酚类衍生物摩尔消光系数较大，灵敏度高于脱氢酶系统。但该法也存在一些缺点，如容易受标本中的维生素 C、尿酸、胆红素和谷胱甘肽等还原性物质的干扰，严重时测定结果会出现假性负值。减少这种干扰目前一般采用双试剂法，先在第 1 试剂中加入抗坏血酸氧化酶、亚铁氰化钾等来消除维生素 C、胆红素等的干扰，此后再启动主反应。

三、酶循环反应测定技术

常规酶法测定代谢物浓度对体液中某些微量物质的测定灵敏度不高，而近几年发展起来的酶循环反应测定技术可大大地提高测定的灵敏度。酶循环法（enzymatic cycling methods）是利用酶的底物特异性来放大靶物质（被测物）的测定方法，即采用催化可逆反应的工具酶催化底物↔产物的循环反应，反应体系中含有使循环反应不断进行的一些相关物质与指示物如 NADH/NADPH，从而使被测物不断放大扩增，极大地提高了检验灵敏度。此法仅循环被测物质，使被测物量放大扩增，减少了样品中存在的其他物质对测定的干扰，而且该法不需要专门的设备，是一种前景广阔的测定技术。目前酶循环反应测定技术在临床已常规用于血清总胆汁酸的测定，见图 5-4。

酶循环法

酶循环法根据试剂与酶的结合方式和辅酶的用法，可将循环酶法分为底物循环法和辅酶循环法。

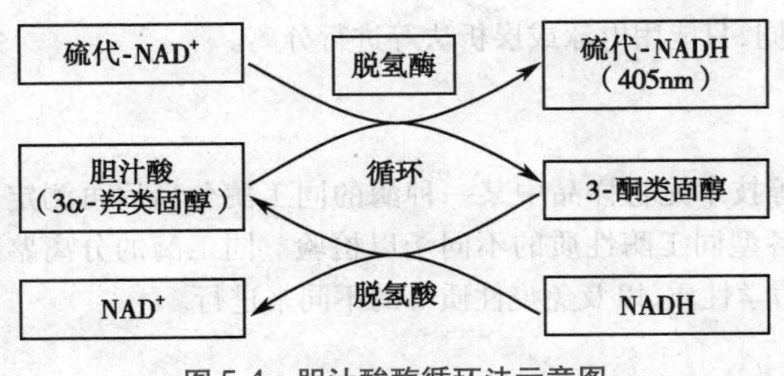

图 5-4 胆汁酸酶循环法示意图

底物循环法根据反应方式的不同又可以将其分为氧化酶脱氢酶反应法和脱氢酶辅酶反应法。氧化酶脱氢酶反应法指是氧化酶把被测物质氧化，脱氢酶又把氧化态的物质转化成还原态。脱氢酶辅酶反应法是指被测物质和它的氧化产物作为底物被循环，仅用一种酶和两种辅酶（硫代-NAD^+和硫代-NADH）。胆汁酸的测定常采用脱氢酶辅酶反应法。酶循环反应技术的明显缺点是工具酶的用量是普通酶法的十到数十倍，费用较高，另外，酶的特殊底物，如硫代-NAD^+价格很高。

第四节 同工酶分析

1964 年国际酶学委员会首次将同种生物体内催化相同反应的有关酶类称为同工酶（isoenzyme）。同工酶的分析与鉴定则能反映疾病部位、性质和程度。由于血清同工酶分布具有器官特异性、组织特异性和细胞特异性，因此，同工酶的测定可以较为准确地反映病变器官、组织和细胞的种类及其功能损伤的程度。与酶的总活性测定相比，同工酶测定具有诊断特异性强、符合率高等优点，对于疾病的诊断、治疗和预后都有重要意义，正在逐步成为酶学中一个重要分支。人体几种重要的同工酶见表 5-5。

表 5-5 几种重要的同工酶

名称	缩写	同工酶种类	相关疾病
肌酸激酶	CK	CK-MM，CK-MB，CK-BB	急性心肌梗死、肌病、颅脑损伤、肿瘤
乳酸脱氢酶	LDH	LDH_1，LDH_2，LDH_3，LDH_4，LDH_5	急性心肌梗死、肌病、肺梗死、脑病、肿瘤
碱性磷酸酶	ALP	肝型，肠型，骨型，胎盘型，肾型	肝胆疾病、骨病、妊娠、肠炎、肿瘤
γ-谷氨酰转肽酶	γ-GT	γ-GT_1，γ-GT_2，γ-GT_3，γ-GT_4	肝病、梗阻性黄疸
淀粉酶	AMY	胰型，唾液型	胰腺炎、腮腺炎
丙氨酸转氨酶	ALT	ALT_S，ALT_M	急性心肌梗死、肝病
天冬氨酸转氨酶	AST	AST_S，AST_M	急性心肌梗死、肝病
酸性磷酸酶	ACP	红细胞型，前列腺型，溶酶体型	前列腺癌、血液病、骨肿瘤

一、同工酶产生的机制

根据产生酶分子不同结构形式的原因，可将同工酶分为四种。

1. 单基因决定的同工酶　产生这类同工酶的基因是不同的，它们大都是结构差异大的单链酶或同聚体酶，如过氧化物酶。

2. 复等位基因决定的同工酶　由基因位点的多向突变，造成群体的不同个体之间等位基因的差别，产生多肽链的一级结构差别，而使个体与个体之间出现不同的同工酶。

3. 多基因决定的同工酶　这类同工酶的基因由两个或两个以上的基因决定的几种不同的多肽链组成。如 LDH，由两个基因 LDHA 和 LDHB 决定的肽链组成，形成 5 种同工酶。

4. 修饰同工酶　指多肽链合成后，再发生结构上的改变而形成新的同工酶。

值得一提的是某些酶或同工酶从组织进入体液后，可进一步变化为多个不同类型即所谓的“亚型”，也称为同工型（isoform）。同工酶指基因在编码过程中由于翻译后修饰的差异所形成的多种形式的一类酶，亚型往往在基因编码产物从细胞内释放入血浆时因肽酶作用降解而形成，如 CK-MB 分为

CK-MB_1 和 CK-MB_2 两个亚型，二者免疫原性相同，只能用电泳或层析法等进行分离。

二、同工酶分析技术

在常规生化检验中，常用电泳、层析、免疫等技术先将样品中某一种酶的同工酶分离后再测定酶活性或酶蛋白。也可在不分离的情况下，利用各型同工酶性质的不同予以检验。同工酶的分离鉴定往往利用同工酶等电点、分子量、热稳定性、动力学性质，以及免疫性质等的不同来进行。

（一）按照理化性质不同进行分离鉴定

1. 电泳法　在研究同工酶的所有方法中，电泳法使用最为广泛，因为此法简便、快速、分离效果良好，并且一般不会破坏酶的天然状态。这是常规实验室同工酶常用的测定方法。

2. 层析法　根据同工酶分子电荷量不同，可用离子交换层析法加以分离。此法往往用于同工酶的提纯和制备，方法费时烦琐，通常不适用于临床同工酶的常规检验。

（二）按照底物专一性不同进行鉴定

同工酶底物专一性不同，K_m 值也不同。如果同工酶之间的 K_m 值差别足够大，可通过测定 K_m 值加以鉴定。如 AST 同工酶的鉴定，在用 L-天门冬氨酸作底物时，胞质 AST 的 K_m 值为 5.07mmol/L，线粒体 AST 的 K_m 值为 0.7mmol/L，二者差别很大，据此可通过测定它们的 K_m 值加以鉴定。

（三）按照最适 pH 不同进行鉴定

同工酶分子氨基酸组成不同，最适 pH 也不同。如果同工酶最适 pH 之间的差别足够大，可以通过调节缓冲溶液 pH 加以鉴定。如 AST 的最适 pH 为 7.4，将 pH 调至 6.5 时，胞质 AST 的活性明显降低，而线粒体 AST 仍旧保持足够活性。

（四）按照免疫学特性不同进行分离鉴定

由于同工酶分子的氨基酸组成不同，抗原性亦不同。可将同工酶分离提纯后制备抗血清，用于同工酶的分离鉴定。常用的方法有免疫沉淀法、免疫抑制法、免疫化学法等。

免疫沉淀法是向标本中加入特异性抗体，让特异性抗体与相应的同工酶形成抗原-抗体复合物沉淀，通过离心即可得到分离，其他同工酶仍旧保留在溶液中。免疫抑制法是向标本中加入特异性抗体，与该抗体结合的同工酶的活性就受到抑制，其他同工酶活性则不受影响，据此对同工酶加以鉴定。免疫化学法不适用于等位基因编码的同工酶，仅适用于不同基因位点编码的同工酶，因为后者酶蛋白氨基酸组成差异较大，抗原特异性较强。

（五）按照耐热程度不同进行鉴定

由于各种同工酶的耐热性不同，根据此特点可以对同工酶进行鉴定，如在 ALP 同工酶中，ALP_4 耐热而其他同工酶都不耐热。将温度升高到 56℃保持 15min，ALP_4 仍有足够活性，其他同工酶都被灭活，此时测定的就是 ALP_4 的活性。LDH 同工酶的 H 亚基耐热，M 亚基不耐热。将温度升高到 60℃保持 15min，LDH_4 和 LDH_5 灭活，而 LDH_1 仍有活性。

（六）选择性抑制法进行鉴定

由于同工酶分子组成和理化性质不同，对抑制剂的敏感程度也不同。如 ACP 同工酶，前列腺释放的 ACP 受 L-酒石酸的抑制，破骨细胞、红细胞等组织来源的 ACP 则不受 L-酒石酸的抑制，称为抗酒石酸 ACP。将待测标本在不含 L-酒石酸的基质中测定，得到的是 ACP 的总活性，在含 L-酒石酸的基质中测定，得到的是抗酒石酸 ACP 活性，二者活性之差即为前列腺 ACP 活性。

第五节　酶学分析技术的影响因素

利用酶学分析技术无论是测定酶的活性还是测定代谢物的浓度，多种因素都可影响测定结果，因此在测定过程中控制好各种影响因素，对保证测定结果的准确性是十分必要的。

一、标本因素的影响

1. 溶血　大部分酶在细胞内外浓度的差异明显，且其活性远高于血清，少量的血细胞破坏就可能

引起血清中酶活性明显升高，如 LDH 高 150 倍，AST 高 15 倍，ALT 高 7.5 倍。

2. **抗凝剂**　草酸盐、柠檬酸盐、EDTA 等抗凝剂为金属螯合剂，因此可抑制需 Ca^{2+} 的淀粉酶，也可抑制需 Mg^{2+} 的 CK 和 5′-核苷酸酶（5′-NT）。草酸盐既可以与丙酮酸或乳酸发生竞争性抑制，又能与 LDH 及 NADH 或 NAD^+ 形成复合物，从而抑制其催化活性。柠檬酸盐、草酸盐对胆碱酯酶（ChE）、铜氧化酶（CER）均有抑制作用；EDTA 还能抑制 ALP；氟化物也可抑制 ChE。故用上述抗凝剂分离的血浆一般不宜做酶活性测定。肝素对 ALT、AST、CK、LDH 和 ACP 无影响，适于急诊时迅速分离血浆进行测定，但可使 γ-GT 活性升高，AMY 活性降低，需加注意。故酶活性测定一般都选用血清。

3. **存放条件**　静脉采血后应在 1～2h 内离心分离，分离后的血清或血浆应尽快测定。大部分酶在低温中比较稳定，如不能及时测定时，应放在冰箱中冷藏保存。

二、测定条件的影响与选择

1. **波长**　选择酶促反应体系吸光度最大的波长，如果用双波长应注明主波长和次波长。双波长能有效消除干扰，故临床常采用此种方法。

2. **样品量与试剂**　样品量与反应液总量的比例与方法的灵敏度和检验上限有关，与测定误差也有关。根据酶活性计算公式，改变样品与反应液总量的比例就可以改变 K 值，但 K 值不宜过大，否则会造成检验误差加大。因此，样品与反应液总量的比例一旦选定，就不应随意更改。

3. **稀释水量**　添加样品稀释水的目的是洗出黏附在采样针内壁上的微量血清，减少加样误差，添加试剂稀释水是为了避免试剂间的交叉污染。

4. **反应时间**　观察反应进程曲线，确定预孵育时间、延迟时间及连续测定时间，求出反应线性时间范围。线性反应时间范围越宽者，越适用于临床应用。

5. **孵育时间**　终点法测定葡萄糖、总胆固醇、甘油三酯等均是采用 Trinder 反应，37℃酶反应比较慢，必须测定这些酶试剂反应达到终点的时间。

6. **延迟时间**　延滞时间因酶在样品中所存在的介质不同而略有差别，原因可能是存在内源性干扰物，也可能存在一些抑制剂。延滞时间的确定原则是多观察几例浓度不等、病理情况不同的标本，选择延滞期最长者作为确定值。

7. **检验时间**　酶活性测定最佳时间为酶促反应的线性期。线性期的确定是以指定的非线性度作为判断基础的，也离不开酶浓度的检验上限，因为酶浓度越高，在同样时间内消耗底物越多，生成产物也越多，底物的不足和产物的抑制将导致非线性期的提前。不过也与非线性度的大小有关，没有绝对意义上的线性期。

中华医学会检验医学学会规定，酶活性测定要求线性期不短于 2.5min，此时间段内可以测得酶活性的最高浓度，就是该法的测定上限。实际应用时，主要由读数次数和读数间隔来决定，为了计算非线性度，按最小二乘法的计算要求，读数次数应不少于 4 次，读数间隔按一般仪器要求 30s 即可，线性期在 2min 以上即可。

8. **试剂吸光度上、下限**　试剂吸光度上限为正向反应，可参考试剂盒说明书要求数值折算成所用比色杯的光径。如试剂盒要求上限为 0.5，比色杯光径 0.7cm 者则设置为 0.35。试剂吸光度下限为负向反应，则规定吸光度下限，设置法同上，如 ALT 试剂吸光度下限为 1.2，比色杯光径 0.7cm，则设置为 0.8。

9. **底物耗尽限额**　应用于连续监测法和两点法。不同型号分析仪的设计不一样，有的为零点与监测第一点吸光度差额；有的为最大吸光度与最小吸光度之比，即吸光度上升或下降至指定吸光度的数值，超过限额说明样品的酶活性非常高，底物将要耗尽，随后监测的吸光度已不可靠，仪器不打印结果而只打印底物耗尽的警号。遇到这种情况应将样品应稀释 5～10 倍后重测。

10. **线性度**　连续监测法用。线性度超过规定值，说明 ΔA 变异大已不成线性；或为各个读数点最小二乘法的均方差限额。超过限额说明底物不足，监测结果会降低，打印警号，应稀释后重测。一般设 15%，线性度限额定义见试剂说明书。各读数点最小二乘法的均方差限额见试剂说

明书。

11. 试剂空白速率　连续监测法用。试剂在监测过程中底物自动水解引起，此结果会在样品测定结果中自动扣除。不同批号试剂的试剂速率不一样，连续监测法的试剂应每天检验此参数。测试方法为选择试剂速率程序，用该项目的参数，以水代替样品，测得结果储存在仪器中，样本测定结果能自动扣除试剂空白速率的数值。

12. 线性范围　按试剂的质量而设置，超过范围应增加样品量或稀释后重测，不同试剂公司试剂质量不一样，不同样品试剂比的线性范围也不一样，应实测试剂盒的线性范围。

13. 计算因子 *F* 值（或系数 *K*）　连续监测法用，凡属吸光度下降的指示反应，*F* 值为负数，如测定NADPH为辅酶的各种还原酶。

三、方法因素对测定结果的影响

（一）正向反应与逆向反应

根据测定底物或产物的难易程度来决定是选择正向反应还是逆向反应，原则上选择对底物亲和力大、酶转换率高的方向。除此之外，还应考虑内源性干扰、底物价格和稳定性等诸多因素。如CK测定，因其逆向反应速度是正向反应的6倍且不受ATP酶、ALP、内源性丙酮酸干扰，所以目前普遍采用逆向反应。国内由于LDH经常被组合在心肌酶谱中，正向反应（$L \rightarrow P$）有利于LDH_1的活性表达，对心肌损伤有着更高的诊断敏感性，试剂稳定性好。因此，多采用正向反应，与IFCC在2001年发表的操作手册一致。但逆向反应速度是正向反应的3倍，而且试剂成本低廉，所以国外常用方法却是逆向反应（$P \rightarrow L$）。

（二）测定的底物与产物

一般而言，在酶活性测定时，原则上应选择测定产物的生成量而不是底物的消耗量。在测定过程中，为了让全部的酶能够与底物结合，底物量往往很高，且酶促反应测定的是初速度，时间较短。如测定底物的消耗量（起始底物浓度-剩余底物浓度），若起始底物浓度较高，在短时间内底物的消耗并不明显，测定误差大。产物从无到多，所以测定产物检验敏感度较高，这也是淀粉酶的碘-淀粉比色法逐渐被色素原底物所取代的原因之一。

如果有两个以上产物，应根据测定的方便性、内源性干扰等方面综合考虑测定的产物，如ALT催化下列反应

$$\text{丙氨酸}+\alpha\text{-酮戊二酸}\xrightarrow{ALT}\text{谷氨酸}+\text{丙酮酸}$$

从理论上讲，谷氨酸的生成速度或者丙酮酸的生成速度都可以作为ALT活性测定的产物，IFCC推荐法是测定后者。那么，为什么不选择前者？

从表面上看，测定谷氨酸也是可行的。可以偶联谷氨酸脱氢酶（GLDH），测定NADH在340nm的增加速度。反应式为

$$\text{谷氨酸}+NAD+\xrightarrow{GLDH}\alpha\text{-酮戊二酸}+NH_3+NADH$$

但是该法有缺点：①α-酮戊二酸作为待测酶ALT的底物又是指示酶GLDH的产物。根据待测酶对底物的要求，α-酮戊二酸的用量往往较大，过量的α-酮戊二酸会抑制指示酶催化的反应速度，使延滞期延长，必须加大指示酶用量。②待测酶ALT的最适pH与指示酶GLDH最适pH相差较大，要快速达到平衡，需要增加指示酶的用量。③内源性丙酮酸和谷氨酸干扰问题，后者较常见。如若偶联LDH使丙酮酸生成乳酸，同时使NADH氧化为NAD^+，测定NAD^+在340nm的降低速度，可以计算出ALT活性，并可有效避免上述缺点。

（三）定时法与连续监测法

连续监测法可以选择线性期的反应速度（初速度）来计算酶活性，因此测定结果更可靠，而且一般不需做样品空白，干扰较小，是首选的方法，但对仪器要求较高。在不具备分析仪的单位，某些酶采用

定时法测定也可以得到比较准确的结果，如 ALP 的测定。

（四）底物启动模式与样品启动模式

底物启动模式是指样品先与部分试剂（缺乏某个底物）预孵育一定时间，然后加入底物之后，样品中的待测酶催化的反应才开始启动。其优点是在待测酶的酶促反应开始前，能去除某些干扰物，包括内源性干扰物和外源性干扰物的干扰。需要双试剂，IFCC 多推荐此方法。应该注意某些双试剂剂型是基于试剂稳定性考虑，并没有将底物单独作为第二试剂，起不到消除内源性干扰的作用。样品启动模式是指把反应所需的试剂先混合在一起，再加入样品，依靠样品中的待测酶来启动酶促反应，只是在延滞期去除部分干扰物，可采用单一试剂。

第六节　诊断酶学在临床中的应用

酶是组织细胞合成的，通过细胞的分泌和胞吐作用进入血液、脑脊液、尿液及羊水等体液中。临床上可根据不同体液中酶浓度的变化来诊断各种疾病。若酶浓度的变化由细胞坏死或细胞膜通透性变化引起，表示脏器或组织损伤；若为细胞内酶合成增加所致，提示组织再生、修复、异位分泌或提示恶性肿瘤的可能；若为酶排泄障碍引起者说明有梗阻存在。通常开展测定的是血清酶或血浆酶。要全面了解影响各种血清（浆）酶变化的因素，首先要了解血清（浆）酶的分类及变化机制。

一、血液中酶的来源

血液中的酶根据来源及作用不同，可分为血浆特异酶和非血浆特异酶两大类。后者在血中浓度很低，常以微克表示。

1. 血浆特异酶　主要指是血浆蛋白质的固有成分，在血浆中发挥特定催化作用的酶，也称血浆固有酶，如凝血酶类、纤溶酶类、ChE、CER、脂蛋白酯酶（LPL）、卵磷脂胆固醇酰基转移酶（LCAT）等。血浆特异酶大都由肝细胞合成，一般以失活或酶原状态和恒定速度释放入血。肝实质病变时，血浆特异酶在血中浓度明显下降，故血浆特异酶常作为肝功能试验的一部分。如凝血酶原活性显著降低可反映肝功能损伤，CER 活性显著降低可反映肝豆状核变性。

2. 非血浆特异酶　又分为外分泌酶和细胞内酶。

（1）外分泌酶：由外分泌腺合成并分泌进入血浆的酶，如淀粉酶（amylase，AMY）、脂肪酶（lipase，LPS）、蛋白酶、核酸酶等。外分泌酶不是血浆固有的酶，在血浆中含量一般很低，不起催化作用。这些酶随着外分泌腺的分泌迅速进入体液，又很快通过消化道、胆道、肾排出体外，因此正常体液中外分泌酶活性低而稳定。当这些酶的来源增加或排泄受阻时，血浆中此类酶活性增高，如急性胰腺炎时血液中胰 AMY 活性增高，胆道梗阻时血液中 ALP 活性增高。

（2）细胞内酶：指存在于各种组织细胞中进行代谢的酶类。这些酶极少数进入血液，因此细胞内外浓度差异悬殊。当组织细胞发生病变、细胞膜通透性增加或细胞坏死时，细胞内酶大量进入血液，导致血浆酶活性显著增高。如病毒性肝炎时 ALT 活性增高，急性心肌梗死血清 LDH 和 CK 活性增高。

二、血液中酶含量的变化机制

正常情况下血液中酶的活性相对恒定，但在一些病理情况下，如组织细胞通透性改变或坏死、细胞内酶合成增加、酶排泄障碍、恶性肿瘤异位分泌、酶合成障碍、中毒或遗传缺陷等常导致酶活性的改变。由于不同组织或器官分泌的酶进入血液中的途径不一，清除方法也有差异，从而构成了不同疾病时酶变化的多样性，了解血液中酶浓度的变化机制对酶学的诊断和治疗有重要意义。

1. 酶合成异常

（1）合成减少：肝损害时由于酶的合成能力受损，血液中相应的酶减少，慢性肝病时更为明显。由于酶基因变异，也可引起酶合成减少，如肝豆状核变性患者，血液中铜氧化酶可明显下降。

（2）合成增多：细胞对酶的合成增加或酶的诱导合成作用是血液中酶升高的重要原因。增生性疾病如骨骼疾病时，可因成骨细胞增生合成和分泌更多的 ALP 使血液中此酶增高。部分肿瘤患者血液中酶升高可能与肿瘤细胞中酶的合成增多有关，如前列腺癌细胞可大量产生 ACP 从而导致血液中的 ACP 增高。此外酶的诱导合成作用也可引起血液中一些酶的浓度增加，如巴比妥、哌替啶类药物和酒精可以诱导肝 GGT 的合成，使其在血液中增高。

2. 酶从损伤细胞中释放增加　酶从病变（或损伤）细胞中释放增多是大多数血清酶增高的主要原因。研究表明，炎症、缺血、缺氧、能源供应缺乏、细胞坏死等是细胞释放大分子酶蛋白的重要原因。酶从损伤细胞中释放的速度和数量受多种因素的影响，主要有以下几个方面：

（1）细胞内外酶浓度的差异：酶在细胞内外浓度的差异因酶而异，且随组织来源不同而不同。对于非血浆特异酶，由于细胞内外浓度可相差千倍以上，如肝细胞内的 LDH 是细胞外液的 3 000 倍以上，因此只要有少量的肝细胞坏死或轻度病变，血液中的 LDH 就可能明显升高。从临床意义上讲，细胞内外差别越大的酶，其诊断灵敏度越高。但对于血浆特异酶而言，由于细胞内外浓度差异较小，细胞病变时很少引起血液中酶浓度的明显升高。

（2）酶在细胞内定位与存在形式：细胞病变时最容易释放入血的是胞质中游离的酶，如 ALT、LDH 等。细胞器中的酶较难溢出，除非细胞病变加重累及细胞器膜，如急性心肌梗死的病程中，线粒体型 AST（m-AST）是最后一个出现升高的酶，通过 m-AST 的测定还可对疾病的预后作出诊断。又如肝细胞中 AST 大部分存在于线粒体，虽然其绝对量超过 ALT，但在急性肝炎时，由于细胞病变较轻，胞质中的 ALT 大量释放入血。而在肝硬化时，主要病变为肝细胞坏死，m-AST 大量溢出，血液中的 AST 大于 ALT。

（3）酶分子量的大小：酶分子量大小是影响细胞内酶释放的关键，释放的速度一般与酶分子量的大小成反比。分子量越小的酶从细胞内释放的速度越快。如在急性心肌梗死（AMI）时，血液中最先升高的 CK 分子量为 85kD，而分子量为 125kD 的 LDH 升高的时间明显推迟。

3. 酶清除异常　一般认为血清酶的清除方式与其他血清蛋白质相似，在血管内失活或分解。酶失活至原来活性的一半时所需的时间为酶的半衰期，一般以半衰期来表示酶从血清中清除的速度。不同的血清酶甚至同工酶之间的半衰期差别很大，这有助于了解同一疾病时不同酶升高的持续时间差异。血浆中几种常用酶的半衰期见表 5-6。

表 5-6　血浆中酶的半衰期

酶	半衰期	酶	半衰期
AST	(17±5)h	CHE	约 10d
ALT	(47±10)h	AMY	3~6h
GLDH	(18±1)h	LPS	3~6h
LDH_1	(113±60)h	CK	约 15h
LDH_5	(10±2)h	CK-MM	(17±4)h
ALP	3~7d	CK-MB	(12±4)h
GGT	3~4d	CK-BB	约 5h

分子量小于 60kD 的酶可从肾小球滤过，通过尿液排出。如当肾严重疾病时血清中 AMY 可升高。胆道梗阻时由于梗阻区 ALP 的合成加强，ALP 排泄受阻而逆流入血。

4. 其他影响　病理情况下，某些药物或毒物对酶活性有抑制作用。如有机磷中毒时所测血清 ChE 可以很低，此时并不是酶含量降低，因为有机磷是这些酶的不可逆抑制剂，使酶活性无法发挥作用。

必须指出，许多疾病时血清酶变化的机制是多种因素影响的结果，应综合分析。

三、临床常用的几种血清酶

目前，血清酶活性测定已经成为临床诊断和治疗疾病的一种重要资料，约占生物化学检验常规工作量的 50%，多数疾病基本上都有对应的实验室酶学分析内容，几种常用血清酶见表 5-7。

表 5-7　几种常用血清酶

血清酶	缩写	组织来源	主要疾病
丙氨酸转氨酶	ALT	肝、肾、心	肝炎等
天冬氨酸转氨酶	AST	心、肝、骨骼肌	肝炎等
γ-谷氨酰转肽酶	γ-GT	肝、胆、肾、小肠	肝胆梗阻性疾病
碱性磷酸酶	ALP	小肠、胎盘、肝、肾	肝胆梗阻性疾病
单胺氧化酶	MAO	肝、肾、脑	肝纤维化疾病
肌酸激酶	CK	骨骼肌、心、脑	心梗、肌病
乳酸脱氢酶	LDH	心、肾、骨骼肌、肝、肺	病种广泛
淀粉酶	AMY	胰、唾液腺	胰腺炎
脂肪酶	LPS	胰	胰腺炎
酸性磷酸酶	ACP	前列腺、红细胞、血小板	前列腺疾病等

本章小结

酶学分析技术是 20 世纪 70 年代发展起来的一项临床生化检验技术。该技术的建立与发展极大地推动了生化检验的现代化，其微量、快速、测定条件温和的特点更适合全自动生化分析仪的工作要求。现代酶学分析技术包括酶活性测定（含酶质量测定）及代谢物浓度酶学分析两个方面的内容。测定体液酶活性时，根据酶催化作用机制，应选择在酶促反应的线性期进行，其测定方法主要有定时法（终点法）、连续监测法（速率法）两种方法。两种方法各有优缺点，实验室应根据自身条件选用，但以后者最为准确、常用。还可以利用酶的催化能力用作试剂（工具酶）来测定体液中各种代谢物的浓度（含量）。在实际工作中，大多数酶的底物并不能直接被监测，需在一种酶（单酶反应技术）或多种酶的连续催化（酶偶联反应测定技术）下，才能转化成可监测的产物（指示反应）。主要有两类转化方式，一是偶联以 NAP^+/$NADP^+$、NADH/NADPH 为辅酶的脱氢酶及其指示反应，主要测定反应过程中 340nm 波长处的吸光度变化；二是偶联 H_2O_2 的工具酶及其指示反应（Trinder 反应）。两类方法都可以用来测定酶的活性或代谢物浓度。

由于酶的本质是蛋白质，容易受到许多因素的干扰而影响测定结果。主要的影响因素：如标本采取、分离和保存、测定条件选择、方法因素等，因此选择最为合适的测定条件对保证测定结果的准确性及其重要。

（董　立）

扫一扫，测一测

思考题

1. 酶学测定标本的采集、处理与储存的注意事项有哪些？
2. 酶活性测定的速率法与终点法有何不同？
3. 简述 K_m 在酶活性测定中的应用。

第六章　实验方法的选择与检验系统的评价验证

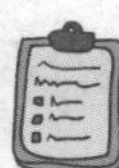

学习目标

1. 掌握检验系统和量值溯源的概念；检验系统的性能验证和确认的主要内容。
2. 熟悉检验系统的评价验证方法；检验系统的持续有效性。
3. 了解实验方法的分级和选择；试剂盒的选择、使用和评价。
4. 能对实验室实验方法进行初步评价。
5. 具有检验系统和实验方法选择的意识和能力。

临床实验室的核心工作是为临床提供准确及时的检验信息，为确保所选择的实验方法或检验系统的检验结果符合临床要求并具备可比性，能客观地反映被检者的生理和病理状况，实验室工作人员应对实验方法进行严格的评估和选择，对检验系统通过实验途径进行性能评价，保证检验系统的持续有效性。

第一节　实验方法的选择

实验方法选择的目的在于选择一个既符合本实验室自身条件，又有较好的性能特点，且适合于临床的方法。

一、实验方法的分级

国际临床化学协会（international federation of clinical chemistry，IFCC）将临床生化检验的诸多方法，根据其准确度与精密度的不同，从高到低分为决定性方法、参考方法和常规方法三级。

（一）决定性方法

决定性方法（definitive method）是准确度最高、系统误差最小、经过研究证明尚未发现其不准确度或不精密度的方法，其测定结果与"真值"最为接近。由于技术要求太高，费用昂贵，这类方法并不直接用于临床检验，也不用于鉴定常规方法的准确性，主要用于评价参考方法和对一级标准品定值，具有权威性。

（二）参考方法

参考方法（reference method）指准确度与精密度已经被充分证实，且经公认的权威机构（国家主管部门、相关学术团体和国际性组织等）颁布的方法。这类方法干扰因素少，系统误差与重复测定中的随机误差相比可以忽略不计，有适当的灵敏度和特异度、较宽的分析范围，并且线性良好。参考方法可以在生产厂家和临床实验室使用，条件许可的临床实验室也可用于常规分析。参考方法主要用于

鉴定常规方法，评价其误差大小、干扰因素，并决定是否可以被接受，用于鉴定二级标准品、对质控血清定值和对商品试剂盒的质量评价等。

（三）常规方法

常规方法（routine method）指性能指标符合临床需要，有足够的精密度、准确度、特异性和适当的分析范围、经济实用的检验方法。目前临床实验室开展的检验项目的检验方法大多属于此类方法。常规方法在作出评定以后，经有关学术组织认可，也可作为推荐方法。随着生物化学检验技术的不断进步，有更多精密度好、准确度高的酶法或参考方法用于常规检验，使检验方法性能有较大提高。

临床生化检验部分项目的决定性方法、参考方法和常规方法见表6-1。

表6-1　临床生化检验项目的决定性方法、参考方法、常规方法

项目	决定性方法	参考方法	常规方法
钙	IDMS	AAS	邻甲酚酞络合酮法、MIB法
氯	IDMS、中子活化法	电流滴定法	硫氰酸汞法、ISE法
镁	IDMS	AAS	MTB法
磷	IDMS	—	米吐尔直接法、孔雀绿试剂法
钾	IDMS、中子活化法	火焰光度法	火焰光度法、ISE法
钠	中子活化法	火焰光度法	ISE分析法、火焰光度法
清蛋白	—	免疫化学法	溴甲酚绿法
总蛋白	—	凯氏定氮法	双缩脲法
肌酐	IDMS	离子交换层析法	苦味酸比色法、酶法
尿素	IDMS	尿素酶法	二乙酰一肟法、酶法
尿酸	IDMS	尿酸氧化酶法（紫外）	磷钨酸比色法
胆红素	—	重氮反应法	J-G法
葡萄糖	IDMS	己糖激酶法	葡糖氧化酶法
胆固醇	IDMS	Abell-kendall法	L-B反应直接法、酶法
甘油三酯	IDMS	二氯甲烷提取变色酸显色法	酶法
天冬氨酸转氨酶	—	MDH-NADH法	赖氏法
丙氨酸转氨酶	—	LDH-NADH法	赖氏法
转肽酶	—	动力学连续监测法	γ-L-谷氨酰-α-萘酚比色法
肌酸激酶	—	NAD^+偶联法	比色法

注：IDMS为同位素稀释质谱法，AAS为原子吸收分光光度法，MTB为甲基百里酚蓝，ISE为离子选择电极。

二、实验方法选择的目的和原则

（一）实验方法选择的目的

每个临床检验项目往往有多种不同的测定方法，选择实验方法要根据临床需求，并结合实验室自身条件和检验要求，确定合适的某项目的检验方法。条件优越的实验室可建立和选择参考方法，一般实验室受仪器设备、技术力量、检验成本的限制，主要选择常规分析方法和使用方便的参考方法。无论选择什么样的检验方法，必须保证拟使用的检验方法在正式应用于临床分析患者标本之前，对方法的分析性能及可能引入的误差进行了解，做出初步评估，判断该实验方法或检验系统是否能够用于临床检验。

（二）实验方法选择的原则要求

选择常规分析方法时，尽量选用国内外通用的或推荐方法，便于方法的规范化和质量控制。同时要重点考虑方法的实用性和可靠性两个方面的性能指标。

1. 实用性　①微量快速，便于急诊，适合批量成套项目分析。所谓微量系指检验所需标本量少；检验速度是指单份标本检验一次所需时间，以及在常规条件下单位时间内所能处理的标本数量。②费用低廉，包括试剂、设备及一般管理费用等，特别是无须昂贵的设备和试剂，具有较强的可行性。③方法简便，易于自动化分析。④安全可靠，试剂无毒性，腐蚀性小，实验室工作人员无须特别防护。

2. 可靠性　一般具有较高的精密度和准确度，以及较大的检验能力，保证测定结果的准确性，能满足方法允许误差限度的要求。

三、实验方法选择的步骤

临床实验室对所选择新的实验方法，在用于检验患者标本前，必须对其分析性能进行验证或评价，证实其能满足临床和实验室要求的性能后，方可用于临床检验。方法学的选择是实验室的重要任务之一，也是质量保证的前提。

1. 提出要求　为了满足临床需要，实验室根据设备条件、人员技术水平等具体情况，提出某项新的检验方法，或者为了提供更好的准确度和精密度，对原有方法进行改进，提出对检验方法性能要求的设想。

2. 收集资料　根据方法选择的要求，查阅相关文献、咨询同行、参考其他实验室或在专业会议上获取信息，还可以要求相关仪器和试剂生产公司提供技术资料，对各种方法进行比较，充分了解各种方法特点的科学根据及真实的使用价值，选择适合于本实验室条件的方法。

3. 选择候选方法　对获取的资料认真研究后，初步选定的方法称为候选方法。应明确候选方法的原理、所用仪器、试剂、校准物的来源、标本采集运输要求、详细的操作步骤、结果计算分析、参考区间、注意事项等，考虑所选方法的性能指标（特异性、准确度、精密度、线性范围等）、临床应用价值、成本费用等，其他应注意的事项与所需生物安全防护措施等。

4. 确定质量目标　实验室应确定本实验室的分析质量目标、候选方法的分析性能，通过与质量目标进行比较，以决定其可接受性。实验室采取的质量目标，应根据其服务的群体、实验的特定应用及临床需求的不同而有所不同。质量目标应参照《临床生物化学检验常规项目分析质量指标》（WS/T 403—2012）（表 6-2）。没有标准的项目可参照美国临床实验室改进法案修正案（clinical laboratory improvement amendments 1988，CLIA'88）中推荐的允许总误差，以及国际专业团体、国家或专家推荐性指南文件的要求。

表 6-2　临床生物化学检验常规项目分析质量指标

检验项目	*CV*/%	*B*/%	*TE*/%	指标等级
丙氨酸转氨酶	6.0	6.0	16.0	优
天冬氨酸转氨酶	6.0	5.0	15.0	中
γ-谷氨酰转肽酶	3.5	5.5	11.0	优
碱性磷酸酶	5.0	10.0	18.0	低
肌酸激酶	5.5	5.5	15.0	优
淀粉酶	4.5	7.5	15.0	中
乳酸脱氢酶	4.0	4.0	11.0	中
总蛋白	2.0	2.0	5.0	低
清蛋白	2.5	2.0	6.0	低
总胆红素	6.0	5.0	15.0	优
血糖	3.0	2.0	7.0	中
肌酐	4.0	5.5	12.0	低
尿酸	4.5	4.5	12.0	中
尿素	3.0	3.0	8.0	优

续表

检验项目	CV/%	B/%	TE/%	指标等级
总胆固醇	3.0	4.0	9.0	中
甘油三酯	5.0	5.0	14.0	优
氯离子	1.5	1.5	4.0	低于低等
钠离子	1.5	1.5	4.0	低于低等
钾离子	2.5	2.0	6.0	中
钙离子	2.0	2.0	5.0	低于低等
镁离子	5.5	5.5	15.0	低于低等
铁离子	6.5	4.5	15.0	优
磷酸根离子	4.0	3.0	10.0	中

注：CV 表示变异系数，B 表示偏倚，TE 表示总误差；$TE=|B|+1.65CV$（百分相对值）。

5. 进行初步评价 初步评价的目的是使分析工作者熟悉有关技术路径，掌握各分析步骤要点，判断是否适合本实验室条件，确定是否有必要做进一步评价。初步评价的内容：

（1）标准曲线的线性范围及其重复性。

（2）质控血清和新鲜标本的重复试验，初步考查方法的精密度。

（3）分析浓度不同的标本，与公认的参考方法比对，初步考查方法的正确度。

（4）仪器和商品化试剂符合国家有关规定。

第二节 试剂盒的选择与使用

近年来，医学检验发展十分迅速，实验室基本上使用上了不同类型的全/半自动生化分析仪，检验试剂基本上实现了成套化、商品化，即通常所称的试剂盒。某种程度上，方法学的选择已成为试剂盒的选择。由于生产试剂的厂家众多，各试剂生产厂家的生产条件、技术水平、原材料来源的不同，即使选择相同的检验方法，试剂性能之间也存在着较大差异，检验工作者必须学会对这些试剂盒的选择、评价和使用，才有可能保证检验结果准确可靠。

一、试剂盒的类型

生化试剂盒按剂型分类，可分为液体试剂、干粉试剂、干片试剂、一次性试剂包等。干粉试剂由厂家配制完成后冻干而成，使用前需加一定量的纯水或缓冲液复溶；干片试剂需要与相应的仪器配套才能使用；一次性试剂包主要由厂家为其某一机型的一些固定检验项目配套研制，有芯片感应等功能；液体试剂由于在使用中不需要加水复溶，从而减少了因稀释导致的试剂质量的瓶间变异，保证了试剂中各种成分的均一性，避免了复溶水中重金属离子、微生物、NH_3 及杂质对检验结果的影响，增加了试剂的稳定性，因此在临床实验室应用最为广泛。

液体试剂分液体单试剂、液体双试剂两种类型。

1. 液体单试剂 使用时只有一种试剂的称为单试剂，具有占用仪器的试剂通道少、成本低、运输方便等优点。一些液体单试剂可在室温下运输和保存。某些液体单试剂，先由厂家配制成两瓶不同成分的试剂，实验室在使用前再按一定的比例混匀成一种试剂使用。

2. 液体双试剂 使用时有两种试剂的称为双试剂，有时也有三试剂或四试剂，但较少见。液体双试剂是目前试剂的主要形式，其抗干扰能力强，稳定性好。许多检验方法由于受某种因素的干扰，使检验结果的准确度和精密度下降，采用液体双试剂可减少，甚至避免这种干扰。即在试剂 1（R_1）中加入相应的工具酶，在孵育期先消除内源性物质的干扰，再加入试剂 2（R_2）启动酶促反应，从而消除或降低内源性物质的干扰。如标本中的胆红素、抗坏血酸等还原物质可对 Trinder 反应造成干扰，在 R_1 中加入一定量的抗坏血酸氧化酶，让标本与 R_1 反应一段时间后再加入 R_2 启动氧化反应，从而提高

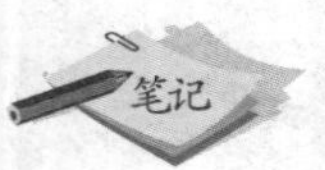

Trinder 反应的准确性。

二、试剂盒的选购

目前，试剂盒的生产厂家很多，质量参差不齐，加之各实验室所用的仪器类型和型号繁杂，仪器运行的环境也各有不同，因此试剂盒的选择和应用成为影响检验质量的一个重要因素。选购试剂盒时一般应遵循以下原则：

1. 选择方法特异性好、灵敏度高，准确度和精密度符合 IFCC、世界卫生组织（World Health Organization，WHO）和国家卫生健康委临床检验中心（National Center for Clinical Laboratories，NCCL）等组织推荐的试剂盒的质量标准。

2. 选用前应先对试剂盒的包装、理学性能、方法学性能有充分了解或考察，最好亲自试用，确认各种性能参数符合试剂说明书承诺和本实验室的要求。

3. 必须有 NMPA 的批准文号。凡未列入国家卫生健康委临床检验体外诊断试剂审批管理范围的试剂盒，没有生产批准文号的，均不应使用。

4. 有配套使用的校准品，校准物质符合 IFCC、WHO、NCCL 推荐的标准和要求，最好能提供溯源性的材料和说明。

5. 试剂盒的有效期至少 1 年。根据本实验室日工作量、分析仪试剂用量、试剂复溶后的稳定时间，选购包装大小适宜、出厂时间短的试剂。

三、试剂盒的使用

试剂盒在使用前和使用过程中应关注以下内容：

（一）查阅说明书

说明书是用户了解和正确使用试剂盒的关键资料，因此，用户在使用试剂前应对试剂盒的用途、包装组成、测定原理、适用机型、技术参数、标本要求、测定步骤、贮存条件、生产批号、有效期、性能特征（准确度、精密度、特异性、干扰因素、线性范围、参考区间等）和注意事项，以及生产单位等有充分的了解。

（二）理学检查

1. 包装　试剂盒应有完整、可靠、密封的包装。液体试剂的瓶子无渗漏，溶液量达到说明书所介绍的容量；片剂和粉剂应密封在棕色瓶内，并有防潮措施；见光氧化或不稳定的试剂应用棕色瓶在暗处保存。试剂瓶的封口应完好，不松动，标签清晰，复溶方法、贮存温度、出厂日期和有效期限均应标明，并有详细的操作说明。进口试剂应有中文标识和说明。

2. 颜色　说明书中应指明正常的颜色，若出现异常颜色，表明该试剂已变质。一般正常的粉剂或片剂应为白色或灰白色，液体酶试剂常呈淡黄或无色；当粉剂或片剂出现黄色或红色，液体酶试剂呈红色或深黄色，常表示已变质。

3. 溶解度　除少数试剂溶解较慢外，一般粉末状或片状的试剂，加入溶剂后应在 5min 内溶解完全，溶解速度慢常表示试剂质量欠佳。

4. 性状　检查试剂有无凝块、浑浊或沉淀等。粉状试剂溶解后应均匀、无凝块，不黏附于瓶壁。若出现凝块或黏附于瓶壁，表示试剂受潮。液体试剂或酶试剂应无沉淀、清晰，无浑浊，若出现沉淀或浑浊，说明该试剂已经变质或污染。

（三）稳定性

试剂的稳定性是指试剂质量的有效期限，多数试剂的稳定性期限在一年以上。在临床实验室，工作人员最关心的是试剂复溶或开封后的稳定性，因为它直接关系到检验结果的准确性和重复性。一般要求复溶后酶试剂，在室温下稳定 8~24h 以上，4℃冷藏至少稳定 24~48h 以上。在订购试剂，特别是酶试剂时，要根据试剂复溶后稳定期限和工作量情况选择合适的包装。试剂说明书上一般均有试剂稳定时间的说明，实验室可根据工作量，通过室内质控等方法，对试剂稳定性加以验证，确保使用期内复溶或开封后试剂的稳定。

（四）均一性

均一性是指在批内或批间各种成分的稳定性和均匀性。因此，试剂盒的均一性也是影响检验质

量的重要因素，特别是酶试剂的影响更大。对试剂的均一性评价可采取从同一批试剂盒中随机抽取若干瓶试剂，测定同一份标本，计算其变异系数作为批内均一性的指标。实验室在更换试剂批号时，应进行新旧批号的比对试验。

（五）性能评价

与方法学的选择相同，在使用试剂盒检验临床标本前，应对其分析性能进行简单评价，性能评价的内容通常包括精密度、准确度、可报告范围、干扰、稳定性和反应时间曲线等。

要在实验条件最好的情况下评价试剂性能，如操作应正规，使用的容器均经过校准；生化分析仪的性能处于良好状态，其波长、反应温度、加样准确性、稳定性等均符合要求；试验用水合格；校准物浓度或定值血清靶值均经过验证。性能评价时，应在相同的试验条件下，用公认的其他试剂盒，同时测定样本，比较两种试剂盒测定结果之间的差异。进一步评价可参照检验系统的评价方法。

第三节　检验系统性能评价的基础知识

一、总体、样本和分析批

1. 总体(population)　指研究对象的全部，是所有观测单位测量值的集合。组成总体的每一个观测单位称为个体，实际工作中往往从总体中按照随机的原则抽取一部分个体组成样本(sample)，从样本推断总体的情况。

2. 分析批　指预期检验系统的精密度和正确度是稳定的一段时间或测量样本量。在检验工作中，每个分析批必须检验质控品以评价该批次的性能。实验室必须对特定的分析系统规定适当的分析批长度，实验室除了根据厂家推荐的批长度外，还应根据患者样本稳定性、患者样本数量、重复分析样本量、工作流程、操作人员素质来确定分析批长度。

二、实验误差

实验误差（简称误差）指量值的给出值与其客观真值之差，给出值包括测量值、标称值等，具有广泛性。标本中待测物的真实浓度为真值，是客观存在的，但在有限次的测定中，不可能求得真值。在实际工作中，采用严格的实验条件和最准确精密的方法，多次重复测定所得测定值的平均值代表相对意义上的真值。按照误差来源的性质，实验误差可分为随机误差和系统误差二类。

1. 随机误差(random error，RE)　又称偶然误差，指在重复性条件下，对同一被测物质进行无限多次测量时产生的误差。随机误差是客观存在的，没有一定的大小和方向，可正可负，数据呈正态分布，具有不可预测性，不可避免，但可控制在一定范围内。分析步骤越多，造成这种误差的机会越多，随测定次数增加，其算术均数就越接近于真值。人们只能将其控制在一定的范围但不能消除。随机误差常用精密度来表示。测定值产生随机误差分布见图6-1。随机误差是由测定仪器、试剂、环境等实验条件的改变，以及分析人员操作习惯等因素的变化而引起。

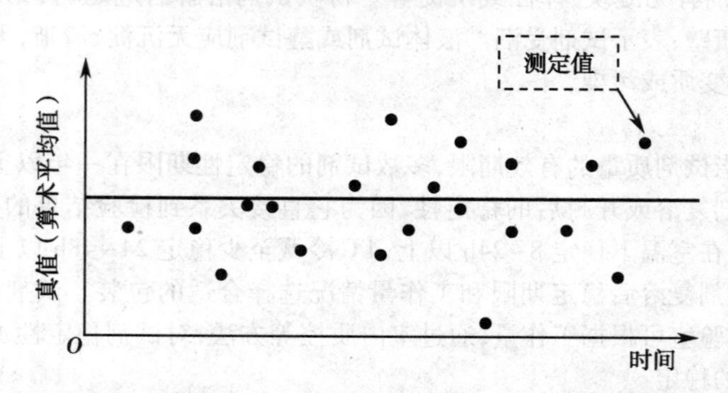

测定值的算术平均值接近真值，各测定值以真值为中心随机分布。

图6-1　测定值产生随机误差分布图

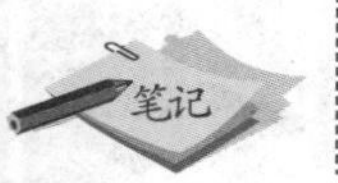

2. 系统误差(systematic error,SE)　指在重复性条件下,对同一被测物质无限多次测量所得结果的平均值与被测物质的真值之差。系统误差具有单向性,而没有随机性,常有一定的大小和方向;一般由恒定的因素引起,并在一定条件下多次测定中重复出现。当找到引起误差的原因,采取一定措施即可纠正,消除系统误差能提高测定的准确度。系统误差可分为恒定系统误差(constant error,CE)和比例系统误差(proportional error,PE)。前者是指由干扰物引起的使测定值与真值存在恒定大小的误差,误差大小与被测物浓度无关,而与干扰物浓度相关。后者是指相对于被测物浓度有相同的百分比误差,误差的绝对量与被测物浓度成正比。测定值产生系统误差分布见图 6-2。

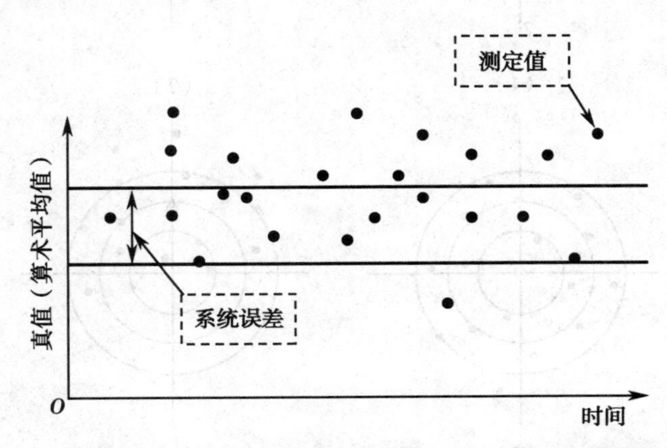

测定值的算术平均值偏离真值,算术平均值与真值差别越大表明系统误差越大。

图 6-2　测定值产生系统误差分布图

引起系统误差主要原因:

(1) 方法误差:这是生化检验中最严重、最难避免的误差,是由方法的分析性能固有的缺陷所致,如特异度不高、标本中干扰物的存在等。可以通过方法的选择和评价,减小误差。

(2) 仪器和试剂误差:常见于仪器未校准、量器不准、试剂质量差等。

引起随机误差和系统误差的原因是相对的,有时引起系统误差的因素可以引起随机误差,引起随机误差的因素也可引起系统误差,随机误差和系统误差在一定条件下能相互转化。

三、精密度、正确度和准确度

1. 精密度(precision)　指在重复性条件下对同一标本进行多次测定时,各测定值之间随机误差的大小。精密度常用标准差或变异系数的大小来描述不精密度,从而度量精密度的大小。标准差或变异系数愈小,表明精密度越好,检验结果重复性越好。

2. 正确度(trueness)　又称真实度,大量测定值的均值与真值的接近程度,是表示测量结果中系统误差大小的程度。正确度代表系统误差的总和,可能有一个或多个系统误差引起,通常用偏倚(bias)来表示。

3. 准确度(accuracy)　指单个测定值与真值之间的符合程度,受随机误差和系统误差的影响,由于真值实际上也是一个近似值,所以准确度往往用不准确度来表示。

4. 正确度、精密度与准确度的关系　正确度、精密度与准确度的关系可以用打靶作比喻,图 6-3 中描述了四种打靶的结果,其中靶心可比作真值(true value),弹孔为测定值,弹孔与靶心的距离比作不准确度,弹孔与弹孔之间的密度比作不精密度,"⊕"表示期望值。

四、均数、标准差及变异系数

1. 样本均数(mean)　是用来说明一组同质计量资料的集中趋势、中心位置或平均水平。临床实验室应用最多的是算术平均数,对样本中所有个体的值计算总和后除以个体数即可求得,常以 $\bar{x}$ 表示:

$$\bar{x}=\frac{x_1+x_2+\cdots\cdots+x_n}{n}=\frac{\sum x}{n}$$

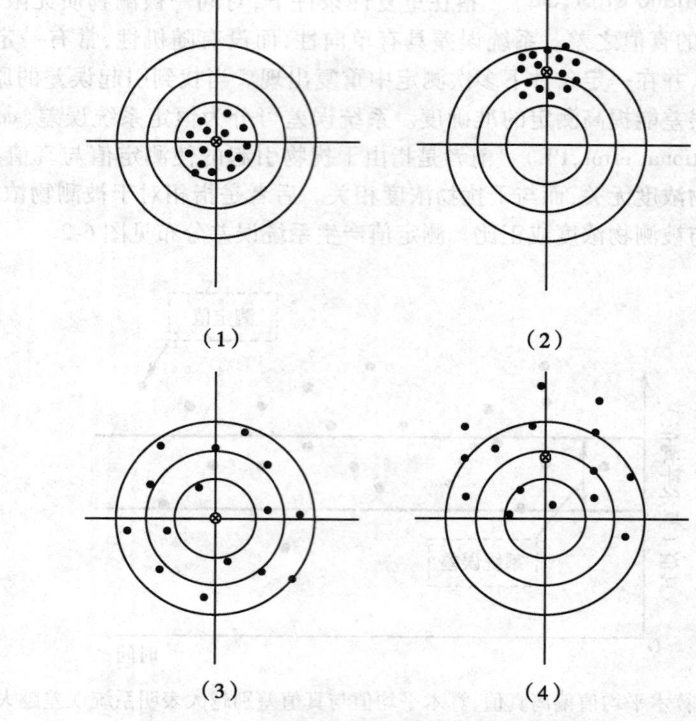

图 6-3　正确度、精密度与准确度的关系图

(1)打靶很集中,都在靶心附近,各测试结果很接近,精密度好;平均值与真值很接近,正确度好,既精密又正确,称为准确度好。(2)各测定值接近程度与(1)相同,精密度好;但整体从靶心向外偏移,正确度变差,表明系统误差大。(3)各测定值离散度大,以靶心为中心对称分布,正确度好但精密度差,表明随机误差大。(4)各个测定值离散度大,且不对称地分布在靶心周围,精密度差,正确度也差,因而精密度差。

式中,$\bar{x}$ 是均数,$\sum$ 为求和的符号,x 表示各测定值,n 为测定值个数(样本个数)。在日常工作中,检验系统的准确度发生变化,可以从控制值的均值的偏离中反映出来。

2. 标准差(standard deviation,*s*)　表示一组正态分布资料的离散程度,是表示变异常用的统计量,常以 s 表示。公式如下为

$$s=\sqrt{\frac{\sum(x-\bar{x})^2}{n-1}}$$

式中,s 表示标准差;x 表示变量值;$\bar{x}$ 表示变量值均数;n 表示为变量值个数(样本个数);$n-1$ 称为自由度。

3. 变异系数(coefficient of variation,*CV*)　是标准差相对于样本均数的百分比,在定量检验中,常用变异系数来表示检验方法的不精密度。计算公式为

$$CV=\frac{s}{\bar{x}}\times100\%$$

式中,CV 表示变异系数,s 为样本标准差,$\bar{x}$ 为样本均数。

变异系数是一个相对量,没有单位,主要用于均数相差悬殊或单位不同的几组资料的比较。严格来说,某检验系统在不同的均值下,具有不同标准差。因此,在估计某项的随机误差时,应该表示为在什么分析物的均值下的标准差是多少。如果在检验系统的很大范围内,标准差和均值的比值较为恒定,或者临床认为只要误差控制在一定的百分值内就可接受时,直接使用变异系数显得很方便。在美国 CLIA'88 中,室间质量评估的允许范围大多采用百分值表示,由此推算 CV 确定随机误差很容易。

五、正态分布

正态分布（normal distribution）也称高斯分布，理想的正态分布表现为呈对称的钟形曲线。将正态曲线下的面积设定为1或100%，理论上$\bar{x}\pm1s$占总面积的68.27%，$\bar{x}\pm2s$占总面积的95.45%，$\bar{x}\pm3s$占总面积的99.73%，如图6-4。

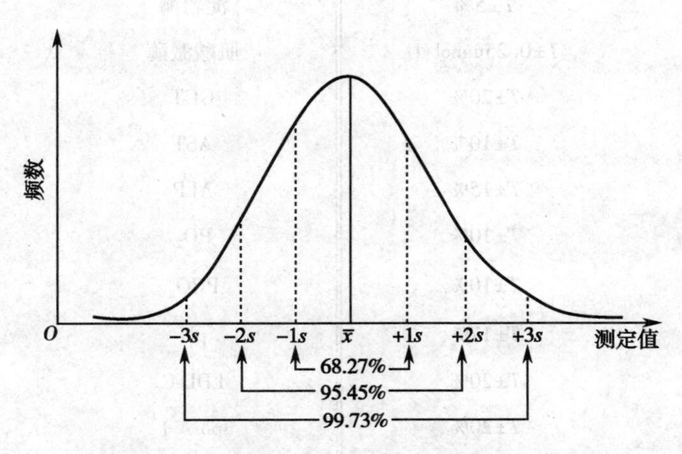

图6-4　正态曲线下的面积与标准差之间的关系

目前，临床实验室的Levey-Jennings质量控制法和Westgard多规则质量控制法的理论基础都是来自正态分布曲线。

第四节　检验系统性能评价验证方法

临床实验室应对使用的检验方法的基本性能进行评价，明确该方法是否具有足够的性能来说明检验系统的可靠性及满足临床使用的要求。检验系统（包括检验仪器、配套校准品、试剂、运行环境等）的性能评价是方法学评价的具体实施。当实验室建立新的检验系统或完整检验系统中任一组合发生改变或运行中的检验系统在新项目应用之前、仪器重要参数发生变化、更换新的试剂盒等时，都应对系统性能进行性能验证与评价。性能评价的主要内容一般包括精密度、正确度、线性范围、检验限、抗干扰能力、生物参考区间等的评价。

一、精密度评价

重复性试验是评价精密度的常用方法，包括批内精密度试验和日间精密度试验。

（一）批内精密度试验

1. 标本来源　浓度分别处于正常和病理水平的混合新鲜临床标本。

2. 步骤　按照与临床标本相同的检验方法，同批次内检验相同的20份混合新鲜临床标本。记录结果并计算均值、标准差和批内变异系数$CV(\%)$

3. 结果判断　各项检验结果以$CV(\%)\leqslant1/4$ CLIA'88可接受性能作为批内精密度评价标准，无CLIA'88标准的项目，参照1/4生物变异允许总误差或NCCL室间质评最大允许误差为标准。

（二）批间精密度试验

1. 标本来源　浓度分别处于正常和病理水平的室内质控标本。

2. 步骤　按照与临床标本相同的检验方法，将室内质控标本连续测定20d，记录结果，计算均值、标准差和批间精密度$CV(\%)$

3. 结果判断　各项检验结果以$CV(\%)\leqslant1/3$ CLIA'88可接受性能，作为批间精密度评价标准，无CLIA'88标准的项目，参照1/3生物变异允许总误差或NCCL室间质评最大允许误差为标准。CLIA'88临床化学质量控制允许偏倚范围，见表6-3。

表 6-3　CLIA'88 临床化学质量控制允许偏倚范围（*T* 为靶值）

项目	允许偏倚	项目	允许偏倚
钾	*T*±0.5mmol/L	HDL-C	*T*±20%
钠	*T*±4mmol/L	LDH	*T*±20%
氯	*T*±5%	淀粉酶	*T*±30%
总钙	*T*±0.25mmol/L	肌酸激酶	*T*±30%
磷	*T*±20%	GGT	*T*±20%
葡萄糖	*T*±10%	AST	*T*±30%
肌酐	*T*±15%	ALP	*T*±30%
总蛋白	*T*±10%	PO_2	*T*±3*s*
清蛋白	*T*±10%	PCO_2	*T*±8%
尿酸	*T*±17%	pH	*T*±0.04
ALT	*T*±20%	LDL-C	*T*±30%
总胆红素	*T*±20%	apo AⅠ	*T*±30%
总甘油三酯	*T*±25%	apo B	*T*±30%
胆固醇	*T*±10%		

（三）试验注意事项

1. 试验条件要稳定　要尽量保证在相同条件下，即在同一检验系统下（包括测量程序、人员、仪器、环境等），以及在测量条件保持不变的条件下，规定时间内完成，每次试验过程均应有质量控制。

2. 试验样本应与真实标本有同样的基质　可使用稳定的冷冻血清或血浆，也可选用稳定性好、以血清为基质的质控品或校准品。样本浓度宜选择在医学上具有决定性意义的浓度水平，通常选择 2~3 个不同浓度水平的试验样本。

3. 检验系统应处于良好状态。

二、正确度验证试验

在临床实验室工作中，由于检验的样本是源自人体的标本，组成成分复杂，对正确度的评价，可采用多种方法，从不同角度进行评价。常用的方法有回收试验、干扰试验和方法比对试验。回收试验是评价其比例系统误差；干扰试验是其评价恒定系统误差；方法比对试验是评价其系统误差的性质（恒定和/或比例误差）。

（一）回收试验

回收试验（recovery test）是指在已知浓度样本中，加入不同浓度的已知被测物质，然后用被评价方法或被评价的检验系统，测定被测物质的浓度，最后计算实测浓度与加入浓度之比，以回收率评价实验方法或检验系统的比例系统误差。

1. 方法　选择无溶血、无脂血、无黄疸的正常人混合血清样本 1 份，将其等分为三，在其中的两份中分别加入不同浓度的被分析的纯品标准液作为分析样本，在另一份样本中加入相同体积的无分析物的溶液作基础样本，使 3 份样本的总积体相同。然后用被评价的方法或被评价的检验系统，对样本进行 4 次重复检验，最后计算回收量。

2. 计算　回收浓度 = 分析标本测得平均浓度 - 基础标本测得平均浓度。

$$加入浓度=\frac{加入的标准液量(ml)}{混合血清样本量(ml)+标准液量(ml)}\times 标准液浓度$$

$$回收率(\%)=\frac{回收浓度}{加入浓度}\times 100$$

比例系统误差=100%-平均回收率

3. 可接受性判断　如果比例系统误差小于 WS/T 403—2012 或 CLIA'88 规定的允许总误差(TEa)标准,则该方法的准确度性能可接受;否则为不可接受。

4. 注意事项

(1)样本最好选用新鲜的正常人混合血清。

(2)不能将被测物直接加入试验样本中,必须先配制适当浓度的溶液后才能加入,而且加入的量越少越好,一般不超过总体积的10%。

(3)样本浓度应有高、中、低几个不同的浓度,而且加入量必须一致。

(4)加入标准液后的样本浓度中应包括医学决定水平,但是不能超出本方法的线性范围。

(5)试剂的配制和加入量必须准确,考虑到多方面因素的影响,一般应多做几次试验后作出结论。

(二)干扰试验

干扰试验(interference experiment)是通过检验样本中的物质所引起试验方法的系统误差,以评价方法的准确度。干扰试验评价的是恒定系统误差。

临床实验室测量过程中,干扰物是测量误差的重要来源。干扰物按来源不同,通常分内源性(标本中存在的)和外源性(加入标本中的)两大类(图6-5)。由于干扰物质的种类很多,影响因素非常复杂,到目前为止,实验室只能对极少数的干扰物作出评价。干扰试验是通过定量检验样本中干扰物质所引起实验方法的误差,以评价方法的正确度(抗干扰能力)。干扰物质引起的误差通常是恒定系统误差,与分析物浓度无关。

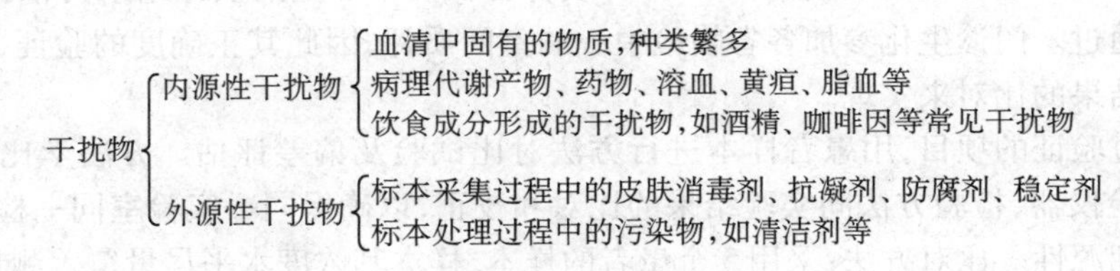

图6-5　干扰物

1. 方法

(1)可疑干扰物的选择:可根据方法的反应原理、厂家建议或文献资料选择可能的干扰物并加入到标本中,如样本中加入胆红素标准品制备黄疸标本,用机械溶血可制备溶血标本等。

(2)试验样本制备:收集正常人混合血清或标准品一份。由于患者标本来源方便、基质成分相同于实际标本,常选择患者标本作为试验样本。将其一分为二,在其中一份中加入一定量的可疑干扰物质作为干扰样本,另一份加入等量的不含任何干扰物的溶剂作为基础样本。

(3)样本检验:用被评价方法或被评价的检验系统对每份样本重复测定2~3次,计算干扰值。

干扰值=干扰样本测得值-基础样本测得值

(4)判断标准:将干扰引起系统误差的大小与 WS/T 403—2012 或 CLIA'88 规定的允许总误差标准进行比较,若小于该标准即可接受。

2. 注意事项　①控制干扰物的加入量:加入干扰物的体积应不超过试验样本总体积的10%。②确定干扰物浓度:加入干扰物的浓度尽可能达到病理标本的最高浓度值。

3. 消除干扰的常用方法　干扰物对检验结果的影响是临床实验室的一种常见现象,消除干扰最常用的方法是空白试验和采用双波长或多波长检验排除干扰。当误差较大又无法消除时,应对检验方法进行改进或更换新的检验方法。

(三)方法比对试验

方法比对试验(method comparison experiment)指把试验方法(待评价方法)与比对方法(参考方法)进行比较,根据测定结果的差异,了解待评价方法检验结果的偏倚。如果偏倚在允许误差范围内,说明待评价方法替代原有检验方法不会给患者的检验结果带来明显偏倚。方法比对试验是评价系统误差的性质(恒定和/或比例误差)。

1. 基本方法 美国临床实验室标准化协会(CLSI)的 EP9-A2 文件《用患者样本进行方法学比对及偏倚评估》是目前最重要,也是最常用的正确度评价方案之一。该方案主要用于新的检验系统或测定方法,或者更换新的试剂盒或新仪器在进行患者样本检验前,以了解新的检验系统或方法与原有的检验系统或方法之间的检验结果是否一致,即确定两个检验系统或方法测定结果的偏倚是否在可接受的范围内。

该方案规定:每天检验 8 个样本,共进行 5d,至少分析 40 个样本。选择常规检验的新鲜标本,浓度尽可能覆盖整个可报告范围,50%的样本浓度在参考区间外。对两种方法检验得到的数据进行统计处理,分析方法间的偏倚是否可以接受。一般以 CLIA'88 允许误差的 1/2 作为评价标准。

2. 简易方法 CLSI 的 EP15-A2 文件《用户对精密度和正确度性能的验证方案》,可以使临床实验室通过最小的努力,即可验证厂家声明的正确度性能。

(1) 样本制备:选择 20 份患者的新鲜样本,所含分析物浓度分布于试验方法的整个线性范围,不使用分析物浓度超出检验范围的样本。

(2) 样本检验:在 3~4d 内用试验方法和比对方法分别检验这 20 份样本。每天测定 5~7 份样本,应在同一天的 4h 内检验完毕,并都有质量控制程序保障。

(3) 统计学处理:计算每个样本两种方法结果的差异。

$$偏倚(b_i)=(试验方法结果_i-比较方法结果_i)$$

$$偏倚的百分比(\%b_i)=100\%\times(试验方法结果_i-比较方法结果_i)/比较方法结果。$$

某些情况下,室间质评或能力比对材料也被用来评价正确度。对于参加 NCCL 或各省临床检验中心室间质评涵盖的项目进行正确度验证,以 NCCL 或各省临检中心室间质评结果为依据,成绩在 80%以上者即为验证通过。门诊生化参加各省临检中心的室间质评,因此其正确度的验证,通过与省临检中心的室间质评结果的比对来实现。

对于没有通过验证的项目,用患者样本进行方法对比试验及偏差评估。方法学比对用于实验室同一项目不同检验仪器、检验方法间实验结果的比对和校正,以确保同一实验室同一检验项目检验结果的可比性和可溯源性。比对方法:采用 5 个患者的样本,样本其浓度水平尽量覆盖测量范围,包括医学决定水平;在生化分析仪上测定,计算在医学决定水平下的系统误差(偏倚%)。

定值参考物检验

$$偏倚\%=(测定值-靶值)/靶值\times100\%$$

偏倚%应≤1/2 CLIA'88 或各省临检中心室间质评最大允许误差,80%以上的数据符合以上要求即为通过。

三、线性范围验证试验

所谓线性范围(linear range)指覆盖检验系统的可接受线性关系的范围。线性范围评价是观察一种检验方法或一个检验系统的可检验范围。通过该试验可以了解其最高检验值(上限)和最低检验值(下限),是对患者检验结果可报告范围的一种评价。

分析测量范围

分析测量范围(analytical measurement range,AMR)指患者样本没有进行任何预处理(稀释或浓缩等),检验方法能够直接测出待测物的范围,在此范围内一系列样本分析物的测量值与其实际浓度呈线性比例关系。可报告范围(reportable range)指实验室可建立或验证检验系统测量相应准确度范围内得到检验结果的量值范围,相当于分析测量范围。可报告范围、分析测量范围和线性范围是不同组织或专业团体对检验系统在一定范围内给出可靠检验结果能力的描述,表达方式不一,但其内在含义是相同的。临床可报告范围(clinical reportable range,CRR)指定量检验项目向临床能报告的检验范围,患者样本可经过稀释、浓缩或其他预处理,结果乘以稀释或浓缩倍数,是分析测量范围的延伸。

一个比较好的试验方法或检验系统，应该有一个较宽的分析范围，但由于任何方法的分析范围都是有限的，对一个适用于临床的检验项目而言，其分析范围起码应覆盖本项目的医学决定水平和常见疾病的检验值。

1. **样本来源**　采用本实验室或其他实验室常规检验样本获得的高值及低值标本进行。

2. **不同浓度样本的制备**　取高值和低值样本各1份。

标本1：低浓度样本。

标本2：3份低浓度样本与1份高浓度样本混匀。

标本3：2份低浓度样本与2份高浓度样本混匀。

标本4：1份低浓度样本与3份高浓度样本混匀。

标本5：高浓度样本。

检验时，按样本1，2，3，4，5，5，4，3，2，1排列，每个样本测定2次，记录浓度。以理论浓度为纵坐标(y)，实际浓度为横坐标(x)。由统计学计算出r^2和回归方程式$y=ax+b$，以观察是否具有直线关系。

四、检出限的验证

检出限(limit of detection，LoD)指检验系统可检验出分析物的最小值，也被称为检验下限，有时也用于指示灵敏度。空白限(limit of blank，LoB)指在规定的可能条件下，空白样品被观察到的系列检验结果的最大值。

临床实验室应对所用的检验系统或方法的检出限进行验证，确保检验方法能满足厂商给定的LoD。如不能确保厂商声明的LoD，实验室应和厂商联系，或者建立自己的LoD。

CLSI的EP17-A文件《确定检出限和定量检出限的方案》，对如何建立检验方法的检出限，如何验证厂商声明的检出限，提出了建议。此方案适合于所有定量检验项目。

验证LoD的程序：

1. **试验样本**　①空白样本：不含有待分析物的样本，常使用系列校准品中的零标准作为空白，理想的空白样本应和所检验患者样本具有相同的基质。②检验限样本：验证方法的检验限时，在空白样本中加入分析物配制成检验限样本，使其浓度达到预期或厂家推荐的检验限浓度。

2. **测定次数**　CLSI指南建议验证厂商声明时，至少做20次重复测量。数据尽可能来自各样本，并在数天内进行检验。

3. 如果厂商提供了LoB，实验室应对空白样本重复检验，结果没有3个测量值超出LoB，则可直接使用厂商的LoB；若厂商不提供LoB，应先估计LoB。

4. **结果判断**　若对具有相当于厂商给定LoD浓度的检验限样本进行重复测量，估计其结果超过LoB的比例数。若比例与预期值(默认为95%)在95%可信限内，说明实验数据支持厂商声明的LoD。否则，不能确认厂商声明的LoD，实验室应和厂商联系，或者建立自己的LoD。显示样本量为20~1 000个结果符合预期95%比例的低限。

五、生物参考区间的验证

生物参考区间(biological reference interval)指某项检查结果在正常人群中的分布范围，是解释检验结果、分析检验信息的一个基本尺度和依据。一直以来，国内实验室多引用国家权威机构或权威刊物颁布或直接引用试剂生产厂家提供的生物参考区间，但由于国家、年龄、性别、民族、居住地、生活习惯等原因，引用的参考区间与本地区居民实际的参考区间可能有一定差异。除此之外，由于各实验室的检验系统和检验环境不同等原因，可能会导致检验结果的误差。因此，实验室应建立自己的生物参考区间，或者对选定的生物参考区间进行验证。

选择年龄、性别等均匀分布，符合建立生物参考区间的健康体检者血清20份，对不同项目的参考区间进行验证，只允许10%的数据超过所验证的参考区间，否则需建立参考区间。对于如ALP等在不同年龄人群的不同生物参考区间应分别验证，如某些年龄人群样本不易获得时，可暂不做验证，但需与临床沟通。

第五节　检验系统性能验证和确认

一、量值溯源的基本原理

（一）检验系统与量值溯源

检验系统指完成一个检验项目的测定，所涉及的仪器、试剂、校准品、消耗品、操作程序、质量控制程序、设备维护程序等的组合。如果是手工操作，还应包括具体的操作人员。通过一条具有规定不确定度的不间断传递链（或实验室间的比对等），使测定结果或标准值能够与规定的参考标准（通常是国家或国际标准）联系起来的特性，使测定结果的准确性得到保证和验证，称为量值的溯源性。

一个固定组合的检验系统，是通过对校准品的赋值调整而实现量值的溯源性。临床实验室通过校准，为其检验系统确定标准值，以保证检验结果的准确性和一致性，也可通过实验室间比对，实现一定程度的可溯源性。

（二）量值溯源的基本原理

量值溯源的理想终点是追溯到国际单位制（SI）单位，图 6-6 显示的是结果溯源的基本过程。

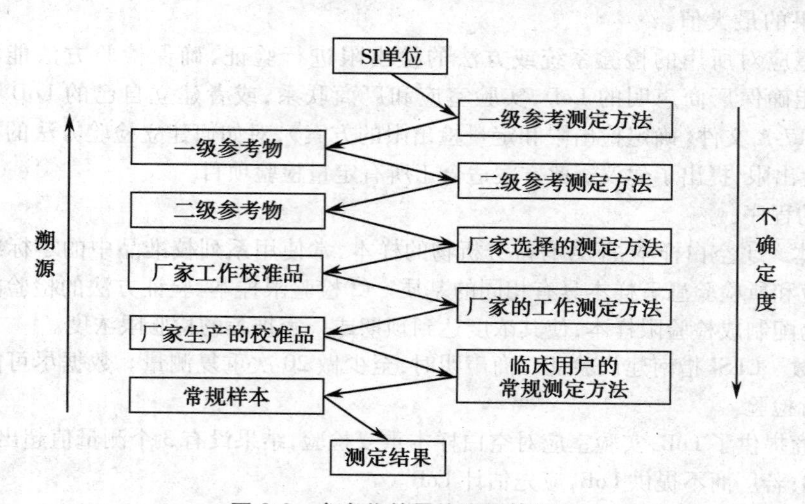

图 6-6　参考物的量值溯源等级图

1. **一级参考物质**　如果某物质的测定有决定性方法（一级参考测定方法），可用决定性方法根据 SI 单位的定义对样本进行检验，获得一级参考物质，一级参考物质一般是高纯化的被测物质。

2. **二级参考物质**　一级参考物质用于对参考方法（二级参考测定方法）的标化，公司可委托国际知名参考实验室用参考方法对本公司的自备血清进行定值，获得公司一级参考血清即二级参考物质，二级参考物质一般具有与实际样本相同或相似的基质。

3. **厂家工作校准品**　公司用自建的首选测量方法，用获得的一级参考血清制备厂家工作校准品。

4. **厂家生产的校准品**　公司通过厂家工作校准物质制备商用校准品的标示值。

5. **用户对检验系统的校准**　公司为用户提供的商用校准品可对实验室的检验系统进行校准，经过校准后的检验系统，其检验结果具有溯源性，从而实现实验室之间检验结果的可比性和一致性。

（三）参考物量值溯源的意义

采用公认的参考方法来标化参考物，该参考物的量值可溯源到上级参考方法和/或参考物质。在临床实验室，用该参考物校准常规的检验系统，得到患者样本的分析物含量接近使用参考方法测定所获得的结果。因此，通过溯源的参考物校准常规方法，测定患者样本结果的准确性可溯源到参考方法。建立和保证检验结果的溯源性是实现检验结果准确性的有效手段，是实验室结果互认的前提。

因为参考物是处理过的样本，与患者新鲜样本的基质有差异，使参考方法的准确度不能完全通过参考物传递给患者样本，所以在使用时对参考物的量值可能有一定的调整。

二、检验系统性能的验证和确认

新购置的检验设备，经参数设置、校准品溯源性分析，以及校准等程序完成以后，在常规应用前应对检验系统的各种性能参数进行评估。如果与配套的组成检验系统中的其他因素不符合相关标准或要求，可能对仪器的分析结果造成影响，如与分析仪配套的试剂、工作用水的质量，以及具体的检验人员等。因此，必须对新建立的检验系统进行验证，确认后才能应用于临床。

（一）对检验系统的性能验证

如果实验室采用的分析系统具有溯源性，即除仪器外与仪器配套的试剂、校准品、质控品、消耗品等完全按照仪器生产厂商的要求建立，产品的分析性能已经过厂商详细评价，所有分析性能资料已被原产国有关监督机构认可并获得生产许可，且已获得 NMPA 的进口许可。实验室用该系统对患者的标本检验前，实验室只需对该检验系统已被认可的性能进行验证（verification），即通过提供客观证据，对规定要求已得到满足的认定。验证内容至少应包括正确度、精密度和可报告范围。

（二）对检验系统的性能确认

实验室如果要自建检验系统，或者对厂商完整的检验系统中的任何一个组分作出改变（除非有充分证据证明这种改变对该分析系统的性能没有影响），都必须对该系统的性能进行全面确认（validation），即通过提供客观证据，对特定的预期用途或应用要求已得到满足的认定。确认内容主要包括正确度、精密度、检出限、可报告范围、生物参考区间等。

三、临床实验室的应用范围

（一）对新建立检验系统的性能进行确认或验证

实验室在建立检验系统以后，无论是完全按照仪器生产厂家建立的国际或国内公认的检验系统，还是自建检验系统，经过参数设置、仪器校准和量值溯源分析后，在对临床标本检验以前，都必须对其性能进行确认或验证。如果是国际或国内公认的检验系统，实验室应对照仪器生产厂家提供的仪器使用说明书的承诺进行性能参数的验证；如果是自建的检验系统，实验室必须对其性能进行全面确认。稳定的检验系统必须保证其检验误差在临床可接受范围之内，这是保障检验结果准确可靠的前提。

（二）对检验系统在运行过程中的性能进行确认或验证

检验系统在使用过程中，由于机械部件磨损、材料变质，检验系统的组成发生变化，或者检验系统的运行环境发生改变时，各种性能也会随之发生变化。为了保证检验系统的持续有效性，实验室应根据情况对其性能进行定期或不定期的确认或验证。仪器停用一段时间，经过修复以后再次使用以前，关键参数或量值发生改变时，更换其他厂家试剂、原试剂生产厂家试剂盒的方法发生改变，或者其中的成分或浓度发生重要调整时均需要进行确认和验证。除此之外，检验系统即使在运行完全正常的情况下，也要最少每年进行一次性能验证或确认。

第六节　检验系统的持续有效性

新的检验系统建立后，如果各种性能参数评估均符合有关质量要求，即可在临床使用。在长期使用过程中，组成检验系统中的一些因素肯定会发生改变，如光源老化或比色杯磨损所致的吸光度改变、更换某些部件，特别是某些关键部件，更换试剂生产厂家或原生产厂家的试剂质量发生改变、移动仪器的位置，或者仪器周围的环境发生改变等。从严格意义上讲，发生变化后的检验系统已经不是原来的检验系统，如何保证所建立的检验系统持续有效性是临床实验室工作人员的重要工作。

一、检验系统运行环境的要求

检验系统的运行环境，要持续符合说明书要求：

仪器应安放在实验室的适当位置，仪器周围有足够的工作空间，应避免灰尘、烟雾、电波、振动等对仪器的干扰。环境温度、湿度应尽量保持恒定，并符合仪器说明书要求，应使用合适的不间断电源（UPS）。实验室应对仪器的运行环境实时监测，并有效地控制和纠正措施；临床实验用水能够得到满足供应（CLSI，C3-A4 文件），即电阻率>10（MΩ · cm）、总有机碳（TOC）<500μg/L、细菌水平<10CFU/ml。生化分析仪的操作人员应有较丰富的技术和理论知识，定期参加各种专业知识的培训和考核，有上岗证书，并得到科主任授权后才可上岗操作。

应建立各种文件控制程序，如实验室工作环境监控和预防程序、生化分析仪标准操作规程、质量控制程序、仪器维护保养程序、分析仪的校准和性能验证程序等，并能根据这些程序文件具体实施。

二、检验系统各项指标的要求

要保证检验系统的持续有效性，必须保证检验系统的各项指标持续符合要求。除在使用过程中定期或根据具体情况对检验系统的相应性能进行验证和确认，还应依据《全自动生化分析仪》（YY/T 0654—2017）的要求（表 6-4）。对全自动生化分析仪的硬件性能定期进行检定（每年至少一次或参照厂商说明），由临床实验室人员和生产厂家工作人员共同完成。

表 6-4　生化检验系统的工作环境及仪器要求

项目	要求	
工作环境	电源电压	220V±22V，50Hz±1Hz
	环境温度	15~30℃
	相对湿度	40%~85%
	大气压力	86.0~106.0kPa
仪器	杂散光	吸光度>2.3
	吸光度线性范围	相对偏倚在±5%范围内的最大吸光度>2.0
	吸光度准确度	吸光度值 0.5 时允许误差±0.025；吸光度值 1.0 时允许误差±0.07
	吸光度的稳定性	<0.01
	吸光度的重复性	*CV*<1.5%
	温度准确度与波动度	在设定值的±0.3℃内，波动度<±0.2℃
	样品携带污染率	<0.5%
	加样准确度与重复性	对仪器标称的样品最小、最大加样量，以及在 5μl 附近的一个加样量进行检验。加样准确度误差<±5%，*CV*<2%
	项目批内精密度要求	ALT（30~50U/L）*CV*≤5% 尿素（urea）（9.0~11.0mmol/L）≤2.5% 总蛋白（TP）（50.0~70.0g/L）≤2.5%
	外观要求	面板上图形符号和文字准确、清晰、均匀、不得有划痕；紧固件连接牢固可靠，不得有松动；运动部件平稳，不应卡住、突跳及显著空间，键组回跳灵活
	环境试验要求	符合《医用电器环境要求及试验方法》（GB/T 14710—2009）中适用条款的要求

本章小结

临床实验室的试验方法根据准确度与精密度的不同，分为决定性方法、参考方法和常规方法。实验室应根据自身条件确定合适的检验方法，并对使用的检验方法的基本性能进行评价，明确该方法是否具有足够的性能来说明检验系统的可靠性及满足临床使用的要求。测定结果的溯源性是指测定结果的可追溯性，临床实验室通过校准，为其检验系统确定标准值，以保证检验结果的准确性和一致性，也可通过实验室间的比对，实现一定程度的可溯源性。

检验系统的性能评价是方法学评价（验证或确认）的具体实施。检验系统是指生化分析仪、试剂、校准品、供应品、操作程序、质量控制程序、设备维护程序等组合。在选择适当的方法、试剂和仪器组成检验系统用以临床检验前，应根据组成检验系统各要素的完整性对检验系统的性能进行验证或确认。验证即通过提供客观证据对规定要求已得到满足的认定。验证内容至少应包括正确度、精密度和可报告范围。确认即通过提供客观证据，对特定的预期用途或应用要求已得到满足的认定。确认内容主要包括正确度、精密度、检出限、可报告范围、生物参考区间等。为保证检验系统的持续有效性，检验系统的运行环境和各项性能指标要保证持续符合要求。对生化分析仪的硬件性能应定期检定，保证其通过校准溯源到国际或国家规定的量值上。

（周秀艳）

扫一扫，测一测

思考题

1. 临床生物化学检验方法分几级？
2. 什么是量值溯源？
3. 什么是检验系统的方法性能评价？主要包括哪些内容？
4. 有哪些方法验证检验系统的正确度？

笔记

第七章 生物化学检验的质量控制

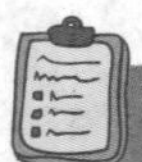

学习目标

1. 掌握室内质量控制的方法，Levey-Jennings 质控图、*Z*-分数图绘制及应用，室内质控常见的失控原因分析及处理措施。
2. 熟悉全面质量控制的要素，Westgard 多规则质控的常用质控规则的含义。
3. 了解实验室内部比对及室间质量评价的作用。
4. 具有绘制 Levey-Jennings 质控图和 *Z*-分数图的能力。
5. 能正确运用常用质控规则进行分析判断并进行失控原因分析。

生物化学检验的质量控制(quality control，QC)是检验工作的重要环节，涉及检验过程的每一个步骤，通过分析有关的各个环节，检验分析过程中的误差，找出并控制或消除产生误差的原因，其目的就是确保检验结果的准确、可靠。

第一节 全过程质量控制

生物化学检验的全过程质量控制，从临床医生提出检验申请到检验报告的发出，包括检验前、检验中和检验后各个环节的一系列程序，并受到诸多因素的影响。为了确保检验结果的准确性，必须进行全过程的质量控制，又称全面质量管理(total quality management，TQM)。

一、检验前质量管理

检验前过程按时间顺序，始自临床医生进行检验申请，止于分析检验程序的启动。检验前过程的质量管理主要包括检验申请、患者准备和识别、原始样本采集、标本运送和实验室内传递等环节。这几个环节因为是原始标本的产生阶段，所以对检验结果至关重要。任何一个较小的差错都可能导致检验结果错误，如采错标本、标本采集不符合检验要求、标本标识错误等，从而使后面的检验工作都失去意义。因此，检验前质量控制是全面管理控制的前提，对这个阶段实施有效管理至关重要。

但由于检验前阶段的大部分工作是在实验室以外完成的，涉及的人员多、范围广，因而给实验室质量管理造成许多困难，目前已经成为影响检验质量的一个重要环节。据权威资料报道：在临床实验室所有的差错中，检验前的差错几乎占到总差错的60%以上。因此，检验前过程的质量管理已经成为实验室质量管理的主要内容。

（一）检验申请

检验项目申请是实验室检验的第一步，项目的选择主要由临床医生根据患者的病情需要向实验

室提出检验申请。为了使临床医生能够合理地选择检验项目,实验室应该为其提供开展检验项目的清单、结果报告时间、生物参考区间及临床意义等信息。

1. 申请单 检验申请单是重要的医疗文书之一,分为纸质申请和电子申请,其信息的规范性与完整性对后续检验流程十分重要。一份完整的检验申请单至少应包括条码号、住院号或门诊号、姓名、性别、年龄、申请科室、病室及床位号、临床诊断、检验项目、标本类型、是否急诊、有关治疗(用药)情况、申请日期、申请医生(签名)等。完成采样后,还应在检验申请单上注明标本采集时间及接收时间。

2. 申请原则 临床医生在选择检验项目时要考虑以下一些因素:

(1) 针对性:根据不同的诊疗目的有针对性地选择检验项目。如疑似糖尿病时,可申请血糖或葡萄糖耐量试验;如需观察糖尿病患者近期血糖的控制水平,可申请糖化血红蛋白或糖化血清蛋白检验;如果要了解一个糖尿病患者是否有早期的肾损伤,可申请尿微量清蛋白或 α_1 微球蛋白检验等。

(2) 有效性:应首先考虑检验项目的临床应用价值,主要考虑该项检验对某种疾病诊断的灵敏度(sensitivity)和特异性(specificity),试验的灵敏度和特异性越高越好,但每项试验的灵敏度和特异性都会有一定的限度,因此要根据不同的需要选择不同的检验项目。如果用于健康评价或为了筛检某种疾病,应考虑敏感度较高的检验项目,避免漏诊。但如果为了明确诊断,则应选用特异性较高的试验,避免误诊。

(3) 时效性:不同的检验项目有不同的发出报告时间,医生应根据患者的病情缓急选择检验项目,通常情况下选择"常规检验",病情危急时可选择"急诊检验",特急情况下甚至还要对相同检验项目的不同方法进行选择。如疑似急性心肌梗死时为了尽快明确诊断,可选择检验速度特快的免疫层析法检验心肌肌钙蛋白。

(4) 经济性:一般情况下,医生的检验诊断资料以够用为原则,以减轻患者的经济负担,避免不必要的检查。当然也应避免为了单纯减少患者的经济费用而漏检或未检,甚至会影响患者的最佳诊疗时机。因此,医生应有的放矢地、合理地选择检验项目。

(二) 患者准备

合格的标本是保证检验结果准确的前提,医护人员、标本采集人员、检验人员应了解标本采集前患者的状态要求和影响结果的非疾病性因素,并将相关的要求和注意事项告知患者,要求患者给予积极配合,使所采集的标本尽可能地减少非疾病因素的影响,保证所采集的标本能客观真实反映当前疾病状态。

患者准备的控制要点:

(1) 做好解释工作:医生应向患者说明该项检验的目的及注意事项,消除其在标本采集时的恐惧和紧张心理,使之能较好地配合。

(2) 避免生物学因素的影响:如生物周期、情绪、年龄、性别、种族、妊娠、季节、海拔高度等,引起体内部分物质的含量发生变化。

(3) 避免因患者生活习惯不同对检验结果产生影响:如运动、饥饿、饮酒、吸烟、饮茶和咖啡,以及服用某些药物等。

(4) 患者自己留取标本时,要告知其留取方法及注意事项,并做好指导和收检工作。

(三) 标本采集

标本采集是质量管理要素中最重要的环节之一。标本采集时应尽可能避免一切干扰因素,严格按照要求采集各种类型的标本,详见第二章第二节相应内容。

(四) 标本运送和收检

标本运送和收检人员应具备相应的专业知识,标本收检时重点检查事项及不符合要求的标本的处理原则,详见第二章第二节有关内容。

除上述之外,还应注意,标本接收人员应与标本运送人员履行交接手续,进行标本确认并签字,内容至少应包括患者姓名、科室、床号、病历号、申请项目、标本收取时间等。物流送达的标本,也应由专人验收,及时与发送科室核对并记录。

标本运送人员要保证标本送达实验室的及时性和安全性,标本在运送途中要避光、避高温、避冷冻,避免标本外溢或污染环境,保证标本质量不受影响。如果发生外溢等意外情况时应采取合理措施加以处

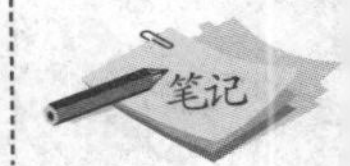

理。外送的标本或送往受委托实验室的标本应有相应的标本运送设备,并按相关规定严格执行。

二、检验中质量管理

标本检验是在实验室完成的,实验室是由人员、环境、仪器、技术、信息、外部供应等多种因素构成的相互间存在交叉关系和因果关系的技术实体,最终的产品是为服务对象及时提供准确可靠的检验结果。人员的培训和考核贯穿整个实验室检验过程,任何一个因素得不到有效控制都会影响最终的检验质量。因此,实验室必须建立一套科学有效的质量管理体系,对与检验质量有关的每一个要素都要进行控制,检验中质量管理要素见表 7-1。

表 7-1　检验过程质量管理要素

名称	内容
环境因素	照明、能源、水质、通风、灰尘、电磁干扰、辐射、温度、湿度、噪声和震动等
检验流程	标本验收,标本检验,检验数据确认
检验系统	仪器安装与校准,外部供应品选择和评价,检验系统评价或验证
检验质量控制	室内质控,室间比对/室间质评,实验室内部比对

(一)环境管理要素

实验室的场地、空间、设施及条件应满足工作需要,布局要合理,能够满足工作流程的要求。尽量集中设置和集中管理,标本收检窗口尽可能方便门诊患者。实验室要实行封闭式管理,非本室工作人员禁止进入。污染区、半污染区和清洁区要有明显标识,相互之间避免交叉污染。

实验室的设施与环境应满足工作人员的健康要求和安全防护的需要,以实验室要求最严格的仪器建立环境控制限,使照明、能源、水质、通风、灰尘、电磁干扰、辐射、温度、湿度、消毒、网络、噪声和震级等完全符合实验室的规定要求。实验室应有对环境条件监测和控制的手段并实施记录,当环境条件发生改变时,应积极采取应对措施,如果影响到检验质量且一时还无法解决时,应停止一切检验工作。

(二)检验流程管理要素

1. 标本核收　实验室工作人员应对接收的标本认真核查,其中包括实验室内部标本转送的收检核查,交接双方均应履行签字手续,核查内容包括患者信息、标本种类、标本外观及标本数量,对不合格标本拒收并登记。

2. 标本检验　检验前,对于离心后的血液标本应再次观察其性状,严重溶血的标本应退回重新采集。黄疸和乳糜血标本应在检验报告单中加以备注。由餐后或饮酒后引起的重度乳糜血应推迟几天后重新采集标本。

检验前,检查仪器是否处于备用状态,试剂是否充足。检验过程中应严格按照作业指导书操作,严格遵循室内质量控制程序,对失控的检验项目要分析原因,采取相应的纠正措施纠正后才可进入报告单发放程序。

3. 检验数据确认　一般由检验操作人员完成。

(1) 检查医生申请的检验项目是否完全检验完毕,是否有漏检项目。

(2) 同一患者不同的检验结果之间是否有互认性,结果与结果之间有无互相矛盾。

(3) 特别高的检验结果要注意是否超出了方法的线性范围,是否需要稀释后再检验;特别低的检验结果要注意是否存在着被测物含量过高与反应物不成比例关系,或者可能存在着某种干扰物质从而影响到检验结果。

(4) 危重患者的结果成为审核的重点,因为检验结果是医生抢救和治疗的依据。同时,危重患者的检验结果和医疗服务又是医学实验室医疗纠纷的多发因素,应引起足够重视。

(5) 标本性状对检验结果的确认有非常重要的意义,当 TG 严重增高时可观察标本是否呈浑浊,血钾异常增高时可观察标本是否有溶血,某些特别低的结果应观察标本是否被稀释。

(6) 要结合临床资料进行分析,某些可疑结果需要临床资料的支持才能确认数据是否可靠。必要时检验者应与临床医师联系,了解所需信息,也可翻阅患者的病历,甚至可直接与临床医生或患者本人联系获得所需信息后,再确认检验结果。

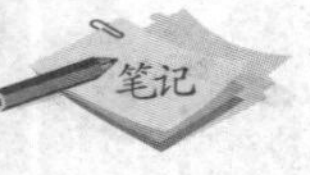

（7）复检标本也是确认检验结果的一种手段，对可疑结果或者不能解释的结果应进行复检，必要时重新采集标本。最后，将审查和确认后的检验结果交审核者审核。

（三）检验系统管理要素

检验系统是用于检验和评估特定物质存在与否，或者对血液、体液中的物质进行定量的一组装置，检验系统包括操作说明和所有的仪器、设备、试剂，以及获得检验结果所需的物品。因此，检验系统实质上是完成一个检验项目所需的全部要素。检验系统管理主要要素：

1. 仪器的安装、签收与校准　大型仪器设备的使用、维护和保养应有专人负责，仪器责任人要经过系统的专业培训并获得相应的上岗资格。新购置的仪器和设备在安装后，首先应由仪器厂家对设备的各种参数进行设置并对检验系统进行校准，出具仪器校准报告。同时为实验室提供详细的使用说明书，进口设备必须同时提供原版说明书和中文说明书。然后对实验室相关人员进行系统培训和严格考核，确保工作人员完全掌握仪器的操作技术并符合有关要求。实验室根据仪器说明书的承诺对检验系统的各种性能参数进行验证，全部符合要求后方可履行仪器签收手续。

实验室应根据仪器使用说明书的要求制订详细的校准、验证、使用、维护、保养计划，并对仪器进行定期或不定期的校准或核查，保证仪器的各种性能持续满足质量要求。仪器校准时应作好记录，校准完毕时要写出完整的校准报告，并附有原始数据或其他材料。校准完毕，记录校准修正因子，及时更新备份因子。实验室应对硬件、软件、参考物质、质控品、消耗品、试剂等均应设防，避免因系统调整或人为篡改而使检验结果失真。校准后的仪器要通过室内质量控制、室间质量评价或室间比对的方法进行验证。

2. 外部供应品　实验室应制订与检验质量有关的外部供应品的申请、审批、领用、报废等制度，并形成文件认真实施。在使用过程中，要适时监控、评价和验证，保证供应品持续符合检验质量要求。

（1）试剂盒：实验室所用的临床诊断试剂盒必须有生产许可证和注册登记证，无以上两证的试剂不能在实验室使用。使用已经在我国注册登记或在我国取得生产许可证的国外试剂时，实验室应先对试剂的准确度、精密度、可报告范围和生物参考区间等进行确认，必要时还需增加特异性和分析灵敏度。如果生产厂商已经提供了这些数据，实验室要对这些参数逐一验证，在与厂商提供的数据相符合以后才能在临床使用。

（2）校准品：指具有一种或几种理化性质已经充分确定的特性，用以校正仪器、评价测定方法或给材料赋值的材料或物质。实验室在申请、购买和使用标准物质时应根据仪器生产商说明书或权威机构的要求选择和使用，如果实验室自主选用，必须有实验依据说明所选择的标准品不影响检验结果的准确性和可靠性。实验室在使用标准物质时，要仔细阅读使用说明书，了解量值特点、化学组成、稀释方法和测定条件，必须严格按照作业指导书或有关要求操作。

（3）质控品：主要用于常规质量控制，即控制患者标本检验过程中的精密度误差，而不能用于校准仪器和方法。因此，绝不能将质控品当校准品使用，在实际使用中应加以区别。

（4）检验系统：由于各实验室间组成检验系统的各因素之间存在较大差异，所以，即使使用完全相同的仪器和试剂，如果使用的校准品、消耗品不同，或者以上供应品完全相同但操作程序和质量控制方法不同，其检验系统也不一样，但目的都是为临床提供诊断和治疗依据。因此，要求各实验室的检验系统的检验结果之间必须有可比性，就要求各实验室无论建立哪种检验系统，其检验结果必须可以溯源到一个共同的量化标准。这就是量值溯源。

同时要保证检验系统的完整性和持续有效性。检验系统的完整性是指完全按照有关要求使用指定的校准品、试剂和其他消耗品，根据生产厂家和国家有关标准要求建立操作和质量控制等程序，并对该检验系统进行核实证明检验结果符合有关标准和要求，或者根据国家的有关标准和要求自建检验系统，并经过评估证明自建的检验系统完全符合有关标准和要求。在检验系统运行过程中，实验室应建立保证检验系统的运行环境保持恒定的有效机制，经常对仪器的易损部件进行持续跟踪、观察、监测和评价，根据需要对其进行校准、性能验证和确认，保证检验系统的各种性能持续有效，保证检验系统的检验结果持续符合质量要求，有关内容见第五章。

（四）检验质量控制

检验质量控制包括室内质量控制、室间质量评价和实验室间比对等，见本章相关内容。

三、检验后质量管理

检验后过程又称检验后阶段，是指患者标本检验后结果的发出直至临床应用的所有过程，包括对检验结果的审核、规范报告格式和解释、授权发布、结果报告、结果传输、检验后标本的贮存与处理、咨询服务，以及质量信息反馈等。检验后的质量管理是全过程质量控制的最后一道关口，是全面质量控制的进一步完善和检验工作服务于临床的延伸。这一阶段的质量管理要素主要包括：①检验结果的审核与正确发放。②检验标本的贮存与处理。③咨询服务。④实验室与临床科室的沟通。

（一）检验结果的审核与发放

1. 检验结果的审核 检验报告是临床实验室工作的最终产品，检验结果的审核是检验报告发出前的最后环节，检验结果的正确和及时发出也是检验后质量管理的核心。因此，必须严格审核、发放检验报告单，以保证发出的检验结果完整、准确、及时、有效。

审核实质上是对检验者确认的检验数据作进一步审查，一般由专职人员完成，其目的是减少或避免差错事故的发生，审核的内容主要包括对检验者的分析过程和分析技术的审核，以及检验结果与临床资料符合性的审核两个方面。审核者有权对检验者的检验过程实施监督，当检验过程不符合检验程序或检验数据不符合客观实际时，有权要求检验者对个别标本或整体进行重新检验。

（1）对分析过程和分析技术的审核：①审核检验系统的运行环境是否在控，如检验时室内温度和湿度、电压、水质状况等。②检验系统的某些因素是否发生了改变，如仪器是否进行了维修或保养，仪器是否重新进行了校准，质控品或试剂的批号是否发生了更改等。③人的某些因素是否发生了改变，是否更换了操作人员，检验者近期的情绪如何，工作时精力是否集中等。④质控数据是否在控，如果失控，失控原因分析是否准确，采取的纠正措施是否正确等。

（2）结合临床资料进行审核：分析检验结果与临床资料的吻合性。

有下列情形之一时，审核者有权要求检验者对整个分析批或个别结果进行复检：①可疑结果或不能解释的结果。②与临床诊断不相符合的结果。③与以往检验结果相比，无原因的相差过大。④同一报告单中结果与结果之间互相矛盾，不能解释的结果。⑤与其他功能检查（如超声诊断、影像诊断等）结果不符的结果。⑥有争议的结果。

2. 检验报告单的发放 见第二章第一节相应内容。

（二）检验标本的贮存与处理

检验后的标本应根据不同检验项目进行保存，并保证所存标本的信息如患者姓名、标本类型、标本编号等与原始标本完全一致。保存标本的目的主要是为了满足标本复检、差错核对，以及出现医患纠纷时实验室证据保全的需要，因此标本保存也是实验室工作的一项重要内容，一般标本要求在2~8℃保存1周，特殊标本要求置低温保存2年或长期保存。保存到期的标本要按照"标本处理操作规程"进行处理，严禁生物污染并做好登记。

（三）咨询服务

临床检验工作者不仅要为临床及时、准确、经济地提供检验信息，还应面向临床医护和患者提供检验医学咨询服务。咨询服务的内容包括对检验项目的合理选择（包括重复检验的频率及所需样品类型），标本的正确采集，检验结果的解释，并为进一步检验提供建议。咨询服务是为了使检验信息在临床诊断、治疗及健康评估中发挥更大作用，这也对检验人员提出了更高的要求。

（四）实验室与临床科室的沟通

实验室与临床科室的信息沟通在检验后的质量保证中具有重要作用。实验室与临床科室必须定期进行多种形式的沟通，主动征求临床医护人员和患者的意见，不断改进服务态度和提高检验质量水平，满足服务对象的需求，这也是提高检验质量的重要手段。

第二节 室内质量控制

室内质量控制（internal quality control，IQC）是全面质量管理体系中的一个重要环节，在医学检验实践中，检验人员按照一定的频度连续测定稳定样本中的特定组分，并采用一系列方法进行分析，按

照统计学规律推断和评价本批次测量结果的可靠程度，以此判断检验结果是否可以发出，及时发现并排除质量环节中的不满意因素。

一、室内质量控制的目的

室内质量控制的目的是通过对质控结果的统计判断，推定分析同一批患者检验结果的可靠性。长期有效的室内质控工作将很好地控制本实验室的检验工作的精密度，监测其准确度的改变，提高常规工作中批间或批内标本检验结果的一致性，实验室要想获得可靠的结果，就必须建立健全室内质控体系。室内质量控制的主要任务：

1. 人员培训　每个实验室都应培养一批开展质量控制工作的技术骨干，实验室每个工作人员都应对开展质量控制工作的重要性、基础知识、一般方法有充分的了解，通过学习不断提高。

2. 建立标准操作规程　建立健全室内质控。质控应有一套完整的标准操作规程(standard operational procedure，SOP)文件作保障。这些SOP文件应包括仪器使用及维护的操作规程，试剂、质控品、标准品等使用的操作规程和每个检验项目的操作规程等。

3. 仪器的检定与校准　对量具、光电或电子天平、分光光度计要进行定期检定，对分析仪器应按要求进行校准，校准时要选择合适的校准品；校准品应尽可能溯源到参考方法/和参考物质；对不同的分析项目要根据其特性确定各自的校准频度。

4. 质控品　恰当的质控品是做好室内质控的物质基础。质控品需要有其稳定性能、瓶间变异小、具有与测试样本一样的基质、以小瓶包装，能在长时间内进行分析测定，分析物的浓度应为正常且有病理范围之内的，这样的浓度对于试验结果的医学解释很关键。

二、Levey-Jennings 室内质量控制法

Levey-Jennings 室内质量控制(简称质控)法是和临床实验室手工操作技术相适应的第一代质量控制技术，最早由美国学者休哈特(Shewhart W. A.)于1924年提出。他将数理统计的原理和方法应用于工业生产，预测生产过程的变动，预防产品质量的波动。19世纪40年代，临床检验还没有一个科学有效的质量控制方法，人们只能凭借工作经验、重复性实验或者用几个人的检验结果进行互相比较等办法来估计检验结果的准确性。1947年Belk和Sundeman首先调查了不同临床实验室的分析结果，发现相互之间有惊人的差异。1950年，Levey和Jennings将工业质量管理上的质量控制图移植到检验医学中来，用于临床化学检验的质量控制，取得了很好效果。从此，Levey-Jennings质控图法逐渐成为临床生物化学检验质量控制广泛接受的方法。在以后的实践中，人们又将该法应用于几乎所有的临床检验的定量检验中，并在实践中不断完善，使Levey-Jennings质控图法更趋科学合理，使之仍为目前医学实验室室内质量控制的主要方法之一。

(一) Levey-Jennings 室内质量控制法的理论依据

Levey-Jennings 质量控制法的理论依据来源于正态分布曲线。在医学实验室，如果在重复性条件下对同一质控品进行无数次检验时，由于存在着随机误差，每次的检验结果不可能完全一样。当测定次数无限多时，如果以测定值为横坐标，以测定值出现的频率为纵坐标，可以得到一条近似正态分布的曲线。

根据正态分布理论可知，$\bar{x}\pm s$、$\bar{x}\pm 2s$、$\bar{x}\pm 3s$ 的分布分别为一个恒定值，其中95.5%的测定值落在 $\bar{x}\pm 2s$ 范围内，约99.7%的测定值落在 $\bar{x}\pm 3s$ 范围内。Levey-Jennings 源于这个原理，将正态分布曲线转化为今天的Levey-Jennings质控图，见图7-1。

必须指出，以上描述的是在重复性条件下绘制的Levey-Jennings质量控制图，当检验条件、检验方法或检验技术等发生改变时，随机误差和系统误差随之会发生改变。当随机误差增大时，会有较多的测定值频频接近或超出 $\bar{x}\pm 2s$ 和 $\bar{x}\pm 3s$ 控制限；当有系统误差存在时，各测定值分布会偏离均值，有较多的测定值频频接近或超出 $\bar{x}-2s$、$\bar{x}-3s$ 或 $\bar{x}+2s$、$\bar{x}+3s$ 控制限，见图7-2。

因此，医学实验室在对任何一个检验项目进行检验时，必须对影响检验结果的各种因素进行有效控制。当检验条件发生改变时，在仪器维修以后重新启用时，在更换了检验人员或检验程序发生改变时，均表明重复性条件发生了改变，这些改变可能会影响到检验系统的精密度或准确度，并在质控图

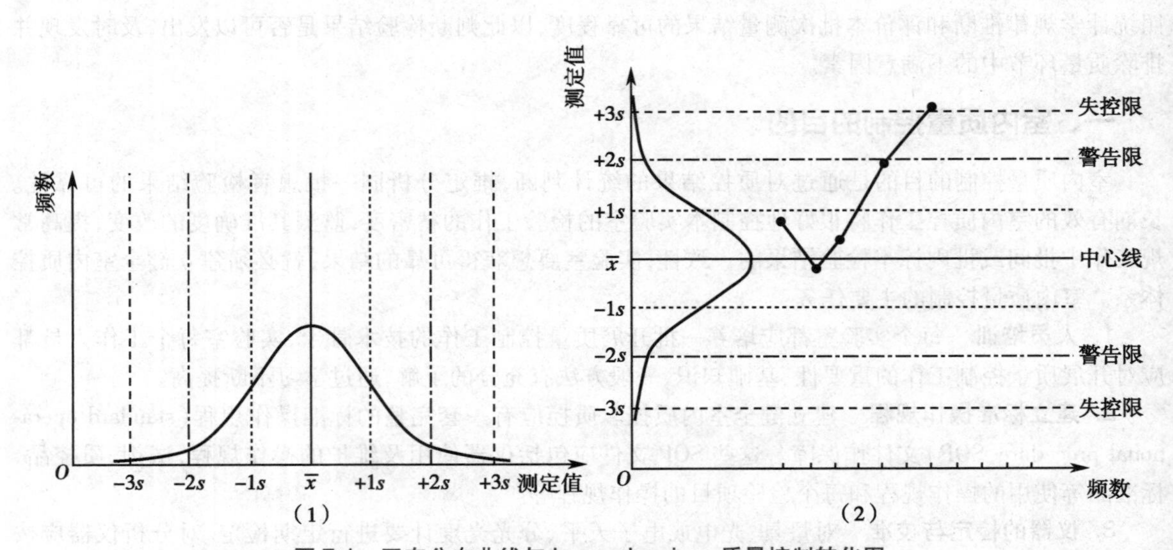

图 7-1 正态分布曲线与 Levey-Jennings 质量控制转化图

将（1）正态分布曲线向右旋转 90°后转化成（2）Levey-Jennings 质量控制转化图。

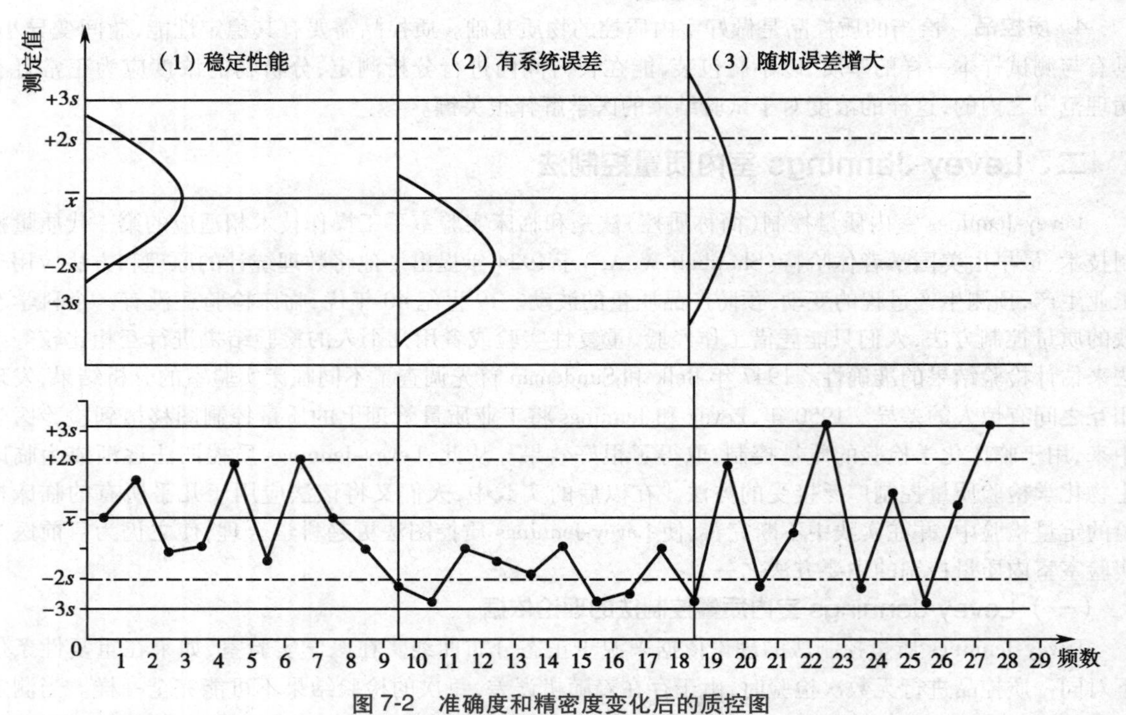

图 7-2 准确度和精密度变化后的质控图

（1）稳定性能，随机误差正常，测定值在质控图中正常随机分布；（2）有系统误差时，测定值曲线偏移均值；质控图中测定值偏于一侧频频接近或超出控制限；（3）随机误差增大，曲线变宽，标准差变大；质控图中各测定值频频接近或超出控制限。

中表现出来。检验人员应能够及时发现这些异常变化，正确分析这些误差产生的原因，找出解决问题的办法，保证检验结果的准确可靠。必要时应重新制备质量控制图。

（二）Levey-Jennings 质量控制图的制作流程

Levey-Jennings 质量控制图制作流程一般要经过质控前准备、暂定均值和质控限、累积均值和质控限、常规均值和质控限的建立 4 个程序，见图 7-3。

1. 质控前准备

（1）仪器准备：对检验仪器进行维护保养、校准，使其处于最佳工作状态。

（2）试剂、校准品的选择及选购：选择质量可靠、批间变异小、稳定性好的试剂和校准品，如果检验系统是自动化分析系统，最好选择仪器生产厂商建议的试剂和校准品，一旦选定，除非特殊情况，一

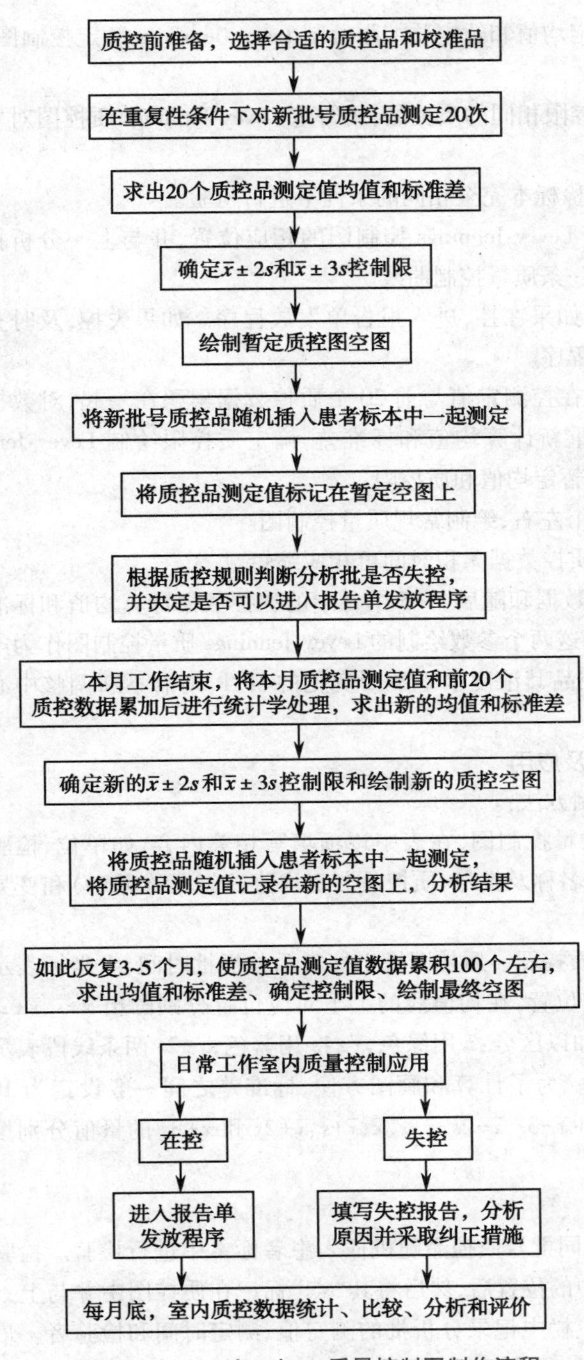

图 7-3　Levey-Jennings 质量控制图制作流程

般不要轻易更换。

(3) 质控品的选择和选购：在选择质控品时，应充分考虑其性能指标。如包装要适宜，瓶间变异要小，稳定性要好，一次购买数量尽可能满足较长时间使用的需要，质控品与待测标本最好有同样的基质，以减少基质效应。现建议采用第三方的质控品。

常用的生化质控品多为人源性或动物源性的血清或血清模拟物，可分为定值和不定值两种。定值质控品标有各项目测定结果的预期范围，价格较贵，实验室在使用定值质控品时，不能将标示的预期范围误认为是控制的允许范围。在具体使用过程中，不论是定值质控品还是非定值质控品，都必须在本实验室的检验系统和实际条件下重新经过累积确定均值和标准差，并在日常的质量控制工作中加以应用，预期的浓度水平的标定值仅可作为参考。

质控品分析范围包括正常浓度和病理浓度，一般要求有两个或多个浓度水平。在日常工作中，建议采用两个不同浓度水平的质控品（QC_1、QC_2），浓度一高一低，形成一个控制范围，其中一个质控品的浓度在参考区间内，另一个质控品的浓度最好在医学决定水平处。

(4) 质控品的使用：质控品一般有液体和冻干粉两种类型。如果为液体，将质控品放室温一定时间后即可使用。如果为粉剂，应先将其溶解后再使用。溶解过程：

将质控品从冰箱取出使其完全恢复至室温。小心取下瓶盖，使瓶盖朝上（当心瓶盖上黏附的冰冻粉末掉落）。根据说明书要求，用容量吸管准确吸取蒸馏水或去离子水加入质控瓶中，小心盖上瓶盖后，置室温约 15min，再倒置放 15min，然后温和转动瓶子（避免产生气泡），使瓶内冻干物完全溶解。取样前，再次颠倒瓶子数次，确保均一。

质控品与患者标本应在相同的条件下进行测定，并在每一个分析批长度内至少对质控品作一次检验，以评价该批次的性能。应确定每批内质控品放置的位置，其原则是报告一批患者检验结果前，应对质控结果作出评价，质控品的位置须考虑分析方法的类型，可产生误差的类型。如在实验室规定的批长度内，进行非连续样品检验，则质控品最好放在标本检验结束前，可检出偏倚。如将质控品平均分配于整个批内，可监测漂移。若随机插入患者样本中，可检出随机误差。在任何情况下，都应在报告患者检验结果前评价质量控制结果。质控品应严格按照说明书规定的方法保存，避免反复冻融，不得使用超过保质期的质控品。

2. 暂定均值和质控限　当原批号质控品的剩余量还可用 1 个月时，为了避免室内质控中断，应尽快绘制新批号质控品的质控图。绘制方法：每天开启一瓶质控品，将其随机插入患者标本中一起测定，最少测定 20d，然后将这些质控品测定数据进行离群值检验，剔除超过 $\bar{x}\pm3s$ 数据，计算均值和标准

差。以 $\bar{x}\pm2s$ 为警告限，以 $\bar{x}\pm3s$ 为失控限作为暂定均值和暂定质控限绘制 Levey-Jennings 暂定控制图，作为该项目下月室内质量控制的暂定质控图。

3. 累积均值和质控限 取与暂定均值和质控限相同的质控品，用暂定 Levey-Jennings 质控图对本月内所有分析批进行质量控制。基本方法：

（1）将质控品随机插入待检标本中，在与被检标本完全相同的条件下进行检验。

（2）检验完毕，将质控品测定值标记在暂定 Levey-Jennings 控制图的相应位置，并与上一分析批同浓度质控品的测定值用短线相连接，最后形成一条质量控制曲线。

（3）根据质控规则判断该分析批是否在控，如果在控，进入报告单发放程序。如果失控，及时查找原因，采取有效的纠正措施后进入报告单发放程序。

（4）本月结束，将本月同一批号质控品所有在控测定值与前 20 个质控数据累积在一起，对数据进行离群值检验（剔除超过 $\bar{x}\pm3s$ 后的数据）后，重新计算均值和标准差，确定质控限绘制 Levey-Jennings 累加暂定质控图，作为第三个月室内质控的暂定均值和质控限。

（5）重复以上步骤，使质控品测定值达 100 个左右，绘制常规质量控制图。

如果实验室标本量较大每天分析批较多时，质控数据累积时间可相应缩短。

4. 常规均值和质控限的建立 以最初 20 个数据和随后 3~5 个月中的在控数据计算均值和标准差，作为质控品有效期内的常规均值和标准差，由这两个参数绘制的 Levey-Jennings 质量控制图作为本项目的常规质量控制图。个别在有效期内的质控品其浓度水平不断变化的项目，则需不断调整中心线（均值）。

（三）Levey-Jennings 质量控制图的绘制及应用

1. Levey-Jennings 质量控制图的绘制 绘制方法：

（1）填写表格：取一张空白 Levey-Jennings 质量控制图，在表中逐项填写相关内容，如单位、检验项目名称、起止时间、仪器型号、分析方法、质控品名称及批号、质控品测定均值（$\bar{x}$）、标准差（s）和变异系数（$CV\%$）等。

（2）绘制质控图：根据收集的质控数据绘制质控图。质控图横坐标表示分析批时间，纵坐标表示质控品测定值，纵坐标的中心线表示均值（$\bar{x}$）所在位置，在均值线的上下对应位置分别画出 $\bar{x}\pm s$、$\bar{x}\pm2s$ 和 $\bar{x}\pm3s$ 线段，为了使用方便，常用颜色对控制限加以区分：$\bar{x}$ 用绿色，$\bar{x}\pm1s$ 用蓝色，$\bar{x}\pm2s$ 两条线段表示警告限用黄色，$\bar{x}\pm3s$ 两条线段表示失控限用红色。为了计算和画图方便，标准差之间一般设定为 10 个小方格，每一小方格代表 1/10 标准差。最后，将 $\bar{x}-3s$、$\bar{x}-2s$、$\bar{x}-s$、$\bar{x}$、$\bar{x}+s$、$\bar{x}+2s$ 和 $\bar{x}+3s$ 的量值分别填写在纵坐标各线段的相应位置。

2. Levey-Jennings 质量控制图的应用

（1）标记质控品测定值：日常检验工作中，将同批号质控品随机插入患者标本中进行检验。检验完毕，用下面公式计算出质控品测定值在质控图中的位置后，然后将其"点"标记在质控图中并与上一分析批的测定值的点连线，然后在质控图下方相应栏中记录分析批的测定值、测定时间和检验者。最后根据质控规则对质控数据是否在控进行分析。结果为正号表示所标示的"点"在均数线的上方，反之在下方（图 7-4）。

$$\text{质控品测定值在质控图中的位置}=\frac{\text{测定值}-\text{均值}}{\text{标准差}}\times10$$

（2）Levey-Jennings 质控图的分析：单纯随机误差是一种典型的正态分布，符合正态分布曲线规律，当质控品测定值违背正态分布规律时，检验者应考虑是否存在着非随机误差。由于各种误差在 Levey-Jennings 质控图上有各自的特点和规律，检验者通过对质控图形分析，可以及时发现这些误差并鉴别误差类型，然后分析误差产生的原因和采取正确的纠正措施，使误差得到及时纠正。

1）概率分析：根据统计学分析，正常情况下，应有 68%左右的质控品测定值落在 $\bar{x}\pm s$ 范围之内，27%左右的质控品测定值在 $\bar{x}\pm s$ 和 $\bar{x}\pm2s$ 之间，$\bar{x}\pm3s$ 以外的测定值几乎为零。均值两侧的测定值应各占 50%且呈随机排列，越接近均值测定值越密集，越远离均值测定值越稀疏，如果中心线一侧的测定

值比另一侧明显偏多，应考虑均值可能发生了偏移。①测定值频频接近质控限，见图 7-5，这种情况表明标准差变大。如果连续 3 个测定值中至少有 2 个接近控制限；连续 7 个测定值至少有 3 个接近控制限；连续 10 个测定值至少有 4 个接近控制限时，应判定为异常。②测定值呈链状排列：连续 11 个测定值中至少有 10 个在均值一侧；连续 14 个中至少有 12 个在均值一侧；连续 17 个中至少有 14 个在中心一侧时，应判定为异常，见图 7-6。

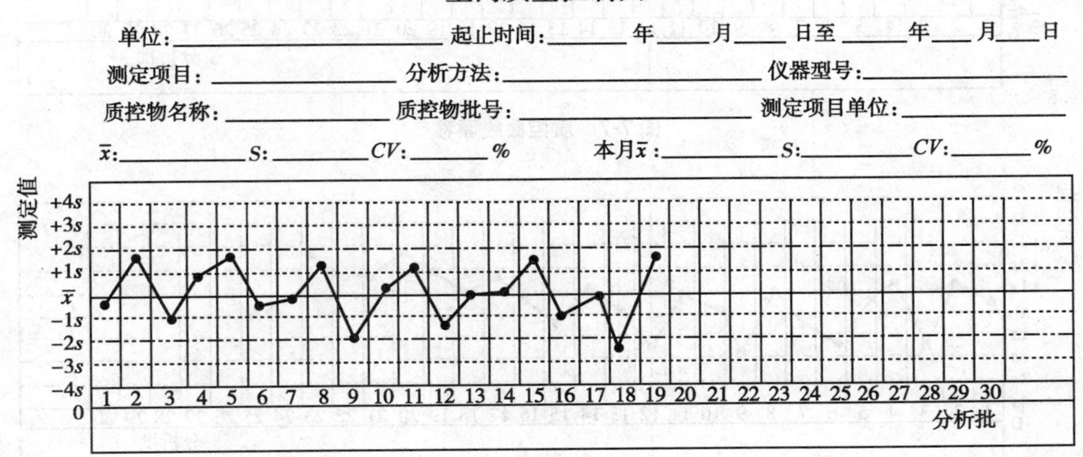

图 7-4　Levey-Jennings 质控图

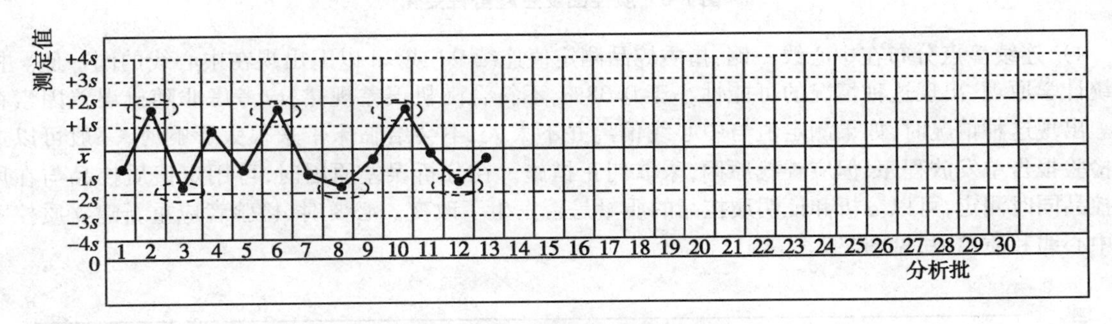

图 7-5　测定值频频接近控制限

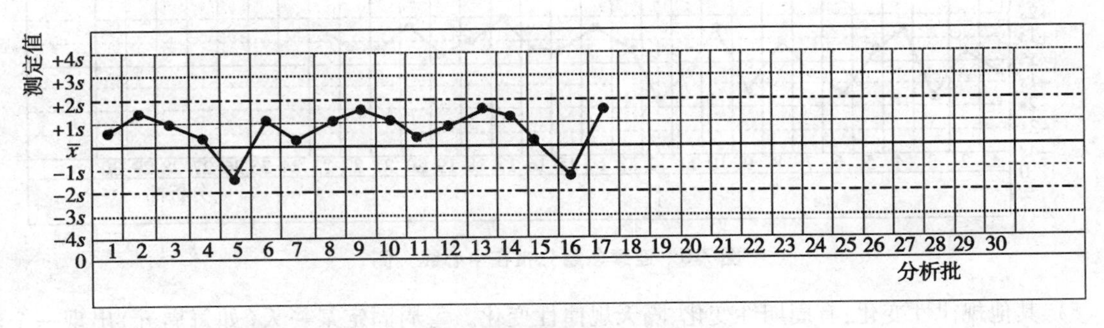

图 7-6　测定值呈链状排列

2）曲线漂移：漂移是指准确度发生了一次性的向上或向下的改变，提示存在系统误差。这种变化往往是由于一个突然出现的原因引起的。如更换校准品的生产厂家及批号、更换新批号试剂、更换操作人员等。在查找误差原因时，应重点分析突然出现误差的那个分析批，回顾在那个分析批的前后发生了哪些变动的因素，见图 7-7。

3）趋势性变化：质控图有逐渐向上或逐渐向下的发展的趋势，表明检验的准确度发生了渐进性的变化。这往往是由于一个逐渐改变着的因素造成的，如试剂的蒸发和吸水、析出沉淀、仪器波长逐渐偏移、光源逐渐老化、质控品逐渐变质等。发生趋势性变化时，即使更换校准品和更换操作者后，这种趋势性变化也不会得到纠正，见图 7-8。

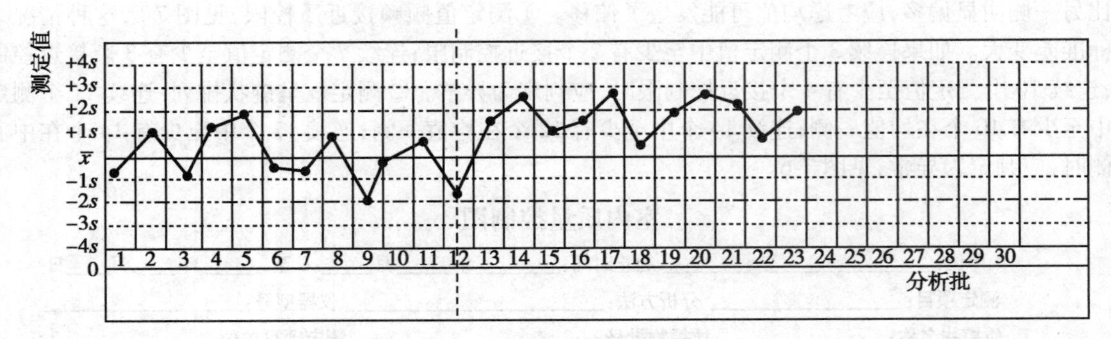

图 7-7　质控曲线漂移

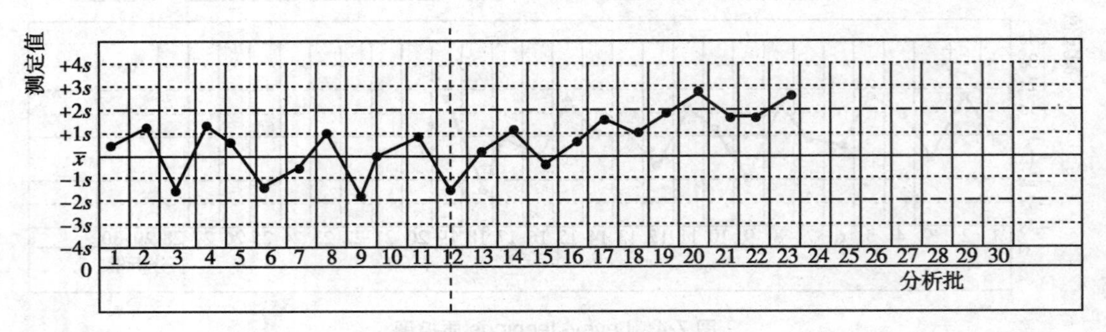

图 7-8　质控图发生趋势性变化

4）连续多点分布在中心线一侧：指质控品测定值连续 9d 或 9d 以上出现在中心线的同一侧。根据统计学原理，出现这种情况的可能性小于 0.38%，不符合随机误差规律，应考虑非随机误差因素存在。出现这种情况时，如果测定值与中心线偏离并不太大，不会给临床带来很大影响时，一般可以进入检验报告单发放程序，但应查找原因，采取纠正措施。在分析误差原因时，可用定值质控品与在用质控品同时测定，可以分析和证明质控品的质量是否发生了改变。必要时，检验者应重新建立质控图的中心线和质控限，见图 7-9。

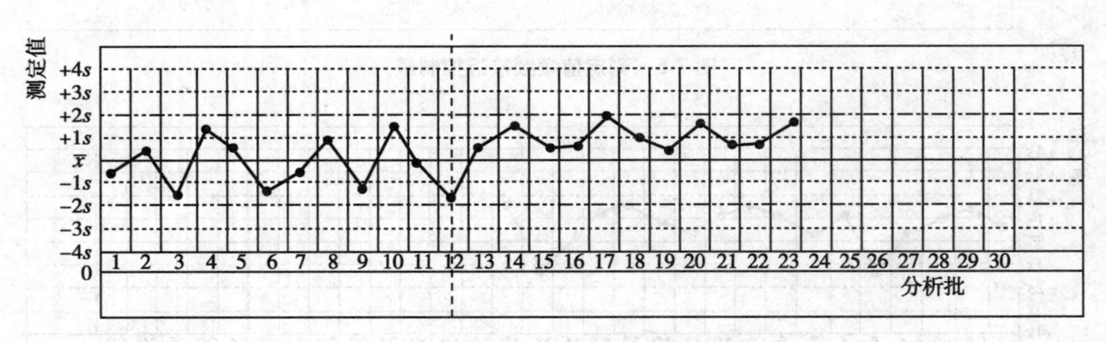

图 7-9　连续多点分布在中心线一侧

5）其他规律性变化：有周期性变化、隔天规律性变化。每周固定某一天（如每周五）出现一个较高值，规律性变化十分明显，见图 7-10。如经过分析，发现每周五是该区的停电日，医院自己发电维持工作，电压较低，由此提示该项目的检验结果与电压有较密切关系。

隔天规律性变化：质控图有规律地隔天变化。分析其原因是负责该项目操作的两个工作人员轮流检验，每天换班造成的，这也表现出两名工作人员的操作存在着明显差异，见图 7-11。

各种规律性变化都有各自的原因，检验人员应及时发现这种规律性变化并找出其中的原因，采取相应纠正措施。

三、Westgard 多规则质量控制法

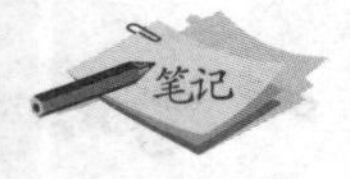

Westgard 等人在 Levey-Jennings 质量控制法的基础上，创建了 Westgard 多规则质量控制法，该法和

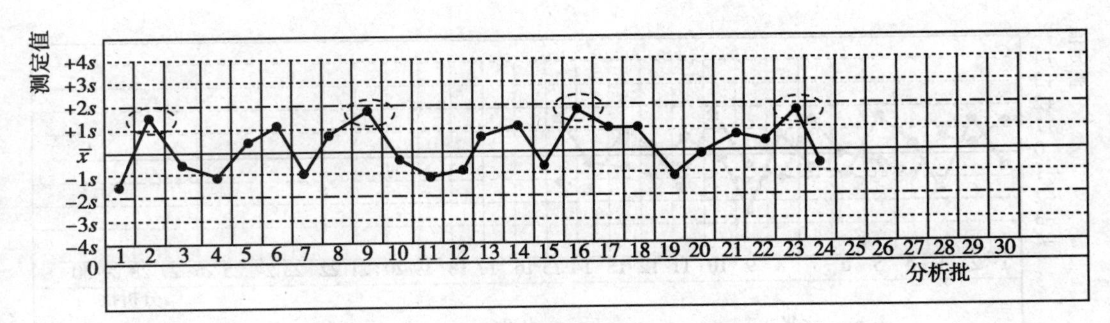

图 7-10　每周周期性变化

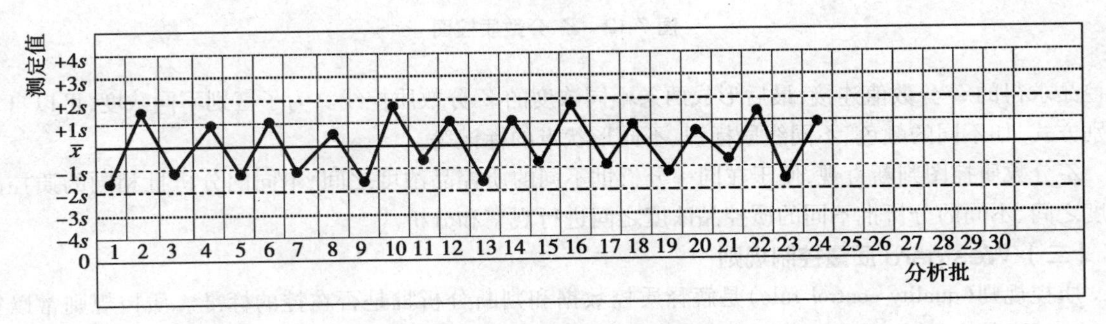

图 7-11　隔天规律性变化质控图

Levey-Jennings 质控图的制作非常相似，只是用于判断的质控规则有所不同。该法采用两个或两个以上不同浓度的质控品和多个质控规则对分析批进行质量控制，在很大程度上提高了误差检出的灵敏度和特异性，是目前自动分析技术的主要质量控制方法，又称为第二代室内质量控制法。

（一）Westgard 多规则质量控制方法

Westgard 质量控制法临时质控图和常规质控图的建立与 Levey-Jennings 质量控制法基本相同，同样要经过质控前准备、暂定均值和控制限、累积均值和质控限、常规均值和质控限的建立四个阶段。其质控图仍可选用 Levey-Jennings 质控图，也可选用 *Z*-分数质控图：

1. Levey-Jennings 质控图　制作过程与 Levey-Jennings 质量控制法完全相同。由于每张质控图只能表示一个浓度水平，当一个检验项目采用两个浓度水平或多个浓度水平的质控品进行质量控制时，由于不同浓度水平的质控品的中心线（均值）和标准差不同，需要绘制两张或多张 Levey-Jennings 质控图。检验者在分析质控结果时，要在两张或多张质控图中进行观察、分析和判断。由于 Westgard 质控法采用多种质控规则，判断时比 Levey-Jennings 质控法复杂得多，因此在实际工作中很不方便，且容易造成误判。*Z*-分数质控图可弥补这一缺陷。

2. *Z*-分数质控图

（1）*Z*-分数：是指质控品测定值与本系列质控品测定值平均数之差，再除以本系列质控品的标准差，结果用正负号表示，如果质控品的测定值大于均值，求得的 *Z*-分数为正数，反之为负数。因此，*Z*-分数的符号实质上是表示质控品测定值偏离均值的方向，*Z*-分数值表示偏离均值的大小。因此，*Z*-分数是一个相对数，表示某批质控品测定结果（x_i）与平均数（$\bar{x}$）之差是标准差（s）的多少倍。

$$Z\text{-分数}=\frac{x_i-\bar{x}}{s}$$

（2）*Z*-分数控制图：*Z*-分数质控图横坐标为分析批，以 *Z*-分数为纵坐标绘制的质控图。纵坐标刻度一般为 0，±1、±2、±3，0 表示均值所处位置，如质控品测定结果等于平均数，此时的 *Z*-分数为 0。-1、+1、-2、+2、-3、+3，这 6 个点分别表示相应的 *Z*-分数值，然后从每个点分别引出一条直线，七个点共引出七条平行线段，分别表示 *Z*-分数控制限，±2 和±3 线段可用不同颜色或不同线段类型（如实线或虚线）加以区别。见图 7-12。

（3）*Z*-分数质控图的应用：检验系统运行完毕，将质控品测定值根据以上公式分别计算出 *Z*-分数值，然后将其标记在 *Z*-分数图的相应位置，用规定的线段将本次的 *Z*-分数值与上一个分析批同一浓度

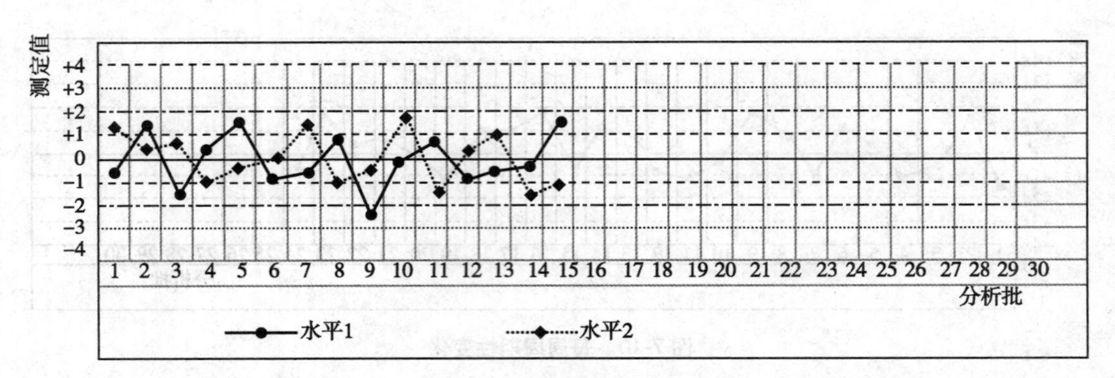

图 7-12　Z- 分数质控图

质控品求得的 Z-分数值连接，最后形成两条不同浓度的 Z-分数质控线。为了区别不同浓度，可以自定区别方式，如不同的颜色、不同线段标识、不同形状点的标记等。

Z-分数质控图判断直观，便于在同一分析批不同的质控品浓度之间、不同的分析批相同的质控品浓度之间、不同的分析批不同的质控品浓度之间进行观察和分析。

（二）Westgard 质量控制规则

质控规则（quality control rule）是解释质控数据和判断分析批是否在控的标准。质控规则常以符号 A_L 表示，其中 A 表示测定质控品的数量或超过控制限（L）的质控测定值的个数。如 1_{2s}（$A=1,L=2s$）表示的含义是有 1 个质控测定结果超过 $2s$。控制方法的核心是由检出随机误差和系统误差的控制规则组成。

不同的质控方法有不同的质控规则，Westgard 的质控规则有很多种，其中常用的六个质控规则为 1_{2s}、1_{3s}、2_{2s}、R_{4s}、4_{1s}、$10_{\bar{x}}$，其中 1_{2s} 为警告规则，其他为失控规则。1_{3s}、R_{4s} 对随机误差敏感，2_{2s}、4_{1s}、$10_{\bar{x}}$ 对系统误差敏感。由于选择的这些规则其单个的假失控概率都很低（0.01 或更小），而且其联合规则的假失控概率也很低。这些规则的组合对随机误差和系统误差均敏感，这样可提高误差检出概率。

1. **1_{2s} 规则**　为警告规则，指同一分析批中高、低两个浓度质控品测定值中任意一个测定值超过 $\bar{x}-2s$ 或 $\bar{x}+2s$（不包括正好在 $\bar{x}\pm2s$ 和 $\bar{x}\pm3s$ 限上的值）的值。该分析批究竟是在控还是失控分别用后面的五个质控规则来判定，见图 7-13。

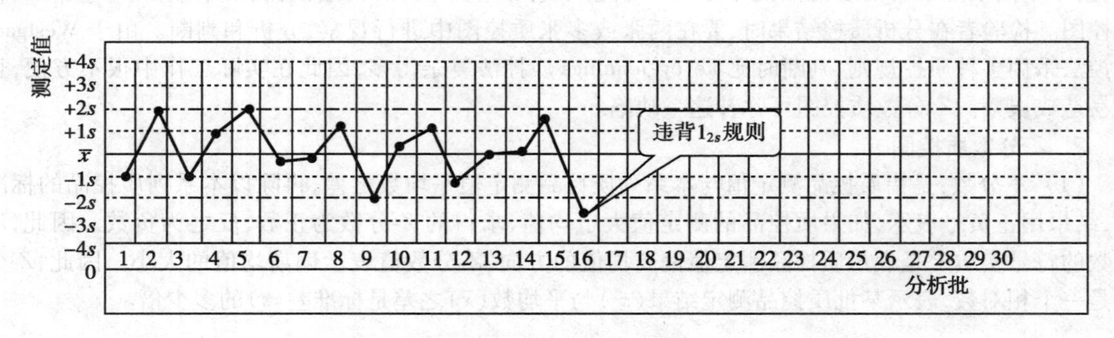

图 7-13　违背 1_{2s} 质控规则

2. **1_{3s} 规则**　为失控规则，指任一浓度质控品测定值超出 $\bar{x}-3s$ 或 $\bar{x}+3s$，主要对随机误差敏感，见图 7-14。

3. **2_{2s} 规则**　为失控规则，指同一浓度质控品测定值连续两个分析批超出 $\bar{x}+2s$ 或 $\bar{x}-2s$（同方向）限值，见图 7-15；或者同一分析批中两个浓度质控品测定值都超出 $\bar{x}+2s$ 或 $\bar{x}-2s$（同方向）限值，对系统误差敏感，见图 7-16。

4. **R_{4s} 规则**　为失控规则，指同一分析批中两个浓度质控品测定值，其中一个值超出 $\bar{x}+2s$ 控制限，另一个值超出了 $\bar{x}-2s$ 控制限，判断为“失控”，对随机误差敏感，见图 7-17。

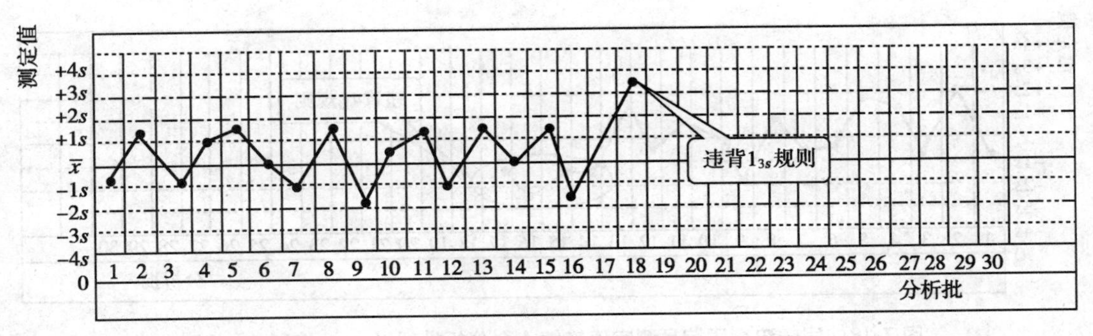

图 7-14　违背 1_{3s} 质控规则

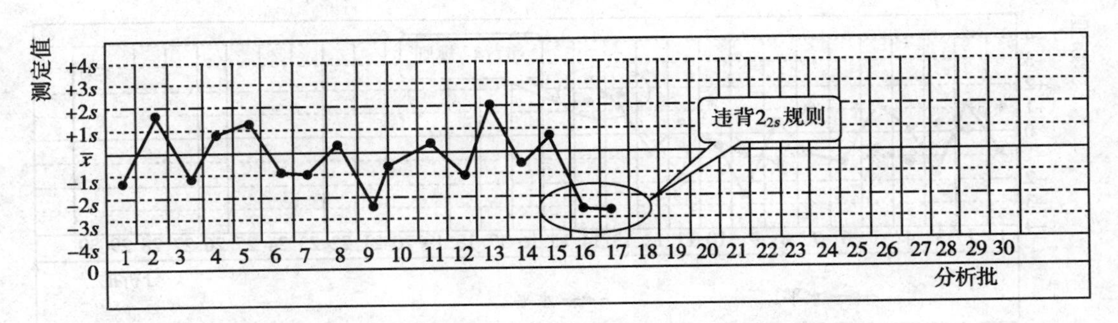

图 7-15　同一浓度质控品测定值连续两个分析批超出 $\bar{x}-2s$，违背 2_{2s} 规则

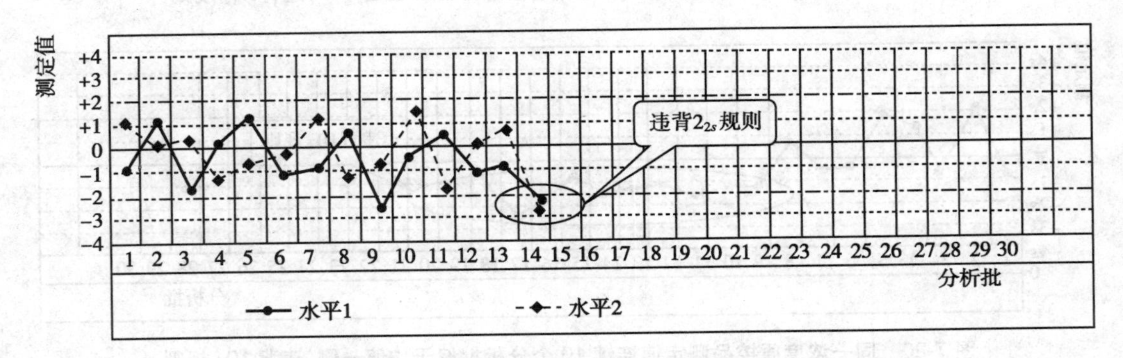

图 7-16　同一分析批高低两个浓度质控品测定值同方向超出 $\bar{x}+2s$，违背 2_{2s} 规则

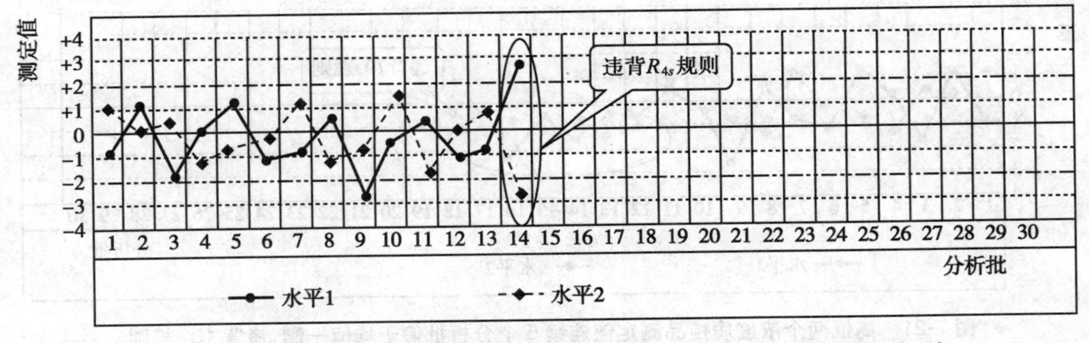

图 7-17　同一分析批高低两个浓度质控品测定值之差大于 4s，违背 R_{4s} 规则

5. 4_{1s} 规则　指连续 4 个质控品测定值超出 $\bar{x}+s$ 或 $\bar{x}-s$，为“失控”。其中有两种情况：一种是同一浓度质控品测定值连续四个分析批超出 $\bar{x}+s$ 或 $\bar{x}-s$ 见图 7-18；另一种是高低两个浓度质控品测定值连续两个分析批同方向超出 $\bar{x}+s$ 或 $\bar{x}-s$，对系统误差敏感，见图 7-19。

6. $10_{\bar{x}}$ 规则　指 10 个连续的质控品测定值均落在均值的一侧，为“失控”。其中有两种情况：一种是同一浓度质控品测定值连续 10 个分析批偏于均值一侧，见图 7-20；另一种是高低两个浓度质控品连续 5 个分析批的测定值在均值的一侧，见图 7-21。该规则对系统误差敏感。

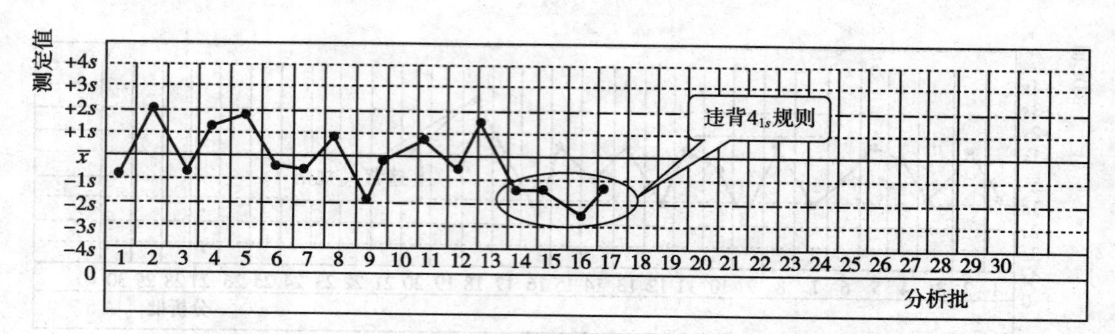

图 7-18　同一浓度质控品测定值连续 4 个分析批超出 $\bar{x}+s$，违背 4_{1s} 规则

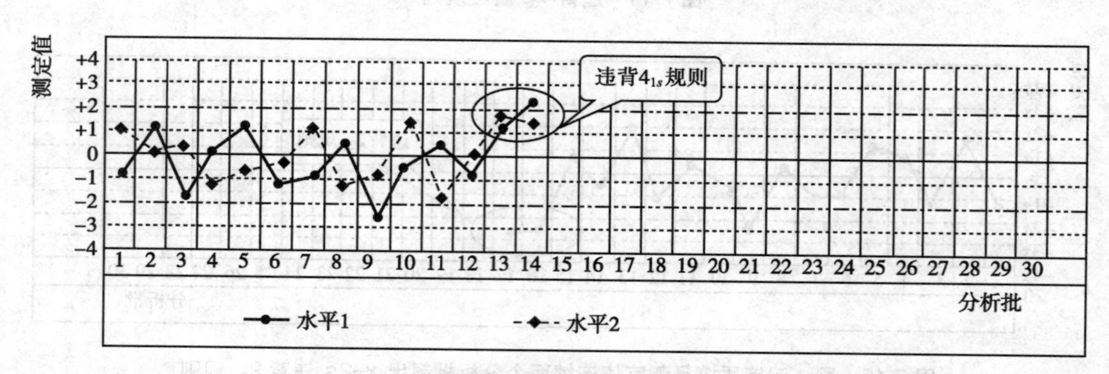

图 7-19　高低两个浓度质控品测定值连续两个分析批超出 $\bar{x}-s$，违背 4_{1s} 规则

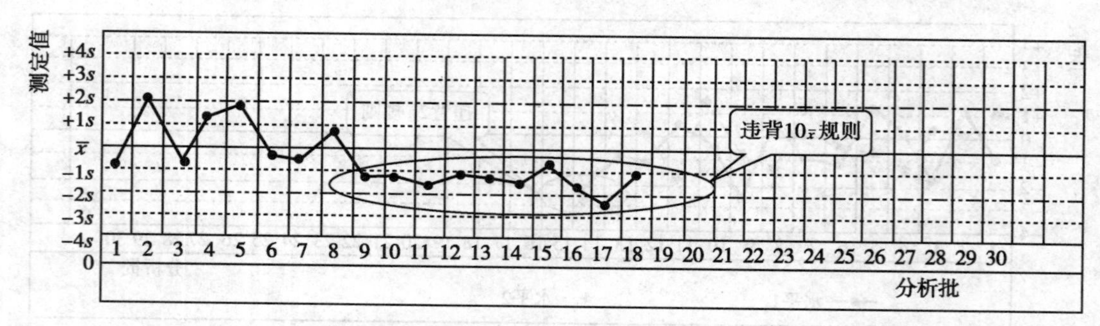

图 7-20　同一浓度质控品测定值连续 10 个分析批偏于均值一侧，违背 $10_{\bar{x}}$ 规则

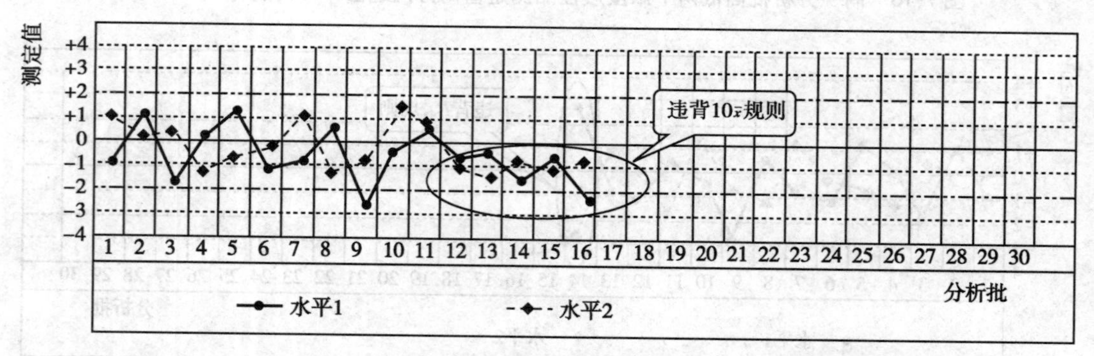

图 7-21　高低两个浓度质控品测定值连续 5 个分析批偏于均值一侧，违背 $10_{\bar{x}}$ 规则

（三）Westgard 多规则质量控制法判断方法

1. Westgard 多规则分析判断步骤　质控数据标记好后，根据图 7-22，应用 Westgard 多规则的逻辑图对分析批是否在控进行分析。

1_{2s} 规则作为警告规则，是启动其他质控规则来检查控制数据的基础。如果该分析批中高低两个浓度质控品测定值均没有超过 $\bar{x}+2s$ 或 $\bar{x}-2s$ 控制限，则判断该分析批在控，可以进入报告单发放程序。两个质控品测定值，如果其中一个在 $\bar{x}+2s$ 或 $\bar{x}-2s$ 控制限之外，应依次启动 1_{3s}、2_{2s}、R_{4s}、4_{1s}、$10_{\bar{x}}$ 规则进

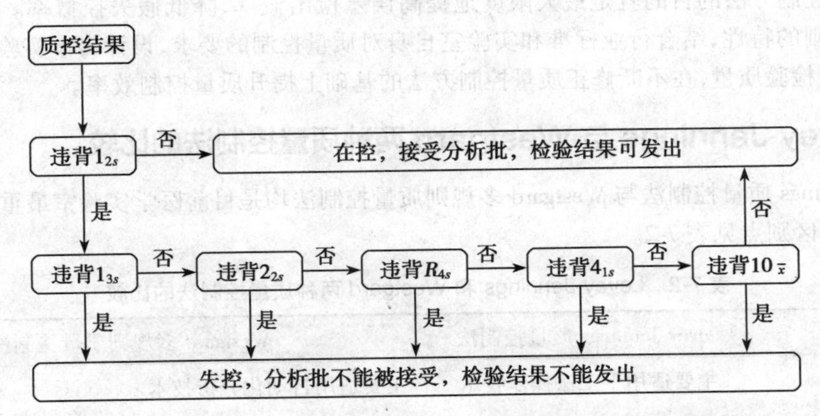

图 7-22　应用1_{2s}、1_{3s}、2_{2s}、R_{4s}、4_{1s}、$10_{\bar{x}}$系列质控规则的逻辑图

一步判断质控数据是否在控；如果均没有违背这些规则，则判断该批次分析在控。如果违背1_{3s}、2_{2s}、R_{4s}、4_{1s}、$10_{\bar{x}}$中的任一规则，则判断该批次分析失控，患者结果不可发出，并根据违背规则的情况初步推断误差的类型（随机误差或偶然误差）。

2. 修改后的多规则方法　为了改善 Westgard 多规则在实际工作中的可操作性和实用性，目前大部分实验室将4_{1s}、$10_{\bar{x}}$规则修改为警告规则，用于启动预防性维护过程。修改后的多规则质控方法见图 7-23。

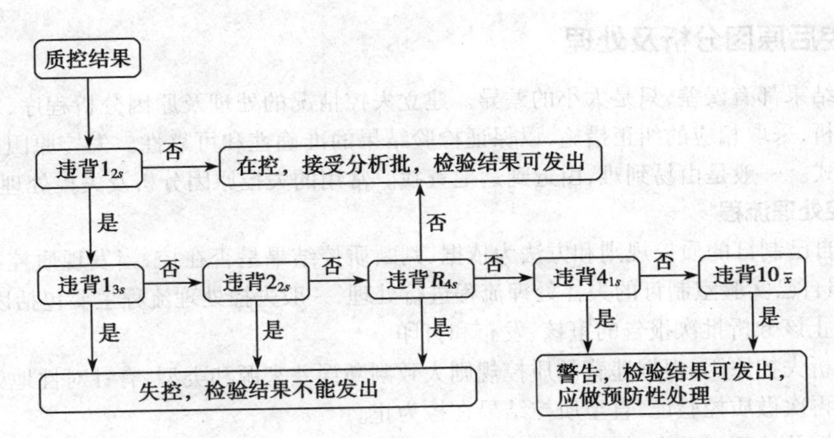

图 7-23　修改的1_{2s}、1_{3s}、2_{2s}、R_{4s}、4_{1s}、$10_{\bar{x}}$多规则方法

分析时应特别注意在不同分析批之间、不同质控品浓度之间、同一分析批不同浓度之间、不同分析批不同浓度之间进行比较，总结分析判断其规律性，避免遗漏其中的任何一个分析因素。失控后应及时查找原因，采取正确的纠正措施后才可进入报告单发放程序。

3. 与质控规则相关的质控方法性能评价　理想情况下，我们期望所选用的质控规则及组合既能完全正确地识别“真失控”，又不误报“假失控”。但实际上任何质控规则及组合都存在不同程度的“假失控”或“假在控”。

（1）误差检出概率（probability for error detection，PED）：指在常规分析中分析误差发生时，质控规则及组合能有效发现或检出的概率，相当于临床诊断试验的灵敏度。理想的质控方法 PED 应为 1.000，即可以 100%检出有误差的分析批次，在临床检验质控的实际工作中，一般认为 PED 在 90%～99%是可以接受的。

（2）假失控概率（probability for false rejection，PFR）：当分析过程正确进行时，除了方法的固有误差外，在没有其他误差加入的情况下，如果质量控制规则判断为失控，称为“假失控”。假失控出现的可能性称为假失控概率，这相当于临床诊断试验的特异性。理想的质控方法 PFR 应为 0，即所选质控规则对无误差分析批次均判定为在控。在临床检验质控实际工作中，PFR 小于 5%是可以接受的。

研究质量控制方法的目的就是最大限度地提高误差检出概率，降低假失控概率。应充分了解和熟悉各失控规则的特性，结合行业标准和实验室自身对质量控制的要求，设计出本实验室的质量控制方法，持续提高检验质量，在不断修正质量控制方法的基础上提升质量控制效率。

四、Levey-Jennings 与 Westgard 两种质量控制法的比较

Levey-Jennings 质量控制法与 Westgard 多规则质量控制法均是目前医学实验室最重要的质量控制法，二者的主要区别点见表 7-2。

表 7-2　Levey-Jennings 和 Westgard 两种质量控制法的比较

区别点	Levey-Jennings 质量控制法	Westgard 多规则质量控制法
适用对象	主要适用手工法操作技术	主要适用自动化分析技术
质控品浓度	单一浓度或两个浓度	两个浓度或多个浓度
质控规则	1_{2s} 为警告，1_{3s} 为失控	1_{2s}、1_{3s}、2_{2s}、R_{4s}、4_{1s}、$10_{\bar{x}}$，其中 2_{2s} 为警告
对误差类型的判断	1_{3s} 对随机误差敏感	1_{3s}、R_{4s} 对随机误差敏感；2_{2s}、4_{1s}、$10_{\bar{x}}$ 对系统误差敏感
误差检出率	低	高
质控图	Levey-Jennings 质控图	Levey-Jennings 质控图或 Z-分数质控图
真在控概率	低	高

五、失控后原因分析及处理

任何检验结果都有误差，只是大小的差异。建立失控情况的处理及原因分析程序，对检验的全过程进行回顾分析，采取相应的纠正措施，以保证检验结果的准确性和可靠性。失控原因的查找过程并无一个固定模式。一般是由易到难，由近到远地查找。常用的失控原因分析及失控处理方法：

（一）失控处理流程

实验室以自己制订的质控规则和方法为依据，判断质控结果是否在控，当发现质控结果违背失控规则时，应按照自己实验室制订的失控处理流程进行处理，一般失控处理流程主要包括以下内容：

1. 立即停止该分析批次报告的审核、发布和打印。
2. 查找分析失控原因，根据违背的质控规则大致判断误差来源和类型，有针对性地处理。
3. 处理后再次做质控验证，直至质控结果在控为止。
4. 填写失控及处理记录表，报质量主管或专业组负责人审核。
5. 审核者查验处理流程和结果，对处理方式和最终结果进行确认并签字。
6. 由审核者决定是否发出与失控同批次的患者报告。
7. 由审核者决定是否收回失控发现前已发出的患者检验报告，以及是否根据随机原则挑选出一定比例的失控前患者标本进行重新测定和验证，并根据既定标准判断失控前测定结果是否可接受，对失控作出恰当的判断。

（二）失控原因分析

失控信号的出现受多种因素的影响，这些因素包括操作上的失误，试剂、校准品、质控品的失效，仪器维护不良，采用的质控规则、控制限范围，以及一次测定的质控标本数不当等。失控信号一旦出现就意味着与测定质控品相关的那批患者标本报告可能作废。此时要尽快查明导致失控的原因，失控原因分析过程包括

1. 观察质控图上质控数据点的分布特征　分析质控数据点的分布和变化特点，判断所违背的质控规则，大致确定误差的类型，区分是随机误差还是系统误差。分析时应注意不同的质控规则对不同的误差类型的敏感性不同，如违背 1_{3s} 或 R_{4s} 通常指示有随机误差；违背 2_{2s}、4_{1s} 或 $10_{\bar{x}}$ 通常指示有系统误差。一般地说，质控曲线的突然变化或出现较大幅度的波动应多考虑随机误差，而趋势性和渐进性改变应多考虑系统误差。

2. 建立常见失控原因与误差类型的联系　由于随机误差和系统误差往往由不同的原因引起，因此在确定误差类型后就较易分析出误差的来源。引起系统误差的常见原因：校准品批号更换、校准品配制错误、使用新的校准物未及时更改校准值、试剂变质、更换试剂批号后未进行校准、光路系统老化、仪器温控系统失灵等。引起随机误差的常见原因：试剂瓶或试剂通道中混入气泡、试剂误加、电压不稳，以及在吸量、定时等方面操作的样本间差异等。

3. 分析系统的改变与失控之间的关系　在确定误差类型之后，应仔细分析失控前整个检验系统的某些改变是否是引起失控的原因，如变更试剂、质控品或校准品员的变动等。对于生化分析仪等大型自动分析仪器：还应关注在失控之前有无改变分析系统的完整性，如果失控前有更换部分硬件、修改反应参数等情况发生，应首先仔细确认其更改的正确性。如是个别项目失控，则可以基本确认分析仪工作正常。如果是多个项目失控，应寻找失控项目之间的共同因素，如ALT、AST，以及己糖激酶法测定葡萄糖等项目同时失控，它们的共同特点是都以340nm为测定波长，此时应首先核实灯泡在340nm处的光能量是否明显下降，或者该波长的滤光片损坏。找不出明显共同原因而失控项目又特别多的，甚至出现全部项目失控的，很可能是分析仪器故障。此外，如果质控图上近期的质控点呈现趋势性改变，则应考虑质控品或试剂的缓慢变质，或者光路老化等因素。

4. 对检验全过程进行回顾分析　特别是对于手工操作介入较多项目，按照检验过程的先后顺序由近到远，反复回顾和仔细排查整个检验过程中有无特殊情况发生。如有无检验过程电压、温度的波动及周围环境的意外干扰、有无更换操作人员、有无定时定量方面的错误、有无计算方面的失误，排除人为因素后，分析是否存在校准品、试剂、比色计等方面的原因。

5. 样本的选择性复查　为验证上述的初步分析是否正确，应对失控批部分患者标本（如挑选出5%或10%的患者标本）进行选择性复查，复查时最好选择结果异常的、已知病情的或近期曾做过该项检查的标本并随机性抽查几个患者标本。最后根据既定标准判断先前测定结果是否可接受，对失控作出恰当的判断。对判断为真失控的情况，应在重做质控结果在控以后，对相应的失控分析批的所有患者标本进行重新测定。如失控信号被判断为假失控时，常规测定报告可以按原测定结果发出，不必重做。

（三）失控处理措施与意义

在分析出失控原因的基础上，有针对性地采取一些处理措施，并在处理后再次测定质控品加以验证。常见的处理措施和主要意义：

1. 立即重测同一质控品　主要用以查明人为误差或偶然误差。如是偶然误差，则重测的结果应在允许范围内（在控）。如果重测的结果仍不在允许范围，则可进行下一步操作。

2. 新开一瓶质控品，重测失控项目　如果新开的质控品结果在控，那么原来那瓶质控品可能过期或在室温放置时间过长而变质，或者被污染。如果结果仍不在允许范围，则进行下一步。

3. 更换试剂，重测失控项目　如果是试剂变质或超过开瓶稳定期，更换试剂重做试剂空白后，重新测定质控品应该在控。如果结果仍不在允许范围，则进行下一步。

4. 进行仪器维护，重测失控项目　检查仪器状态，查明光源是否需要更换，比色杯是否需要清洗或更换，是否按规定执行周期性维护保养，对仪器进行清洗等维护保养后重测质控品应在控。如果结果仍不在允许范围，则进行下一步。

5. 重新校准，重测失控项目　校准后重测质控品加以验证，可以解决系统漂移的问题；必要时也可以新开瓶校准品，以排除校准品变质。

6. 请专家帮助　如果以上措施都未能得到在控结果，那可能是仪器或试剂的原因，只有和仪器或试剂厂商联系，请求给予技术支援。

六、室内质量控制的数据管理

室内质量控制是临床实验室的日常工作，每天都会产生大量的质控数据，这既是每天室内质量控制工作的记录性文件，也是向服务对象提供质量保障措施的十分重要的质量证据和证明性文件。因此，应该作周期性总结和分析，并予以妥善保存。

1. 每月室内质控数据统计处理　每月所有质控活动结束后，应对全月的所有质控数据进行汇总

及统计处理。至少应计算：①当月各测定项目原始质控数据的$\bar{x}$、s和CV。②剔除失控数据后，当月各测定项目的$\bar{x}$、s和CV。③在新批号长效质控品投入使用前3~5个月，还应计算当月及以前各测定项目所有在控数据的累积$\bar{x}$、s和CV。

2. 每月室内质控数据的保存 每月所有质控活动结束后，应将当月所有整理汇总后的质控资料存档。存档的资料：①当月所有项目原始质控数据。②当月所有项目的质控图，包括质控图上失控点的标注和处理。③当月所有计算数据，包括$\bar{x}$、s和CV，以及累积的$\bar{x}$、s和CV等。④当月的失控处理记录表，包括违背的质控规则、失控原因分析、采取的处理措施及效果验证（包括患者结果的处理）等。⑤每台分析仪器的月质控小结，包括全月质控的基本情况、失控的规律性分析、存在的主要问题、下月改进措施和使用提醒等内容。⑥各实验室还应对质控数据和资料的保存期限作出具体的规定。

3. 每月上报的质控数据图表 每月质控工作结束后，应将本月的所有质控数据汇总并上报实验室负责人。上报内容：当月所有测定项目质控数据汇总表、所有测定项目全月的失控情况汇总表。

4. 室内质控数据的周期性评价 包括月度总结评价、季度总结和评价和半年或年度总结及评价等。

（1）比较分析：每月工作结束以后，要对当月各个项目的质控数据的$\bar{x}$、s和CV，与以往各月同一浓度所求得的$\bar{x}$、s和CV进行比较，如按月画出逐月的$\bar{x}$、s和CV的折线图，可以更加直观地反映与以往各月是否有明显不同。如果当月$\bar{x}$与其他$\bar{x}$有明显改变，表明本月测定的正确度发生了偏差；如果$\bar{x}$没有变化而s和CV变大，表明正确度没有变化但精密度发生了变化，提示随机误差增大；如果$\bar{x}$、s和CV均有变化，表明本月测定的正确度和精密度均发生了变化。无论是哪种变化，都应引起检验者注意，及时查找分析原因并采取纠正措施，避免类似的情况发生。

（2）排序分析：阶段性工作结束后，还应通过折线图将同一项目逐月的同一浓度的$\bar{x}$、s或CV按时间顺序，分析$\bar{x}$、s或CV的变化趋势，如果$\bar{x}$逐月上升或下降，应考虑质控品的稳定性欠佳或逐渐变质。如果各月$\bar{x}$基本一致，但s或CV逐渐变大，提示常规工作的精密度下降，应考虑试剂、仪器，以及管理等方面存在问题，应认真分析原因采取相应的干预措施。若找不到明确的原因，在征得实验室主管同意后，必要时可以对控制图的中心线、标准差或质控限进行微调，或者对控制方法重新进行设计，以期符合持续质量改进的原则。

七、室内质量控制的局限性及患者数据的质量控制方法

（一）室内质量控制的局限性

利用质控品进行质量控制的方法是目前临床实验室最广泛最常用的质量控制形式。室内质量控制的基本原理实质上是对质控样本的反复检验，通过质控规则对分析批是否在控作出判断。虽然质控样本与患者标本的测定是在同一个反应条件下完成的，但就每一个标本而言有许多影响检验质量的因素，仅凭室内质控是无法控制的。质量控制只是对分析批反应条件的控制而不是对每一个标本的控制。当一个分析批质控品测定值在控时，并不代表每一个患者标本的测定值一定准确可靠。因此，室内质量控制存在着一定的局限性。主要表现：

1. 不能监测分析前导入的误差 质控品测定仅监测了检验过程，不能控制检验前过程，一个标本从采集到报告单发出要经过许多程序，检验程序只是其中的一部分。目前由检验前引起的质量问题已经占到临床实验室全部差错的60%以上。特别是标本的采集、标识、转运等引起的标本质量问题尤其突出，如抽错标本、抗凝剂使用错误、标本放置过久被测物消耗或成分发生改变等因素，室内质量控制是根本无法控制的。

2. 不能控制标本中某种物质的干扰 如某些治疗药物、溶血、脂血或黄疸对检验方法的干扰。

3. 不能控制某些特别异常的被测物 如用速率法测定某血清酶时，如果被测酶浓度特别高，在未进入线性期底物就已耗尽，此时的检验结果不但不增高反而偏低或正常。即使采用稀释样本的办法也存在误差，因为血液、稀释液及试剂的比例发生了变化。实质上此时的标本与质控品的反应条件已经不完全一致，其反应环境中反应介质、离子浓度、pH及干扰物等与规定的环境有了较大改变，其测定值的误差也会随之增大。

4. 质控品本身的局限性 ①由于存在基质效应，质控品可能显示出不同于患者标本的特征。

②在储存运输过程中，质控品可能不稳定。③某些进口质控品的供货周期可能较长，在实验室内稳定期较短，或者开瓶后稳定期过短，影响质控结果等。因此，质量控制仅是对分析批反应条件的控制，并不能对每一个患者检验结果进行控制。当一个检验系统运行完成后，即使室内质量控制完全合格，仍应对每个标本的检验结果进行逐个确认和审核，当确认和审核无误后再发出报告。

（二）患者数据的质量控制方法

患者的检验结果是医学实验室的最终产品，使用患者数据进行质量控制是更加直接的方法，而不是间接推断分析。它不但可以节省质控活动的成本，还可以提供有关检验全过程中与质量相关的信息，如标本收集、运输与处理的各个环节等。当然，使用患者数据进行质量控制的方法有其固有的缺点，只能作为统计质量控制方法的补充。常用的患者数据质控方法：

1. 临床相关性分析 临床检验最终是为临床服务的，检验结果也最终要应用到临床诊疗活动中去。因此，可以对检验结果与患者的有关信息，如临床表现、治疗效果、疾病进展进行相关性分析，或者进行临床正确度评价，来判断检验结果的可靠程度。

2. 患者标本的双份测定法 按照随机选取的原则，对少数患者标本进行双份平行分析，根据双份测定的差值来检出批内随机误差。该方法不需要稳定的质控品，可作为室内质量控制的一种补充。双份测定结果的差值可以绘制在极差质控图上，其质控界限为双份测定结果差值的标准差。当同一方法获得双份检验结果时，这种极差图仅能反映随机误差，不能对正确度进行评价。如果是两个不同的实验方法获得的双份测定值，这种极差图可以综合反映随机误差和系统误差，但无法区分误差的类型。此种方法还可以扩展成保留患者样本的双份分析，通过患者标本进行日间数据稳定性传递。患者标本双份测定法简单易行，是监测实验室数据一致性的有效方式。

3. 基于患者历史结果的差值（Δ值，Delta值）检查法 在患者情况稳定时，患者连续检验结果之间的差值，即Δ值应该很小。如果Δ值很大并超过预先规定的界限，则可能存在下列情况之一：①由于病情变化或治疗的干预，患者标本的检验结果本身确实发生了变化。②存在人为失误，如标本标记或采集错误。③计算Δ值的两个结果之一可能有误。临床化学的检验结果常见于术前术后营养指标的改变，或者是补液前后电解质发生较大变化。

Δ值可以用绝对数表示（$\Delta = A_2 - A_1$），也可以用相对数表示（$\Delta\% = \frac{A_2 - A_1}{A_2} \times 100\%$）。Δ值的检验界限可以通过有代表性的患者连续配对数据计算确定，也可以根据生物个体内变异和临床实践经验来确定。尽管Δ检查法存在一定的局限性，Δ值超出界限也不一定能说明检验过程出现质量问题，但Δ检查法对分析前或分析后误差还是较敏感的，进行Δ检查能增强实验室和临床医师对检验结果的可信度，减少重复检查的次数。

除上述方法外，以患者数据为质量控制的方法还有患者结果的多参数核查法、多种检验方法测定结果比较法等，实验室可根据专业特点和实际情况选择使用。

第三节 室间质量评价

室间质量评价（external quality assessment，EQA）是多家实验室分析同一标本并由外部独立机构收集和反馈实验室上报的结果，并以此评价实验室对某类或某些检验项目的检验能力。室间质量评价也被称作能力验证。EQA是一种回顾性评价，参加评价实验室通过EQA的反馈结果改进本室的检验技术，校正本室检验系统的准确度。在实验室质量管理体系中，室间质量评价是重要的组成部分，正越来越受到临床实验室的重视。

一、室间质量评价的目的和作用

室间质量评价的主要目的：①帮助参评实验室提高检验质量，改进工作，提高检验结果的准确性。②建立参评实验室间检验结果的可比性和一致性，是区域性检验结果互认的基础。③为实验室认证、认可、评审、注册和资质认定等提供依据。④对市场上同类分析检验系统（仪器、试剂等）的质量进行比较，并协助生产单位改进质量等。

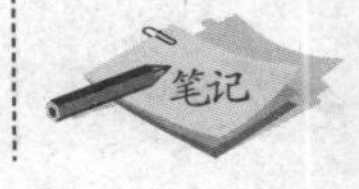

虽然很多实验室长期参加室间质量评价活动，但部分实验室对该活动的作用和用途了解不清，因此不能有效利用它来解决实际工作中存在的问题。室间质量评价的主要作用：

1. 评价实验室的检验能力，识别实验室间检验结果的差异 EQA 报告不仅可以帮助实验室管理人员和技术人员正确判断本实验室的检验能力，还能说明参评实验室在相同条件下（相同系统或相同分析原理）其结果所处的位置，及时发现本实验室与总体检验水平的差异，客观地反映出该实验室的检验能力。

2. 发现问题并采取相应的改进措施 通过 EQA 报告发现问题，并采取相应的改进措施以提高检验质量。如果本实验室的检验结果与靶值（或公认值）存在显著差异，甚至 EQA 成绩未通过，则表明本实验室的检验系统可能存在问题，需要认真分析原因，找出可能存在的问题并有针对性地采取改进措施。

3. 为实验室改进实验方法分析能力提供参考 当实验室在选用新的实验方法或选购新仪器，以及拟改变实验方法时，可以从 EQA 总体信息中找到参考依据。通过分析 EQA 对不同方法、仪器、试剂的统计资料，可以帮助实验室选择到更适合于本实验室要求的实验方法或仪器。

4. 确定重点投入和培训需求 EQA 报告可以帮助实验室确定哪部分检验项目需要重点关注，加强培训和考核工作。

5. 是实验室质量保证的客观证据 EQA 结果可以作为实验室质量稳定与否的客观证据，实验室可以将参加 EQA 计划作为本实验室的质量保证手段之一，并以获得满意的成绩来证明实验室检验系统的准确性和可靠性。

6. 支持实验室认可 EQA 成绩越来越受到认可组织的重视，是实验室认可（如 ISO 15189 认可）活动中重要的参考依据。

7. 增加实验室内部和实验室用户的信心 满意的 EQA 成绩不仅可以树立实验室管理者和技术人员的信心，还可以鼓励实验室的用户（医生和患者）充分利用实验室提供的检验信息帮助临床诊断和治疗。

8. 实验室质量保证的外部监督工具，EQA 成绩可作为各级卫生行政管理部门对实验室质量实施监督的重要工具。

二、室间质量评价的类型和组织形式

我国 EQA 起步于 20 世纪 70 年代末，1980 年原卫生部临床检验中心开始组织全国范围内的临床化学室间质量评价活动。目前主要由 NCCL 和各省、直辖市、自治区临床检验中心（或质量控制中心）组织开展此项工作。

（一）室间质量评价的类型

EQA 计划通常分为 6 种类型，即实验室间检验计划、测量比对计划、已知值计划、分割样品检验计划、定性计划和部分过程计划。我国各级临床检验中心组织的室间多为室间检验计划，已知值计划和分割样品检验计划也可以在临床实验室应用。

（二）室间质量评价的组织形式

1. 调查方式评价 这是 EQA 最常采用的方法，由组织单位定期向参加单位发出 EQA 活动通知并发放申请表，由拟参加单位填写并按规定交纳质评费用后就可成为正式参加单位。在进行 EQA 时，由组织单位将相同的质评物按期发给各参评实验室，参评实验室在接到质评样本后，根据组织单位的 EQA 计划在规定时间对样本进行测定，完成检验后将结果报送 EQA 组织单位，组织单位对各实验室的检验结果进行评价，并将评价结果及建议再反馈给各参评单位。

2. 现场考查评价 事先不通知被评单位，临时派观察员到被调查的实验室，指定该室用常规方法随同患者标本一起，对已知值或已知结果的样本做规定项目检验，评价其检验水平。

三、室间质量评价的实施与改进

（一）室间质量评价工作流程

EQA 的工作流程分为组织者内部工作流程和参评实验室工作流程。

1. **组织者内部工作流程**　包括质评组织的计划和设计、邀请书的发放、质控品的选择和准备、质控品的包装和运输、检验结果的接受、检验结果的录入、检验结果的核对、靶值的确定、报告的发放和与参加者的沟通等。每个被调查的质评项目每次活动至少5个样本，其浓度包括高、中、低不同的浓度水平，每年在相同的时间间隔内最好有3次活动。

2. **参评实验室工作流程**　包括接受质控品、收到质控品后将接收单传真给组织者、按规定日期检验质评物、上报检验结果、查收组织者的评价报告、分析评价报告、决定是否采取纠正措施、评价采取措施的效果等。

（二）参评实验室对质评物的检验要求

参加EQA的实验室在收到质评物后，应按要求将质评物保存在适宜的条件下。对于冻存的质评物，在检验前应取出复温足够长的时间，需要复溶的质评物，应该使用适当的溶剂和经校验的移液装置进行溶解，放置足够长的时间使其充分溶解。在检验过程中，应特别强调：

1. **检验时间和结果上报时间**　必须按照EQA组织者的要求进行，既不要提前，也不可推迟，检验后的结果要在规定时间内向组织者报送。

2. **室间质评物必须在实验室的常规条件下进行检验**　即必须与检验患者标本完全相同的条件，包括样本处理流程、检验方法、检验试剂、检验环境、检验人员等，不准有任何特殊对待。特别是检验次数上必须与常规检验患者样品的次数一样，对于定量检验的项目，禁止多次测定上报平均值的做法。实验室主任和样品检验人员必须在EQA组织机构指定的文件上签字，保证EQA的标本是按常规标本处理和检验，没有违反EQA组织者的相关要求。

3. 参评实验室在对质评物测定时，每一个步骤都应作详细记录，包括样本处理的过程、检验系统的运行环境、所用方法、试剂、质控品、质控数据、质控图趋势等内容，作为实验室EQA回顾总结和质量管理体系记录的重要资料。

4. 检验后的结果在向EQA组织者报告以前，不得在各实验室之间互相交流检验结果，更不得修改本实验室的检验结果或将室间质评物交其他实验室代做。

5. 要求只在检验患者标本的主要检验方法或系统上进行EQA样品的检验，其余检验方法或系统可以通过实验室内部比对来保证检验结果的准确性和一致性。

（三）室间质量评价的评价方法

1. **EQA成绩的评价方式**　生化检验多为定量项目，其成绩计算包括

（1）质评物的定值：准确与否直接关系到各参评实验室的成绩，只有定值准确才能很好地评价和指导参与实验室的工作，帮助他们提高检验结果的准确性。目前室间质量评价的定值常用两种方法：①由参考实验室用参考方法对质评样品进行定值，以此作为靶值。②根据测定方法将所有参与室间质评活动的实验室结果进行分类统计，计算出总均值，反复剔除$\pm 3s$的离群值后再计算不同测定方法的均值作为该组方法的靶值。

（2）偏倚评分方法：以测定结果偏离靶值的距离确定每一分析项目结果的正确性。即对每一个测定项目确定了靶值后，通过使用基于偏离靶值的百分偏倚的固定准则进行评价。

$$偏倚=(测量值-靶值)/靶值\times 100\%$$

NCCL推荐使用的准则是《临床实验室室间质量评价要求》（GB/T 20470—2006）中可接受性能准则，本标准是修改采用了美国CLIA'88能力验证的标准要求，自2013年开始常规化学又增加使用WS/T 403—2012，这些标准皆可在相关资料中查阅。如果某项目的测定结果距离靶值的百分偏倚在可接受的范围内，得分为100分，检验结果可接受，若超出可接受范围，则得分为0，检验结果不可接受。

每次室间质评活动，针对某一检验项目的得分计算公式为

$$项目得分=\frac{该项目的可接受结果数}{该项目的总的测定标本数}\times 100$$

针对某次室间质量评价活动的所有项目，得分计算公式为

$$本次得分=\frac{本次可接受结果总数}{本次总的测定标本数}\times 100$$

2. 室间质评计划的成绩要求

（1）以偏倚评分方法计算成绩，每次活动每个分析项目在可接受范围内的检验结果应大于等于80%，否则称为本次活动该分析项目EQA成绩不满意。

（2）每次室间质评所有评价项目的总成绩需大于等于80%为可接受成绩，否则称为本次室间质评成绩不满意。

（3）在规定的回报时间内，实验室未能将室间质评的结果回报给室间质评组织者，将定为不满意，室间质评成绩得分为0。

（4）对同一分析项目，连续两次活动或连续三次活动中的两次未达到满意，则称为EQA活动不成功。

（5）所有参与评价的项目连续两次活动或连续三次中的两次活动未达到满意的成绩则称为不成功的EQA成绩。

（6）对于不满意的EQA评价成绩，实验室必须及时查找原因并采取纠正措施，必要时进行培训并保留文件记录。

（四）质评结果反馈信息分析

目前，NCCL针对医疗机构临床实验室的EQA计划包括常规化学、干化学、脂类、心肌标志物、血气和酸碱分析、特殊蛋白、肿瘤标志物、内分泌、核酸检验、尿液化学分析、脑脊液生化检验等70余个类别和300余个项目，不同的调查内容有不同的反馈形式，图7-24是某临床检验中心给参评实验室的常规化学反馈结果。

××临床检验中心

××全国常规化学室间质量评价
统计结果

实验室名称：××　　科室：检验科
实验室编码：××　　测定日期：××　　第1次　　统计日期：××

项目：甘油三酯　　mmol/L

评价标准：GB/T 20470—2006

样本编号	结果	靶值	偏差/%	允许范围	下限	靶值	上限	评价结果
201411	0.46	0.54	−14.81	0.40~0.68	*			通过
201412	0.85	0.88	−3.41	0.66~1.10	*			通过
201413	1.49	1.62	−8.02	1.22~2.03	*			通过
201414	1.24	1.35	−8.15	1.01~1.69	*			通过
201415	1.80	1.98	−9.09	1.48~2.48	*			通过

成绩100%

评价标准：WS/T 403—2012

样本编号	允许范围	下限	靶值	上限	评价结果
201411	0.46~0.62	*			通过
201412	0.76~1.00	*			通过
201413	1.39~1.85	*			通过
201414	1.16~1.54	*			通过
201415	1.70~2.26	*			通过

成绩100%

所属组　缺省组
本组实验室数　1940
方法　酶法：GPO-POD（紫外）　　试剂　××
仪器　××　　校准物　××

图7-24　某实验室常规化学室间质量评价反馈结果（双标准）

参评实验室在接到组织者的反馈意见后要认真分析，即使是成绩合格的检验项目，为了保持或取得更好的检验质量，实验室仍要组织专业人员分析，观察本室每个被调查项目中各个浓度的测定值与靶值偏差的大小，检验结果是否都偏于靶值的一侧，某些结果是否已经接近控制限，是否存在趋势性变化等。如图中，虽然五个浓度的TG调查值均在允许误差范围内，但各调查值均偏于靶值的一侧，说明其正确度存在系统偏差，实验室可分析原因，必要时启动预防措施，提高本室检验结果的准确性。

对质评成绩不合格的参评项目，实验室管理者要组织有关人员进行讨论，仔细阅读记录文件，认真分析偏差产生的原因。

1. 核实原始数据　审核所有记录性文件，如仪器原始结果，工作单、样本处理记录、测试标本、质控记录、校准记录、仪器状态记录、抄写误差的检查及审核记录等。检查上报的检验数据是否有计算、抄写或录入错误等人为失误。

2. 核实EQA样品　EQA样品的质量是否发生了改变，如基质效应、质评样品不均匀、变质等，要

注意EQA的样品在运输、保存、处理和使用过程中是否按规定要求进行。

3. 分析检验环境　对检验系统的运行环境进行分析，如温度、湿度、水质、电压、干扰等因素是否完全符合检验系统的运行要求。

4. 分析检验过程　对检验系统的各组成要素特别是主要要素逐一进行排查，如试剂、消耗品、校准品、反应系统等是否有影响检验结果的因素，室内质控状况如何等。

5. 对工作人员的操作技术进行分析。

对于多次多项EQA成绩不合格，或者成绩时好时坏很不稳定的实验室，实验室管理者不仅要从以上内容中找原因，还要从管理上找原因。

(1) 工作人员的数量和能力是否能够满足实验室需要。

(2) 检验系统是否具有完整性和有效性。

(3) 日常工作中室内质量控制是否能够按规定程序进行，精密度是否达到规定要求，失控后是否及时采取有效的纠正措施。

(4) 检验仪器是否能够按照规定时间和要求进行校准和维护。

实验室应找出不及格结果的原因，并对每次室间质评报告进行总结，在持续改进中提高检验质量。

第四节　实验室内部比对与室间比对

实验室内部比对的目的是保证在一个实验室所发检验报告的一致性，实验室间比对的目的是保证检验结果的准确性。

一、实验室内部比对

在同一实验室内，用两种或两种以上的相同或不同的检验系统对同一个项目进行检验时，这两个(或多个)检验系统的检验结果之间要有可比性，即要有相似的检验结果，这个可比性可通过室内比对的方式进行评价。常用的方法是用被评价的检验系统与本实验室完整有效的国际或国内公认的检验系统或参加室间质评(室间质评成绩合格)的检验系统进行比对。

比对实质上是两个或多个检验系统的方法比较实验，待评价或验证的方法为实验方法，参考方法或准确度已知的方法为比对方法。评价方法可采用CLSI EP 9-A2文件《用患者标本进行方法学比对及偏倚评估》规定的方法，还可参照《医疗机构内定量检验结果的可比性验证指南》(WS/T 407—2012)执行。

(一) 基本方法

用实验方法和比对方法同时测定同一组患者新鲜样本，分析两个检验系统测定结果的差异，得到恒定或比例系统误差的数据。

1. 样本要求　选择患者常规检验的新鲜血清标本作为实验样本，无明显干扰因素。样本数量至少40例，其浓度范围尽可能覆盖整个可报告范围，其中有1/2的浓度在生物参考区间之外。实验样本应按照标准操作规程收集和处理，当天收集当天测定，避免储存样本，否则应按照待测成分的稳定性来选择储存条件和测定时间。

2. 比对方法要求　原则上，比对方法应具有较好的精密度，无已知干扰物，分析范围至少与实验方法相同，若选择准确度高的参考方法作为比对方法，可把方法间的任何分析误差都归于实验方法。

3. 样本测定　每天测定8个样本，连续测定5d，每个样本每次重复测定2次，两次按照正反各一次的排序进行检验，如第1次序号为1、2、3、4、5、6、7、8，第2次序号为8、7、6、5、4、3、2、1，编号时不同浓度的样本尽可能随机排列。每一份样本应在2h内检验完毕。两种方法的每次测定均应有质量控制并且质控品测定值在控。每次测定完毕，记录测定结果，并将测定结果用“点”标记在坐标上：以比对方法所得结果为横坐标(x)，以实验方法所得结果为纵坐标(y)。

4. 结果分析

(1) 作图分析：根据比对结果可以绘制散点图和偏差图，可以直观地初步判断数据的分布特点。

初步了解线性关系，有无明显离群点、是否呈恒定变异等情况。绘制散点图时，可用 y 两次重复测定的均值对 x 两次重复测定均值作图；也可用 y 所有测定值对 x 两次重复测定的均值作图。绘制偏差图时，可用 y 两次重复测定均值与 x 两次重复测定均值的差，对 x 两次重复测定均值作图；也可用 x 测定值与 y 测定值的差，对 x 两次重复测定均值作图。

（2）离散点的检查：将每一个标本经两种方法的前后两个测定值一一对应，依次求出第一个 y 和第一个 x 的差值，第二个 y 和第二个 x 的差值等，并计算出所有标本总的平均差值，以 4 倍的平均差值为判断限值，所有差值都不应超出限值。若仅有一个离群点，剔除。凡有剔除的，应另用标本补做。若有一个以上的离群点，应检查原因。

（3）统计分析检验：相关系数（r）常用来表示两个变量间相互关系密切的程度。其对随机误差敏感，其数值与测定值的浓度范围有关，r 越接近 1.000 表明二者相关性越强。r 可以通过统计软件计算或利用下列公式求得：

$$r=\frac{\sum(x-\bar{x})(y-\bar{y})}{\sqrt{\sum(x-\bar{x})^2\cdot\sum(y-\bar{y})^2}}=\frac{n\sum xy-\sum x\sum y}{\sqrt{\left[n\sum x^2-\left(\sum x\right)^2\right]\left[n\sum y^2-\left(\sum y\right)^2\right]}}$$

式中，$\sum(x-\bar{x})^2$ 为 x 的离均差平方和，$\sum(y-\bar{y})^2$ 为 y 的离均差平方和，$\sum(x-\bar{x})(y-\bar{y})$ 为 x、y 的离均差积之和如果 $r\geqslant0.975$ 或 $r^2\geqslant0.950$，则认为取值范围是适当的；如果 $r^2<0.950$，应扩大标本的浓度范围之后再评估。

（4）线性回归统计：统计分析可提供两种方法间系统误差的大小及系统误差类型的客观数据。根据两法所测数据求得直线回归的表达式为

$$y=a+bx$$

式中，a 为回归线截距，$a=\bar{y}-b\bar{x}$，对恒定误差敏感；$a=0$ 时，表示无恒定误差。b 为回归线斜率，对比例误差敏感；$b=1$ 时，表示无比例误差。

根据临床使用要求，可在各临床决定水平浓度（x_c）处，了解 y 方法引入后相对于 x 方法的系统误差（SE）。计算出每份样本在检验系统与比对系统检验结果的绝对偏差，再计算出相对偏差。表达式为

$$SE=\left|(b-1)x_c+a\right|$$

（5）临床可接受性能判断：依据原卫生部室间质评标准的允许总误差（TEa）判断，若室内比对相对偏差不大于 1/2 TEa，认为不同检验系统间的系统误差或相对偏差属临床可接受水平，否则为不可接受。

（二）常规方法

1. 实验室内分析系统间定期比对　样本数 $n\geqslant20$，浓度应覆盖测量范围，包括医学决定水平，计算回归方程，计算在医学决定水平下的系统误差（偏倚%），偏倚<1/2 TEa 为临床可接受，否则为不接受。

2. 实验室内分析系统间不定期比对（如设备故障修复后）　样本数 $n\geqslant5$，浓度应覆盖测量范围，包括医学决定水平，至少 4 份样本测量结果的偏差<1/2 TEa；或小于规定的偏倚。

当比对结果临床不可接受时时，应分析原因，并采取必要的纠正措施（如检验系统重新校准等），及评估纠正措施的有效性。注意：使用不同参考区间的检验系统不宜进行结果比对。

二、实验室间比对

如果实验室的检验项目没有参加 EQA 计划或者该项目无 EQA 计划可参加，为了保证本室检验结果的准确可靠，实验室必须有一套确认本实验室检验结果准确性和可靠性的替代方案。常用方法是按预先规定的条件，由两个或多个实验室对相同或类似的被测物进行检验，实验室将本室的检验结果通过与其他实验室（如已获得 ISO 15189 认可的实验室、使用相同检验方法的实验室、使用配套系统的实验室）的检验结果进行比对，判断检验结果的可接受性。最可靠的办法是将自己实验室的结果与参考实验室的结果进行比对。

比对要求及评价：①规定比对实验室的选择原则。②样本数量，至少5份，包括正常和异常水平。③比对频率，至少每年2次。④判定标准，应有≥80%的结果符合要求。

本章小结

质量控制是临床生物化学检验的重要内容，本章介绍了临床生化检验的流程和全过程质量控制，包括检验前、检验中和检验后过程的质量控制要素。重点介绍了室内质量控制中Levey-Jennings质控法和Westgard多规则质控方法，质控图的绘制和质控规则是室内质量控制的重要内容，对质控规则的正确理解和应用是判断质控结果的基础，应熟练使用多规则逻辑图，以及检验项目失控处理的工作流程，正确分析失控原因和采取有效的纠正措施，对质控数据要定期分析总结并持续改进。室间质评是对实验室检验结果的准确性的综合评估，应与临床样本在同样的条件下进行检验，及时分析总结室间质量评价结果，识别检验结果的差异，持续改进，提升检验质量。当同一实验室内有两个或两个以上检验系统检验同一检验项目时，还要通过实验室内部比对，确保同一实验室内不同的检验系统之间检验结果的一致性。

（刘向祎）

扫一扫，测一测

思考题

1. 什么是全过程质量控制，检验前和检验后过程的质量控制要素有哪些？
2. 如何绘制Levey-Jennings质控图和Z-分数图？
3. Westgard多规则质控法常用的质控规则有哪些？如何判断？
4. 室内质控常见的失控原因有哪些，应如何处理？
5. 室间质量评价的目的和作用是什么？

笔记

第二篇　临床常用代谢物的检验

第八章　体液蛋白质检验

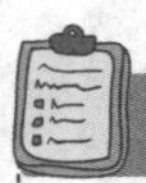

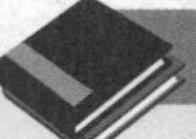

学习目标

1. 掌握血浆主要蛋白质的基本特征和功能；急性时相反应蛋白的概念、种类及其主要临床意义；血浆蛋白质的测定原理、方法学评价及其临床意义。

2. 熟悉血浆蛋白质功能与分类，常见相关疾病时血浆蛋白质水平的典型变化特征。

3. 了解尿液蛋白及脑脊液蛋白的测定方法。

4. 能独立完成体液蛋白质检验的操作；能与患者进行沟通，根据患者情况提出有关体液蛋白质检验项目种类；能对检验结果的临床意义进行解释。

5. 具有正确采集各种体液标本并熟悉标本处理能力，能对标本采集前患者的准备要求进行正确指导。

案例导学

患者，男，39 岁。主诉：患者 4 个月前劳累后出现乏力，仅能步行上 2 层楼；无胸闷、心悸，无肢体麻木、肌肉疼痛。患者 1 个月前发现双下肢凹陷性浮肿；伴尿中泡沫增多且经久不散，尿液颜色及尿量如常，无尿频、尿急、尿痛；无腹胀。实验室检验：血清清蛋白 22g/L，甘油三酯 3.18mmol/L，总胆固醇 12.14mmol/L，低密度脂蛋白胆固醇 9.52mmol/L，肌酐 118μmol/L；尿微量清蛋白 2 113mg/L，尿蛋白（+++）。

请思考：

1. 该患者水肿的原因是什么？

2. 该患者尿中泡沫增多的原因是什么？

3. 根据患者的临床表现和检验结果，初步判断是哪种疾病（拓展问题）？

蛋白质（protein）是生物体的主要组成成分，广泛分布于机体各处，参与细胞生命活动的每一个过程。人体内的蛋白质种类繁多，功能各异，体内蛋白质的异常可引发疾病；反之，组织器官的代谢异常或功能障碍时，体液蛋白质种类和含量亦可发生相应的变化。因此，体液蛋白质的检验在疾病诊断、治疗及病情监测方面有重要价值。本章主要学习血浆蛋白质的检验。

第一节 血浆蛋白质概述

血浆蛋白质是存在于血浆中所有蛋白质的统称，是血浆中主要的固体成分。据估计，其种类在1 000种以上，目前已分离出来的血浆蛋白质有500多种。这些蛋白质含量差别很大，多者达每升数十克，少的仅为毫克甚至微克水平。虽然各种血浆中蛋白质的含量、特性、功能差异很大，但在生命活动中的作用都是不可替代的。

一、血浆蛋白质的功能及分类

（一）血浆蛋白质的功能

血浆蛋白质是血浆中含量最多的一类有机化合物，60~80g/L，功能目前还存在许多未知。已知的血浆蛋白质的一些重要功能：

1. 维持血浆胶体渗透压 血浆清蛋白分子量小、数量多，是维持血浆胶体渗透压的主要蛋白质，占血浆胶体渗透压的75%~80%。

2. 运输功能 许多血浆蛋白质分子上具有与脂溶性物质结合的位点，脂溶性物质可与这些蛋白质结合成复合物而被运输；另外，血浆中还有一类特殊的运载蛋白，可与激素、维生素、金属离子、药物等进行特异结合来运输。

3. 维持酸碱平衡 血浆蛋白质盐与相应蛋白质构成缓冲对，参与血浆pH的调节。

4. 免疫与防御功能 血浆中的免疫球蛋白（抗体）和补体（一类协助抗体完成免疫功能的糖蛋白）共同发挥作用，抵御感染。

5. 凝血、抗凝血及纤溶等功能 各种凝血因子（除Ⅳ因子外均为蛋白质）及抗凝血因子在减少出血、防止血管内凝血等方面发挥重要功能。

此外，血浆蛋白质还有营养、催化、调控物质代谢等功能。

（二）血浆蛋白质的分类

许多蛋白质的结构和功能还未完全阐明，所以还无法对血浆蛋白质进行恰当的分类。目前主要的分类方法：

1. 按分离方法分类

（1）盐析法：可将血浆蛋白质分为清蛋白和球蛋白两大类。

（2）电泳法：依据分辨率的不同可将血浆蛋白质分成数条甚至几十条区带。如采用醋酸纤维素薄膜电泳可将血浆蛋白质分为5条区带，依次是清蛋白、α_1球蛋白、α_2球蛋白、β球蛋白和γ球蛋白。薄膜分辨率高的情况下，β球蛋白还可分为β_1、β_2球蛋白两个部分；采用分辨率更高的琼脂糖凝胶电泳可分离出13条区带；而聚丙烯酰胺凝胶电泳则可分离出30多条区带；而用十二烷基硫酸钠-聚丙烯酰胺凝胶电泳（SDS-PAGE）等电聚焦双向电泳可分离出300多种不同的血浆蛋白质。

2. 按生理功能分类 根据各种血浆蛋白质生理功能的区别，可以分成不同的类别，见表8-1。

表8-1 血浆蛋白质的功能分类

类别	名称	功能特征
运输载体类	脂蛋白	运输胆固醇、甘油三酯、磷脂
	前清蛋白与清蛋白	运输激素、游离脂肪酸、胆红素、药物等
	甲状腺素结合球蛋白	结合甲状腺激素
	皮质素结合球蛋白	结合皮质醇
	类固醇激素结合球蛋白	结合类固醇激素
	视黄醇结合蛋白	结合视黄醇
	运铁蛋白	运输铁
	铜蓝蛋白（亚铁氧化酶）	结合铜
	结合珠蛋白	结合血红蛋白
	血红素结合蛋白	结合血红素

续表

类别	名称	功能特征
补体蛋白类	C3、C4、B 因子、D 因子等	参与机体的防御功能
免疫球蛋白类	IgG、IgA、IgM、IgD、IgE	排除外来抗原
凝血和纤溶蛋白类	凝血因子(除Ⅳ因子以外)及纤维蛋白原等	参与血液凝固与抗凝
蛋白酶抑制物	α_1 抗胰蛋白酶、α_1 抗糜蛋白酶等	抑制蛋白酶作用、避免作用过强
血清酶类	脂蛋白脂肪酶(LPL)、卵磷脂胆固醇脂酰基转移酶(LCAT)等	水解甘油三酯、将游离胆固醇转化为胆固醇酯等重要的代谢调节作用
蛋白类激素	胰岛素、胰高血糖素、生长激素等	参与机体多种代谢调节

二、血浆中几种主要的蛋白质

(一)前清蛋白

前清蛋白(prealbumin,PA)由肝细胞合成,因电泳时位于清蛋白前面而得名。PA 是由 4 个亚基形成的四聚体,分子量 54kD,pI 4.7,在血浆中半衰期约 12h。PA 除可作为组织的修补材料外,还有运载功能。用分辨率高的电泳技术可将 PA 分成 2~3 条区带,其中,包括两种运载蛋白。①甲状腺激素转运蛋白:有调节甲状激腺激素代谢的功能,可结合约 10%的三碘甲状腺原氨酸(T_3)和甲状腺素(T_4),对 T_3 亲和力较大,但运输甲状腺激素的作用较甲状腺素结合球蛋白弱。②视黄醇结合蛋白(retinol-binding protein,RBP):可转运视黄醇(维生素 A)。

【参考区间】

成人血清 PA 浓度(透射浊度法)250~400mg/L;儿童约为成人水平的一半,青春期急剧增加达成人水平。

【临床意义】

1. PA 分子量小,半衰期短,在营养不良或肝炎早期,其含量降低往往早于其他血清蛋白质,因此作为早期肝功能损伤的指标,比清蛋白、运铁蛋白具有更高的敏感性。

2. PA 可用来评估营养状况,PA 水平在 100~150mg/L 为轻度缺乏,50~100mg/L 为中度缺乏,<50mg/L 为严重缺乏。

3. PA 是负性急性时相反应蛋白,在急性炎症、恶性肿瘤、肝硬化、创伤等时,血浆中 PA 水平均迅速下降。

近年来研究发现:针对胰腺炎患者,若 PA 水平持续降低常提示预后不良;在细菌性肺部感染时,PA 水平显著低于病毒性感染,可用于感染性质的鉴别诊断。

4. PA 水平可提示心力衰竭患者心肌重塑及心脏收缩功能的减退程度,联合 C 反应蛋白检验可提高急、慢性心力衰竭患者发生不良预后的敏感度和特异性。

(二)清蛋白

清蛋白(albumin,Alb 或 A)又称白蛋白,是由 585 个氨基酸残基构成的单链多肽,分子量 66.5kD,pI 4~5.8,半衰期 15~19d,是血浆中含量最多的蛋白质,占血浆蛋白质总量的 57%~68%。在 pH 7.4 的环境中,每分子 Alb 带 200 个以上的负电荷,可作为许多物质的运输载体。

Alb 由肝细胞合成,合成速度受蛋白质摄入量及血浆胶体渗透压的共同调节。肝对 Alb 合成有很强的代偿能力,如肾病综合征时合成量可以增加到正常时的 3 倍以上。正常情况下每天约有 360mg 的 Alb 通过肾小球滤过,但大部分(约 95%)被肾小管重吸收,在肾小管细胞中被降解。

"救命药"

清蛋白作为血浆中含量最多的蛋白质,具有广泛的生理功能,主要包括:

1. **维持血浆胶体渗透压**　由于 Alb 分子量小、数量多,因此能最有效地维持血浆胶体渗透压。

2. **营养作用**　Alb 可被组织细胞内吞摄取,其分解产物氨基酸可被用于合成蛋白质、组织修补或提供营养。

3. **维持血液酸碱平衡**　血浆 Alb 与其盐组成的缓冲对具有较强的缓冲酸碱的能力。

4. 运输和解毒作用 清蛋白分子带有较多的极性基团，与某些金属离子和化合物有高度的亲和力，很多水溶性差的物质如胆红素、胆汁酸盐、长链脂肪酸、前列腺素、类固醇激素、某些金属离子(如Ca^{2+}、Cu^{2+}、Ni^{2+})、某些药物(如青霉素、阿司匹林)等都可通过与清蛋白不同程度的可逆结合，从而有效地将这些物质运送到各自的靶细胞。此外，Alb也能结合某些有毒物质并将之运送至解毒器官，代谢后排出体外，从而起到解毒作用。

具体参考区间及临床意义见第八章第二节。

(三) 铜蓝蛋白

铜蓝蛋白(ceruloplasmin，CP)又称铜氧化酶，位于α_2球蛋白区带，是由1 046个氨基酸残基组成的单链多肽，主要由肝合成。分子量约132kD，pI 4.4，含糖量8%~9.5%。每分子含6~7个铜原子，由于含铜而呈蓝色，故名铜蓝蛋白，血浆中铜蓝蛋白携带90%的铜离子。

CP既是铜的运输形式，也是铜的无毒性的代谢库，组织细胞可以利用CP分子中的铜来合成含铜的蛋白酶，如单胺氧化酶、抗坏血酸氧化酶等。CP还具有铁氧化酶活性，可使血液中的Fe^{2+}氧化成Fe^{3+}，只有Fe^{3+}才能结合到运铁蛋白上使铁不具毒性且便于运输，故CP又称亚铁氧化酶。CP还具有抗氧化的作用，能催化多酚和多胺类底物氧化。CP的稳定性较差，血液离体后，CP可丢失其分子中的铜而发生自行氧化，易被酶水解，因此采集血液标本后应尽快测定，不能立即测定时需置3~4℃下储存，长期储存应置-70℃。

血清CP检验多用免疫化学法。也可利用血清CP具有氧化酶的特性进行分析，通过酶促反应，使底物转变为氧化型，转化的量与CP含量成正比，经比色计算后可得到CP含量。

【参考区间】

透射浊度法：成年男性0.15~0.30g/L，成年女性0.16~0.45g/L。

新生儿血中CP含量很低，出生后逐渐升高，2~3岁达到最高水平；以后逐渐下降，至14岁时降至成人水平。

【临床意义】

1. 升高 CP属于急性时相反应蛋白，在感染、创伤和肿瘤时血浆含量上升，在急性损伤4~20d达到高峰。在妊娠、口服雌激素类药物时其含量亦有明显增加。

2. 降低 多见于肝豆状核变性，是其最有价值的诊断指标。肝豆状核变性(hepatolenticular degeneration)又称威尔逊病(Wilson disease)，为常染色体隐性遗传病，患者血浆CP含量明显下降但游离铜含量增加。这些铜沉积在肝，引起肝硬化；沉积在脑基底节的豆状核则导致豆状核变性。大部分患者有肝功能损害并伴神经系统症状，如不及时治疗会危及生命，可用铜螯合剂——青霉胺驱铜治疗。此外，重度营养不良、严重肝病及肾病综合征时血浆CP含量亦多下降。

(四) 运铁蛋白

运铁蛋白(transferrin，Tf)又名转铁蛋白，为血浆中主要的含铁蛋白质，由肝及单核吞噬细胞系统合成，分子量约76.5kD，为单链糖蛋白，含糖约6%，pI 5.5~5.9，电泳位置在β-区带，半衰期约为7d。Tf能可逆地结合多价阳离子，如铁、铜、锌、钴等。目前已确认至少有22种Tf遗传变异体。

Tf主要功能是运输由消化道吸收的铁和Hb降解释放的铁，将其运输至骨髓等造血器官，一部分铁以含铁血黄素和铁蛋白的形式储存起来，一部分参与血红蛋白、肌红蛋白等的合成。每分子Tf能结合2个Fe^{3+}，相当于能运输1.25μg Fe/mg Tf。机体缺铁时血浆中Tf含量上升，经铁剂有效治疗后可恢复到正常水平。Tf还具有抗菌杀菌、自我保护的抗病性能，是抑制细菌繁殖的重要因子；近年来研究也发现Tf还是细胞生长和增殖所必需的生长因子。

Tf常用的测定方法有放射免疫法和免疫散射比浊法，也可通过测定血清总铁后求Tf的含量。

【参考区间】

Tf 2.3~4.1g/L(28.6~51.9μmol/L)。

【临床意义】

1. 缺铁性贫血时Tf升高，而由于铁利用障碍引起的贫血时Tf正常或降低，血清Tf测定可用于贫血的诊断及贫血类型的鉴别。

2. Tf是负性急性时相反应蛋白，在急性时相反应时降低；在慢性肝疾病、营养不良等疾病时血清

Tf 含量亦降低。

3. 妊娠、口服避孕药、注射雌激素类药物等可使 Tf 含量升高。

Tf 与肿瘤的防治

近几年的研究发现，肿瘤细胞中的 Tf 受体的数目远高于正常细胞，基于这一发现，肿瘤的防治有了新的进展，目前 Tf-Tf 受体介导的药物定向转运系统已接近临床实用阶段，这对于肿瘤药物的定向转运、定点释放，减轻毒副作用是一种新的探索。

（五）结合珠蛋白

结合珠蛋白（haptoglobin，Hp）又名触珠蛋白、血红素结合蛋白，为一种能与血红蛋白（Hb）进行不可逆结合的糖蛋白，含糖量 12%，电泳时位于 α_2 球蛋白区带，分子量 85kD，pI 4. 1，是一种急性时相反应蛋白。Hp 在肝合成，降解也在肝进行，半衰期为 3. 5～4d。

Hp 的主要功能是在血浆中与红细胞释放出的游离血红蛋白不可逆结合，形成稳定的 Hp-Hb 复合物，每分子 Hp 可结合两分子 Hb。Hp-Hb 复合物半衰期约 90min，肝细胞能迅速将复合物从血浆中摄取并分解，分解出的铁可以再利用，这一作用可以防止 Hb 从肾丢失，从而为机体有效地保留铁。Hp 和 Hb 结合后不能重新被利用，而肝清除 Hp-Hb 复合物的速度比肝合成 Hp 快很多，因此溶血时 Hp 含量急剧下降，一般在 1 周内可恢复正常。

Hp-Hb 复合物是一种高效的过氧化物酶，能将多型核白细胞吞噬过程中生成的过氧化物水解而防止脂类的超氧化作用。结合珠蛋白还是需铁细菌如大肠杆菌的天然抑菌剂，可能是阻止了这类生物对血红蛋白铁的利用。

测定血清 Hp 的方法：①免疫化学法。②Hp-Hb 复合物过氧化物酶的活性测定。③电泳法。

【参考区间】

成人 Hp 0. 5～2. 2g/L。新生儿 Hp 为成人的 10%～20%。

【临床意义】

1. 升高　Hp 为正性急性时相反应蛋白，在急性炎症、恶性肿瘤、肝硬化、创伤等时 4～6d 开始升高，病情得到控制 2 周后可恢复正常。肾病综合征及某些肠道疾病时常常伴有血浆蛋白质的丢失，此时肝合成 Hp 增加，可使血浆 Hp 含量升高。某些激素如皮质激素和雄激素刺激后，也可使 Hp 合成增加而使血浆含量增多。

2. 降低　主要见于各种血管内溶血性疾病，如溶血性贫血、输血反应、疟疾、阵发性睡眠性血红蛋白尿症、蚕豆病、传染性单核细胞增多症等，其降低的程度常与病情轻重相一致，甚至降低到无法测出。轻度溶血时，血浆中游离的 Hb 能全部与 Hp 结合而被清除，此时血浆中仅见 Hp 减少而测不到游离 Hb；中、重度溶血时，游离 Hb 过多，超过 Hp 结合能力，此时游离 Hb 才可被检出。由此可见，Hp 降低是诊断轻度溶血的一项敏感指标。此外，严重肝病患者由于蛋白质合成能力下降，血浆 Hp 含量亦下降；雌激素可减少 Hp 的合成，妊娠、口服避孕药等会使血浆 Hp 含量降低。

（六）α_1 抗胰蛋白酶

α_1 抗胰蛋白酶（α_1-antitrypsin，AAT 或 α_1-AT）主要由肝合成，为一条含 394 个氨基酸残基的单链多肽，含糖 10%～12%，分子量 51kD，pI 4. 8。醋酸纤维素薄膜电泳时位于 α_1 球蛋白区带，是这一区带显色的主要成分，该区带中另外 2 个主要组分为含糖量特别高的 α_1 酸性糖蛋白（AAG）和含脂类较多的 α-脂蛋白，由于这两种组分中蛋白质含量较少，故染色都很浅。

AAT 是一种具有蛋白酶抑制作用的急性时相反应蛋白，也称丝氨酸蛋白酶抑制物，是血清中最主要的蛋白酶抑制物。AAT 不仅作用于胰蛋白酶，同时对糜蛋白酶、弹性蛋白酶、纤溶酶、凝血酶、尿激酶和肾素等也有抑制作用，其作用占血清中抑制蛋白酶活力的 90% 以上。

一般认为 AAT 的主要功能是拮抗多形核白细胞吞噬作用发生时释放的溶酶体蛋白水解酶。作用机制：AAT 分子较小，可通过毛细血管壁进入组织液后与蛋白水解酶结合形成复合物后再回到血管

内,此复合物有可能转移到 α_2 巨球蛋白分子上,最终被单核吞噬细胞系统降解、消除。AAT 对蛋白酶的抑制作用有明显的 pH 依赖性,在中性和弱碱性环境活性最大,而当 pH<4.5 时活性基本丧失。

测定血清 AAT 的方法有很多,采用酸性凝胶电泳或等电聚焦电泳(IFE)可将 AAT 分为 5~8 条区带,也可以利用其对蛋白酶的抑制能力进行测定。免疫比浊法是目前最常用的测定方法,已有试剂盒供应。

【参考区间】

成人 AAT 0.9~2.0g/L(16.6~36.8μmol/L)(透射比浊法,此参考区间引自试剂说明书)。

【临床意义】

1. 升高　AAT 作为正性急性时相反应蛋白,在急性炎症、恶性肿瘤、肝硬化、创伤等情况下含量上升,一般 24h 后开始升高,3~4d 达到峰值。妊娠、长期服用可的松、雌激素类药物也可使血浆 AAT 含量升高。

2. 降低　血清低 AAT 可发生于胎儿呼吸窘迫症。AAT 缺陷的一些遗传表型常伴有早年(20~30岁)出现的肺气肿。当吸入粉尘和细菌引起肺部多型核白细胞的吞噬作用活跃时,溶酶体弹性蛋白水解酶释放增多。对于 AAT 缺乏者,失去拮抗的蛋白水解酶可作用于肺泡壁的弹性纤维,使之损伤,再加上感染等因素引起的支气管阻塞,多方面的共同作用导致肺气肿的发生。而某些遗传表型还可引起肝细胞损害,有可能引起肝硬化。

(七) α_1 酸性糖蛋白

α_1 酸性糖蛋白(α_1-acid glycoprotein, AAG 或 α_1-AG)主要由肝细胞合成,某些肿瘤细胞或脓毒血症时的粒细胞和单核细胞亦可合成。分子量约 40kD,是人体内含糖量最高(含糖约 45%)、酸性最强(pI 2.7~3.5)的糖蛋白,包含有等分子的己糖、已糖胺和唾液酸,半衰期为 1~3d。AAG 分解代谢首先是降解掉唾液酸部分,然后蛋白质部分在肝中很快降解消失。

AAG 是主要的急性时相反应蛋白,急性炎症时上升,与免疫防御功能有关,但机制还有待于深入研究。有报道指出 AAG 还可以抑制血小板聚集、影响胶原纤维的形成和参与一些脂类衍生物(如孕酮)的运输。

测定 AAG 的方法包括可通过测定分子中糖含量的方法间接计算含量。也可以通过免疫化学法定量,使用 AAG 抗体,用酶联免疫吸附法(ELISA)、免疫比浊法进行检验。电泳分离有局限性,原因是虽然 AAG 在 α_1 球蛋白部分含量最高,但由于其含有大量的糖而着色很浅。

【参考区间】

AAG 0.25~2.0g/L。

【临床意义】

1. 升高　AAG 为主要的急性时相反应蛋白,急性炎症、恶性肿瘤、肝硬化、创伤、急性心肌梗死等情况下大部分伴有 AAG 增高,且升高迅速。在急性炎症和外科手术时的当天即可升高,第四至第五天后又迅速下降。溃疡性结肠炎时,AAG 血浆含量升高是临床诊断最可靠的指标之一。库欣病或用肾上腺皮质激素治疗等情况使糖皮质激素水平升高也可使血浆中 AAG 含量增高。恶性肿瘤细胞会产生酸性糖蛋白,尤其在肿瘤转移时升高会更显著。

2. 降低　近年来研究表明,血清 AAG 在各期慢性肝病中均有不同程度的降低,尤其在肝硬化失代偿期、重症肝炎患者下降尤其显著。随着病情好转,血清含量亦随之逐渐上升,因此血清 AAG 水平可作为监控肝疾病病情变化的良好指标。另外由于 AAG 的分子量较小,肾病综合征时 AAG 可通过尿液丢失,某些消化道疾病时可通过粪便丢失,从而导致血液中 AAG 的含量降低;妊娠、口服避孕药等雌激素水平升高的情况亦可导致 AAG 的合成减少。

(八) α_2 巨球蛋白

α_2 巨球蛋白(α_2-macroglobulin, AMG 或 α_2-MG)由肝细胞及单核吞噬细胞系统合成,是血浆中最大的蛋白质,分子量 625~800kD,由 4 个相同的亚基组成,含糖量约 8%,pI 5.4,半衰期约 5d,但与蛋白水解酶结合为复合物后清除速率加快。

AMG 最突出的特性是能与多种分子和离子结合,尤其是能与不少蛋白水解酶(如胰蛋白酶、凝血酶、纤维蛋白溶酶等)结合从而抑制这些酶的活性,起到有选择性地保持某些蛋白酶活性的作用;还可

刺激淋巴细胞和粒细胞发育,这在免疫反应中可能具有重要意义。

AMG 测定多采用免疫化学法。

【参考区间】

成人 AMG 1.3~3.0g/L(散射浊度法)。

巨球蛋白血症的临床特征与实验室检查

【临床意义】

1. 升高　肝硬化、糖尿病、自身免疫性疾病、慢性肾炎等疾病时 AMG 升高;在低清蛋白血症时,为了维持血浆胶体渗透压,AMG 也会代偿性的升高;妊娠、口服避孕药亦会引起 AMG 升高,机制不明。另外,婴幼儿及儿童 AMG 含量约为成年人的 2~3 倍,可能是一种保护机制。

2. 降低　见于急性胰腺炎和进展期的前列腺癌治疗前,并与病情严重程度有关;弥散性血管内凝血、甲状腺功能亢进、心脏手术、营养不良等疾病;低 AMG 浓度的急性心肌梗死预后较好。

(九) C 反应蛋白

C 反应蛋白(C-reactiveprotein,CRP)是第一个被认定为急性时相反应的蛋白质。主要由肝细胞合成,分子量 115~140kD,pI 6.2。由 5 条相同的亚基间靠非共价键连接形成圆盘状多聚体,含少量的糖或不含糖,电泳在 γ 区带,有时可延伸到 β 区带。

C 反应蛋白的由来

1930 年,Tillett 和 Francis 首次在急性大叶性肺炎患者的血清中发现一种有 Ca^{2+} 存在时能与肺炎球菌细胞壁中的 C-多糖发生特异性沉淀反应的物质。1941 年,Avery 等测知它是一种蛋白质,故称为 C 反应蛋白(CRP)。CRP 基因位于 1 号染色体,基因序列高度保守。

CRP 广泛分布于各部分体液中,如血液、胸腹水、心包液、关节液等处,具有类似抗体的功能,能激活补体,促进粒细胞、巨噬细胞的运动和吞噬,有免疫调理作用,表现炎症反应,是反映炎症、感染及疗效的良好指标。对血小板凝聚和血块收缩有抑制作用。CRP 主要测定方法:放射免疫法、免疫浊度法、ELISA 等。

【参考区间】

CRP 0.068~8.2mg/L。

【临床意义】

1. CRP 升高　CRP 是目前临床上应用最多的急性时相反应指标,血液中 CRP 的水平可及时反映病情变化,在炎症、创伤、急性心肌梗死、外科手术、肿瘤浸润等许多疾病时,CRP 反应非常灵敏,在疾病发生 6~12h 内迅速上升,甚至可达正常时的 2 000 倍。但 CRP 在很多疾病或情况下均会升高,是非特异性指标,并不适用单一疾病的诊断。在反映病情变化时,CRP 明显升高提示病情活动,临床常以 CRP 维持在 10mg/L 以下为治疗目标。

2. 测定 CRP 结合病史有助于某些疾病的随访　它的临床价值主要是在于组织损伤的筛检和监测,以及判断患者是否感染、评估消炎药物的疗效、诊断疾病复发的可能性。如风湿病的急性期和活动期 CRP 升高;系统性红斑狼疮(SLE)、白血病及手术后如果 CRP 不下降或再次升高,提示可能并发感染;CRP 还可用来鉴别细菌性感染和病毒性感染,前者 CRP 升高,后者往往正常。

(十) 甲胎蛋白

甲胎蛋白(α-fetoprotein,AFP 或 α-FP)主要来自胚胎的肝细胞和卵黄囊,为一条含有 590 个氨基酸残基的单链多肽糖蛋白,分子量 65~70kD,平均为 68kD,pI 4.7~4.8,半衰期 5d。电泳位于清蛋白和 α_1 球蛋白之间。AFP 是胎儿血液中的主要蛋白质,妊娠 16 周时达到高峰,以后逐渐降低,出生时血液中的浓度仅为高峰期的 1%左右,出生后 6 个月至 1 年,逐渐降至健康成人水平。

不同组织合成的 AFP 的糖链组成不同。对 AFP 异质体的深入研究发现,与一些外源性凝集素(如刀豆凝集素、小扁豆凝集素)的结合能力也不同,因此,可将 AFP 分为结合型和非结合型两类。此种糖链结构不同的 AFP 称为 AFP 的亚型或变异体,也称之为 AFP 分子异质体。AFP 分子异质体的测定有助于区别肝细胞癌和其他癌症与肿瘤，对肝良、恶性疾病的鉴别诊断也具有重要意义。

AFP测定方法很多，主要有ELISA、放射免疫分析法（RIA）、化学发光法（CLIA）、电化学发光法（ECLIA）等，国内多采用ELISA，准确度、灵敏度高，可定量到μg/L水平而且试剂成本低，但操作较烦琐且影响因素较多。因此，当检验高浓度标本时（AFP>400ng/ml），可采用准确性更高的ECLIA；也可用RIA，此法可定量到10μg/L水平，操作简便，重复性好。以上方法同样适用于羊水中AFP的测定。

【参考区间】

1岁半以上AFP<20μg/L；单胎妊娠20周母体血清AFP 20~100μg/L。双胎妊娠母体血清AFP要高于单胎妊娠3倍才有临床意义。

【临床意义】

1. 诊断肝癌　正常成人肝细胞极少合成AFP，因此血液中含量极少。但分化不成熟的肝细胞如肝癌细胞可合成较多的AFP，被认为是原发性肝癌的特异性的肿瘤标志物。80%以上原发性肝癌患者血清中AFP含量明显增高，如果AFP超过500μg/L，ALT基本正常，肝癌可能性较大。目前许多国家都将AFP作为肝癌的筛检指标。灵敏的AFP检验方法结合超声常常能发现早期肝癌。

AFP检验诊断肝癌的标准：①血清AFP测定结果大于500μg/L持续4周以上。②AFP含量进行性增高者。③血清AFP测定结果大于200μg/L持续8周以上。肝癌患者血清AFP含量升高的程度及速率与肿瘤组织分化程度的高低有一定相关性，分化程度较高的肿瘤血清AFP含量常大于200μg/L。

2. 其他肿瘤　AFP含量升高还见于胃癌、肺癌、胰腺癌等肿瘤。

3. 其他疾病　病毒性肝炎、肝硬化等情况下，血清AFP水平也可升高，但95%以上肝硬化患者血清AFP<200μg/L。

4. 肝癌预后判断　AFP>500μg/L，胆红素>34μmol/L的患者预后差，存活时间短；血清AFP急剧升高提示肝癌转移；术后AFP>200μg/L提示有残存癌体或有转移。

5. 产前诊断　羊水AFP含量测定可用于胎儿产前监测，当羊水AFP高于正常时，提示胎儿畸形或死胎。85%脊柱裂及无脑儿的母体在妊娠16~18周时血液AFP升高，测定母体的AFP有诊断价值，但要结合临床，以免出现假阳性。

（十一）降钙素原

降钙素原（procalcitonin，PCT）是由116个氨基酸组成的糖蛋白，分子量13KD，半衰期25~30h，在体外稳定性好。

PCT来自定位于第11号染色体上（11p15，4）的单拷贝基因，转录后首先在甲状腺滤泡旁细胞粗面内质网内翻译合成降钙素原前体，后者在高尔基体及分泌囊中通过内源多肽酶等水解酶的作用，剪掉nPro-CT端单一序列后生成PCT，PCT是无激素活性的降钙素前肽物质。正常状态下，PCT在健康人体内含量极少，血液中几乎检验不到；但在病理状态下，各组织和器官几乎都能分泌PCT，其生成过程受细菌毒素和炎症细胞因子等多种因素的调节。

【参考区间】

健康成年人PCT<0.046ng/ml（ECLIA），<500ng/L（ELISA），阴性（胶体金试纸条法）。

【临床意义】

1. 在全身系统性严重细菌感染早期患者中，PCT即可升高，且经抗生素治疗使感染得到控制后，血中PCT会随之下降。在病毒性感染及局部细菌感染而无全身表现的患者中，PCT仅轻度升高。随着科学研究的深入，以及大量实验结果的总结，目前PCT已被用作全身性细菌感染及败血症时的一个重要的观察指标。

2. PCT能在早期反映急性胰腺炎病情程度，也可早期判断是否合并感染，有助于早期合理选择抗生素及预防感染；对于社区获得性呼吸道感染和空调诱导性肺炎患者，可作为抗生素选择及疗效判断的指标。

3. 多数自身免疫性疾病、良性或恶性肿瘤患者血PCT水平正常或轻度升高，若并发细菌感染，则血PCT水平明显升高。

上述几种主要血浆蛋白质特性与功能见表8-2。

表 8-2　主要血浆蛋白质生化特性与功能

蛋白质种类	成人参考区间	分子量/kD	含糖量	等电点	半衰期	功能简述
前清蛋白(PA)	200~400mg/L	54	0	4.7	12h	早期肝功能损伤、营养不良指标;负性急性期蛋白(acute phase protein,APP)
清蛋白(Alb)	35~55g/L	66.5	0	4~5.8	15~19d	血浆中最多的蛋白质;广泛的运输载体;维持血浆胶体渗透压;负性 APP
铜蓝蛋白(CP)	150~600mg/L	151	8%~9.5%	4.4	4.5d	运输铜;氧化 Fe^{2+};APP
运铁蛋白(Tf)	28.6~51.9μmol/L	76.5	6%	5.5~5.9	7d	运输铁;负性 APP
结合珠蛋白(Hp)	0.5~2.2g/L	85	12%	4.1	3.5~4d	结合游离血红蛋白;APP
α_1 抗胰蛋白酶(AAT)	0.83~1.99g/L	51	10%~12%	4.8	4d	APP;蛋白酶抑制物
α_1 酸性糖蛋白(AAG)	0.25~2.0g/L	40	45%	2.7~3.5	1~3d	APP
α_2 巨球蛋白(AMG)	1.31~2.93g/L	625~800	8%	5.4	5d	血浆中最大的蛋白质;APP
C 反应蛋白(CRP)	0.068~8.2mg/L	115~140	少量或 0	6.2		APP
甲胎蛋白(AFP)	<20μg/L	65~70	0	4.7~4.8	5d	原发性肝癌的特异性肿瘤标志物
降钙素原(PCT)	<0.05ng/ml	13.0	0	4.7~4.8	5d	严重细菌性感染和真菌感染的特异指标

“最大的蛋白质家族”研究进展

三、疾病时血浆蛋白质的变化

（一）急性时相反应与急性时相反应蛋白

在急性炎症、组织损伤、心肌梗死、烧伤等急性疾病时，血浆中许多蛋白质浓度会发生明显改变，有些蛋白质浓度升高，有些蛋白质浓度降低，随着病情的好转，这些蛋白质含量又逐渐恢复至正常。这种现象称为急性时相反应(acute phase reaction,APR)。这些浓度发生显著变化的血浆蛋白质则称为急性时相反应蛋白(acute phase reaction protein,APRP)或急性期蛋白(acute phase protein,APP)，主要包括 AAG、AAT、Hp、CP、C3、C4、纤维蛋白原(Fib)、CRP、PA、Alb、Tf 等蛋白质。其中，升高的有 AAG、AAT、Hp、CP、C3、C4、Fib、CRP 等蛋白质，称为正性急性时相反应蛋白；降低的有 PA、Alb、Tf，称为负性急性时相反应蛋白。APR 是机体防御功能的一部分，APRP 浓度变化的幅度与以上病理状态的严重程度，以及时间进程有关，但缺乏特异性。

（二）肝疾病

血浆中的蛋白质绝大部分由肝细胞合成，当肝病变时由于合成功能障碍可导致多种血浆蛋白质水平下降，如 PA、Alb、Tf，其中血浆 PA 是肝功能损伤的敏感指标，而 Alb 由于肝对其合成的代偿功能强大且半衰期较长，因此对于急性及轻度肝病变反应不灵敏，但在肝硬化中 Alb 会有明显降低。急性肝炎等肝病变时，可出现急性时相反应，导致许多蛋白质水平升高，如乙肝活动期 AAT 含量升高，而 IgM 在发病初期即可升高，肝硬化时 AAG、AAT、IgG、CP、CRP 等也有不同程度的升高。

（三）肾疾病

许多肾病变时均可致部分血浆蛋白质丢失及部分蛋白质代偿性增加。丢失的蛋白质种类和量与肾小球的损伤程度及蛋白质的分子量有关，当肾病变较轻时，小分子量的蛋白质最容易通过损伤的肾小球滤过膜而最先发生丢失，如 PA、AAG、AAT、Tf、IgG 等。而某些大分子量的蛋白质无法通过，且因肝细胞代偿性地合成增加，绝对含量不仅不减少甚至可升高，如 α_2-MG、β-脂蛋白、Hp 及 IgM 等，这种

情况称选择性蛋白质丢失。严重肾病时肾小球失去分子筛作用，可导致非选择性蛋白质丢失。

（四）风湿病

风湿病可表现为急性或慢性炎症反应过程，主要累及结缔组织。血浆蛋白质异常变化的特征为：免疫球蛋白特别是 IgA、IgG 及 IgM 升高，炎症活动期 AAG、Hp 及 C3 升高。

（五）妊娠期及高雌激素血症

正常妊娠时血浆蛋白质表现：PA、Alb、AAG 及 IgG 略有降低；Tf、AAT、CP、纤维蛋白原有明显升高；α-脂蛋白有中度升高。使用雌激素治疗及口服避孕药都会出现高雌激素血症，可出现与正常妊娠类似的血浆蛋白质的变化。

（六）遗传性缺陷

个别蛋白质由于编码基因发生突变或缺失导致结构功能发生变异或成分缺乏。可出现遗传性缺陷的蛋白质包括 AAT、CP、Hp、Tf、补体成分、免疫球蛋白，以及罕见的无 Alb 血症等。

上述几种疾病的血浆蛋白质变化见表 8-3。

表 8-3　几种疾病时血浆蛋白质的变化

血浆蛋白质	急性肝炎	肝硬化	选择性蛋白质丢失	风湿病	妊娠期及高雌激素血症
前清蛋白（PA）	↓	↓	↓	N	稍↓
清蛋白（Alb）	N 或↓	↓	↓	N	稍↓
铜蓝蛋白（CP）	—	N 或↑	—	—	↑↑
运铁蛋白（Tf）	—	↓	↓	—	↑↑
结合珠蛋白（Hp）	↓	N 或↓	—	↑	—
α_1 酸性糖蛋白（AAG）	N	↓	↓	↑	稍↓
α_1 抗胰蛋白酶（AAT）	↑	↑↑	↓	—	↑↑
α_2 巨球蛋白（α_2-MG）	—	↑	↑↑	—	—
α-脂蛋白（α-LP）	—	↓	—	—	↑
β-脂蛋白（β-LP）	—	—	↑↑	—	—
C3	—	N 或↓	—	↑	—
纤维蛋白原（Fib）	—	N	—	—	↑↑
IgG	—	↑	↓	↑	稍↓
IgA	—	↑↑	↓	↑	—
IgM	↑	N 或↑	↑	↑	—
C 反应蛋白（CRP）	—	N	—	—	—

注：↑为升高，↑↑为明显升高，↓为降低，↓↓为明显降低，N 为正常，—为缺失。

第二节　体液蛋白质检验

临床实验室体液蛋白质测定方法主要包括 3 大类：化学法测定含量较多的蛋白质；电泳法分离检验蛋白质的组分及其图谱；免疫化学技术特异地测定含量较少的个别蛋白质。除常规测定血清总蛋白、清蛋白、球蛋白外，通过电泳分离技术及免疫化学技术还实现了许多血浆微量蛋白质的测定。

一、血清蛋白质测定

（一）血清总蛋白测定

血清总蛋白（total protein，TP）即血清中各种蛋白质的复杂混合物，包括清蛋白和球蛋白两大类。测定血清总蛋白的方法很多，有许多方法已淘汰不用，主要介绍以下两种方法：

1. **凯氏定氮法** 1883年由Kjeldahl首创，根据蛋白质含氮量比较恒定（约占16%）这一元素组成特点，通过测定样品中氮量来换算蛋白质的含量。其测定原理是将血清与强酸一起进行消化，使血清中的含氮化合物转化为铵盐，再加碱使铵盐成为氨，经过蒸馏后得以分离，最后用过量酸滴定或纳氏试剂显色测定其总氮量。由于血清中除了蛋白质以外还有其他的含氮化合物，因此要将总氮量减去血清中的非蛋白氮量后再乘以6.25即可换算为蛋白质含量。

该方法结果准确，精密度高，是TP测定的参考方法。但由于操作复杂、用时长、影响因素较多，临床实验室难以开展，多用于蛋白质标准物的定值和常规方法的校准。

2. **双缩脲法** 是目前实验室测定血清TP的首选常规方法。测定原理是蛋白质分子的两个肽键（—CO—NH—）在碱性条件下能与Cu^{2+}作用生成紫红色络合物，在540nm波长处有明显吸收峰，吸光度在一定范围内与血清蛋白质的含量成正比，由此计算TP的含量。

由于此反应与两分子尿素缩合形成的产物——双缩脲（H_2N—CO—NH—CO—NH_2）在碱性环境下与Cu^{2+}作用形成紫红色的反应类似，故称为双缩脲反应。反应见图8-1。

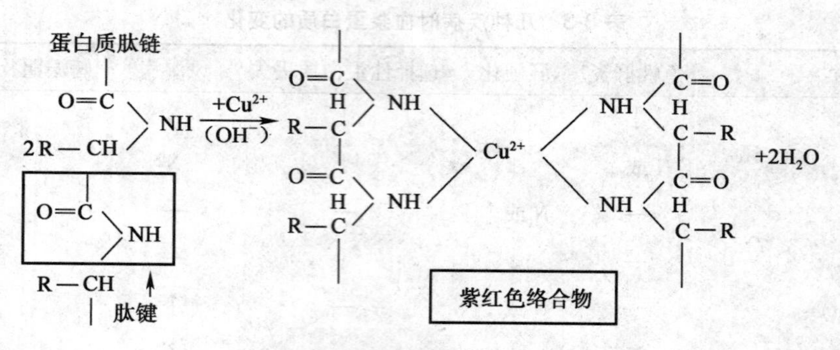

图8-1 双缩脲反应示意图

由于至少需含2个甲酰胺基（—CO—NH_2—）才能与Cu^{2+}络合，所以氨基酸和二肽无此反应。血液中小分子肽含量极低，故血浆中除蛋白质以外几乎不存在与双缩脲试剂显色的物质，且各种血浆蛋白质显色程度基本相同。因此，双缩脲法在临床上广泛使用。

此法操作简单，结果准确，重复性好，干扰物质少，线性范围较宽（在10~120g/L浓度内均成良好的线性关系），批内$CV<2\%$。其缺点是灵敏度较低，检出限为0.2~1.7g/L。另外严重溶血、黄疸、脂血血清，以及血清中高浓度的葡萄糖、酚酞、溴磺酞会对本法有明显干扰，可采用标本空白管来消除，但如标本空白管吸光度太高（如严重脂血标本），亦会影响测定的准确度，可采用丙酮沉淀法消除。

【参考区间】

健康成年人TP 65~85g/L。

【临床意义】

1. 血清TP升高

（1）血液浓缩：严重呕吐、腹泻、高热、大量出汗、休克及慢性肾上腺皮质功能减退等疾病时由于水分丢失而使血液浓缩，TP浓度可明显升高，但清蛋白/球蛋白比值变化不大，临床称为假性蛋白增多。

（2）合成增加：多见于球蛋白合成增加，如巨球蛋白血症、多发性骨髓瘤、冷沉淀等单克隆或多克隆性免疫球蛋白病。如多发性骨髓瘤患者血清球蛋白多>50g/L，总蛋白多在100g/L以上。

2. 血清TP降低

（1）营养不良：广义的营养不良包括营养不良和消化吸收不良。

（2）合成障碍：如急性肝细胞坏死、慢性肝炎、肝硬化等导致肝合成功能受损时，TP会降低。

（3）血液稀释：如因各种原因引起的钠、水潴留或短时间内静脉注射过多低渗溶液。

（4）丢失过多：大量失血，或者由肾及消化道丢失过多也会引起TP降低。

（5）其他：机体代谢加快、结核、肿瘤等情况时消耗过多，也可能引起TP降低。

（二）血清清蛋白测定

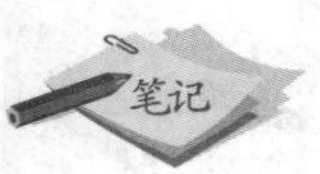

清蛋白（Alb）是血清中含量最多的蛋白质，测定Alb的方法有很多，包括染料结合法、盐析法、电

泳法、免疫化学法等，目前实验室应用最广的是染料结合法。

1. 染料结合法　在酸性环境下，清蛋白解离带有正电荷，能与带有负电荷的染料结合产生颜色反应，而球蛋白结合外源性染料很少，因此可以在不分离清蛋白、球蛋白的情况下直接测定血清 Alb 的含量。

与 Alb 结合的染料有多种，其中溴甲酚绿（bromcresol green，BCG）和溴甲酚紫（bromcresol purple，BCP）是最常用的两种。BCG 法是测定血清 Alb 的推荐方法。二者的优缺点见表 8-4。

表 8-4　两种染料结合法测定血清 Alb 含量的优缺点比较

	BCG 结合法	BCP 结合法
优点	灵敏度高，与人及动物标本中的 Alb 结合力差异不大	与 Alb 以外的血浆蛋白质结合少，干扰小
缺点	除了与 Alb 结合外，还可与血清中其他多种蛋白质结合	灵敏度较低，与非人源性标本中的 Alb 结合力相当弱，质控血清多采用动物血清制备，因此应用受限

反应原理：BCG 全称是 3,3′,5,5′-四溴间甲酚磺酰酞，是一种阴离子染料，呈黄色，在 pH 4.2 的缓冲液中与带正电荷的 Alb 结合成蓝绿色复合物，在 628nm 波长处有明显吸收峰，吸光度与 Alb 浓度成正比，经与同样处理的 Alb 标准液比较，即可求得样本中 Alb 的含量。虽然 BCG 存在非特异性结合的问题，但该反应在 30s 内对 Alb 特异，30s 后非特异性增高，因此该法测定血清 Alb 应严格控制反应时间。

2. 免疫化学法　主要包括免疫比浊法、速率散射比浊法和免疫扩散法等。临床实验室多采用前两种，其原理及特点见表 8-5。

表 8-5　两种免疫化学法的原理及特点

方法	原理	特点
免疫比浊法	在抗体过量情况下，抗原抗体复合物形成的浊度随抗原量的增加而增加，其透光率随之减少，根据吸光度值计算待测抗原的量	方法特异，结果准确，重复性好，结果一致；用酶标仪和自动生化分析仪均可测定
速率散射比浊法	抗原抗体复合物的颗粒可导致光散射，散射光的强度与单位时间内抗原抗体复合物的生成速率（即抗原的量）成正比	简便，快速，结果准确，灵敏度高，重复性好；缺点是需要专用的散射比浊仪和特异的检验试剂

【参考区间】

成人血清 Alb 40~55g/L。

【临床意义】

1. 血清 Alb 升高　主要见于严重腹泻、呕吐、出汗造成的脱水及休克等原因引起血浆浓缩而导致的假性 Alb 增高（Alb 的绝对值并没有升高）；或者一次性静脉输入过量清蛋白，迄今为止尚未见到真性单纯 Alb 升高的疾病。

2. 血清 Alb 降低　临床意义同 TP，但许多时候血清 Alb 与 TP 降低的程度不一致。急性血清 Alb 降低多见于急性大量出血、严重灼伤造成大量清蛋白丢失等；慢性 Alb 降低多见于肝硬化腹水、肾病综合征等疾病，严重时可低至 10g/L。清蛋白浓度低于 20g/L 时，由于血浆胶体渗透压严重下降，患者常表现为水肿。但先天性清蛋白缺乏症者血清中几乎没有清蛋白，但患者并不出现水肿。

（三）血清球蛋白测定

血清球蛋白（globulin，G）（g/L）的含量临床实验室多采用计算法，即血清总蛋白与血清清蛋白（A）的差值即为血清球蛋白的含量，并可同时计算出清蛋白与球蛋白的比值，即 A/G 值。公式为

$$G=TP-A$$

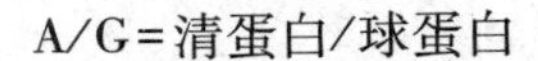

$$A/G=清蛋白/球蛋白$$

【参考区间】

G 20~40g/L；A/G 1.2~2.4。

【临床意义】

1. 血清球蛋白浓度升高　①自身免疫性疾病，如系统性红斑狼疮、类风湿性关节炎、风湿热等。②炎症或急慢性感染，如病毒性肝炎、结核病、疟疾、麻风病、黑热病、血吸虫病。③恶性 M 蛋白血症，如多发性骨髓瘤、巨球蛋白血症、淋巴瘤等。

2. 血清球蛋白降低　①合成减少：肾上腺皮质功能亢进如库欣综合征、使用肾上腺皮质激素或其他免疫抑制剂等。②先天性免疫功能缺陷，如 γ 球蛋白缺乏症。③放射治疗后或氮芥中毒。④正常婴儿出生后至 3 岁。

二、尿液蛋白质测定

（一）尿液总蛋白测定

定性测定可参考本套教材《临床检验基础（第 5 版）》等的相关内容。

定量测定：在尿蛋白阳性的情况下，需进行尿液总蛋白（urine total protein，u-TP）定量检验，这对于某些疾病特别是肾疾病的诊断、分期、治疗监测和预后判断有非常重要的意义。正常情况下，尿液中蛋白质的浓度很低（<150mg/24h 尿），因此采用的检验方法灵敏度要非常高，目前已有的尿液总蛋白的定量测定方法有很多，包括比浊法、比色法、染料结合法、免疫测定法、远红外光谱测定法、电阻法、高效液相层析法等，每种方法都有其特点，见表 8-6。

表 8-6　几种尿液总蛋白定量测定方法的特征及优缺点

测定方法	特征及优缺点
比浊法	苄乙氯铵比浊法是比浊法中最好的方法之一；灵敏度、准确性，以及在对清蛋白、球蛋白的反应均一性上均优于其他比浊法；线性范围广，重复性好，回收率高，不受氨基糖苷类抗生素影响，还可用于自动化分析
比色法	双缩脲比色法是目前比较好的比色法；对白、球蛋白反应性一致，显色稳定，重复性好；缺点就是灵敏度低，所需标本量多，测定前要对蛋白进行沉淀浓缩，不能自动化
染料结合法	目前采用的是考马斯亮蓝 G-250 法及邻苯三酚红钼法；具有灵敏度高，操作简单，快速，重复性好，能自动化的优点；缺点是对不同的蛋白质显色反应不一，前者还容易污染比色杯，不易清洗
免疫测定法	灵敏、特异
远红外光谱测定法	准确，快速，样本准备简单，不需试剂，能实现自动化
电阻法	优点是快速，不需试剂，能实现自动化；但其精确度还需验证
高效液相层析法	该法准确度高，回收率高，糖、维生素 C、胆红素等低分子底物不干扰分析结果，且对不同性质和不同分子量的蛋白质反应一致

【参考区间】

成人 24h 尿蛋白定量<150mg 或定性测定为阴性。

【临床意义】

正常人尿液中含有极少量的蛋白质，当尿蛋白定性为阳性，尿蛋白定量超过 150mg/24h 尿时，称为蛋白尿。

病理性的蛋白尿的发生原因很多，主要分为肾前性、肾性、肾后性三个方面的原因。肾前性主要见于溶血导致的血液中血红蛋白浓度异常升高，骨骼肌损伤、急性心肌梗死导致的血液中肌红蛋白浓度异常升高，多发性骨髓瘤导致本周蛋白升高等因素引起；肾性主要是由于肾损伤引起，如肾小球性蛋白尿、肾小管性蛋白尿等；肾后性主要是输尿管炎症、结核、肿瘤等因素引起。另外，蛋白尿也可能是由生理性、体位性的因素所引起，但往往是一过性的，要注意排除。

（二）尿液微量清蛋白测定

详见第十四章内容。

三、脑脊液蛋白质测定

脑脊液（CSF）中的蛋白质主要是经脉络膜丛上的毛细血管壁超滤进入的，以清蛋白质为主。还有一些由中枢神经系统合成释放所特有的蛋白质，如免疫球蛋白等。血液中绝大部分蛋白质不能通过血脑屏障进入脑脊液，因此蛋白质的含量明显低于血液，不到血浆蛋白质的5%且主要是分子量较小的蛋白质，如清蛋白。

（一）CSF蛋白质定性测定

可参考本套教材《临床检验基础（第5版）》等的相关内容。

（二）CSF蛋白质定量测定

由于脑脊液蛋白质（cerebrospinal fluid total protein）含量少，双缩脲法灵敏度不能满足测定要求，不宜采用。目前脑脊液蛋白质定量测定方法包括邻苯三酚红钼络合显色法、浊度法、考马斯亮蓝G-250比色法、酚试剂法等，其中《全国临床检验操作规程（第4版）》推荐采用的是前两种。几种CSF蛋白质定量测定方法的原理和优缺点见表8-7。

表8-7　几种CSF蛋白质定量测定方法的原理及优缺点

测定方法	原理	优缺点
邻苯三酚红钼络合显色法	邻苯三酚红和钼酸络合形成红色复合物。该复合物在酸性条件下又与CSF蛋白质形成紫色复合物，在604nm有最大吸收峰，用比色法求出标本中蛋白质的含量	优点：线性范围宽、结果准确、操作简便、显色稳定、对比色杯污染小、葡萄糖对该法无干扰、试剂价廉，应用较广 缺点：表面活性剂对该法有干扰，因此反应中应避免表面活性剂的污染
浊度法（磺基水杨酸-硫酸钠浊度法）	脑脊液中的蛋白质与磺基水杨酸-硫酸钠作用产生白色沉淀，与同样处理的标准液比较，求得蛋白质含量	优点：灵敏度高、线性范围宽、操作简单 缺点：敏感性不如考马斯亮蓝法，必须先经离心沉淀，以排除细胞及细胞蛋白的影响，影响因素多，因此在操作时应注意实验的温度、操作手法对形成浊度等的影响
染料结合法	考马斯亮蓝G-250比色法：考马斯亮蓝G-250在游离状态下呈红色，最大吸收波长为488nm，当它与蛋白质结合后变为青色，蛋白质-色素结合物在595nm处有最大吸收峰，其吸光度与蛋白质含量成正比 伊红Y染料结合法：在柠檬酸存在的条件下，伊红Y解离成阴离子型；蛋白质分子中精氨酸、组氨酸、赖氨酸、色氨酸残基可解离生成带NH_4^+基团，可与阴离子型的伊红Y的羧基、酚基借静电引力结合，生成红色蛋白染料复合物，最大吸收峰540nm，其吸光度大小与蛋白质浓度成正比	优点：灵敏度非常高、显色稳定、操作简便 缺点：容易污染比色杯，清蛋白易结合呈色，而球蛋白不易结合呈色（也有人认为由于CSF中的蛋白质主要为清蛋白，所以这点对其在CSF蛋白质测定中的应用影响不大）

【参考区间】

CSF总蛋白150~450mg/L。

【临床意义】

脑脊液蛋白质升高主要反映血脑屏障通透性增加或鞘内分泌的免疫球蛋白增多，可见于中枢神经系统的感染（以化脓性、结核性脑膜炎CSF蛋白质升高最明显，病毒性脑膜炎则轻度升高）、神经根病变（如吉兰-巴雷综合征有蛋白质-细胞分离的现象，即只见CSF蛋白质含量增高，但不伴有相应程度的细胞数增加）、脑脊液循环梗阻（肉芽肿、脓肿、肿瘤等引起）和颅内出血（脑动脉硬化症、高血压等引起）等多种疾病。临床不同情况下CSF蛋白质含量参考表8-8。

表 8-8　几种常见疾病时 CSF 蛋白质含量变化

疾病	脑脊液蛋白含量/(mg·L^{-1})	疾病	脑脊液蛋白含量/(mg·L^{-1})
化脓性细菌性脑膜炎	10 000~60 000	脊髓肿瘤	1 000~20 000
结核性脑膜炎	500~3 000,偶可达 10 000	脑瘤	150~2 000
浆液性(病毒性)脑膜炎	300~1 000	脑脓肿	300~3 000
病毒性脑炎	500~3 000	颅内出血	300~1 500
神经梅毒	500~1 500	多发性硬化	250~800
癫痫	500~3 000		

四、体液蛋白质电泳分析

蛋白质电泳是临床实验室的一种常用分析技术,不同来源标本(如血清、尿液、脑脊液、浆膜腔积液等)中的蛋白质均可通过电泳进行分离,从而分析各组分的质和量。目前,蛋白质电泳技术发展很快,种类也很多,如醋酸纤维素薄膜电泳(CAM)、琼脂糖凝胶电泳(AGE)、聚丙烯酰胺凝胶电泳(PAGE)、等电聚焦电泳(IFE)及双向电泳等,但临床实验室常用的主要是 CAM 和 AGE。

(一)血浆蛋白质电泳

血浆蛋白质电泳对临床疾病的诊断及辅助诊断起着非常重要的作用。采用醋酸纤维素薄膜电泳可将正常人血浆蛋白质分为 Alb、α_1 球蛋白(α_1-G)、α_2 球蛋白(α_2-G)、β 球蛋白(β-G)和 γ 球蛋白(γ-G)5 条区带,薄膜分辨率高的情况下,β 球蛋白可分为 β_1、β_2 球蛋白两条区带。由于血浆中的蛋白质有几百种,因此每一条区带中包括了许多种蛋白质组分,如 Tf、补体 C3 等多个蛋白组分都在 β 球蛋白区带,区带中多个蛋白质组分互相重叠、覆盖。两个区带之间也有少量蛋白质,如 IgA 存在于 β 和 γ 球蛋白带之间,某些蛋白质组分染色很浅甚至不着色。因此,蛋白电泳分析是一种定性分析,是粗略估计各种区带之间蛋白质的比例,以及分析是否有特殊的蛋白成分。

常用的分析方法是根据各区带蛋白质所占的百分比进行分析,也可将各区带的百分比与血清总蛋白浓度相乘后,得到各组分的绝对浓度后进行分析。

【参考区间】

血浆蛋白质各组分含量见表 8-9。

表 8-9　血浆蛋白质各组分含量

测定方法	Alb	α_1-G	α_2-G	β-G	γ-G
醋酸纤维素薄膜电泳	57%~68%	1.0%~5.7%	4.9%~11.2%	7.0%~13.0%	9.8%~18.2%
琼脂糖凝胶电泳	59.8%~72.4%	1.0%~3.2%	7.4%~12.6%	7.5%~12.9%	8.0%~15.8%

【临床意义】

疾病时血浆蛋白质电泳后的区带数目,以及百分比会发生变化。

1. **肝硬化**　见增高的 γ 球蛋白峰,尤其是出现典型的 β-γ 桥,这是肝硬化所特有的,主要是由于 IgA、IgM、IgG 同时升高,导致 β、γ 区连成一片,难以分开。

2. **肾病综合征**　见 α_2 球蛋白、β 球蛋白明显升高,清蛋白明显降低。

3. **多发性骨髓瘤**　出现典型的 M 蛋白峰,是由于多发性骨髓瘤患者浆细胞浸润引起,M 蛋白出现在 γ 区,称为 γ 型,出现在 β 区,称为 β 型,为多发性骨髓瘤的一项重要诊断指标。

4. **免疫功能低下**　γ 球蛋白明显减低。

5. **溶血标本**　见 α_2 球蛋白明显升高,主要是溶血导致血红素结合蛋白释放所引起,此时的 α_2 球蛋白"升高"为假性升高,会影响分析结果,因此血浆蛋白质电泳不宜使用溶血标本。

几种典型电泳图谱及扫描图见图 8-2。

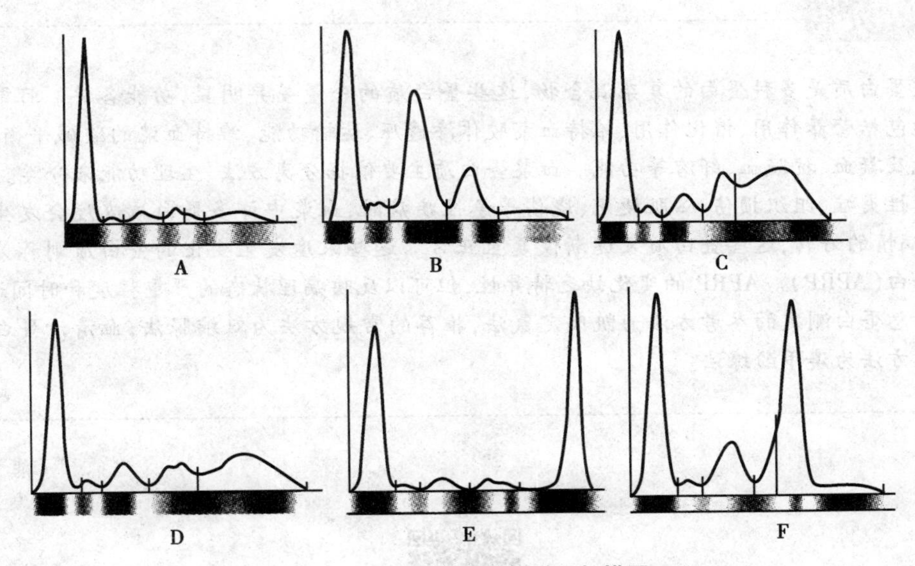

图 8-2　几种典型电泳图谱及扫描图

A. 正常人；B. 肾病综合征；C. 肝硬化（β-γ桥）；D. 肝硬化（不典型β-γ桥）；E. 多发性骨髓瘤（γ 型，M 蛋白峰）；F. 多发性骨髓瘤（IgA 型）。

（二）尿液蛋白质电泳分析

蛋白尿是肾疾病最常见的表现之一，鉴别尿液中蛋白质的性质、来源是诊断及治疗各种肾疾病的关键。尿液蛋白质电泳可以将尿液蛋白质按分子大小进行分离，根据各组分的出现与否判断肾损伤的部位和程度，较为全面地反映肾的整体情况。

目前，尿液蛋白质电泳多采用 SDS-PAGE 进行分离。基本原理是通过十二烷基硫酸钠（SDS）与尿液中的蛋白质进行反应，形成带负电荷的 SDS-蛋白质复合物，屏蔽掉蛋白质之间的电荷差异，使各蛋白质组分皆向正极移动，再通过聚丙烯酰胺凝胶分子筛作用，使尿液蛋白质在电场中仅凭分子量大小进行分离。分子量愈小，泳动愈快，反之则愈慢，若同时与标准蛋白一起电泳，可以判断尿蛋白的性质与分子量的范围。

【参考区间】

成人尿蛋白阴性或<150mg/24h 尿时，尿蛋白电泳参考区间见表 8-10。

表 8-10　尿蛋白电泳参考区间

蛋白质组分	分子量/kD	占总蛋白百分比/%
低分子量蛋白	10~70	0
中分子量蛋白（Alb）	50~100	100
高分子量蛋白	50~1 000	0

【临床意义】

尿液蛋白质电泳主要用于蛋白尿的分型：

1. **低分子量蛋白区**　尿液蛋白质电泳图谱中显示位于清蛋白以前的小分子蛋白区带为阳性，包括β_2微球蛋白、α_1微球蛋白、视黄醇结合蛋白、溶菌酶、游离轻链、游离轻链二聚体等。见于以肾小管损伤为主的疾病及溢出性蛋白尿。

2. **中、高分子量蛋白区**　尿液蛋白质电泳图谱中显示位于清蛋白及清蛋白以后的蛋白区带为阳性，一般见于肾小球损伤为主的疾病，如各类原发性及继发性肾小球肾炎、肾病综合征等。

3. **高、中、低分子量蛋白区**　同时出现则提示肾小球和肾小管均有不同程度的损伤，即整个肾单位受损，如严重间质性肾炎累及肾小球、慢性肾炎晚期及各种病因引起的慢性肾衰竭等。

本章小结

血浆蛋白质是多种蛋白的复杂混合物，这些蛋白质的含量差异明显，功能各异。目前已知的重要功能包括营养作用、催化作用、维持血浆胶体渗透压、运输功能、维持血浆的酸碱平衡、免疫与防御功能及凝血、抗凝血、纤溶等功能。血浆蛋白质主要依据分离方法、生理功能来分类。

在急性炎症、组织损伤、心肌梗死、烧伤等急性疾病时，血浆中许多蛋白质浓度会发生明显改变，随着病情的好转，这些蛋白质又逐渐恢复至正常。这些浓度发生变化的蛋白质则称为急性时相反应蛋白（APRP）。APRP 的变化缺乏特异性，但可以反映病理状态的严重程度和时间进程。

血清总蛋白测定的参考方法为凯氏定氮法，推荐的常规方法为双缩脲法；血清清蛋白测定推荐的常规方法为溴甲酚绿法。

（熊　嫣）

扫一扫，测一测

思考题

1. 什么是急性时相反应蛋白？
2. 双缩脲法测定血清总蛋白的原理是什么？此法为什么不能用于测定二肽或氨基酸？
3. 多发性骨髓瘤时，血清蛋白质电泳图谱有哪些特征性的表现？

笔记

第九章 糖代谢紊乱检验

1. 掌握糖尿病的概念、诊断标准及分型方法；血糖及口服葡萄糖耐量试验概念、实验原理、操作方法和临床应用；糖化血红蛋白和糖化血清蛋白测定的临床应用。

2. 熟悉血糖的来源、去路及调节机制；熟悉胰岛素测定及胰岛素释放试验的临床应用；C肽测定及C肽释放试验的临床应用；其他体液葡萄糖测定的方法学特点和临床应用。

3. 了解低血糖症的概念、病因和临床分类，酮体、乳酸的测定。

4. 能正确采集血液、尿液及其他体液标本，熟悉各种标本处理要求；能与患者进行沟通交流，并根据患者情况提出有关糖尿病相关检验项目及检验前患者的准备要求；能根据检验结果作出生化检验诊断，并能解释检验结果的临床意义。

5. 具有独立的糖尿病检验操作能力。

存在于血液中的葡萄糖称为血糖，其含量高低是反映机体糖代谢状况的重要指标。临床上常见的糖代谢紊乱是指血糖浓度过高或过低，一些糖代谢过程中酶的先天性异常或缺陷导致的单糖代谢障碍或糖原在体内的累积，也属于糖代谢紊乱的范畴。糖尿病是糖代谢紊乱最重要、最常见的表现形式。

本章将重点讨论糖尿病引起的高血糖症及其相关的实验室检验，这些检验指标在糖尿病的病因分类、临床诊断、疗效评估、病情观察及并发症的鉴别诊断方面具有重要的价值。常用的检验指标：①血糖浓度测定。②口服葡萄糖耐量试验。③糖化血红蛋白测定。④糖化血清蛋白测定。⑤胰岛素测定及释放试验。⑥C肽测定及C肽释放试验。⑦酮体、乳酸测定等。

第一节 概　述

人体糖的主要存在形式是糖原和葡萄糖，糖原主要存在于肝（肝糖原）和肌肉组织（肌糖原）内，是葡萄糖的贮存形式。葡萄糖则广泛分布于各组织细胞和体液中，是糖的运输和利用形式。糖的主要生理功能：①提供能量。正常情况下，人体所需能量的50%～70%来自葡萄糖。②作为组织细胞的结构材料，参与重要的生理活动。如糖蛋白和糖脂是生物膜的重要组成成分，其寡糖链作为信号分子参与细胞识别及多种特异性表面抗原鉴定等。③转变为其他物质。糖通过生成中间代谢物为其他生物分子如氨基酸、核苷酸、脂肪酸等的合成提供碳骨架。

一、血糖及血糖浓度的调节

血糖（blood glucose）是指血液中的葡萄糖。血糖含量会随进食、运动等的变化而有所波动，但正

常人空腹血糖浓度相对稳定，一般维持在3.9~6.1mmol/L，这对保证人体各组织特别是脑细胞正常的功能活动有极其重要的作用。机体内血糖浓度的相对恒定，是在体内神经系统、内分泌激素及肝、肾等组织器官的协同作用下，血糖来源和去路达到动态平衡的结果。

（一）血糖的来源和去路

1. 来源　血液中葡萄糖的来源：①食物中的糖类物质在胃肠中经消化后以单糖（主要是葡萄糖）的形式被吸收进入血液，是血糖的主要来源。②肝糖原分解成葡萄糖入血，是空腹时血糖的直接来源。③肝可将甘油、某些有机酸及生糖氨基酸等非糖物质通过糖异生作用转变成葡萄糖以补充血糖，是在饥饿情况下血糖的重要来源。④其他单糖的转化，肝可以将饮食中摄取的其他己糖如果糖、半乳糖等转变为葡萄糖供机体利用。

2. 去路　正常情况下，血糖被组织细胞摄取和利用。①氧化分解供能，通过有氧氧化和无氧分解产生ATP，是血糖的主要去路。②肝和肌肉等组织将葡萄糖合成糖原而贮存。③转变为非糖物质，如脂肪、非必需氨基酸等。④转变成其他糖及糖衍生物，如核糖、脱氧核糖、氨基多糖等。⑤当血糖浓度过高，超过了肾糖阈（约9.0mmol/L）时，葡萄糖即由尿中排出，出现糖尿。

糖的来源与去路总结为图9-1。

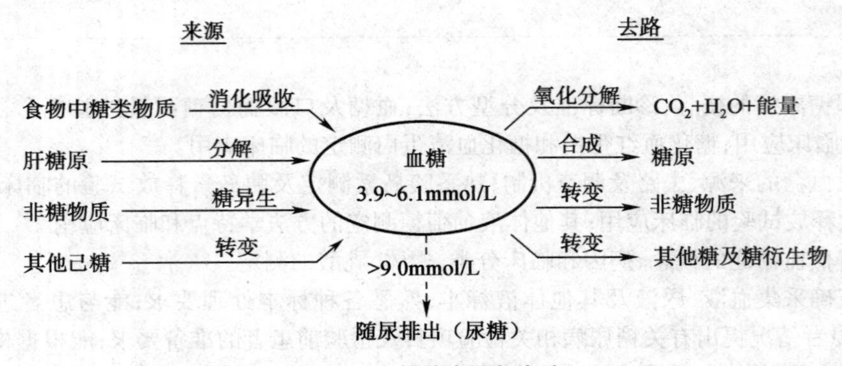

图9-1　血糖的来源与去路

（二）血糖浓度的调节

正常人体内存在着精细的调节血糖来源和去路保持动态平衡的机制，保持血糖浓度的相对恒定是体内神经系统、内分泌激素及组织器官共同调节的结果。

1. 神经系统的调节作用　神经系统对血糖浓度的调节作用主要是通过下丘脑和神经系统控制激素的分泌，后者再通过调节糖代谢关键酶的活性来实现。

下丘脑的腹内侧核和外侧核具有相反的效应，他们分别通过内脏神经和迷走神经，引起肾上腺素、胰高血糖素或胰岛素的释放，或者直接作用于肝而发挥调控作用。

2. 肝的调节作用　肝细胞内糖代谢的途径很多，而且有些代谢途径为肝所特有，所以肝被认为是调节血糖浓度最主要的器官。

3. 激素的调节作用　根据激素对血糖调节作用的效果不同，可分为两组：

（1）降低血糖浓度的激素：胰岛素（insulin）是调节血糖浓度的主要激素。活性胰岛素由51个氨基酸残基组成，由胰岛β细胞合成并分泌。胰岛素以单肽链前胰岛素（胰岛素原）形式合成并贮存于胰岛β细胞，最后被蛋白质水解酶水解成等分子的活性胰岛素和无活性的C肽，释放入血液循环。其中仅活性胰岛素能促进葡萄糖被细胞摄取和利用，而C肽无此作用。胰岛素原仅少量（占胰岛素的3%以下）进入血液循环，其生物活性仅为胰岛素的10%左右。

胰岛素发挥作用首先要与靶细胞膜（主要是肝、肌肉和脂肪组织细胞）表面的特异性受体结合，触发产生第二信使（cAMP），通过第二信使系统引发细胞内一系列的化学改变，糖消耗增多，最终达到降低血糖的目的（图9-2）。

此外，具有降血糖作用的还有胰岛素样生长因子（insulin-like growth factor，IGF），又称生长调节素C，是细胞生长和分化的主要调节因子之一。其化学本质是一种多肽，在结构上与胰岛素相似，具有类似于胰岛素的降糖作用和促生长作用。IGF在正常糖代谢中的作用尚不清楚，但外源性注入IGF可导

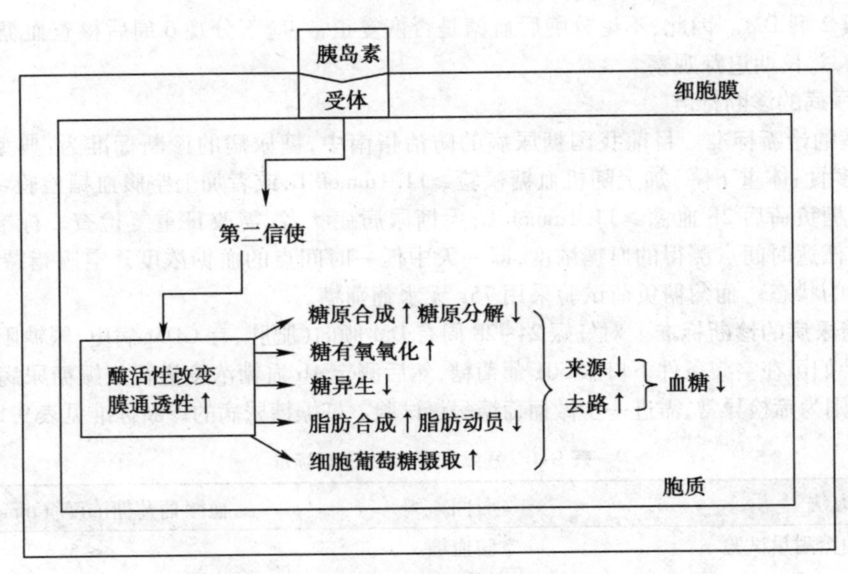

图 9-2 胰岛素作用于靶细胞的机制

致低血糖，缺乏可引起生长迟缓。

（2）升高血糖浓度的激素：升高血糖的激素包括胰高血糖素、肾上腺素、糖皮质激素和生长素等，它们的作用与胰岛素相反，通过促进肝糖原分解、加强糖异生、抑制肝糖原合成及减少葡萄糖氧化分解等途径，使血糖升高。其中胰高血糖素最为重要。

二、糖尿病及其代谢紊乱

糖尿病（diabetes mellitus，DM）是一组由遗传和环境因素引起的胰岛素分泌不足和/或胰岛素作用低下导致的以持续性高血糖为特征的代谢性疾病。典型的临床表现是“三多一少”，即多饮、多尿、多食、消瘦等，以高血糖为其主要特征，伴有糖、蛋白质、脂肪、水和电解质等一系列代谢紊乱，长期的高血糖可引起机体功能紊乱、多器官损害，甚至衰竭。病情严重或应激时可发生多种急性代谢性紊乱，如酮症酸中毒及非酮症性高渗综合征等而危及生命。另外，在糖尿病患者群中冠心病、缺血性或出血性脑血管疾病、失明、肢端坏疽等严重并发症的发生率均明显高于非糖尿病患者群。因此，糖尿病及其并发症已成为严重威胁人类健康的世界性公共卫生问题，对 DM 患者进行早诊断、早治疗意义重大。

（一）糖尿病的分型

1999 年美国糖尿病学会（ADA）、WHO 推荐根据病因将糖尿病分为四种类型：

1. 1 型糖尿病（type 1 diabetes mellitus，T1DM） 各年龄均可发病，但常见于儿童和青年人，此型只占糖尿病患者 5%~10%，主要病变在于胰岛 β 细胞破坏导致胰岛素或 C 肽绝对不足，对胰岛素治疗敏感。多数患者可检出自身抗体，这些抗体有的在发病前数年可以检验到，如血清胰岛细胞胞质抗体（ICA）、胰岛素自身抗体（IAA）、谷氨酸脱羧酶自身抗体（GADA）等。患者易出现酮症酸中毒。

2. 2 型糖尿病（type 2 diabetes mellitus，T2DM） 包括胰岛素抵抗伴胰岛素相对不足。该型糖尿病占糖尿病患者 90%以上。常见于 40 岁以上的中老年肥胖者，起病缓慢，疾病早期常无明显症状，常以并发症出现为首诊。自身抗体阴性，酮症酸中毒发生率低于 1 型 DM。

3. 特殊类型糖尿病（other specific types of diabetes） 包括一系列病因比较明确或继发性的糖尿病。主要分类：①胰岛 β 细胞基因缺陷。②胰岛素受体基因异常导致胰岛素受体缺失或突变。③内分泌疾病（拮抗胰岛素的激素过度分泌），如肢端肥大症、甲状腺功能亢进、库欣病等。④胰腺疾病。⑤药物或化学制剂所致的胰岛损伤。⑥感染：先天性风疹及巨细胞病毒感染等。

4. 妊娠糖尿病（gestational diabetes mellitus，GDM） 指妊娠期首次发生或发现的糖尿病，包含了一部分妊娠前已患有糖尿病但孕期首次被诊断的患者。妊娠前已确诊为 DM 者不属 GDM，后者称为糖尿病合并妊娠。

GDM 发生与多种因素有关，多数孕妇在分娩后血糖将恢复正常水平，但仍约有 30%的患者在 5~

10 年后转变成 2 型 DM。因此,不论分娩后血糖是否恢复正常,应于分娩 6 周后检查血糖,依 DM 诊断标准重新确定,并长期追踪观察。

(二) 糖尿病的诊断标准

1. 糖尿病的诊断标准　目前我国糖尿病的防治指南中,糖尿病的诊断标准为:典型糖尿病症状(多饮、多尿、多食、体重下降)加上随机血糖检验≥11.1mmol/L,或者加上空腹血糖检验≥7.0mmol/L,或者加上葡萄糖负荷后 2h 血糖≥11.1mmol/L;无糖尿病症状者,需改日重复检查。标准中随机血糖指末次进食后任意时间点测得的血糖浓度,即一天中任一时间点的血糖浓度。空腹指持续 8h 以上无任何热量摄入的状态。葡萄糖负荷试验采用 75g 无水葡萄糖。

2. 妊娠糖尿病的诊断标准　对妊娠 24~28 周有 DM 倾向(肥胖、有 GDM 病史、尿糖阳性、有糖尿病家族史等)的孕妇可在空腹条件下口服 50g 葡萄糖,然后测定 1h 血糖浓度进行妊娠糖尿病筛检,若血糖≥7.8mmol/L,则为筛检异常,需进一步做葡萄糖耐量试验。妊娠糖尿病的诊断标准见表 9-1。

表 9-1　妊娠糖尿病的诊断标准

方法	时间	血浆葡萄糖浓度/(mmol·L^{-1})
100g 葡萄糖耐量试验	空腹血糖	≤5.3
	1h	≤10.0
	2h	≤8.6
	3h	≤7.8
75g 葡萄糖耐量试验	空腹血糖	≤5.3
	1h	≤10.0
	2h	≤8.6

注:①妊娠糖尿病诊断标准长期未统一,表中内容为 ADA 推荐的 Carpenter/Coustan 诊断标准。②临床采用 100g 和 75g 葡萄糖耐量试验均可,后者较为常用。③以上检验结果每一个试验中如果有 2 项以上为阳性可诊断为 GDM,1 项阳性为妊娠糖耐量减退(GIGT),各项均阴性为正常。

(三) 糖尿病的代谢变化

糖尿病会导致葡萄糖、蛋白质和脂类代谢的改变,表现为高血糖、糖尿、高脂血症、蛋白质分解增多、酮酸血症及乳酸血症等。

1. 高血糖　其原因:一方面组织细胞对葡萄糖摄取利用障碍,葡萄糖消耗减少;另一方面肝糖原分解增多,糖异生作用加强,导致血糖升高。

2. 糖尿　血糖过高超过肾糖阈时可出现糖尿,严重者尿中会出现酮体。由于尿液中葡萄糖和酮体成分增多可产生渗透性利尿,故会引起多尿及水盐丢失。

3. 高脂血症　糖尿病患者一方面肝合成甘油三酯(TG)增多,以极低密度脂蛋白(VLDL)形式向血液中释放增多,而血液中脂蛋白脂肪酶活性降低,VLDL 分解减少,造成高 VLDL 血症;另一方面,糖尿病患者生长激素、肾上腺素、去甲肾上腺素增多,使胆固醇(TC)合成的限速酶 HMG-CoA 活性增强,胆固醇合成增多,从而出现高 TG 和高 TC 血症及高 VLDL 血症,即所谓的糖尿病性Ⅳ型高脂血症,同时血中游离脂肪酸也增多。

4. 蛋白质代谢异常　由于胰岛素绝对或相对不足,蛋白质合成减少,分解加速,导致机体出现负氮平衡、体重减轻、生长发育迟缓等现象。

5. 酮血症　多见于 1 型糖尿病患者。在感染、外伤、手术及拮抗胰岛素的激素分泌增加等诱发因素的作用下,脂肪动员加强,酮体生成增多,当酮体生成量超过肝外组织的氧化能力时,酮体就会在血液中积聚,当含量>2.0mmol/L 时称为酮血症。酮体中除丙酮为中性外,乙酰乙酸和 β-羟丁酸均为酸性物质,因此,酮体产生过多时可引起酸中毒(酮症酸中毒),是糖尿病的严重急性并发症。

6. 乳酸酸中毒　正常人血液中乳酸/丙酮酸比值为 10:1,处于平衡状态。糖尿病患者由于胰岛素缺乏,糖酵解作用加强,丙酮酸还原成乳酸大量增多,可导致高乳酸血症,甚至引起高渗透性和乳酸中毒性休克。

三、低血糖症

低血糖症(hypoglycemia)指由于某些生理或病理原因使血糖浓度低于参考值下限而出现交感神

经兴奋性增高和脑功能障碍，从而引起饥饿感、心悸（心率加快）、肢冷出汗等症状，严重时可出现意识丧失、昏迷甚至死亡。对低血糖症的诊断目前尚无统一的界定标准，多数学者建议空腹血糖参考下限 <2.78mmol/L。临床上一般将低血糖症分为空腹低血糖症和餐后（反应性）低血糖症。

1. 空腹低血糖　为临床上常见的低血糖类型。正常人一般不会因为短时的饥饿而发生低血糖，成年人空腹时发生低血糖症往往是由于：①组织细胞对葡萄糖利用过多。②糖摄入不足或吸收不良。③肝功能严重障碍，失去了对血糖的有效调节。④使用降糖药物过量。⑤胰岛素分泌过多。特别是临床上反复发生的空腹性低血糖提示有器质性疾病，胰岛素瘤是器质性低血糖症中最常见病因。

2. 餐后（反应性）低血糖　主要是胰岛素反应性释放过多，多见于功能性疾病，在临床中往往容易被忽略。常见类型：

（1）功能性低血糖症（反应性低血糖症）：发生于餐后或口服葡萄糖耐量试验 2~5h 的暂时性低血糖。

（2）2 型糖尿病或糖耐量受损伴有的低血糖症：患者空腹血糖正常，在口服葡萄糖耐量试验后，前 2h 似糖耐量受损或 2 型糖尿病，但食入葡萄糖后 3~5h，血糖浓度迅速降至最低点。其原因可能是持续高血糖引起的胰岛素延迟分泌，出现高胰岛素血症所致。

（3）营养性低血糖症：发生于餐后 1~3h。患者多有上消化道手术或迷走神经切除史。由于胃迅速排空，使葡萄糖吸收增快，血糖浓度明显增高并刺激胰岛素一过性分泌过多，导致低血糖。

低血糖症的诊断标准可以根据惠普尔（Whipple）三联征确诊：①低血糖症状。②发作时空腹血糖浓度低于 2.78mmol/L。③补充葡萄糖后低血糖症状迅速缓解。

四、糖代谢的先天性异常

糖代谢的先天性异常是指因糖代谢的酶类发生先天性异常或缺陷，导致某些单糖或糖原在体内贮积，并从尿中排出。此类疾病多为常染色体隐性遗传，包括糖原贮积病、果糖代谢异常及半乳糖代谢异常等，以糖原贮积病最为常见。

（一）糖原贮积病

糖原贮积病（glycogen storage disease，GSD）是由于参与糖原合成或分解的酶缺乏，糖原不能正常合成或分解，使糖原在肝、肌肉等脏器中大量堆积，造成这些器官组织肥大及功能障碍。由于酶缺陷的种类不同，临床表现多种多样，患者可表现为肝大，可伴有低血糖、高血脂、血乳酸增高、心脏扩大、肌张力降低、高尿酸血症及肌红蛋白尿，中枢神经系统症状包括运动障碍、智力低下。本病多见于男性，常在婴儿期发病，儿童期死亡，仅少数存活至成年。确认需要依据酶的检验。根据酶缺陷不同，可将其分为 13 型，其中Ⅰ、Ⅲ、Ⅵ、Ⅸ型以肝病变为主，Ⅱ、Ⅴ、Ⅶ型以肌肉组织受损为主，Ⅰ型 GSD 最为多见。

（二）半乳糖血症

半乳糖血症（galactosemia）是机体不能转化利用半乳糖及其中间代谢产物的一种常染色体隐性遗传性疾病，其特征主要是血和尿中半乳糖含量增高。引起本病的原因是半乳糖代谢的 3 种相关酶即半乳糖激酶（GALK）、1-磷酸-半乳糖尿苷转移酶（GALT）和尿苷二磷酸半乳糖表异构酶（EPIM）中任何一种先天性酶的缺陷。经典型半乳糖血症发生于半乳糖代谢的第 2 步，即 GALT 缺乏，导致其前体 1-磷酸-半乳糖堆积，沉积在肝、肾、晶状体、脑及红细胞等组织细胞中，产生特有的毒性作用。

第二节　葡萄糖及其相关代谢物质的检验

各种体液如血清（浆）、尿液、脑脊液等都可用于葡萄糖测定的标本，其糖含量是反映机体糖代谢状况的重要指标，对糖代谢紊乱的诊断、治疗及监测有重要意义。若同时检验血糖调节物如胰岛素及其他相关代谢产物如糖化血红蛋白、C 肽、酮体、乳酸等，则有利于糖尿病及其并发症的早期诊断、病因查找、指导治疗和评估预后等。

一、血清（浆）葡萄糖测定

血糖浓度是反映机体糖代谢状况的一项重要生化指标，且大部分医院将血糖测定列为急诊检验

和危急值的报告项目。

（一）标本采集与处理

1. **标本采集**　除特殊试验外，一般应采集清晨空腹静脉血，这种标本所测得的血糖称之为空腹血糖（fasting plasma glucose，FPG）。如果用血清标本，应使用带分离胶的真空采血管采血；如果用血浆标本，最好选择草酸钾-氟化钠抗凝剂，其中的氟化钠可抑制血细胞（主要是白细胞）中烯醇化酶活性，防止糖的酵解，特别是白细胞增多的患者或细菌污染时，可减少血糖的消耗，有稳定离体全血中葡萄糖的作用。推荐以空腹血浆（清）葡萄糖作为糖尿病的诊断指标，是诊断糖尿病的主要依据。

2. **标本处理**　由于血细胞对葡萄糖的酵解作用，采集的标本在室温下血糖降低5%～7%/h，故采血后应立即（一般要求在1h内）分离出血清或血浆进行检验。分离出的血浆或血清标本中葡萄糖浓度室温下至少可稳定3h，2～8℃保存可稳定3d以上。

（二）测定方法

血糖测定方法简介

血糖的测定方法按原理可分为3类：无机化学法、有机化学法和酶法。无机化学法特异性差，已经淘汰；有机化学法主要为邻甲苯胺法，准确度高于无机化学法，但因干扰因素多，试剂有腐蚀性和致癌性，已极少使用；目前实验室多使用酶法测定血浆（清）葡萄糖。

血糖的酶法检验是利用酶的特异性催化作用建立起来的，常用的有葡糖氧化酶法、己糖激酶法和葡糖脱氢酶法。其特点是灵敏度高、准确度和精密度好、反应条件温和、操作简单且适用于自动化分析仪。

1. **葡糖氧化酶法**　在葡糖氧化酶（glucose oxidase，GOD）的催化下，葡萄糖被氧化为葡糖酸（D-葡糖酸-δ-内酯），同时消耗溶液中的氧，产生过氧化氢。

$$\text{葡萄糖}+2H_2O+O_2 \xrightarrow{GOD} \text{葡糖酸}+2H_2O_2$$

本法结果监测技术分为质谱分析法和比色法两类。

质谱分析法［葡糖氧化酶-氧速率法（GOD-OR法）］：是用氧电极监测溶液中氧的消耗量，氧消耗量与葡萄糖浓度成正比。此法准确度和精密度都很好，但需用特殊的分析仪。

比色分析法（GOD-POD法）：是将GOD与POD两酶催化偶联，再经过Trinder反应生成红色醌类化合物，其溶液颜色深浅在一定范围内与葡萄糖浓度成正比。

$$2H_2O_2+\text{4-氨基安替比林}+\text{酚} \xrightarrow{POD} \text{红色醌类化合物}$$

方法学评价：

（1）GOD对β-D-葡萄糖高度特异，对α-型葡萄糖无作用，因此测定时为保证标本中葡萄糖的完全氧化需要使α-型葡萄糖变旋为β-型葡萄糖。在实际应用时需加入葡萄糖变旋酶或者适当延长孵育时间促使其变旋。

（2）凡影响Trinder反应的因素都可影响本法的准确性，因此GOD-POD偶联法可直接测定血液和脑脊液中葡萄糖的含量，但不能用于测定尿液中葡萄糖的含量。原因是尿液中尿酸等干扰物浓度过高，使检验结果偏低。

（3）本法测定血糖线性范围可达19mmol/L，回收率94%～105%，批内*CV* 0.7%～2.0%，批间*CV*约为2%，日间*CV* 2%～3%。其准确度与精密度都能达到临床要求，操作简便，适用于自动化分析，是NCCL推荐的常规方法，也是目前各级医院应用最广泛的方法。

2. **己糖激酶法**　己糖激酶（hexokinase，HK）催化标本中的葡萄糖和ATP发生磷酸化反应，生成葡糖-6-磷酸（G-6-P）与ADP。前者在葡糖-6-磷酸脱氢酶（G-6-PD）催化下脱氢，生成6-磷酸葡糖酸内酯，同时使$NADP^+$还原成NADPH。反应式为

$$\text{葡萄糖}+ATP \xrightarrow{HK} \text{葡糖-6-磷酸}+ADP$$

$$\text{葡糖-6-磷酸}+NADP^+ \xrightarrow{G\text{-}6\text{-}PD} \text{6-磷酸葡糖酸内酯}+NADPH+H^+$$

NADPH的生成速率与标本中葡萄糖的浓度成正比，在340nm波长监测NADPH的吸光度升高速率，可计算标本中葡萄糖浓度。

方法学评价：己糖激酶法特异性及准确度高于GOD-POD法，且不受轻度溶血（Hb<5g/L）、脂血、

黄疸、尿酸、维生素 C、氟化钠、肝素、EDTA 和草酸盐等干扰，被认为是血清(浆)葡萄糖测定的参考方法，特别适用于急诊检验使用，目前许多医院作为常规方法用于血糖的测定。

3. 葡萄糖脱氢酶法　葡萄糖脱氢酶(glucose dehydrogenase，GDH)催化葡萄糖脱氢，氧化生成葡萄糖酸(D-葡糖酸-δ-内酯)，同时使 NAD^+ 被还原成 NADH。其反应式为

$$\beta\text{-D-葡萄糖}+NAD^+ \xrightarrow{GHD} \text{D-葡糖酸内酯}+NADH$$

向反应液中加入变旋酶可缩短反应到达平衡的时间。在反应过程中，NADH 的生成量与葡萄糖浓度成正比关系，可通过监测 340nm 处吸光度的增加速率计算葡萄糖的含量。

方法学评价：

(1) GDH 对葡萄糖具有高度特异性，其测定结果与 HK 法具有良好的一致性。

(2) 一般浓度的抗凝剂或防腐剂及血浆中其他物质不干扰测定。但当血胆红素≥342μmol/L 和血红蛋白≥1g/L 时，可使测定葡萄糖浓度分别增高 0.72mmol/L 和 0.22mmol/L。脂血标本会干扰测定，故须做标本对照管。

【参考区间】

成人空腹血糖 3.9~6.1mmol/L。注意：在使用便携式血糖计进行床旁检查(POCT)时，因采用的是毛细血管全血标本，由于受到血细胞比容及其他非糖还原物的影响，空腹全血葡萄糖含量比血浆葡萄糖浓度低 12%~15%；而在有葡萄糖负荷时，毛细血管血葡萄糖浓度要比静脉血高 2~4mmol/L，因此应采用不同的参考区间。

【临床意义】

1. 血糖增高　FPG>7.0mmol/L 称为高血糖症。

(1) 生理性高血糖：高糖饮食后 1~2h、情绪激动等，可致血糖一过性升高。

(2) 病理性高血糖：①糖尿病，这是最常见的原因。②其他内分泌系统的疾病，如垂体前叶功能亢进(巨人症、肢端肥大症)、肾上腺皮质功能亢进(库欣病)、甲状腺功能亢进等。③应激性高血糖，如颅脑损伤、脑出血、脑膜炎等所致的颅内压增高等。④脱水引起的血液浓缩，如呕吐、腹泻、高热等。

(3) 药物影响：噻嗪类利尿药、口服避孕药、儿茶酚胺、吲哚美辛、咖啡因、甲状腺素、肾上腺素等。

2. 血糖降低

(1) 空腹血糖降低：①长期饥饿、剧烈运动。②内分泌疾病引起的胰岛素绝对或相对过量，如胰岛 β 细胞增生或肿瘤引起的胰岛素分泌过多。③对抗胰岛素的激素分泌不足，如垂体、肾上腺皮质或甲状腺功能减退而使生长激素、肾上腺素分泌减少。④严重肝病如急性重型肝炎、肝坏死使肝的生糖作用降低或肝糖原储存缺乏，肝不能有效地调节血糖。

(2) 反应性低血糖：①功能性饮食性低血糖。②胃切除术后饮食性反应性低血糖。③2 型 DM 或糖耐量受损出现晚期低血糖。

(3) 药物影响：降糖药、中毒剂量对乙酰氨基酚、抗组胺药、致毒量阿司匹林、酒精、胍乙啶、普萘洛尔等。

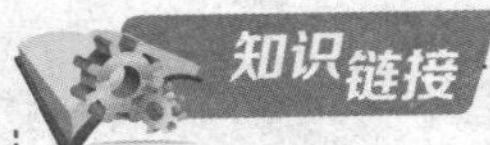

餐后 2h 血糖

监测餐后 2h 血糖(2h-PG)有两种方法：

1. 口服 75g 无水葡萄糖后做葡萄糖耐量试验。

2. 口服 100g 面粉制成的馒头或方便面(含糖量相当于 75g 无水葡萄糖，也叫馒头餐试验)。从吃第一口饭的时间开始计算，然后检验 2h 后的血糖值。正常人餐后 2h 血糖<7.8mmol/L。餐后血糖≥11.1mmol/L 时，诊断糖尿病敏感性更高、漏诊率更低。餐后 2h 血糖是一个非常有价值的糖尿病病情监测指标：①反映胰岛 β 细胞的储备功能。②若餐后 2h 血糖>11.1mmol/L，则易发生糖尿病性眼、肾、神经等慢性并发症。③较好地反映进食量及使用的降糖药是否合适。餐后血糖升高是心血管疾病死亡的独立危险因素。

二、口服葡萄糖耐量试验

正常人在食入一定量的葡萄糖后，血糖（PG）浓度仅暂时轻度升高（一般不超过9.0mmol/L），但在短时间内血糖浓度又回复到空腹水平，称为耐糖现象。口服葡萄糖耐量试验（oral glucose tolerance test，OGTT）是一种糖负荷试验，即人为给予一定量的葡萄糖（口服）后，间隔一定时间分别测定被检者的血糖和尿糖水平，以评价个体血糖调节能力。对于症状不明显或血糖升高达不到DM诊断标准的可疑糖尿病患者，可以通过该项试验早期发现或排除糖尿病。

（一）OGTT 适应证

适应证：①有糖尿病症状，空腹血糖水平在临界值（6.0~7.0mmol/L）而疑为糖尿病患者。②无糖尿病症状但有明显糖尿病家族史或有发展为糖尿病可能的人群，如肥胖个体、高血压及高脂血症患者。③以往糖耐量试验异常的危险人群。④妊娠糖尿病的诊断。⑤临床上出现肾病、神经病变和视网膜病而又无法作出合理性解释者。⑥作为流行病学研究的手段。

（二）试验方法及注意事项（WHO 推荐的标准化 OGTT）

第1步：采集空腹静脉血。检查前3d停用胰岛素及影响试验的药物，维持正常的活动及饮食（每天食物中糖含量不低于150g）。坐位采集空腹10~16h的静脉血2ml左右，迅速分离血清（浆）后用于测定空腹血糖浓度。并在相同时间收集尿液标本测定尿糖。

第2步：口服葡萄糖及标本采集。将75g无水葡萄糖溶于250ml温开水中5min内饮完（妊娠妇女常用量为100g，儿童用量按1.75g/kg体重计算，但总量不超过75g）。从服用第一口开始计时，每隔30min取血1次，共4次，历时2h（必要时可延长至6h），分别测定血糖。同时每隔1h留取尿液一次做尿糖测定。整个试验过程中不可吸烟、喝咖啡、喝茶或进食。

第3步：绘制糖耐量曲线。以标本采集时间为横坐标（空腹时为0），以5次测定的血糖结果为纵坐标绘制糖耐量曲线。

不同的OGTT实验结果见图9-3。

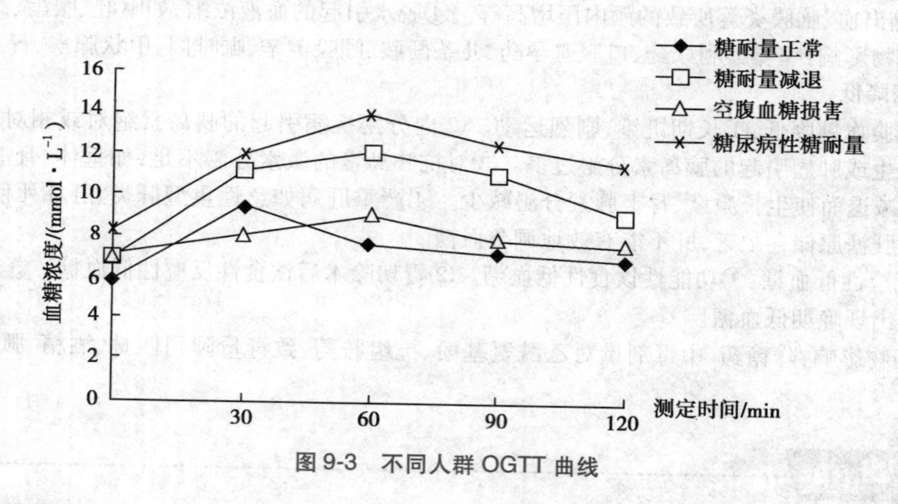

图 9-3 不同人群 OGTT 曲线

【参考区间】

健康成年人正常糖耐量：FPG ≤ 6.1mmol/L；服糖后30~60min血糖升高达高峰，但一般<10.0mmol/L，2h PG≤7.8mmol/L；同时测定上述各时段的尿糖均应为阴性。

【实验结果意义判定】

OGTT结合FPG结果可协助糖尿病的诊断及相关状态的判定。

1. FPG<6.1mmol/L，2h PG<7.8mmol/L为糖耐量正常（NGT）。
2. FPG 6.1~7.0mmol/L，2h PG<7.8mmol/L为空腹血糖受损（IFG）。
3. FPG<7.0mmol/L，2h PG在7.8~11.1mmol/L为葡萄糖耐量受损（IGT），临床上称为亚临床或无症状性糖尿病。
4. FPG≥7.0mmol/L，2h PG≥11.1mmol/L为糖尿病性糖耐量（DM）。

5. 其他糖耐量异常

（1）平坦型耐糖曲线：其曲线特征是空腹血糖水平正常，糖负荷后不见血糖以正常形式升高，不出现血糖高峰，曲线表现为低平，较短时间内（一般在1h以内）血糖即可恢复原值。可由于胃排空延迟或小肠吸收不良引起，亦可见于内分泌疾病所致的升糖激素分泌减少或胰岛素分泌过多等引起，此时由于糖异生作用降低，组织对糖的氧化利用加强而表现为糖耐量增加。

（2）储存延迟型耐糖曲线：特点是服糖后血糖水平急剧升高，峰值出现早，且超过11.1mmol/L，2h PG低于空腹水平。这是由于胃切除患者肠道吸收葡萄糖加速或严重肝损害患者肝不能迅速摄取和处理葡萄糖而使血糖升高，引起反应性胰岛素分泌增多，肝外组织利用葡萄糖加快所致。

【注意事项】

1. 虽然OGTT对个体血糖调节能力的评价比FPG更为灵敏。但应该注意：①OGTT重复性较差，不能单凭1次OGTT结果就判断糖耐量异常。②临床糖尿病诊断首推FPG，OGTT并非必需，不应作为常规项目。若FPG<5.6mmol/L或随机血糖<7.8mmol/L足可以排除糖尿病及相关状态，无须做OGTT。

2. OGTT可反映近期体内糖代谢的状况，但受许多因素如年龄、饮食、运动、应激、药物、胃肠功能、标本采集等影响。

3. 胃肠手术等不能口服者，可采用静脉葡萄糖耐量试验（IGTT），但一般情况下不建议做此试验。50岁以上者对葡萄糖的耐受力有下降的趋势，不宜做此试验。

三、糖化血红蛋白测定

（一）糖化血红蛋白的生化特性

正常成人血红蛋白（Hb）是由HbA_1（占97%）、HbA_2（占2.5%）和HbF（占0.5%）组成。层析分析显示HbA_1中含有数种微量Hb成分，包括HbA_{1a}（又可细分为HbA_{1a1}和HbA_{1a2}）、HbA_{1b}和HbA_{1c}，其中HbA_{1c}是HbA_1的主要组分，约占HbA_1的80%，HbA_{1a}和HbA_{1b}的含量则较低。

红细胞内的Hb可缓慢地与糖类（主要是葡萄糖）结合而形成糖化血红蛋白（glycosylated hemoglobin，GHb），糖基化位点主要发生在Hb的β链N末端缬氨酸残基上，HbA_{1c}是Hb与葡萄糖产生糖基化的产物，是GHb中含量最多的成分；HbA_{1a1}、HbA_{1a2}和HbA_{1b}分别是与1,6-二磷酸果糖、葡糖-6-磷酸和丙酮酸糖基化的产物。这些糖基化过程非常缓慢且不可逆，GHb一旦形成不再解离。GHb的主要成分是HbA_{1c}，且浓度相对稳定，因此临床上常以HbA_{1c}代表GHb的水平，故将GHb称为HbA_{1c}。

糖化血红蛋白的应用

GHb生成速率取决于一段时间内血糖的平均含量和红细胞的寿命（平均寿命为120d），血糖浓度越高，糖与红细胞接触时间越长，GHb的生成量也就越多，且不受每天葡萄糖含量波动、运动及饮食的影响，因此GHb反映测定前6~8周的平均血糖浓度，是评价糖尿病患者血糖总体控制效果的良好指标。糖化血红蛋白是衡量血糖控制状况的"金标准"，也是诊断和管理糖尿病的重要手段。

（二）糖化血红蛋白的测定方法

GHb测定方法多达60余种，主要有两大类：第一类是基于电荷差异的测定方法，包括离子交换层析、高效液相色谱法（high performance liquid chromatography，HPLC）和电泳法等。第二类是基于结构差异的检验方法，包括亲和层析法和免疫学方法。21世纪后，新酶法问世，果糖基缬氨酸氧化酶可作用于糖化的缬氨酸，产生过氧化氢与色原反应，从而测定HbA_{1c}。目前临床上多采用免疫比浊法和HPLC，其中HPLC是IFCC推荐的参考方法，也是糖化血红蛋白检验的"金标准"。

1. 离子交换层析微柱法　先将红细胞样品在等渗盐水中除去细胞中游离的葡萄糖，然后将细胞溶解并离心取上清液，用偏酸缓冲液处理Bio-Rex70阳离子交换树脂，使之带负电荷。它与带正电荷的Hb有亲和力。HbA及HbA_1均带正电荷，由于HbA_1的两个β链N-末端正电荷被糖基清除，正电荷较HbA少，二者对树脂的附着力不同。用pH 6.7磷酸盐缓冲剂可首先将带正电荷较少、吸附力较弱的HbA_1洗脱下来，再用分光光度计在410nm处测定洗脱液的吸光度，即可计算HbA_1占总Hb的百分数。

该测定方法含所有GHb（HbA_{1a}+HbA_{1b}+HbA_{1c}），健康成年人正常参考区间为5.0%~8.0%，均值6.5%，其中A_{1c}为3.0%~6.0%，其正常参考值随年龄不同而有所不同。本方法受温度影响较大，需控制温度或进行温度校正。HbF往往和HbA_1一道被洗脱，但HbF含量极低，对测定结果影响小，其他糖

化衍生物不会影响结果测定。

2. HbA_{1c}免疫比浊法　利用抗原-抗体反应直接测定溶血后血液中的HbA_{1c}占总Hb浓度的百分比。

首先用四癸基三甲铵溴化物(tetradecyl trimethyl ammonium bromide,TTAB)作为溶血剂(不溶解白细胞),用来消除白细胞物质的干扰。将处理好的样本先加入抗体缓冲液,样本中的HbA_{1c}和抗HbA_{1c}抗体反应形成可溶性的抗原-抗体复合物,由于在HbA_{1c}分子上只有一个特异性的HbA_{1c}抗体结合位点,不能够形成凝集反应。因此,再通过加入多聚半抗原缓冲液,多聚半抗原和反应液中过剩的抗HbA_{1c}抗体结合,生成不溶性的抗体-多聚半抗原复合物,可用比浊法进行测定。

同时在另一个通道上测定Hb浓度。在该通道中,溶血液中的血红蛋白转变为具有特征性吸收光谱的血红蛋白衍生物,用重铬酸盐作标准参照物,进行比色测定计算Hb浓度。

【参考区间】

1. IFCC计算方案

$$HbA_{1c}(\%)=\frac{HbA_{1c}}{Hb}\times100\%$$

健康成年人HbA_{1c} 2.8%~3.8%。

2. 糖尿病控制和并发症试验/美国糖化Hb标准化方案(DCCT/NGSP计算方案)

$$HbA_{1c}(\%)=87.6\times\frac{HbA_1}{Hb}+2.27$$

健康成年人HbA_{1c} 4.8%~6.0%。

【临床意义】

1. 为糖尿病患者长期血糖控制的评价指标。血红蛋白中糖化血红蛋白所占比率能反映检验前6~8周内的平均血糖水平,而与抽血时间、患者是否空腹、当前是否使用胰岛素等因素无关,是糖尿病监控达标的“金标准”。当血糖控制不佳时,GHb可达正常的2倍以上。目前我国糖尿病患者GHb控制标准(以离子交换层析法结果为例):

GHb 4.0%~6.0%表明血糖控制正常;GHb 6.0%~7.0%表明血糖控制比较理想;GHb 7.0%~8.0%表明血糖控制一般;GHb 8.0%~9.0%表明血糖控制较差,应注意饮食;GHb>9.0%表明血糖控制很差,应注意饮食结构,加强运动,调整治疗方案。

2. 糖化血红蛋白每升高1%,血糖值增高0.5~1.0mmol/L,因此糖化血红蛋白可作为诊断、筛选糖尿病的指标之一;还可对糖尿病性高血糖和应激性高血糖作出鉴别,前者GHb水平多增高,后者正常。

3. GHb对监测糖尿病微小血管并发症、慢性并发症的发生和发展都有积极的意义。若GHb>9%说明患者有持续性高血糖存在,会发生糖尿病肾病、白内障等,同时也是AMI、脑卒中死亡的高危因素。

4. HbA_{1c}水平低于确定的参考区间,可能表明最近有低血糖发作、Hb变异体存在或红细胞寿命短,缩短了红细胞暴露到葡萄糖中的时间。当解释此类患者的HbA_{1c}结果时应当小心。

四、糖化血清蛋白测定

血液中的葡萄糖可与血清蛋白质分子的氨基末端通过非酶促糖基化反应,形成高分子酮胺类化合物,其结构类似果糖胺,总称为糖化血清蛋白(glycosy lated serum protein,GSP)。清蛋白是血清蛋白质中最多的成分,糖化血清清蛋白(glycosylated Albumin,GA)约占GSP总量(其中也包括糖化球蛋白和糖化脂蛋白)的70%,是血清中主要的糖化蛋白。GA半衰期为17~19d,由于清蛋白与血糖的结合速度比血红蛋白更快,且不受血清蛋白质量、抗凝剂、非特异性还原物质的影响,GA对于短期内血糖变化较HbA_{1c}敏感。短期内血糖变化较大时,GA监测价值优于HbA_{1c},故可通过测定糖化血清蛋白水平来反映患者过去2~3周血糖控制情况。目前对糖化血清蛋白的测定主要是化学比色法、亲和层析法和果糖胺法,后者操作简单、快速,可用于自动化分析,是目前常用的方法。

果糖胺法是利用酮胺基在碱性溶液中能与硝基四氮唑蓝(NBT)发生还原反应,生成紫红色的甲臜,最大吸收峰530nm,以1-脱氧-1-吗啉果糖(DMF)作为标准参照物进行比色测定。该法*CV* 5.4%左

右，不受溶血、脂血、葡萄糖或胆红素干扰，但必须注意测定的标准化，清蛋白标准品的类型会影响实验结果。

另外，酮胺氧化酶比色法可用于自动化分析，精密度高、准确性好，胆红素对于其干扰较小，目前已有试剂盒供应。

【参考区间】

GSP（1.9±0.25）mmol/L。

【临床意义】

1. GSP 测定可以反映患者过去 2~3 周的平均血糖水平，是糖尿病患者血糖监测的一个灵敏指标，能较好地了解糖尿病患者短期血糖控制情况，可在短期内得到治疗效果的回馈，特别适用于住院调整用药的患者。

2. 由于测定 GSP 是观察短期血糖浓度的改变，因此应与 GHb 结合应用而不是替代。当患者有血红蛋白变异体如 HbS 或 HbC 时，会使红细胞寿命下降，此时测定 GHb 的意义不大，而红细胞寿命和 Hb 变异体不影响果糖胺的形成，此时测定 GSP 很有价值。

3. 由于怀孕期间饮食变化较大导致血糖波动，同时孕晚期易发生缺铁性贫血，故 HbA_{1c} 不能反映总体血糖水平。相对而言，GA 不受铁蛋白代谢的影响且对短期内血糖的变化较敏感，更适合用于妊娠糖尿病患者。

当清蛋白浓度和半衰期发生明显变化时，会对 GSP 产生很大影响。当患者血清 Alb<30g/L 或尿蛋白>1g/L 时，如肾病综合征、肝硬化、异常蛋白血症或发生急性时相反应之后的患者，测定结果只能作参考。

五、胰岛素测定及胰岛素释放试验

胰岛素测定及胰岛素释放试验（insulin release test）是有关糖尿病的两个重要试验。通过空腹胰岛素测定，可以了解胰岛 β 细胞的分泌功能。胰岛素释放试验可反映胰岛 β 细胞的贮备能力，其标本采集方法及注意事项与 OGTT 相同，常与 OGTT 试验同时进行。即在空腹及服糖后的 2h 内每隔 30min 采血一次分别测定血胰岛素水平。该试验对糖尿病的早期诊断、分型和治疗有重要的参考价值。胰岛素测定方法主要有放射免疫分析法（RIA）、ELISA 法、化学发光免疫分析法（CLIA）和电化学发光免疫分析法（ECLIA）。

胰岛素释放试验曲线：正常人的胰岛素分泌常与血糖值呈平行状态，基础分泌量约为 1U/h，约分泌 40U/d。在服糖后 30~60min 达到峰值，其浓度为空腹值的 5~10 倍，达到峰值后的胰岛素下降很快，180min 时的测定值只比空腹值略高。1 型糖尿病空腹值低，服糖后仍无反应或反应低下，呈不反应型。2 型糖尿病空腹值正常或增高，服糖后胰岛素水平增加，峰值出现晚且不及正常人高，常在 120min，甚至 180min 出现，但该型糖尿病在晚期也可呈不反应型。胰岛素释放试验曲线见图 9-4。

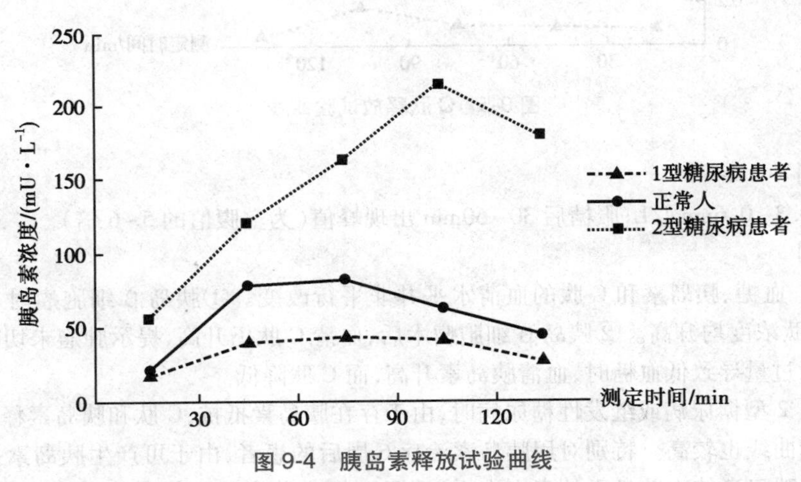

图 9-4　胰岛素释放试验曲线

【参考区间】

空腹胰岛素为 4.0~15.6U/L。测定方法为 RIA，由于各厂商的产品不同及各实验室差异，各实验室应建立自己的参考区间。服糖后 30~60min 胰岛素分泌达峰值，是空腹胰岛素的 5~10 倍。

【临床意义】

1. 胰岛素增高　常见于 2 型糖尿病，肥胖者居多，其早期与中期均有高胰岛素血症；胰岛 β 细胞瘤、胰岛素自身免疫综合征、垂体功能减退、甲状腺功能减退，以及应激状态下如外伤、电击与烧伤的患者等也较高；妊娠妇女胰岛素也会增高。

2. 胰岛素减低　常见于 1 型糖尿病及晚期的 2 型糖尿病患者；胰腺炎、胰腺外伤、β 细胞功能遗传性缺陷的患者及服用噻嗪类药、β 受体阻滞剂者可降低。

3. 糖尿病患者的胰岛素释放试验曲线可分 3 种类型。

（1）胰岛素分泌不足型：空腹胰岛素水平低于正常，试验曲线呈低水平状态，表示胰岛功能衰竭或遭到严重破坏，胰岛素分泌严重不足。见于 1 型糖尿病，需终身胰岛素治疗。

（2）胰岛素分泌增多型：患者空腹胰岛素水平正常或高于正常，口服葡萄糖刺激后曲线上升迟缓，高峰在 2h 或 3h，其峰值明显高于正常值，提示胰岛素分泌相对不足，多见于 2 型糖尿病肥胖者。该型患者经严格控制饮食、增加运动、减轻体重或服用降血糖药物后常可得到较好控制。

（3）胰岛素释放障碍型：空腹胰岛素水平略低于正常或稍高，刺激后呈迟缓反应，峰值低于正常。多见于成年起病，体型消瘦或正常的糖尿病患者。

六、C 肽及 C 肽释放试验

C 肽是胰岛 β 细胞的分泌产物，与胰岛素有一个共同的前体——胰岛素原。1 分子胰岛素原在蛋白水解酶的作用下，裂解成等摩尔的 C 肽和胰岛素，因此其测定意义与胰岛素相同。C 肽半衰期约为 35min，比胰岛素长（5~10min），且不被肝破坏，只在肾降解，部分以原形从尿液排出。

C 肽测定及 C 肽释放试验的标本采集方法与胰岛素及胰岛素释放试验基本相同，其测定方法有放射免疫分析法（RIA）和化学发光法。C 肽释放试验曲线见图 9-5。

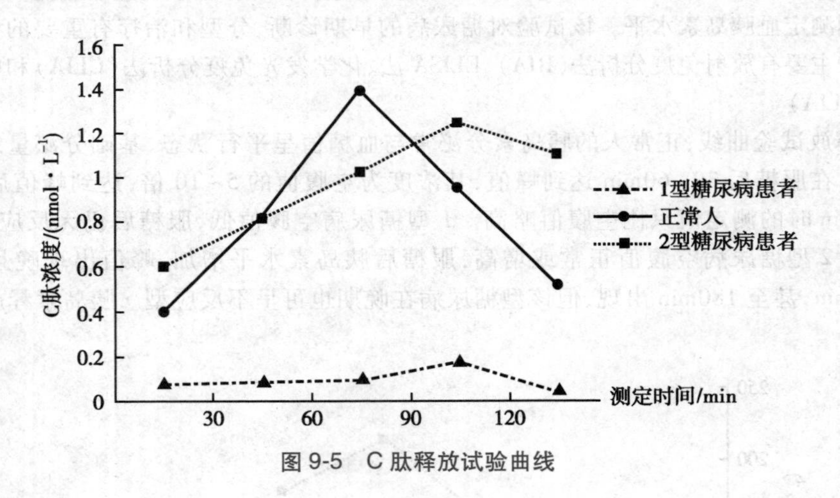

图 9-5　C 肽释放试验曲线

【参考区间】

RIA：空腹 0.3~0.6nmol/L；服糖后 30~60min 出现峰值（为空腹值的 5~6 倍）。

【临床意义】

1. 低血糖　血糖、胰岛素和 C 肽的血清水平并非平行改变。①胰岛 β 细胞瘤时，糖耐量曲线低平，胰岛素和 C 肽浓度均升高。②胰岛 β 细胞瘤术后，血清 C 肽仍升高，提示肿瘤未切除完全或复发。③外源性胰岛素过量导致低血糖时，血清胰岛素升高，而 C 肽降低。

2. 高血糖　2 型糖尿病或继发性糖尿病时，由于存在胰岛素抵抗，C 肽和胰岛素释放曲线较高，空腹血糖及糖耐量曲线也较高。特别对用胰岛素治疗 6 周后的患者，由于可产生胰岛素抗体，这时测定胰岛素常不能反映患者体内胰岛素的真实水平，而测血浆 C 肽水平则能准确反映 β 细胞合成与释放

胰岛素的功能。

3. 肝硬化　血浆胰岛素有升高趋势，而血浆 C 肽正常，这是由于肝摄取和降解胰岛素的能力降低，肝不摄取 C 肽，故外周血 C 肽/胰岛素比值降低。

糖尿病自身抗体检验

1 型糖尿病是遗传易感个体通过自身抗原介导的免疫反应，引起胰岛 β 细胞破坏的自身免疫性疾病。多个自身抗体已用于临床诊断和筛检。自身抗体的检验对 1 型糖尿病的预测、鉴别诊断和胰岛素治疗效果监测有重要的参考价值。目前应用较多的是抗胰岛细胞抗体（ICA）和抗胰岛素自身抗体（IAA）。

ICA 阳性预示胰岛 β 细胞的自身免疫损害，是糖尿病的高危指标；IAA 阳性与 1 型糖尿病的发生有显著相关性。上述抗体的联合检验对 1 型糖尿病有高度诊断敏感性（可达 98%）和特异性（可达 99.6%），因此对糖尿病多种自身抗体的联合检验能够对患者进行有效的诊断和指导治疗。

七、尿液葡萄糖测定

正常人尿液中不含或仅有微量葡萄糖，用一般方法难以测出，因此正常人尿糖为阴性。当血糖浓度增高超过肾小管的重吸收能力（肾糖阈）时，血液中的葡萄糖就会从尿液中排出，尿中出现较多量的糖，称之为糖尿。因此，测定尿液中葡萄糖的浓度可以间接反映血液中葡萄糖的浓度和肾小管的功能状况。

尿液葡萄糖定性测定，可参考本套教材《临床检验基础（第 5 版）》等的相关内容。

尿液葡萄糖定量分析：用于血糖测定的己糖激酶法、葡糖脱氢酶法和邻甲苯胺法亦可用于尿液葡萄糖测定，其原理和方法与血糖测定完全相同。前二者特异性、准确性最高。由于尿液中各种还原性物质（如尿酸等）含量较高，因此 GOD-POD 法不适合作尿液中葡萄糖测定，因为这些还原性物质会消耗葡糖氧化酶反应中产生的过氧化氢，降低呈色反应，从而造成较大误差。但根据测定氧消耗量的 GOD-OR 法，也是较为可靠的方法。

尿液葡萄糖定量分析时要求标本必须新鲜。研究表明，尿液标本在室温下存放 24h，尿中葡萄糖大约丢失 40%。因此不能及时检验时，应将标本冷藏保存，以防葡萄糖分解。标本如果有浑浊，应离心除去沉淀。

【参考区间】

尿液葡萄糖<2.78mmol/24h 尿。

【临床意义】

1. 血糖增高性糖尿　如糖尿病、甲状腺功能亢进、肢端肥大症等。

2. 血糖正常性糖尿　①肾糖阈降低所致的肾性糖尿，如家族性糖尿。②因细胞外液容量增加，近曲小管重吸收受抑制，如妊娠等。③肾小管重吸收功能受损，如慢性肾炎或肾病综合征等。

3. 暂时性糖尿　①超过肾糖阈的生理性糖尿，如一次食入糖过多。②应激性，如脑外伤、脑血管意外、急性心肌梗死等。

八、脑脊液葡萄糖测定

脑脊液（CSF）是存在于脑、脑室、蛛网膜下腔内的一种无色透明液体，具有保护脑和脊髓免受外力损伤、调节颅内压、为脑神经细胞提供营养及运输代谢物等功能。当外伤、感染、炎症、肿瘤等原因引起中枢神经系统发生器质性病变时，CSF 成分发生改变。脑脊液葡萄糖浓度受下列因素的影响：①血浆葡萄糖浓度。②血脑屏障的通透性。③脑脊液中葡萄糖酵解程度等。

脑脊液葡萄糖测定方法与血糖测定完全相同，葡糖氧化酶或己糖激酶法等均适用于脑脊液葡萄糖测定。但由于脑脊液中的葡萄糖含量较低，约为血液葡萄糖含量的 50%～80%。为了提高测定的敏感度，可将标本用量加倍，最后将计算出的结果除以 2。

脑脊液标本应在标本采集后立即送检，若要保存较长时间，应采用血糖抗凝管并置冰箱保存。

【参考区间】

婴儿(小于3岁)3.9~5.0mmol/L；儿童(3~7岁)2.8~4.5mmol/L；成人2.5~4.5mmol/L。

【临床意义】

1. 脑脊液 葡萄糖含量的测定常用于细菌性脑膜炎与病毒性脑膜炎的鉴别诊断。化脓性或结核性脑膜炎时，由于感染菌对葡萄糖的分解而使CSF葡萄糖含量降低；病毒性感染时，CSF葡萄糖可正常甚或由于血脑屏障受到损害使CSF葡萄糖增加。

2. 颅内肿瘤 常见于髓母细胞瘤、多形性胶质母细胞瘤、星型细胞瘤、脑膜瘤及脑膜肉瘤等，因脑膜肿瘤可阻止葡萄糖通过血脑屏障，且瘤细胞可分解葡萄糖，故脑脊液葡萄糖含量低。

3. 各种原因引起的高血糖或低血糖可致CSF葡萄糖含量变化。

九、酮体测定

酮体(ketone bodies)是脂肪酸在肝内正常分解代谢的中间产物，主要在肝外，如脑、心、肌肉组织等利用，亦可随尿排出体外，其成分包括β-羟丁酸、乙酰乙酸和丙酮三种。前二者是酮体的主要组成成分，分别占78%和20%，丙酮仅占2%。正常人血液中酮体含量极少，在某些生理或病理情况下，酮体的生成和利用失去平衡，导致血液中酮体含量升高称为酮血症和酮尿症。血、尿酮体检验对酮症的诊断、评估病情的严重程度及治疗监测十分有用。

(一)尿酮体的测定

常用硝普盐半定量试验，其原理是尿中的乙酰乙酸和丙酮与硝普盐(亚硝基铁氰化钠)在碱性条件下反应生成玫瑰红色化合物，颜色深浅与酮体的含量成正比，通过比色法测定。该法是一种传统的酮体检验方法，只能定性或半定量地检验尿中乙酰乙酸和丙酮的浓度。目前已做成尿酮体试纸条，用于半定量测定尿酮体。

方法学评价：

1. 无法检验酮症时浓度最高、且与病情平行的β-羟丁酸水平，结果只能以定性或半定量显示，因此这只是一种简便易行的筛选试验。

2. 该法是非特异性的，一些物质如水杨酸盐、酚和安替比林都可产生类似颜色。因此，阳性反应只表示可能存在乙酰乙酸。要确证其存在，应将尿液加热，使乙酰乙酸分解为丙酮并将丙酮去掉后，再重复进行一次试验，如结果为阴性，才能证实最先出现的颜色是由乙酰乙酸所产生的。

(二)血酮体的测定

目前血酮体的测定主要是直接针对酮症时浓度最高、且与病情严重程度平行的β-羟丁酸进行检验，主要方法有分光光度法、比色法和电化学法，目前应用较多的为分光光度法。其测定原理：

β-羟丁酸在β-羟丁酸脱氢酶(β-HBDH)的催化下脱氢生成乙酰乙酸，由NAD^+接受氢生成NADH。在pH 8.5时后者的生成量与样品中β-羟丁酸的浓度成正比，因此，用分光光度计监测340nm处吸光度的变化就可以计算样品中β-羟丁酸的含量。反应式为

$$\text{β-羟丁酸}+NAD^+ \xrightarrow{\text{β-HBDH}} \text{乙酰乙酸}+NADH+H^+$$

方法学评价：

1. 在各种酮体检验技术中，基于分光光度法的酶试剂盒和β-羟丁酸电化学生物传感器能够定量地检验β-羟丁酸。分光光度法可进行定量测定，重复性好、灵敏度高，样品无须预处理，适合在生化分析仪上使用，在临床病情诊断和疗效监测方面有很大的优势，但它需要的分析仪器成本相对较高，不适合家庭使用。

2. 电化学法可进行定量测定，多在床旁检验技术(POCT)血酮检验试纸上使用。

血酮试纸工作原理与优势：在血酮试纸的反应区有固化的β-羟丁酸脱氢酶，当血液与反应区接触时，血中的β-羟丁酸与酶发生反应，产生微弱电流，电流的大小取决于血液中β-羟丁酸的含量，血酮仪会测量到此电流并定量显示测量结果。

血酮试纸把酶的高特异性和电化学电极的高灵敏度特点结合在一起，可在复杂样品中检验微量物质。仅需要微量样品，便可快速而准确地对患者血样中β-羟丁酸浓度进行床旁检验，从而免去了生化分析过程中采样、送检、等待报告结果所花费的时间和劳动，是酮症诊治中较为理想的检验方式。

如果能够进一步提高固化酶的稳定性与检验结果的重复性，以β-羟丁酸电化学生物传感器为基础，开发出来的便携式酮体检验仪无疑具有广泛的应用前景。

【参考区间】

血酮体 0.03～0.3mmol/L(以β-羟丁酸计)，或者尿酮体(－)。

【临床意义】

1. 血酮体水平　是糖尿病酮症(DK)和糖尿病酮症酸中毒(DKA)诊断的重要指标之一。血酮体检验贯穿DKA诊断、治疗和预防的整个过程中。在严重DKA时，代谢中的β-羟丁酸与乙酰乙酸的比值明显增高，如果只检验乙酰乙酸，易导致实验结果与病情不符，因为DKA早期，乙酰乙酸的检验结果可为弱阳性；经治疗后，β-羟丁酸转变为乙酰乙酸，检验结果显示酮症加重，因此，DKA时最好是检验β-羟丁酸浓度。

2. 尿酮　检出的是丙酮和乙酰乙酸，二者在病情缓解时在酮体中所占比重反而上升，评估具有滞后性。

十、血液乳酸的测定

乳酸测定方法较多，主要介绍目前常用的分光光度法测定血浆乳酸。其原理是在 NAD^+ 存在下，乳酸在LDH催化下脱氢生成丙酮酸，氧化型 NAD^+ 接受氢转变成还原型NADH。测定NADH的吸光度，可计算出血液中乳酸含量。反应体系中加入硫酸肼可消耗丙酮酸，并促进反应完成。该方法的正常参考值见表9-2。

表 9-2　不同标本乳酸含量

标本	生理状态	乳酸浓度	乳酸浓度
静脉血	静息时	0.5～1.3mmol/L	5～12mg/dl
	住院患者	0.9～1.7mmol/L	8～15mg/dl
动脉血	静息时	0.36～0.75mmol/L	3～7mg/dl
	住院患者	0.36～1.25mmol/L	3～11mg/dl
尿液	24h尿液	5.5～22mmol/24h	49.5～198mg/24h

【临床意义】

血、尿乳酸的测定是诊断乳酸性酸中毒的重要依据。常见于两类情况：一是缺氧性疾病，如休克、左心功能衰竭等；二是某些疾病(如糖尿病、肿瘤、肝病等)、药物或毒物(如乙醇、水杨酸等)等。

本章小结

葡萄糖是人体内糖的主要存在与利用形式。血液中的葡萄糖称之为血糖，通过体内神经系统、内分泌激素及组织器官等共同调节使机体的血糖浓度保持相对恒定。糖尿病是一组代谢性疾病，高血糖是其主要特征，血糖控制不佳会出现脂类、蛋白质等代谢异常，最终导致多器官功能损害。

根据病因将糖尿病分成1型糖尿病、2型糖尿病、特殊类型糖尿病、妊娠糖尿病。实验室诊断方法主要有空腹或随机血糖测定、口服葡萄糖耐量试验，除了注意标本采集等影响因素外，在临床应用上不能仅凭一次检查结果异常就作出糖尿病的诊断。糖化血红蛋白、糖化血清蛋白利于既往血糖情况的监控，对于判断临床疗效有重要的指导意义。胰岛素测定及释放试验、C肽及释放试验、胰岛素抗体测定对糖尿病病因查找及分类有重要参考价值，利于指导临床治疗及药物的调配。血、尿酮体测定、乳酸测定、尿微量清蛋白测定对糖尿病并发症临床诊断及指导治疗方面有重要参考意义。

低血糖是指低于参考区间下限的空腹血糖，可由多种原因引起，其诊断依据主要依靠临床表现及血糖测定。

(闫　波)

病例讨论

患者,65岁,因烦渴、多食、多饮、多尿2个月余,近10d来病情有所加重入院。患者近几天来饮水明显增加,有时多达3 000ml,并伴有明显的乏力。查体:患者意识清晰,精神尚可,呼吸无烂苹果味;T 36.5℃,P 79次/min,R 18次/min,BP 17.3/11.2kPa,体质指数(BMI)37kg/m^2;呼吸尚平稳,双肺未听到啰音;双下肢无水肿,双侧足背动脉搏动良好。患者无高血压、心脏病史,无肝炎、结核病史。患者姐姐患糖尿病10余年。实验室检查:FPG 15.5mmol/L,2h PG 28.1mmol/L,HbA_{1c} 8.7%。尿酮体(-),尿糖(-);空腹血清C肽0.89nmol/L,空腹血清胰岛素31U/L;胰岛素抗体、胰岛细胞抗体、谷氨酸脱羧酶抗体均为阴性。尿24h总蛋白、清蛋白、清蛋白、肌酐正常。

请讨论:

该患者可能为何种疾病?

0903

病例讨论分析

扫一扫,测一测

思考题

1. 试述血糖测定GOD-POD法的原理,正常参考区间及主要方法学评价。
2. 评价C肽测定在糖尿病诊断中的应用。
3. 简述OGTT试验方法、注意事项及其意义要点。

笔记

第十章 脂代谢紊乱检验

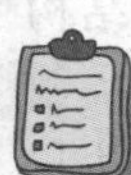

学习目标

1. 掌握血脂及血浆脂蛋白的概念、组成和分类；血清总胆固醇、甘油三酯、脂蛋白测定的基本原理、方法类别及评价和临床意义。
2. 熟悉血浆脂蛋白的基本结构特征；高脂蛋白血症的分型及实验室鉴别方法；脂蛋白代谢紊乱及其与动脉粥样硬化的关系；血清(浆)静置试验在高脂蛋白血症分型上的应用；血清 apo AⅠ及 apo B100 测定的基本原理、方法学评价和临床意义。
3. 了解血脂及血浆脂蛋白的代谢途径；低脂蛋白血症的分类和主要特征。
4. 能正确的采集血脂标本及对标本的初步处理。
5. 具有熟练进行血清总胆固醇、甘油三酯、脂蛋白及载脂蛋白测定的技术操作能力。

案例导学

患儿，男，10岁，因反复发作腹痛入院。患儿入院前6个月无诱因出现腹痛并反复发作，2个月前发现双足跟腱处有大小不一的黄色结节。查体：意识清楚，精神尚可，双足跟腱处有黄色瘤，腹软，肝、脾未见大。血浆静置后发现上层呈奶油状，下层颜色清澈。

请思考：

根据此病例，为明确诊断需做哪些实验室检查？

脂类是机体能量的来源和组织结构的重要成分，体内脂代谢状况可通过血脂变化反映出来，血脂代谢异常不仅与动脉粥样硬化的发生和发展有密切的关系，而且对冠心病急性事件(不稳定型心绞痛、急性心肌梗死和冠状动脉性猝死)的发生起重要作用。早在20世纪初就已开始关于血脂与动脉粥样硬化发生机制异常之间关系的研究。血脂、血浆脂蛋白及载脂蛋白分析已成为动脉粥样硬化和心、脑血管疾病诊断、治疗和预防的重要实验室指标，且应用于糖尿病、肾疾病及绝经期后妇女内分泌改变等临床相关疾病的研究中。

第一节 概 述

一、血脂及血浆脂蛋白

血脂是血浆中脂质(类)的总称，包括甘油三酯(triglyceride，TG)［又称三酰甘油(triacylglycerol)］、

磷脂(phospholipid,PL)、游离胆固醇(free cholesterol,FC)及胆固醇酯(cholesterol ester,CE)、游离脂肪酸(free fatty acid,FFA)等。血浆中的胆固醇包括FC和CE,二者合称总胆固醇(total cholesterol,TC)。血脂的主要成分是TG、TC和PL,其中TG参与体内能量代谢,而TC则主要参与细胞膜的组成或转变为类固醇激素和胆汁酸。由于甘油三酯和胆固醇难溶于水,不能直接溶解在血液里被转运,在血浆中它们是与特殊的载体蛋白(apo)和极性类脂(PL)结合成微溶于水的一类球形复合物微粒而被运输,这种复合物称为血浆脂蛋白。

(一)血浆脂蛋白的分类

血浆脂蛋白(plasma lipoprotein)因其组成的差异,有多种存在形式。目前主要依据各脂蛋白(lipoprotein,LP)密度及电泳迁移率的不同进行分类。

1. 超速离心法(密度分类法)　可将血浆脂蛋白分为四大类,即乳糜微粒(chylomicron,CM)、极低密度脂蛋白(very low density lipoprotein,VLDL)、低密度脂蛋白(low density lipoprotein,LDL)和高密度脂蛋白(high density lipoprotein,HDL)。这四类脂蛋白的密度依次增加,而颗粒则依次变小。

病理情况下,在VLDL与LDL之间会出现中密度脂蛋白(intermediate density lipoprotein,IDL)。此外,还有脂蛋白(a)[lipoprotein(a),Lp(a)],密度在LDL与HDL之间,并与此二者重叠。Lp(a)结构与LDL相似,所不同的是含特殊的apo(a)。

2. 电泳分离法　不同密度的脂蛋白所含蛋白质的种类和数量的不同,利用电泳将其分离并与血浆蛋白质的迁移率比较而进行分类。利用琼脂糖电泳可将血浆脂蛋白分为CM、前β-脂蛋白、β-脂蛋白和α-脂蛋白四条区带,分别相当于超速离心法中的CM、VLDL、LDL及HDL。IDL位于β脂蛋白位置,在IDL异常增加时可显现宽β带;α-脂蛋白电泳时相当于前β-脂蛋白区带,但不易分离清楚。

(二)血浆脂蛋白的组成与结构

血浆脂蛋白主要由蛋白质、TG、PL、FC及CE等组成,但各种脂蛋白各成分比例及含量却相差很大。CM颗粒最大,含TG最多,占90%~95%;但其蛋白质含量最少,占1%~2%,密度最低,小于0.95。将含有CM的血浆(血清)在4℃静置,CM即可自动漂浮。VLDL含TG较CM少,占50%~65%;但其蛋白含量较CM多,占5%~10%,密度较CM大。LDL含FC及CE最多,占45%~50%。HDL含蛋白量最高,约50%,密度最高,颗粒最小。

各种脂蛋白在形态特征上有许多共同之处,成熟的血浆脂蛋白大致为球形颗粒,由两部分组成,即疏水性的核心部分和亲水性的外壳部分。核心由不溶于水的CE与TG组成,表层则覆盖有载脂蛋白和具有极性的PL、FC,它们的极性基团突出于脂蛋白颗粒的表面,向外露在血浆中,而疏水部分掩蔽在脂蛋白内部。血浆脂蛋白结构见图10-1。

血浆脂蛋白这种结构形式能使脂蛋白颗粒稳定均匀地分散存在于血浆,并可与酶及细胞表面的

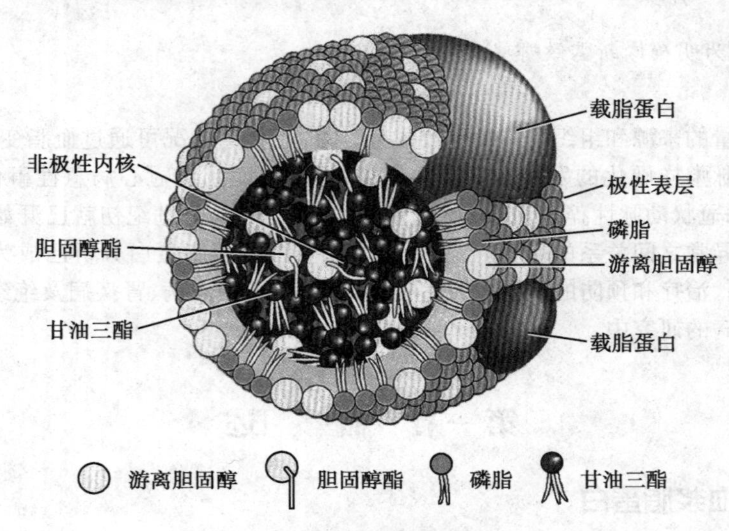

图10-1　血浆脂蛋白结构示意图

受体接触，在脂蛋白代谢中起关键作用。在血浆酶的作用下，不同脂蛋白颗粒之间核心及外壳各种成分在不断地发生变化和进行着交换，如 CM 中 TG 水解释放出游离脂肪酸；CM 所含的 apo AⅠ和 apo C 大量转移到 HDL 等，使得脂蛋白的密度和颗粒大小也在不断变化。因此，在进行脂蛋白分离时，各种脂蛋白间常有重叠。随着人们对血浆脂蛋白的深入研究，发现各种脂蛋白自身也不均一，基于其颗粒大小和/或脂质组成不同，各类脂蛋白可再分为多种亚类，如 HDL 存在 HDL_2、HDL_3 等亚类。各亚类脂蛋白的代谢有差异。各种血浆脂蛋白的特性与主要功能见表 10-1。

表 10-1　血浆脂蛋白的特性与主要功能

脂蛋白	密度	电泳位置	颗粒直径/nm	主要脂质	主要载脂蛋白	来源	主要功能
CM	<0.950	原位	80~500	TG	apo B48、apo AⅠ、apo AⅡ	小肠合成	将小肠中来自食物的 TG 和胆固醇转运至其他组织
VLDL	0.950~1.006	前β	30~80	TG	apo B100、apo A、apo E、apo CⅢ	肝合成	将肝内合成的 TG 转运至外周组织，经脂酶水解后释放 FFA
IDL	1.006~1.019	β	27~30	TG、TC	apo B100、apo E	VLDL 中 TG 经脂酶水解后形成	属于 LDL 前体，部分经肝摄取
LDL	1.019~1.063	β	20~27	TC	apo B100	VLDL 和 IDL 中 TG 经脂酶水解后形成	胆固醇的主要载体，经 LDL-R 介导而被外周组织摄取利用，与冠心病直接相关
HDL	1.063~1.210	α	8~10	PL、TC	apo AⅠ、apo AⅡ、apo CⅢ	肝和小肠合成，CM 和 VLDL 脂解后表面物衍生	促进胆固醇从外周组织转运至肝或其他组织再分布，HDL-C 与冠心病成负相关
Lp(a)	1.050~1.120	前β	25~35	TC	apo B100、apo (a)	肝合成后与 LDL 形成复合物	可能与冠心病相关

（三）载脂蛋白

脂蛋白中的蛋白质称为载脂蛋白（apolipoprotein，apo），具有结合与转运脂质及稳定脂蛋白的结构等作用，在脂蛋白代谢中具有重要的功能。

1. 载脂蛋白的种类与功能　载脂蛋白的种类很多，一般分为 5~7 类，其氨基酸序列大多数已明确。按 1972 年 Alaupovic 建议的命名方法，用英文字母顺序编码，分为 apo A、apo B、apo C、apo D、apo E、apo J 等。由于氨基酸组成的差异，每一型又可分若干亚型。如 apo A 可分 apo AⅠ、apo AⅡ、apo AⅣ；apo B 可分 apo B48、apo B100；apo C 可分 apo CⅠ、apo CⅡ、apo CⅢ等。

脂蛋白(a)的发现

Berg 在研究中发现人血清中有一种新的脂蛋白成分，电泳时位于β-脂蛋白和前β-脂蛋白之间，当时认为是 LDL 的遗传变异。Berg 称之为脂蛋白(a)即 Lp(a)。后来的研究发现，Lp(a)的颗粒中含有一种特殊的载脂蛋白，即 apo(a)。

一般认为，载脂蛋白至少有 5 方面的功能。①与脂质的亲和作用而使脂质溶于水性介质中。②运转胆固醇和甘油三酯。③作为脂蛋白外壳的结构成分，与脂蛋白外生物信息相联系。④以配体的形式作为脂蛋白与特异受体的连接物。⑤激活某些与血浆脂蛋白代谢有关的酶类，如 apo AⅠ和 apo CⅠ能激活卵磷脂-胆固醇酰基转移酶（LCAT）。

2. 载脂蛋白的一般特性　各种载脂蛋白在分子量、合成部位及在几种血浆脂蛋白中的分布有很大不同，构成血浆脂蛋白的几种主要 apo 的特征见表 10-2。

表 10-2　构成血浆脂蛋白的几种主要 apo 的特征

载脂蛋白	相对分子量/kD	血浆浓度/（g·L^{-1}）	主要分布	主要功能	合成部位
apo AⅠ	28.3	1.00~1.50	HDL、CM	HDL 结构蛋白，激活 LCAT	肝、小肠
apo AⅡ	17.5	0.35~0.50	HDL	HDL 结构蛋白，抑制 LCAT	肝
apo AⅣ	46	0.13~0.16	CM、HDL	激活 LCAT，参与胆固醇逆转运	肝、小肠
apo B48	264	0.03~0.05	CM	转运 TG	
apo B100	550	0.80~1.00	LDL、VLDL	转运 TG、TC，识别 LDL-R	肝、小肠
apo CⅡ	8.8	0.03~0.05	VLDL、CM、HDL	激活 LPL，抑制肝摄取 CM 和 VLDL	肝
apo CⅢ	8.7	0.12~0.14	VLDL、CM、HDL	抑制 LPL 活性，抑制肝摄取 HDL	肝
apo E	34	0.03~0.05	VLDL、HDL、CM	促进 CM 残粒和 IDL 摄取，运输 TG	肝、巨噬细胞
apo(a)	500	0~1.0	Lp(a)	抑制纤维蛋白溶酶活性	肝

（四）脂蛋白受体

脂蛋白受体是一类位于细胞膜上的糖蛋白，能以高度的亲和方式与相应的脂蛋白配体作用，从而介导细胞对脂蛋白的摄取与代谢，故脂蛋白受体在调节血浆脂蛋白水平、运送脂蛋白至细胞、参与脂质代谢，以及从血和外周组织中有效清除具有潜在致动脉粥样硬化的脂蛋白等方面起重要作用。比较常见的脂蛋白受体有 LDL-R、残粒受体及清道夫受体。

1. 低密度脂蛋白受体（low density lipoprotein receptor，LDL-R）　广泛分布于肝细胞、动脉壁平滑肌细胞、肾上腺皮质细胞、血管内皮细胞、淋巴细胞、单核细胞和巨噬细胞，但各组织或细胞 LDL-R 活性差别很大。LDL-R 不仅能识别 apo B100，也可识别 apo E，在细胞结合、摄取和降解 LDL 及其他含 apo B100 的脂蛋白过程中起介导作用，即保证肝外组织对胆固醇的需要，又保护细胞避免胆固醇过度堆积，从而维持胆固醇代谢平衡。

血浆中 65%~70%的 LDL 是依赖 LDL-R 被清除的。LDL 与 LDL-R 结合后，LDL 颗粒被吞饮入细胞，然后进入溶酶体。在溶酶体中，LDL 颗粒中的胆固醇酯，被水解释放出游离胆固醇，甘油三酯被水解成脂肪酸，apo B100 被水解成氨基酸。在家族性高胆固醇血症（familial hypercholesterolemia，FH）杂合子人群中（约占 1/500），LDL-R 仅为正常人的一半，导致细胞对 LDL 摄取不足，结果血浆 LDL 胆固醇只有约 40%被清除，血中胆固醇水平接近于正常人的两倍。

2. 残粒受体（remnant receptor）　能识别 apo E，是清除血液循环中 CM 残粒和 β-VLDL（一种修饰型 LDL）残粒的主要受体，也能结合含 apo E 的 HDL，又称为 apo E 受体。

3. 清道夫受体（scavenger receptor）　主要存在于巨噬细胞及血管内皮细胞表面，介导修饰 LDL（如氧化型 LDL 和 β-VLDL）从血液循环中清除。巨噬细胞能持续性地通过清道夫受体摄取修饰 LDL 中的胆固醇，而导致胆固醇堆积，促使巨噬细胞形成泡沫细胞，从而进一步形成动脉壁粥样斑块。

（五）脂质转运蛋白

血浆胆固醇酯转运蛋白

20 世纪 70 年代中期，有人发现血浆中脂蛋白部分含有一种特殊的转运蛋白，能促进血浆各脂蛋白间胆固醇酯、甘油三酯和磷脂的单向或双向转运和交换，这类特殊转运蛋白称脂质转运蛋白（lipidtransferprotein，LTP）。LTP 包括胆固醇酯转运蛋白（cholesterol ester transfer protein，CETP），磷脂转运蛋白（phospholipid transfer protein，PTP）和甘油三酯转运蛋白（triglyceride transfer protein，TTP）。

（六）脂蛋白代谢

人体血浆脂蛋白代谢可分为外源性代谢途径和内源性代谢途径。

外源性代谢途径是指食物中摄入的胆固醇和甘油三酯在小肠中合成 CM 及 CM 代谢的过程，而内源性代谢途径则是指肝内合成甘油三酯、胆固醇和磷脂后进一步合成 VLDL，释放至血液后转变为 IDL 和 LDL，并被肝或其他器官代谢的过程。HDL 参与将胆固醇从外周组织运输到肝的过程称胆固醇的逆向转运（图 10-2 和图 10-3）。

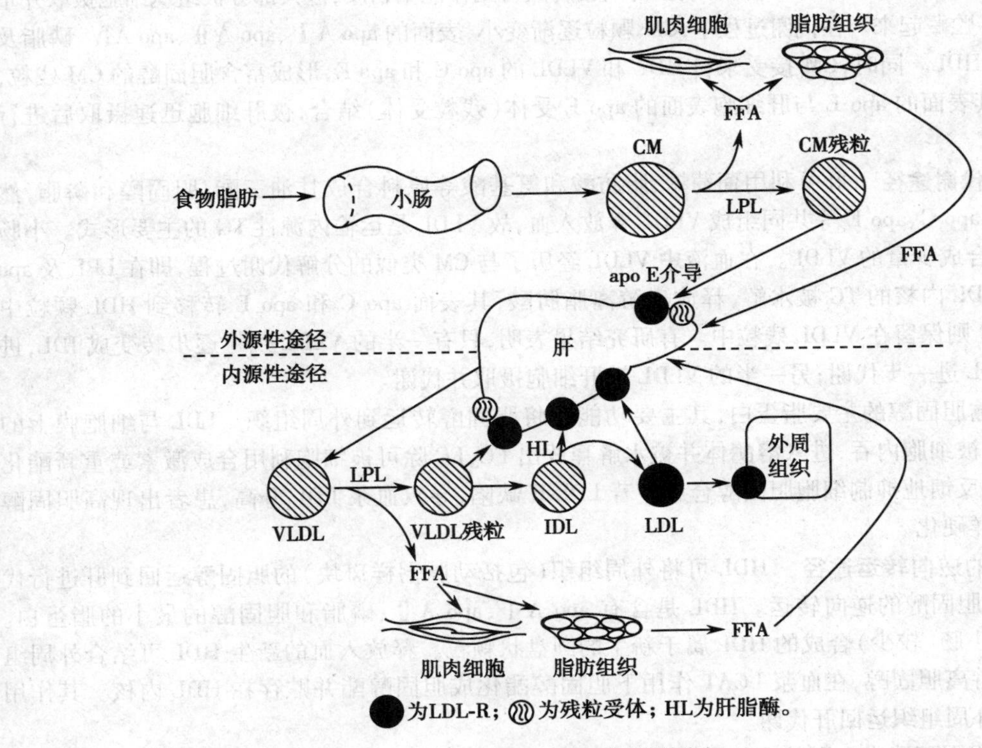

图 10-2　甘油三酯代谢途径

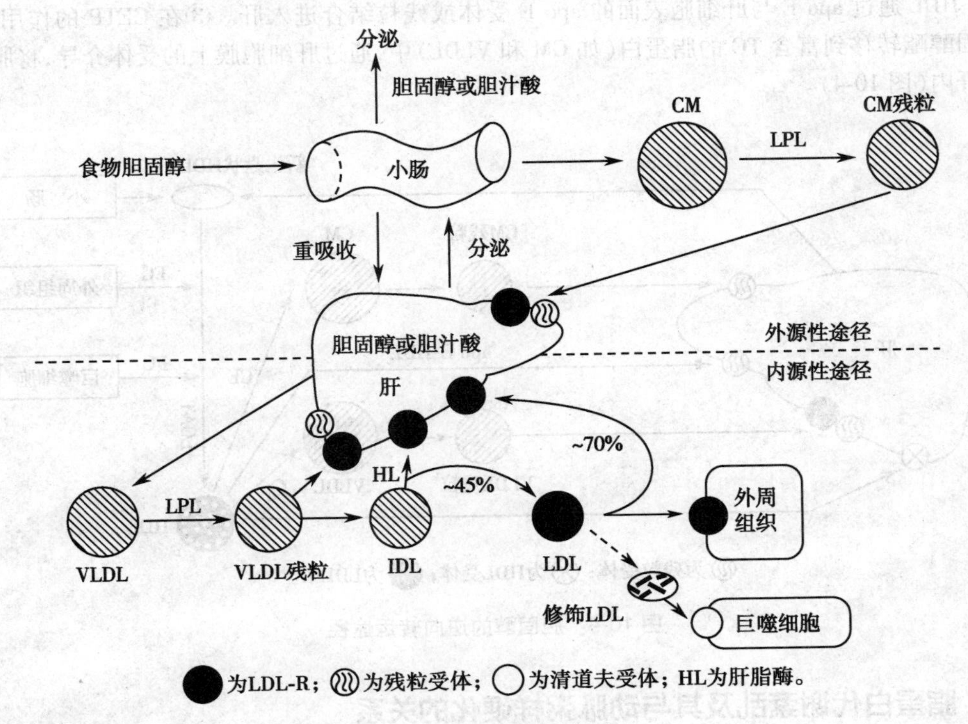

图 10-3　胆固醇代谢途径

笔记

1. **外源性代谢途径** CM是运输外源性TG的主要形式。食物中的TG在肠道中经胰脂肪酶水解成脂肪酸和一脂酰甘油后被小肠黏膜上皮细胞吸收再重新合成TG，连同合成及吸收的胆固醇、磷脂与apo B48、apo AⅠ、apo AⅡ和apo Ⅳ等共同形成CM。CM经小肠淋巴管及胸导管进入血液循环，在经过肌肉、心脏及脂肪组织时，CM在毛细血管内皮细胞表面脂蛋白脂肪酶（lipoprotein lipase，LPL）的作用下，其内核TG逐步被分解，释放出游离脂肪酸。游离脂肪酸可用作能量物质，但大部分被组织细胞摄取并重新酯化合成TG贮藏起来。在代谢过程中，CM颗粒逐渐变小，表面的apo AⅠ、apo AⅡ、apo AⅣ、磷脂及胆固醇转移给HDL。同时，CM接受来自HDL和VLDL的apo C和apo E，形成富含胆固醇的CM残粒，CM残粒通过其表面的apo E与肝细胞表面的apo E受体（残粒受体）结合，被肝细胞迅速摄取后进行代谢转变。

2. **内源性代谢途径** 肝可利用葡萄糖、脂肪酸和氨基酸等原料合成甘油三酯、胆固醇和磷脂，然后与apo B100、apo C、apo E等共同组成VLDL释放入血，故VLDL是运输内源性TG的主要形式。小肠黏膜细胞亦可合成少量的VLDL。在血液中VLDL经历了与CM类似的分解代谢过程，即在LPL及apo CⅡ作用下，VLDL内核的TG被水解，释放出游离脂肪酸，其表面apo C和apo E转移到HDL颗粒中去，而apo B100则保留在VLDL残粒中。有研究结果表明，只有一半的VLDL残粒逐步转变成IDL，进一步转变为LDL进一步代谢；另一半的VLDL被肝细胞摄取并代谢。

LDL是运输胆固醇的主要脂蛋白，其主要功能是将胆固醇转运到外周组织。LDL与细胞膜上的LDL-R结合后，被细胞内吞，进入溶酶体并被水解释放出FC，FC除可被细胞利用合成激素或重新酯化贮藏外，还可负反馈地抑制细胞胆固醇合成。若LDL-R缺陷，导致血浆LDL升高，患者出现高胆固醇血症及动脉粥样硬化。

3. **胆固醇的逆向转运途径** HDL可将外周组织（包括动脉粥样斑块）的胆固醇运回到肝进行代谢，这一过程称胆固醇的逆向转运。HDL是含有apo AⅠ、apo AⅡ、磷脂和胆固醇的最小的脂蛋白。在肝（主要）和小肠（较少）合成的HDL属于新生的圆盘状颗粒。释放入血的新生HDL可结合外周组织细胞膜上的游离胆固醇，在血浆LCAT作用下胆固醇酯化成胆固醇酯并贮存在HDL内核。其作用是将胆固醇从外周组织运回肝代谢。

HDL运输胆固醇酯进入肝的途径有3条。①通过结合apo A的特殊受体，肝直接摄取HDL。②含apo E的HDL通过apo E与肝细胞表面的apo E受体或残粒结合进入肝。③在CETP的作用下，HDL中的胆固醇酯转移到富含TG的脂蛋白（如CM和VLDL）中，通过肝细胞膜上的受体介导，将胆固醇间接运至肝内（图10-4）。

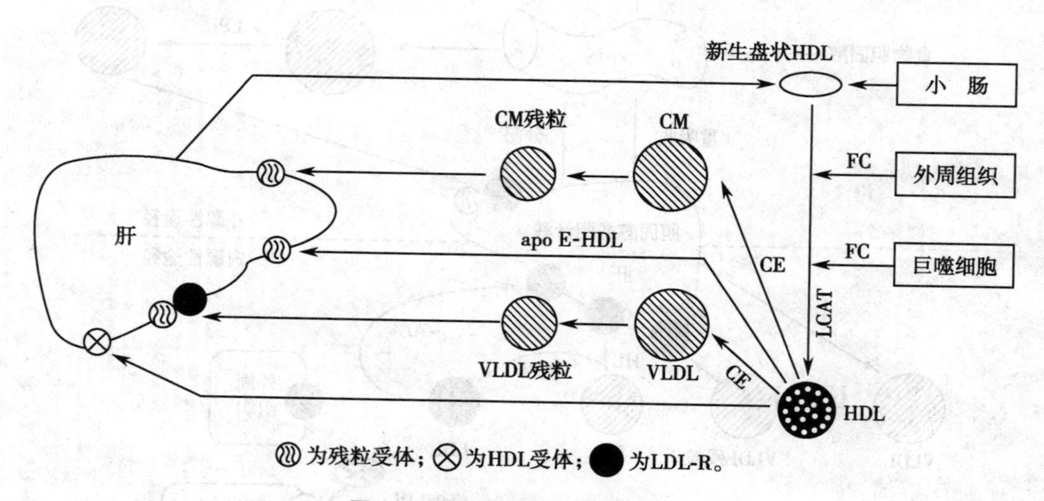

图10-4 胆固醇的逆向转运途径

二、脂蛋白代谢紊乱及其与动脉粥样硬化的关系

脂蛋白代谢紊乱的常见表现是高脂血症或高脂蛋白血症，目前已经认识到血浆HDL降低也是一种脂代谢紊乱。

（一）高脂蛋白血症

高脂血症（hyperlipidemia）指血浆中 TC 和/或 TG 水平升高。

高脂蛋白血症（hyperlipoproteinemia）指血浆中 CM、VLDL、LDL、HDL 等脂蛋白出现一种或几种浓度过高的现象。

血浆 HDL-C 降低也是一种脂质代谢紊乱。因血浆脂类是以脂蛋白形式存在，因此，高脂血症一定也是高脂蛋白血症。因而，采用脂质异常血症（dyslipidemia）能更全面准确地反映血脂代谢紊乱状态。我国于 1997 年制订了《血脂异常防治建议》，并首次提出如果发现血脂异常应在 2～3 周内复查；若仍然异常，则可确立诊断。中华医学会和原卫生部心血管病防治研究中心血脂异常防治委员会的有关专家在此基础上，充分参考我国人群的血脂状况和国际上的相关标准，于 2007 年制订出版了《中国成人血脂异常防治指南》，再次提出“血脂水平分层标准”，并于 2016 年进行修订（表 10-3）。

表 10-3 《中国成人血脂异常防治指南》（2016 年修订版）

分层	血脂项目/（$mmol \cdot L^{-1}$）				
	TC	LDL-C	HDL-C	非 HDL-C	TG
理想水平	—	<2.6	—	<3.4	—
合适范围	<5.2	<3.4	—	<4.1	<1.7
边缘升高	≥5.2 且<6.2	≥3.4 且<4.1	—	≥4.1 且<4.9	≥1.7 且<2.3
升高	≥6.2	≥4.1	—	≥4.9	≥2.3
降低	—	—	<1.0	—	—

高脂蛋白血症主要有三种分类法。

1. 按临床表型分类 目前国际上通用的是以 Fredrickson 分类法为基础，经 WHO 修订的分型系统，主要是根据血浆（血清）外观、血中 TC、TG 浓度，以及各种血浆脂蛋白升高程度的不同而进行分型。该分型法只是描述异常脂蛋白的表现，而忽略引起高脂血症的病因，故称表型分类。此种分型有助于临床选择治疗方案，但具有很大的局限性。按此法分型可将高脂蛋白血症分为五型，或者包括亚型在内分六型。表 10-4 是高脂蛋白血症 WHO 分型法。

表 10-4 高脂蛋白血症 WHO 分型法

表型	血浆（血清）4℃过夜外观	TC	TG	CM	VLDL	LDL	备注
Ⅰ	奶油上层，下层澄清	↑→	↑↑	↑↑	↑→	↓→	罕见，易发胰腺炎
Ⅱa	澄清	↑↑	→	→	→	↑↑	常见，易发冠心病
Ⅱb	澄清或轻混	↑	↑	→	↑	↑	很常见，易发冠心病
Ⅲ	奶油上层，下层浑浊	↑↑	↑↑	↑	↑	宽 β 带	很少见，易发冠心病
Ⅳ	澄清或浑浊	↑→	↑↑	→	↑↑	→	较常见，易发冠心病
Ⅴ	奶油上层，下层浑浊	↑	↑↑	↑↑	↑↑	↓→	较少见，易发胰腺炎

注：↑↑表示浓度明显升高；↑表示浓度升高；→表示浓度正常；↓表示浓度降低。

（1）Ⅰ型高脂蛋白血症：又称家族性高乳糜微粒血症或脂蛋白酶缺乏症，主要生化特征是血浆中 CM 浓度增加，TG 水平升高，TC 水平可正常或轻度增加。血浆外观浑浊，4℃冰箱中静置过夜，其表面呈奶油状，下层澄清；在临床上较为罕见，属于常染色体隐性遗传病，从婴儿期即可出现；发病原因是基因突变导致 LPL 遗传性缺陷或缺乏 LPL 的激活剂。

（2）Ⅱa 型高脂蛋白血症：血浆中 LDL 水平升高，血浆外观澄清；血脂测定只有 TC 水平升高，而 TG 水平则正常；临床上常见。

（3）Ⅱb 型高脂蛋白血症：血浆中 VLDL 和 LDL 水平均有增加，血浆外观澄清或轻混；血脂测定 TC 和 TG 水平均有增加；临床上很常见。

（4）Ⅲ型高脂蛋白血症：又称为异常 β-脂蛋白血症，主要是由于血浆中 CM 残粒和 VLDL 残粒水平增加；血浆外观浑浊，常可见一模糊的奶油样表层；血浆 TG 和 TC 浓度均明显升高，血清脂蛋

白电泳图谱上β-脂蛋白与前β-脂蛋白带融合，呈一个宽而浓染的色带，称为宽β带；在临床上很少见。

（5）Ⅳ型高脂蛋白血症：也称内源性高甘油三酯血症；血浆中VLDL水平增加，血浆外观可以是澄清也可呈浑浊状；4℃冰箱中过夜，表面无奶油状；血浆TG水平明显升高，TC水平正常或偏高；在临床上较常见。

（6）Ⅴ型高脂蛋白血症：也称混合性高甘油三酯血症；血浆中CM和VLDL水平均升高；4℃冰箱中过夜，表面呈奶油状，下层浑浊；血浆TG和TC水平均升高，以TG升高为主；易于发生危及生命的胰腺炎，在临床上较少见。

Ⅳ型高脂蛋白血症常与Ⅱb型高脂蛋白血症混淆，测定LDL-C浓度对于鉴别二者很有帮助。当低密度脂蛋白胆固醇（LDL-C）>3.65mmol/L时即为Ⅱb型高脂蛋白血症，否则为Ⅳ型高脂蛋白血症。

表型分类法有助于高脂血症的诊断和治疗，但较烦琐。在临床上诊治血脂代谢紊乱时，认为不必过分强调高脂蛋白血症的分型，因为这种分型并不是病因诊断，而且有时也会发生变化。为便于临床应用，高脂血症的简易分型方法被提出，即将高脂血症分为高胆固醇血症、高甘油三酯血症和混合型高脂血症，见表10-5。

表10-5　高脂血症简易分型

分型	TC	TG	相当于的高脂蛋白血症WHO分型法
高胆固醇血症	↑↑	—	Ⅱa
高甘油三酯血症		↑↑	Ⅳ（Ⅰ）
混合型高脂血症	↑↑	↑↑	Ⅱb（Ⅲ、Ⅳ、Ⅴ）

注：括号内为少见类型。

2. 按是否继发于全身性疾病分类　分为原发性高脂血症和继发性高脂血症。继发性高脂血症由一些全身性疾病引起血脂异常，如糖尿病、肾病综合征、肾衰竭、甲状腺功能减退、肝胆疾病、系统性红斑狼疮、肥胖症等。此外，某些药物如β-受体阻滞剂、降压药等也可引起血脂异常。

（1）糖尿病：尤其是控制不良者，常表现为Ⅳ型高脂蛋白血症。由于胰岛素的缺乏，不仅促使肝生成VLDL增加，而且因LPL活性降低，导致VLDL清除减少；主要表现为血清TG、VLDL水平升高，TG严重升高者有发生急性胰腺炎的危险。

（2）甲状腺功能减退（简称甲减）：甲状腺激素是调节正常生命活动的重要激素，甲状腺激素水平的高低对机体的脂质代谢有很大影响。甲减可影响脂蛋白代谢的各个环节，如LPL活力降低、IDL代谢障碍、LDL-R功能下降、血浆LDL清除减慢等；常表现为Ⅱa或Ⅱb型高脂蛋白血症；患者血TC水平升高，可同时有血TG水平升高。

（3）肾疾病：肾病综合征时的高脂血症由脂蛋白降解障碍和合成过多双重机制引起。当尿蛋白排量少时，以降解障碍为主；当尿蛋白>10g/d时，以合成增多为主。肾疾病主要表现为血清VLDL和LDL升高，呈Ⅱb或Ⅳ型高脂血症。慢性肾衰竭常见血清TG升高，主要由于血浆VLDL和IDL颗粒增加，尽管TC水平多正常，但HDL-C总是降低。慢性肾衰竭表现为Ⅳ型高脂蛋白血症，还可出现载脂蛋白水平的异常，主要表现为高apo AⅣ、apo B100，低apo C。

（4）药物：降血压药可影响血浆脂蛋白的代谢，利尿剂可升高TC和TG水平。β-受体阻滞剂可升高TG，降低HDL。长期大量应用糖皮质激素治疗可促进脂肪分解，使血浆TC和TG水平上升。

（5）其他：血脂异常还可见于肝胆疾病（如各种原因引起的胆道阻塞、胆汁性肝硬化）、胰腺炎、长期过量饮酒等。

3. 高脂血症的基因分型法　近年来，随着分子生物学的迅速发展，人们对高脂血症的认识已逐步深入到基因水平。目前已发现有相当一部分高脂血症患者存在单一或多个遗传基因的缺陷，多具有明显的家族聚集性，有明显的遗传倾向，临床上称之为家族性高脂血症（表10-6），如家族性高胆固醇血症、家族性异常β-脂蛋白血症。

表 10-6 家族性高脂血症的临床特征

常用名	基因缺陷	临床特征	表型分类
家族性高胆固醇血症	LDL-受体缺陷	以 TC 升高为主,可伴轻度 TG 升高,LDL 明显增加,可有肌腱黄色瘤,多有冠心病和高脂血症家族史	Ⅱa、Ⅱb
家族性 apo B100 缺陷症	apo B100 缺陷	以 TC 升高为主,可伴轻度 TG 升高,LDL 明显增加,可有肌腱黄色瘤,多有冠心病和高脂血症家族史	Ⅱa、Ⅱb
家族性混合型高脂血症	不清楚	TC 和 TG 均升高,VLDL 和 LDL 都增加,无黄色瘤,家族成员中有不同型高脂蛋白血症,有冠心病家族史	Ⅱb
家族性异常 β-脂蛋白血症	apo E 异常	TC 和 TG 均升高,CM 和 VLDL 残粒,以及 IDL 明显增加,有掌皱黄色瘤,多为 apo E2(2/2)表型	Ⅲ
家族性高甘油三酯血症	不清楚	以 TG 升高为主,可有轻度 TC 升高,VLDL 明显增加	Ⅳ

(二)低脂蛋白血症

脂蛋白代谢紊乱不仅表现为高脂蛋白血症,也可以出现低脂蛋白血症。

1. 家族性低 β-脂蛋白血症 是一种常染色体显性遗传病,主要特征是血浆 LDL 减少、血浆 TC 显著降低。该病的主要缺陷可能是肝 LDL-R 上调,伴随胆汁酸过度合成,因而使血浆中 VLDL 在转化为 LDL 前已被肝分解代谢。其临床表现为脂类吸收不良、棘形红细胞、视网膜色素沉着和神经性肌肉退变。

2. β-脂蛋白缺乏血症 这是一种罕见的常染色体隐性遗传病,其特征是 apo B 合成分泌缺陷,使含 apo B 的脂蛋白如 CM、VLDL 和 LDL 合成代谢障碍,伴随脂肪吸收和代谢紊乱,血浆 TC 明显降低。杂合子患者除缺乏 LDL 外,没有明显的临床症状。纯合子患者从幼儿时期起就有脂肪瘤,生长发育不良。可出现视网膜色素沉着、运动失调等症状。

3. 家族性低 α-脂蛋白血症 系常染色体显性遗传,其主要特征为血浆 HDL-C 水平低于同年龄、同性别对照者。由于 α-脂蛋白合成障碍(即 apo AⅠ、apo AⅠ、apo CⅢ缺乏)所致的低水平 HDL-C 者常伴随早期发生的动脉粥样硬化。

4. Tangier 病(apo AⅠ缺乏,Tangier 是地名) 是一种罕见的常染色体隐性遗传病,纯合子患者几乎测不到 HDL-C、apo AⅠ和 apo AⅡ。血浆 TC 和 LDL-C 也常降低,TG 正常或增高。临床表现为扁桃体肿大,呈橙色,肝、脾大,角膜浑浊,有的出现间歇性周围神经炎。

(三)脂蛋白代谢紊乱与动脉粥样硬化

动脉粥样硬化(atherosclerosis,AS)指动脉内膜因脂质、血液成分的沉积,平滑肌细胞及胶原纤维增生,并伴有不同程度坏死及钙化等一类慢性进行性的病理改变。AS 是多种因素联合作用所致。其主要危险因素:①高脂血症(或高脂蛋白血症)。②高血压。③吸烟。④性别。⑤遗传因素。⑥内分泌因素等。其中高脂血症所致的脂蛋白量和质的改变在 AS 斑块形成中起着极其重要的作用。

凡能促进动脉壁胆固醇内流和沉积的脂蛋白如 LDL、VLDL、氧化修饰型 LDL(ox-LDL)和 Lp(a)是导致 AS 的主要因素。凡能促进胆固醇从血管壁外运的脂蛋白如 HDL,有抗 AS 的作用,称为抗 AS 的脂蛋白。

1. 致动脉粥样硬化(AS)的脂蛋白谱 致 AS 脂蛋白谱是指一组血脂异常,包括 TG 升高、高密度脂蛋白胆固醇(HDL-C)降低和血清低密度脂蛋白(S-LDL)颗粒增多,也称脂质三联征。此三项指标同时出现异常,常提示为糖尿病和代谢综合征所伴随的血脂异常,发生冠心病的危险性明显增加,必须引起临床上重视。

2. 代谢综合征 又称胰岛素抵抗综合征、X 综合征。其主要特点是高血脂、高血压、高血糖及肥胖,现已证明是与胰岛素抵抗相关的代谢综合征,可促进 AS 的形成,增加冠心病的危险性。

3. 血清 HDL-C 水平与冠心病发病成负相关 HDL 之所以具有血管保护作用,被视为人体内具有抗动脉粥样硬化的脂蛋白,在很大程度上是因为 HDL 可将泡沫细胞中的胆固醇带出来,逆转运至肝进

行分解代谢，可减少脂质在血管壁的沉积。有研究提示，HDL还可能通过抗炎、抗氧化、清除毒性磷脂（溶血卵磷脂）、保护血管内皮功能和抗血栓等而发挥其抗动脉粥样硬化作用。血清 HDL-C 每增加 0.39mmol/L，则冠心病危险性降低 2%～3%。

HDL-C 的高低也明显受遗传因素的影响。严重营养不良者，伴随血浆 TC 明显降低，HDL-C 也低下；肥胖者 HDL-C 多偏低；吸烟可使 HDL-C 下降；而少至中量饮酒或体力活动会升高 HDL-C；糖尿病、肝炎和肝硬化等疾病状态可伴有低 HDL-C；高甘油三酯血症患者往往伴有低 HDL-C。

高 HDL 血症

血浆 HDL 含量过高导致高 HDL 血症，也属于病理状态。HDL 具有抗动脉粥样硬化作用，然而并非血浆 HDL 含量越高越好。血浆 HDL-C 含量超过 2.59mmol/dl 定义为高 HDL 血症。现已查明，高 HDL 血症是因为有 CETP 和 HTGL 等活性异常所致。高 HDL 血症又分为原发性和继发性。原发性高 HDL 血症的病因：CETP 缺损；HTGL 活性降低；其他不明原因。继发性高 HDL 血症病因：运动失调，饮酒过量，原发性胆汁性肝硬化，治疗高脂血症的药物引起，其他原因。

第二节 血脂、脂蛋白及载脂蛋白测定

目前临床上开展的血脂测定项目包括 TC、TG、HDL-C、LDL-C、Lp(a)，以及部分载脂蛋白如 apo AⅠ、apo B 等的测定。其中 TC、TG、HDL-C、LDL-C 测定是血脂测定的四个基本指标，绝大多数实验室都作为常规测定项目。血浆（血清）4℃冰箱中过夜观察其分层现象及清澈度可初步估计各种脂蛋白的变化状况。血浆脂蛋白电泳结合 TC、TG 水平有助于高脂蛋白血症分型。

一、血脂标本的采集与质量控制

血脂分析是受检验前的因素中，受影响最大的测定项目。血脂分析应力求做到标准化，需要特别强调分析前各个环节的质量管理，包括受试者的准备、标本采集、合格的试剂、校准物选用和检验方法的选择。

1. 标本采集前的准备 受试者的准备工作非常重要，但往往被忽视。《中国成人血脂异常防治指南》（2016 年修订版）建议：采集标本前受试者应处于稳定代谢状态，至少 2 周保持一般饮食习惯和稳定体重；取血前 24h 内不进行剧烈身体活动；采集标本前受试者禁食约 12h。如血脂检验异常，应在 2 个月内进行再次或多次测定，但至少要相隔 1 周。妊娠后期各项血脂都会增高，应在产后或哺乳停止后 3 个月查血，才能反映其基本血脂水平。应注意有无使用影响血脂的药物，如降血脂药、避孕药、噻嗪类利尿剂、受体阻滞剂、免疫抑制剂、某些降压药、降糖药、胰岛素及其他激素制剂等。采血前应根据所用药物的特性，停止用药数天或数周，否则应注明用药信息。

2. 受检重点人群 一般而言，20 岁以上的成年人至少每 5 年测量一次空腹血脂；也建议 40 岁以上男性和绝经后女性每年进行血脂检查。对于缺血性心血管病及其高危人群，则应每 3～6 个月测量一次空腹血脂。对于因缺血性心血管病住院治疗的患者应在入院时或 24h 内检验血脂。

血脂检查的重点对象：①已有冠心病、脑血管病或周围动脉粥样硬化病者。②有高血压、糖尿病、肥胖、吸烟者。③有冠心病或动脉粥样硬化病家族史者，尤其是直系亲属中有早发冠心病或其他动脉粥样硬化性疾病者。④有皮肤黄色瘤者。⑤有家族性高脂血症者。

3. 采血体位 除非是卧床的患者，一般采用坐位采血。体位可影响水分在血管内外分布，因此影响血脂水平。如站立 5min 可使血脂浓度提高 5%，15min 可提高 16%，故采血前至少应静坐 5min。一般采取肘静脉取血，也可取其他臂静脉。止血带的使用不宜超过 1min，穿刺成功后应立即松开止血带，然后抽血。静脉阻滞 5min，可使 TC 增高 10%～15%。

4. 标本处理 标本应尽快送检，室温下放置 30～45min 后离心，分离血清。放置时间不得超过

3h。血清分离后必须吸出，转移至有盖小试管中，以防水分挥发。如当天不能测定，可暂存放于4℃冰箱中，至少可稳定4d。如需长期保存，需低温保存。用作TC测定标本，-20℃保存即可；用作甘油三酯、脂蛋白、载脂蛋白的测定标本，最好保存在-70℃。标本不要反复冻融。

5. 测定方法的选择　应采用全国临床检验操作规程推荐的操作方法。测定TC、TG和用沉淀法测定HDL-C浓度时，最好采用血清标本；而在分离脂蛋白时，则宜采用血浆标本。若采用血浆，由于脂蛋白的某些方法受肝素的影响，应选乙二胺四乙酸二钠（EDTA-2Na）抗凝剂。乙二胺四乙酸（EDTA）抗凝血中的TC和TG水平比血清中约低3%，可将结果乘以1.03，近似折算为血清浓度。EDTA浓度越高，血浆血脂水平下降程度越大。

6. 结果分析　在分析结果时，应考虑到脂质和脂蛋白水平本身有较大的生物学波动，可以由于季节变化、月经周期及伴发疾病等原因所致。如血脂水平有季节性变化的特点，对于体检对象，为了前后比较，应在每年同一季节检查，以便于结果的对比分析。

同时还要注意血脂分析前的因素对结果的影响。①生物因素：年龄、性别、体型、种族等因素的个体差异。②生活方式：饮食习惯、吸烟、饮酒、饮咖啡、运动、应激等。③临床因素：疾病或药物引起的脂代谢改变。④血标本采集与处理：是否空腹、采血部位、血液浓缩、抗凝剂与保存剂、标本处理、储存条件等。

二、血清（浆）静置试验

血清（浆）静置试验是将患者空腹12h后采集的静脉血分离出血清（浆）置4℃冰箱中过夜，然后观察其分层现象及清澈度。正常空腹血清应清澈透明。空腹血清浑浊，表示TG升高，可放在4℃冰箱过夜后进一步观察。如果上层出现奶油样且下层清澈，表明CM升高，VLDL正常，可能为Ⅰ型高脂血症；如果上层出现奶油样且下层浑浊，表明CM及VLDL均升高，可能是Ⅴ型高脂血症；空腹血清浑浊，4℃冰箱中过夜后仍为均匀浑浊，表明VLDL升高，此时应进一步测定TC，TC升高者可能是Ⅲ或Ⅱb型高脂血症，而TC正常者则可能为Ⅳ型高脂血症；Ⅱa型高脂血症血清也清澈透明（图10-5）。

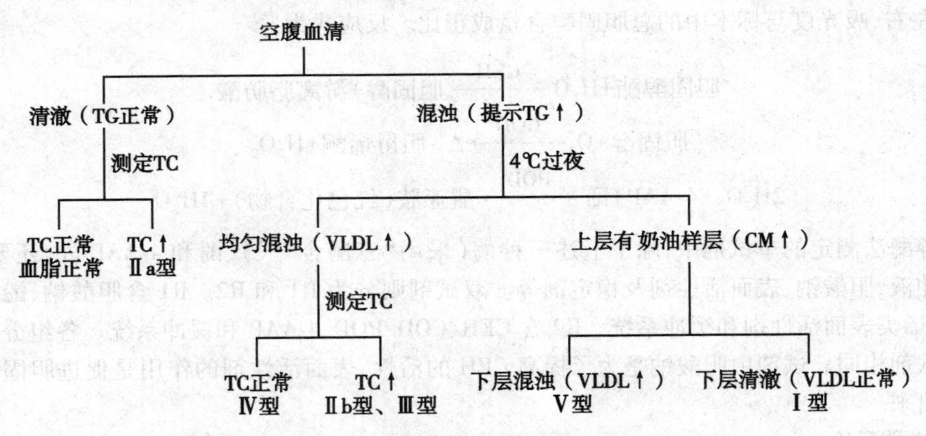

图10-5　血脂检验用于高脂血症分型示意图

三、血清（浆）总胆固醇测定

血清总胆固醇（TC）测定的参考系统完整，决定性方法为放射性核素稀释质谱法，参考方法为化学法中的正己烷抽提L-B反应显色法（ALBK法），常规方法为酶法。高效液相色谱法（HPLC）也被推荐作为TC测定的参考方法。

（一）化学测定法

化学测定法是将胆固醇及其酯在酸性条件下与显色剂作用呈色的一种测定方法，标本中的胆固醇通常需抽提纯化。显色剂主要有两类：①醋酸-醋酐-硫酸。②高铁硫酸。这些显色反应须用强酸试剂，干扰因素多，准确测定有赖于从标本中抽提、皂化、纯化过程，因而操作较繁，不适于分析大批量标本，且不适于自动分析。

L-B 反应测定胆固醇

1885 年 Liberman 发现胆固醇在硫酸、醋酐溶液中显绿色，随后 1890 年 Burchard 用此反应测定胆固醇，称为 L-B 反应。试剂中醋酸与醋酸酐作为胆固醇的溶剂与脱水剂，浓硫酸既是脱水剂又是氧化剂。所生成的绿色产物主要是胆烷五烯磺酸，吸收峰为 620nm。

L-B 反应的色泽易受硫酸浓度和水分的影响，也易受放置时间和反应条件如温度、光照等的影响。放置时间延长或温度升高易使绿色消退。因而在使用时要对试剂和反应条件等严格控制，且试剂腐蚀性强。对胆固醇与胆固醇酯的显色强度不一致是 L-B 反应的主要不足之处。由于 L-B 反应中胆固醇酯的水解步骤不可省略，故烦琐。

Abell 法也是以 L-B 反应测定胆固醇的。美国 CDC 的脂类标准化实验室协同有关学术组织对 Abell 法做了评价和实验条件最适化，称之为 ALBK 法，已被国际上公认为参考方法。其测定结果与同位素稀释质谱法（决定性方法）测定结果接近。

（二）酶法

胆固醇氧化酶法（COD-PAP 法）测定始于 20 世纪 70 年代，其特异性高，精密度和灵敏度都能很好地满足临床实验室的要求。由于操作简便，试剂无腐蚀性，既可以手工分析，又特别适用于自动生化分析，国内外均推荐 COD-PAP 法作为测定胆固醇的主要方法，是胆固醇测定的常规方法。

1. 原理　总胆固醇（TC）是指血液中各脂蛋白所含胆固醇及胆固醇酯的总和，约 1/3 为游离胆固醇，2/3 为胆固醇酯。COD-PAP 法测定 TC 的基本原理是先用胆固醇酯酶（CEH）水解胆固醇酯生成脂肪酸和游离胆固醇；胆固醇被胆固醇氧化酶（cholesterol oxidase，COD）氧化生成 Δ^4-胆甾烯酮和 H_2O_2，然后在 POD 催化下，H_2O_2 与 4-AAP 及酚反应，生成红色醌亚胺（Trinder 反应）。醌亚胺的最大吸收峰在 500nm 左右，吸光度与标本中的总胆固醇含量成正比。反应式为

$$\text{胆固醇酯}+H_2O \xrightarrow{CEH} \text{胆固醇}+\text{游离脂肪酸}$$

$$\text{胆固醇}+O_2 \xrightarrow{COD} \Delta^4\text{-胆甾烯酮}+H_2O_2$$

$$2H_2O_2+4\text{-AAP}+\text{酚} \xrightarrow{POD} \text{醌亚胺（红色化合物）}+4H_2O$$

胆固醇酶法测定的单试剂中，除了上述三种酶（采用“三酶合一”）、酚和 4-AAP 外，还要维持 pH 恒定的缓冲液、胆酸钠、表面活性剂及稳定剂等。双试剂则分为 R1 和 R2。R1 含胆酸钠、酚及其衍生物，聚氧乙烯类表面活性剂和缓冲系统。R2 含 CEH、COD、POD、4-AAP 和缓冲系统。各组分的最终浓度与单一试剂相同。试剂中胆酸钠是为了提高 CEH 的活性，表面活性剂的作用是促进胆固醇从脂蛋白中释放出来。

2. 方法学评价

（1）优点：本法灵敏度高、准确度高、精密度好，线性范围宽。虽然血清中多种非胆固醇甾醇会不同程度地与本试剂显色，而正常人血清中非胆固醇甾醇约占 TC 的 1%，故在常规测定时这种影响可以忽略不计。

（2）缺点：①某些胆固醇酯酶对胆固醇酯的水解不完全，不能用纯胆固醇结晶以有机溶剂配制的溶液作为 TC 分析的校准液，而应以参考方法（ALBK 法）准确定值的血清作为标准，此校准液（品）相当于三级标准。校准液定值的准确性由参考血清（二级标准）转移而来即可溯源。商品试剂盒中配备的校准液应依据我国人血清胆固醇标准定值。如用胆固醇水溶液作校准，结果往往比 ALBK 法略低。②表面活性剂，如吐温-40 可以干扰胆固醇酯酶的作用，而聚乙烯醇 6000 可使结果提高 1%～2%。③本法具有氧化酶反应途径的共同缺陷，易受到一些还原性物质如尿酸、胆红素、维生素 C 和谷胱甘肽等的干扰。胆红素 <410μmol/L；血红蛋白 <7g/L；甘油三酯 <28. 5mmol/L 时，对结果无明显干扰。

【参考区间】

《中国成人血脂异常防治指南》(2016 年修订版)提出的标准:合适范围<5. 2mmol/L;边缘升高≥5. 2 且<6. 2mmol/L;升高≥6. 2mmol/L。

【临床意义】

1. TC 除了作为高胆固醇血症的诊断指标之外,不能作为其他任何疾病的诊断指标,对于动脉粥样硬化和冠心病而言,TC 水平是一个明确的独立危险因子,与冠心病的发病率成正相关。

2. 影响 TC 水平的因素　①年龄与性别,TC 水平往往随年龄上升,但到 70 岁或 80 岁后有所下降,中青年女性低于男性,女性绝经后较同年男性高。②长期的高胆固醇、高饱和脂肪酸、高热量饮食和酗酒可使 TC 增高。③遗传因素,如家族性高胆固醇血症(LDL 受体缺陷)、家族性 apo B 缺陷症、多源性(polygenic)高 TC、混合性高脂蛋白血症等。④其他如缺乏运动、脑力劳动、精神紧张等可能使 TC 升高。⑤继发于其他疾病,如肾病综合征、甲状腺功能减退、糖尿病、妊娠等,血 TC 不同程度升高;而家族性的无或低 β 或低 β 脂蛋白血症,如甲亢、营养不良、慢性消耗性疾病等可使血 TC 不同程度降低。

3. 肝是胆固醇及卵磷脂胆固醇酰基转移酶(LCAT)合成的器官。严重肝病患者,血清 TC 不一定很低,但由于血清 LCAT 活力低下,血清胆固醇酯占 TC 的比例可低至 50%以下。

四、血清(浆)甘油三酯测定

血清甘油三酯(TG)测定的决定性方法为放射性核素稀释质谱法;参考方法为二氯甲烷抽提,变色酸显色法;常规方法为酶法(GPO-PAP 法)。

(一)化学法

化学法的基本原理是利用正庚烷、异丙醇和稀硫酸混合溶剂选择性提取 TG(抽提),从而消除磷脂、游离甘油和葡萄糖等干扰物质的影响。经 KOH 消解(皂化),使 TG 水解生成甘油,再以过碘酸在酸性溶液中将甘油氧化成甲醛(氧化)最后进行显色定量(显色)。其中比较准确的是变色酸显色法(Van-Handel 法),比较简便的是乙酰丙酮显色法。故要经历抽提、皂化、氧化和显色 4 个步骤,但均因操作步骤繁多、不能自动化等而逐渐退出临床实验室。

美国 CDC 将化学法(Van-Handel 方法)修改后作为内部参考方法。此法抽提完全,去除了磷脂和甘油的干扰,以变色酸作显色剂,具有灵敏度高,呈色稳定等优点。

(二)酶法

酶法始于 20 世纪 70 年代初,包括偶联丙酮酸激酶(pyruvate kinase,PK)法、LDH 的紫外分光光度法、甘油脱氢酶法、甘油氧化酶法、磷酸甘油脱氢酶法等。早期的酶测定法大都先用碱水解 TG 并沉淀蛋白质,然后用酶来测定甘油,操作烦琐。1980 年后出现了全酶单一试剂法,具有简便、快速、微量和准确等优点,既可用于自动化分析,也可用于手工操作。其中,较为重要的有 3 种方法。

1. 磷酸甘油氧化酶法(GPO-PAP 法)　使用最为普遍。其原理为用脂蛋白脂肪酶(LPL)使血清中 TG 水解成甘油与脂肪酸,甘油激酶(GK)及 ATP 将甘油磷酸化生成 3-磷酸甘油,以磷酸甘油氧化酶(GPO)氧化 3-磷酸甘油(G-3-P),最后以 Trinder 反应显色。A_{500nm} 的值与 TG 浓度成正比。反应式为

$$\text{甘油三酯}+3H_2O \xrightarrow{LPL} \text{甘油}+3\text{脂肪酸}$$

$$\text{甘油}+ATP \xrightarrow{GK,Mg^{2+}} 3\text{-磷酸甘油}+ADP$$

$$3\text{-磷酸甘油}+O_2+2H_2O \xrightarrow{GPO} \text{磷酸二羟丙酮}+2H_2O_2$$

$$H_2O_2+4\text{-AAP}+4\text{-氯酚} \xrightarrow{POD} \text{苯醌亚胺}+2H_2O+HCl$$

本法酶试剂比较稳定,灵敏度高,线性范围也比较宽。目前国内外多数 TG 商品试剂根据上述原理配制,用一步终点法测定。此法的测定结果中包括血清中游离甘油(FG),若要去除 FG 的干扰得到真正的 TG 值,可用外空白法或内空白法。外空白法需加做一份不含 LPL 的酶试剂测定 FG 作为空白值;内空白法又称两步法或双试剂法,前述 GPO-PAP 试剂分成两部分,其中 LPL 和 4-AAP 组成试剂 2,

其余部分组成试剂1。测定时,血清首先加试剂Ⅰ,37℃孵育。第一步反应为

$$甘油+ATP \xrightarrow{GK} 3\text{-}磷酸甘油+ADP$$

$$3\text{-}磷酸甘油+O_2 \xrightarrow{GPO} 磷酸二羟丙酮+H_2O_2$$

$$H_2O_2+氧受体 \xrightarrow{POD} 氧化的受体(不显色)+2H_2O$$

第一步反应中因无LPL,血清中TG不能水解;FG在GK和GPO催化下生成H_2O_2,但因试剂中无4-AAP,Trinder反应不能完成。

第二步,加入试剂2,启动TG的分解反应,最后生成红色苯醌亚胺,反应式同第一步反应。

该法通过血清分步反应除去FG的干扰。此两步法为中华医学会检验分会推荐方法。线性范围0.05~11.4mmol/L。酶反应的最后一步为Trinder反应,其影响因素与胆固醇酶测定法相同。胆红素和维生素C可使测定结果偏低,但胆红素<205μmol/L,血红蛋白<6g/L时,对测定结果均无影响。

2. LDH法 前两步反应与磷酸甘油氧化酶法相同,ATP参与甘油的磷酸化生成G-3-P和ADP。在第三步中ADP和磷酸烯醇式丙酮酸反应生成丙酮酸,后者在LDH作用下还原成乳酸,由于反应消耗NADH,故可利用NADH在340nm吸光度降低来测定TG浓度。

$$ADP+磷酸烯醇式丙酮酸 \xrightarrow{丙酮酸激酶} 丙酮酸+ATP$$

$$丙酮酸+NADH \xrightarrow{LDH} NAD^++乳酸$$

本法结果准确,但灵敏度较低,试剂也不太稳定。由于血清本身存在游离甘油和丙酮酸等干扰物质,所以测定时除了做试剂空白外,还要做标本空白。

3. 甘油氧化酶法 是一种直接测定甘油的方法,分两步进行。第一步为

$$游离甘油+O_2 \xrightarrow{甘油氧化酶} 甘油醛+H_2O_2$$

$$H_2O_2+EMAE \xrightarrow{POD} 无色物质$$

此步反应目的是消除血清中游离甘油的干扰,EMAE是*N*-乙基-*N*-(3-甲苯)-*N*-乙酰乙二胺,其作用与酚相似,是一种还原剂,但灵敏度比酚高,即使甘油浓度高达11.3mmol/L,5min内也可将其全部清除。因此一般在第一步后3~5min,即可进行第二步过程。第二步为

$$TG+3H_2O \xrightarrow{LPL} 甘油+3RCOOH$$

$$甘油+O_2 \xrightarrow{甘油氧化酶} 甘油醛+H_2O_2$$

$$H_2O_2+4\text{-}AAP+EMAE \xrightarrow{POD} 有色物质$$

【参考区间】

《中国成人血脂异常防治指南》(2016年修订版)提出的标准:合适范围<1.7mmol/L;边缘升高≥1.7mmol/L且<2.3mmol/L;升高≥2.3mmol/L。

【临床意义】

原发性高TG血症多有遗传因素,包括家族性高TG血症与家族性型高脂(蛋白)血症等。继发性高TG血症见于糖尿病、糖原累积病、甲状腺功能减退、肾病综合征、妊娠、口服避孕药、酗酒等。大量前瞻性的研究证实,富含TG的脂蛋白是CHD的独立的危险因子,TG增加表明患者存在代谢综合征,需进行治疗。TG降低比较少见,甲状腺功能亢进、肾上腺皮质功能减退和肝功能严重损伤时可以见到TG降低。

五、血清(浆)脂蛋白测定

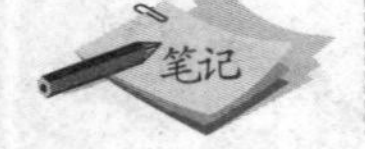

目前用于测定血浆脂蛋白的方法有超速离心法、电泳分离法和血浆脂蛋白胆固醇测定法。由于直接测定脂蛋白含量较为困难,根据血浆脂蛋白中胆固醇含量较为稳定的特点,目前常以测定各种脂

蛋白中胆固醇总量代表脂蛋白水平。即测定 HDL、LDL 和 VLDL 中的胆固醇，分别称为高密度脂蛋白胆固醇（high density lipoprotein cholesterol，HDL-C）、低密度脂蛋白胆固醇（low density lipoprotein cholesterol，LDL-C）、极低密度脂蛋白胆固醇（very low density lipoprotein cholesterol，VLDL-C）。

（一）血清脂蛋白电泳测定法

血清脂蛋白电泳分析是利用电泳原理直接测定血浆脂蛋白的组分及相对含量，对高脂蛋白血症的分型具有十分重要的意义。电泳支持物可选用醋酸纤维素薄膜、琼脂糖凝胶和聚丙烯酰胺凝胶等，其中琼脂糖凝胶电泳最为常用。脂蛋白电泳分析可分为预染法和电泳后染色法。

1. 预染法　先将待测血清和苏丹黑染料按一定比例（9∶1）混合进行预染处理，离心后取上清液进行电泳分析。操作比较简单，分离效果直观，临床常用。其缺点是染液中残存的染料颗粒可停留在加样处，不易与乳糜微粒区分。

2. 电泳后染色法　是用电泳方法先将血浆脂蛋白各成分分开，再用苏丹黑进行染色。血清脂蛋白琼脂糖凝胶电泳自阴极起，位于加样原点处的是 CM，然后依次为 β-Lp、前 β-Lp 和 α-Lp。正常人通常出现 2~3 条区带，即 α-Lp、前 β-Lp 和 β-Lp。

【参考区间】

血清脂蛋白琼脂糖凝胶电泳：α-Lp 0.30~0.40；前 β-Lp 0.13~0.25；β-Lp 0.50~0.60；CM 阴性。

（二）高密度脂蛋白胆固醇测定

HDL-C 测定的参考方法是用超速离心分离 HDL，然后用化学法（ALBK 法）或酶法测定其胆固醇含量，此法需特殊设备，而且不易掌握。目前多用沉淀分离法和直接测定法。

1. 沉淀分离法（磷钨酸-镁法，PTA-Mg^{2+} 法）　用 PTA 与 Mg^{2+} 作沉淀剂，可沉淀含 apo B 的脂蛋白，包括 LDL、VLDL 及脂蛋白（a）。而 HDL 中不含 apo B，不被沉淀。上清液中只含 HDL，再用酶法测定其胆固醇含量。标本应为早晨空腹 12h 后的血，当天测定。如需冷冻保存，只能冻 1 次，冻融后立即测定。最好能用低温离心，离心温度过高会使沉淀不完全。

方法学评价：本法试剂价廉易得，使用方便，能得到较好的结果，但该法因有一个离心分离的操作而不适合作自动分析。除磷钨酸-镁外，以下 3 类沉淀剂以前也较常使用：

（1）肝素-锰（Hp-Mn^{2+}）：有时不能将 VLDL 沉淀完全，且不适合于酶法测上清液中的 HDL-C，现已较少采用。

（2）硫酸葡聚糖-镁（DS-Mg^{2+}）：为 20 世纪 80 年代初推荐的方法，可取得准确结果，但试剂昂贵。

（3）聚乙二醇 6000（PEG、6000）沉淀法：易于沉淀富含 TG 的脂蛋白（主要为 VLDL），但此法准确度与精密度较差，不推荐。

2. HDL 直接测定法（均相法）　大致分三类，分别是聚乙二醇/抗体包裹法，酶修饰法和选择性抑制法（又称掩蔽法）。其原理：分两步反应。第一试剂用聚阴离子及分散型表面活性剂（即反应抑制剂），后者与 LDL、VLDL 和 CM 表面的疏水基团有高度亲和力，吸附在这些脂蛋白表面形成掩蔽层，但不发生沉淀，能抑制这类脂蛋白中的胆固醇与酶试剂起反应。第二试剂含胆固醇测定酶及具有对 HDL 表面的亲水基团有亲和力的表面活性剂（即反应促进剂），使酶与 HDL 中的胆固醇起反应。此类方法免去了标本预处理（沉淀）步骤，便于自动化，快速简便，准确性能满足常规应用的要求，已取代沉淀法成为临床实验室的常规方法。

【参考区间】

《中国成人血脂异常防治指南》（2007 年修订版）提出的标准：合适范围>1.04mmol/L；升高≥1.55mmol/L；减低<0.91mmol/L。

《中国成人血脂异常防治指南》（2016 年修订版）提出的标准：<1.0mmol/L 为降低。

【临床意义】

流行病学与临床研究证明，HDL-C 与冠心病发病成负相关，HDL-C 低于 1.0mmol/L 是冠心病危险因素。HDL-C 大于 1.55mmol/L 被认为是冠心病的“负”危险因素。HDL-C 下降还多见于心、脑血管病、肝炎、肝硬化等患者。高 TG 血症往往伴以低 HDL-C，肥胖者的 HDL-C 也多偏低。吸烟可使 HDL-C 下降，适量饮酒、长期体力劳动和运动会使 HDL-C 升高。

（三）低密度脂蛋白胆固醇测定

低密度脂蛋白水平通常以 LDL-C 含量表示，参考方法亦为超速离心法。因 LDL-C 测定方法较烦

项,多以 Friedewald 公式计算(1972 年 Friedewald 首次提出的一种直接计算 LDL-C 的公式,又称 F 公式),虽然方便,但影响测定准确性的因素较多。

20 世纪 80 年代发展了两种化学方法:一种是以化学法替代超速离心分离 VLDL,然后测定 HDL+LDL 部分的胆固醇(C),减去 HDL-C,即得 LDL-C;另一种是选择性沉淀 LDL 的方法,其中以聚乙烯硫酸(PVS)法最为常用,是一种间接测定 LDL-C 方法,但不适合自动分析。20 世纪 90 年代出现免疫沉淀法测 LDL-C,用免疫学原理沉淀血清中的非 LDL 脂蛋白,测定 LDL-C 的特异性高,精密度好,但试剂成本高,不易在临床推广。近年出现的直接法(均相法)是适合现代自动分析的 LDL-C 测定法。与直接测定 HDL-C 相似,不需要标本预处理,适用于大批量标本自动分析,测定结果能满足临床要求。

1. **Friedewald 公式法**　LDL-C = TC−HDL-C−TG/5(以 mg/dl 为单位时),或者 LDL-C = TC−HDL-C−TG/2.2(以 mmol/L 为单位时)。

以 Friedewald 公式计算 LDL-C 水平,在一般情况下也能得到可被临床接受的近似结果。但此公式假设 VLDL 内 Ch 与 TG 之比固定不变,VLDL-C 用 TG 的 1/5 表示(以 mg/d1 为单位时)或 TG 的 1/2.2 表示(以 mmol/L 为单位时)。公式中三项脂类的结果是 3 个变量,任何一项测定若不准确都会影响 LDL-C 结果。TG>4.25mmol/L 时不能应用此公式计算,否则结果偏差太大。

2. **聚乙烯硫酸盐沉淀法**　本法并非对 LDL-C 作直接测定,而是用聚乙烯硫酸(PVS)选择性沉淀血清中 LDL,再以血清 TC 减去上清液(含 HDL 与 VLDL)胆固醇即得 LDL-C 值。试剂中含 EDTA 用以去除两价阳离子,避免 VLDL 共同沉淀,辅以聚乙二醇独甲醚(PEGME)加速沉淀。胆固醇测定同 TC 测定。

3. **直接测定法**　均相的 LDL-C 直接测定法有二类:一类是以 α-环糊精、硫酸葡聚糖和聚氧乙烯-聚氧丙烯封闭共聚多醚(POE-POP),抑制非 LDL 脂蛋白与胆固醇酯酶和胆固醇氧化酶的反应(也可称选择性抑制),从而仅使 LDL-C 被酶水解并测定;另一类是以不同的表面活性剂的双试剂使非 LDL-C 与 LDL-C 分二步水解,因先消除非 LDL-C 而被称为消除法,是目前应用较广的直接测定法。

根据各类脂蛋白物理化学性质不同,与表面活性剂反应也不相同的原理,在第一反应中,表面活性剂 Ⅰ 使非 LDL 脂蛋白的结构改变,促进了与胆固醇酯酶(CEH)和胆固醇氧化酶(COD)的反应,使非 LDL 脂蛋白在第一反应中被消除,而 LDL 受到表面活性剂 Ⅰ 的保护,不与 CEH 和 COD 反应。第二反应中表面活性剂 Ⅱ 促进未被消除的 LDL-C 与 CEH 和 COD 反应,并经 Trinder 反应显色测定。

目前各类方法测定的 LDL-C 值都包括 IDL 和 Lp(a)的胆固醇在内,在流行病与冠心病危险因素研究中所有 LDL-C 都包含 IDL-C 和 Lp(a)-C,沿用多年已成习惯。在一般血清中 IDL-C 很少(约 0.05mmol/L),但在高 TG 血症时可以增加。一般 Lp(a)-C 0.08~0.10mmol/L,如 Lp(a)-C 较高时,有必要对 LDL-C 值进行校正。

【参考区间】

《中国成人血脂异常防治指南》(2016 年修订版)提出的标准:理想水平<2.6mol/L;合适范围<3.4mol/L;边缘升高≥3.4 且<4.1mmol/L;升高≥4.1mmol/L LDL-C 水平随年龄上升,中、老年人平均约 2.7~3.1mmol/L。

【临床意义】

LDL-C 增高是动脉粥样硬化发生发展的主要脂类危险因素。由于 TC 水平同时也受 HDL-C 水平的影响,所以最好以 LDL-C 代替 TC 作为冠心病危险因素指标。

(四)脂蛋白(a)测定

脂蛋白(a)[Lp(a)]的结构蛋白中既有 apo B 又有特征性的 apo (a),且 apo (a)分子中含有与纤溶酶原(Pg)同源的抗原决定簇,加之 apo (a)的分子量变异较大,这些造成了 Lp(a)测定方法学的复杂性。

Lp(a)测定有两类方法,一类以免疫化学原理测定其所含 apo (a),结果以 Lp(a)质量表示,也有以 Lp(a)颗粒数 mmol/L 表示的。另一类方法测定其所含的胆固醇,结果以 Lp(a)-C 表示。目前大都用免疫学方法测定。

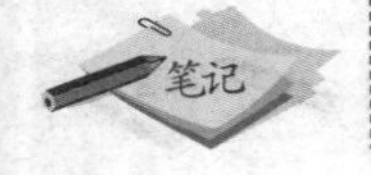

【参考区间】

正常人群的Lp(a)水平呈明显的正偏态分布，个体差异极大。虽然个别人可高达1 000mg/L以上，但80%的正常人在200mg/L以下。一般将Lp(a)参考值定位300mg/L以下，高于此水平者冠心病危险性明显增高。

【临床意义】

肝是Lp(a)合成的主要场所。Lp(a)不是由VLDL转化而来，也不能转化为其他脂蛋白，系一类独立的脂蛋白。血清Lp(a)水平主要决定于遗传，个体间Lp(a)水平可相差100倍，但同一个体血浆Lp(a)水平的变化则相对较小。环境、饮食、药物对它的影响不明显。体内LDL受体缺陷可影响Lp(a)浓度，可能与体内Lp(a)合成增加有关。血清Lp(a)水平是动脉粥样硬化性疾病的独立危险因素，与动脉粥样硬化成正相关。

六、血清载脂蛋白测定

血清载脂蛋白(apo)测定采用免疫化学法，早期的方法有单向免疫扩散(RID)、电免疫分析(如火箭电泳法)、放射免疫分析法(RIA)和酶联免疫吸附分析(ELISA)等，这些方法无论是方法学性能，还是可操作性均不适合现代分析要求。

目前比较适合于临床实验室的是免疫浊度法，包括免疫散射比浊法(INA)和免疫透射比浊法(ITA)。血清中的apo与特异性抗体结合成免疫复合物沉淀产生浊度。当抗体过量时，浊度即与抗原量成正比。INA与ITA的区别在于测定的光路不同，因而对仪器的要求不同。INA法需要光散射测定仪，ITA法可用比较精密的分光光度计或生化自动分析仪测定。比浊法简单快速，可以自动化批量分析，但是对抗血清的质量要求高，且消耗抗血清较多。

目前国内外有多种测定apo AⅠ及apo B的比浊法试剂盒，在选择时应注意抗血清的质量。对抗血清的要求：①特异性好，与其他血清蛋白质及其他载脂蛋白无交叉反应。②高亲和力与高效价，与抗原反应迅速。抗apo B多克隆抗体与apo B100、apo B48都有反应，虽然正常人空腹血清apo B基本上都是apo B100，但病理状态下不一定一致。为严格起见，测定结果只宜称apo B，不要称apo B100，除非所用的抗体是与apo B48无交叉反应的单克隆抗体。

apo测定中的一个重要问题是需要有可靠的定值校准血清。因为提纯的抗原不稳定，而且它和抗体的反应性和以自然状态存在于血清脂蛋白中的载脂蛋白不一致，所以通常以定值人血清作校准用。目前已有WHO-IFCC国际参考血清用于apo AⅠ(参考血清SP1-01)及apo B(参考血清SP3-07)，常规工作用校准血清定值的准确性应溯源于这两种参考血清。

浊度法应选择标本与抗体试剂的比例及反应时间，采用多点定标模式，计算可采用Logit-Log模式。注意反应体系中不可有抗原过量，抗血清用量应充裕。

试剂中PEG有促进抗原抗体反应的作用，血清稀释及表面活性剂有助于脂蛋白中载脂蛋白抗原位点的暴露，使之能充分地与特异性抗体起反应，表面活性剂还可减轻血清空白浊度、主要干扰因素是血清本身的浑浊(如高脂血症)，用表面活性剂消浊的作用也有限，所以在测定中必须作标本空白管，自动分析中可采用两点法除去空白。

【参考区间】

成人血清apo AⅠ 1.40~1.45g/L；女性略高于男性，年龄变化不明显；血脂正常者多在1.20~1.60g/L。

成人血清apo B中青年人0.80~0.90g/L，老年人0.95~1.05g/L；无论性别，含量均随年龄上升，70岁以后不再上升或开始下降。

【临床意义】

在HDL组成中蛋白质占50%，而蛋白质中apo AⅠ占65%~70%，即apo AⅠ是HDL的主要结构蛋白，因此血清apo AⅠ可以代表HDL水平，并与HDL-C的水平成明显的正相关。

但由于HDL的颗粒大小和组成的不均一性，尤其是病理状态下其组成往往发生变化，apo AⅠ的升降不一定与HDL-C成比例。故同时测定apo AⅠ与HDL-C对病理和生理状态的分析更有帮助。冠

心病患者 apo AⅠ偏低，脑血管病患者 apo AⅠ也明显低下。家族性高 TG 血症患者 HDL-C 往往偏低，但 apo AⅠ不一定低，不增加冠心病危险；但家族性混合型高脂血症患者，apo AⅠ和 HDL-C 都会偏低，冠心病危险性增加。

虽然 LDL、IDL、VLDL 和 Lp(a)颗粒中均含有 apo B100，但由于血清中 LDL 居多，故约 90%的 apo B 分布在 LDL 中，即 apo B 是 LDL 的主要结构蛋白，因此，血清 apo B 可直接反映 LDL 的含量，二者成显著正相关。但当高 TG 血症时，因 VLDL 极高，apo B 也会相应地增加。流行病学和临床研究已确认，高 apo B 是冠心病的危险因素。且多数临床研究指出，apo B 是各项血脂指标中较好的动脉粥样硬化标志物。药物干预实验表明，降低 apo B 可以减少冠心病发病及促进粥样斑块的消退。

冠心病、肾病综合征和糖尿病等都有 apo AⅠ下降和 apo B 升高。临床上常将 apo AⅠ和 apo B 比值作为冠心病的危险指标。

本章小结

血脂的主要成分是 TG、TC、PL、FFA，均以脂蛋白形式存在，主要有 CM、VLDL、LDL、HDL。高脂血症是促进 AS 发病全过程的三大主要因素之一，且高胆固醇血症是缺血性心脏疾患、动脉粥样硬化症的独立危险因素。

目前临床上开展的血脂测定项目包括 TC、TG、HDL 及其亚类胆固醇、LDL-C、Lp(a)，以及部分载脂蛋白如 apoAⅠ、apo B 等。其中，TC、TG、HDL-C、LDL-C 测定是血脂测定的四个基本指标。

血清 TC 测定的决定性方法为放射性核素稀释质谱法；参考方法为化学法中的 ALBK 法；常规方法为酶法(COD-PAP 法)，高效液相色谱法(HPLC)也被推荐作为 TC 测定的参考方法。

血清 TG 测定的决定性方法为放射性核素稀释质谱法；目前尚无公认的 TG 测定的参考方法，二氯甲烷-硅酸-变色酸法是美国 CDC 采用的参考方法；常规方法为酶法(GPO-PAP 法)。

血清脂蛋白电泳分析支持物可选用醋酸纤维素薄膜、琼脂糖凝胶和聚丙烯酰胺凝胶等，其中琼脂糖凝胶电泳最为常用。血浆脂蛋白电泳结合 TC、TG 水平有助于高脂血症分型。

血脂、血浆脂蛋白及载脂蛋白分析已成为动脉粥样硬化(AS)等心脑血管疾病诊断、治疗和预防的重要实验室指标，并应用于糖尿病、肾疾病及绝经期后妇女内分泌改变等临床相关疾病的研究中。

（赵红霞）

病例讨论

患者，男，58 岁，因心前区向左臂呈放射状胸痛且发作 6h 后入院。心电图检查：前壁心梗。患者家族中多人患高胆固醇血症，其兄 66 岁死于心肌梗死，其妹 46 岁死于心肌梗死。患者血浆 TC 为 10.3mmol/L。

请讨论：

针对该患者目前的状况和病史，你建议做哪些急诊生化检查项目？需进一步做哪些生化检查？

病例讨论分析

扫一扫，测一测

思考题

1. 影响血脂分析前变异的因素主要有哪些？
2. 临床表型分类法中，如何对高脂蛋白血症进行分类？
3. 用 GPO-PAP 法测定血清中 TG，如何去除 FG 的干扰？

第十一章　体液电解质与微量元素检验

1. 掌握电解质、微量元素的概念与生理功能；常见电解质与微量元素检验的方法、原理及临床意义。
2. 熟悉电解质的代谢与调节；水盐代谢紊乱机制；人体内必需微量元素。
3. 了解有害微量元素对人体的毒性作用。
4. 能熟练掌握体液电解质与微量元素的测定，并能合理解释检验结果。
5. 具有常用体液电解质指标检验的能力。

体内存在的液体统称为体液（body fluid），由水和溶解于其中的无机盐及有机物质组成。体液中的各种无机盐、部分低分子有机化合物和蛋白质等都是以离子状态存在，称之为电解质（electrolyte）。体液电解质在维持体液渗透压平衡、维持神经肌肉及心肌兴奋性、维持体液酸碱平衡、骨代谢、细胞内代谢的调节、重要生物分子的组成等方面发挥着重要的作用。电解质的常规检验是临床上许多疾病诊断和治疗的重要依据。

微量元素与疾病的关系早在18世纪已开始研究，在人类历史的进程中，微量元素的缺乏和过量都可引起疾病，甚至死亡。特别是近30多年来，微量元素的检验已成为生物化学检验的重要内容之一。因此，探索微量元素平衡的规律性、相互作用，以及与疾病的关系等，对于指导临床诊断和治疗均具有十分重要的意义。

第一节　钠、钾、氯代谢与检验

体液电解质是人体的重要组成成分，具有广泛的生理功能。如体液中的 Na^+、K^+、Cl^- 等离子，对维持体液的渗透压平衡及酸碱平衡起着重要作用；Na^+、K^+、Ca^{2+}、Mg^{2+} 等均影响神经肌肉的兴奋性；HCO_3^-、HPO_4^{2-} 等可组成缓冲体系以维持体液的酸碱平衡等。机体通过各种途径调节细胞内、外液电解质的分布及含量，以维持机体内环境的稳定，保持体内新陈代谢的正常进行。

一、体液中水、电解质分布及功能

（一）体液电解质的含量及分布特点

成年人体液约占体重的60%，体液以细胞膜为界分为细胞内液和细胞外液两大部分。体液中主要的阳离子有 Na^+、K^+、Ca^{2+}、Mg^{2+} 等，主要阴离子有 Cl^-、HCO_3^-、磷酸根（HPO_4^{2-}、$H_2PO_4^-$）、SO_4^{2-} 及有机阴离子如乳酸根、蛋白质负离子（pr^-）等。

由于细胞膜对无机离子具有选择性的通透作用，使细胞内、外液电解质分布有明显差异，细胞外液的阳离子以 Na^+ 为主，阴离子以 Cl^- 为主，其次为 HCO_3^-。细胞内液阳离子以 K^+ 为主，其次是 Mg^{2+}，阴离子以有机磷酸根（HPO_4^{2-}）和 pr^- 为主。这种细胞内、外液 Na^+、K^+ 浓度的明显差异主要依赖细胞膜上的钠钾 ATP 酶[钠钾泵（Na^+，K^+-ATPase）]维持，而细胞内外的渗透压平衡则靠水的跨膜自由移动来维持，详见表 11-1。血浆与细胞间液的大部分电解质含量基本接近，但蛋白质不同，血浆中明显高于细胞间液，这一差异对于维持血浆胶体渗透压及血浆与细胞间液之间水的交换具有重要意义；同时，细胞内液电解质总量大于细胞外液，但细胞内、外渗透压基本相等，这是因为细胞内液二价离子、pr^- 多，但这些电解质产生的渗透压较小。

表 11-1　体液中各种电解质含量

分类	电解质	血浆（mmol/L 血浆）	细胞间液（mmol/L 水）	细胞内液（mmol/L 水）
阳离子	Na^+	142	147	15
	K^+	5	4	150
	Ca^{2+}	5	2.5	2
	Mg^{2+}	2	2	27
	总量	154	155.5	194
阴离子	HCO_3^-	27	30	10
	Cl^-	103	114	1
	HPO_4^{2-}	2	2	100
	SO_4^{2-}	1	1	20
	有机酸	5	7.5	—
	蛋白质	16	1	63
	总量	154	155.5	194

（二）体液电解质的生理功能

1. 维持体液渗透压平衡　正常情况下，细胞内、外液的渗透压处于平衡状态。当细胞内、外液中的离子含量发生改变时，渗透压随之发生改变，导致水的跨膜移动，从而影响体液在细胞内、外的分布。细胞外液中 Na^+ 含量较高，在维持细胞外液的渗透压及体液容量方面起着决定性的作用，而细胞内液的渗透压主要依靠 K^+ 来维持。

2. 维持神经肌肉及心肌兴奋性　体液中的 Na^+、K^+、Ca^{2+}、Mg^{2+} 等均可影响神经肌肉的兴奋性。它们对神经肌肉兴奋性的影响可用下式表示

$$\text{神经兴奋性} \propto \frac{[Na^+]+[K^+]}{[Ca^{2+}]+[Mg^{2+}]+[H^+]}$$

离子浓度对心肌兴奋性也有一定的影响，它们的关系是

$$\text{心肌兴奋性} \propto \frac{[Na^+]+[Ca^{2+}]+[OH^-]}{[K^+]+[Mg^{2+}]+[H^+]}$$

体液中无机离子浓度对人体生理功能的影响，尤以血清 K^+ 及血 Ca^{2+} 浓度变化最为明显，正常人血清 K^+ 及血 Ca^{2+} 浓度较低且波动范围小，但它们的浓度一旦发生改变，容易导致一些临床症状的出现。如临床上各种原因引起的低血钾患者出现肌肉软弱无力、肠胃蠕动减弱，以及肠麻痹等症状，均与骨骼肌和平滑肌的兴奋性降低有关。而高血钾患者由于心肌兴奋性降低，可出现心率减慢，甚至心搏骤停，导致患者死亡。

3. 维持体液酸碱平衡　体液中的电解质可组成各种缓冲体系，如 HCO_3^- 与 H_2CO_3、HPO_4^{2-} 与

$H_2PO_4^-$，以及蛋白质盐与蛋白质等缓冲对，它们对于维持体液的酸碱平衡起着重要的作用。此外，K^+、Cl^-在细胞内、外液的分布及含量对体液 pH 也产生一定的影响。

4. 与骨代谢密切相关 钙、磷、镁、钠等是构成人体骨骼和牙齿的主要组成成分，机体中 99%的 Ca、86%的 P、60%的 Mg、40%~50%的 Na 都分布在骨组织。

5. 其他 如 Ca^{2+}作为凝血因子参与血液凝固、作为激素的"第二信使"对细胞内代谢具有重要的调节作用、是许多酶（脂肪酶、ATP 酶等）的激活剂等；P 参与体内核酸、核苷酸、磷脂、磷蛋白等重要生物分子的组成、参与高能磷酸化合物的合成与多种磷酸化的中间产物的生成等；Mg^{2+}是近 300 种酶的辅助因子，广泛参与人体物质代谢中许多酶促反应。

二、钠、钾、氯代谢及平衡紊乱

（一）钠、氯的代谢及平衡紊乱

1. 钠、氯的代谢 正常成人体内的 Na^+含量约为 1.0g/kg，其中约 50%分布于细胞外液，40%~50%存在于骨骼，细胞内液中 Na^+含量较少，5%~10%，且主要分布在肌细胞中。血清 Na^+浓度为 137~147mmol/L。Cl^-也主要分布于细胞外液，血清 Cl^-浓度为 96~108mmol/L。

机体所需的 Na^+、Cl^-主要来源于食物中的 NaCl，需要量为 4.5~9.0g/d。NaCl 随食物进入消化道后几乎全部以离子状态被机体吸收，构成细胞外液中的主要电解质成分，并参与维持细胞外液的晶体渗透压。Na^+、Cl^-的排泄主要通过肾随尿排出，少量随汗液及粪便排出。肾排泄 Na^+、Cl^-有严格的调控作用，其特点是"多吃多排，少吃少排，不吃不排"，这对于维持体内 Na^+含量的恒定有重要意义。

2. 钠、氯与体液平衡紊乱 体液平衡主要由体液中水和电解质的含量及比例决定。Na^+是细胞外液的主要阳离子，对维持细胞外液容量、渗透压、酸碱平衡及细胞功能方面起着至关重要的作用。当机体摄入水过多或排出减少，过多的液体积聚在组织间隙，致使组织肿胀，称为水肿（edema）。人体入水总量超出排出总量，以致水在体内潴留，引起血液渗透压下降和循环血量增多，称为水中毒（water intoxication）。人体体液丢失造成细胞外液减少，则称为脱水（dehydration）。根据失水和失 Na^+的比例不同，可将脱水分为高渗性脱水（hypertonic dehydration）、等渗性脱水（isotonic dehydration）和低渗性脱水（hypotonic dehydration）三种类型。

（二）钾代谢及其平衡紊乱

1. 钾代谢 正常成年人体内 K^+含量约为 2.0g/kg 体重，其中 98%存在于细胞内液，仅有 2%分布于细胞外液，因此血清 K^+浓度较低，仅 3.5~5.5mmol/L，而细胞内液 K^+浓度大约为 150mmol/L。

正常成人需 K^+ 2~3g/d，主要由蔬菜、水果、谷类、瘦肉、豆类及薯类等食物提供。由于食物中 K^+含量很丰富，正常进食者很少出现 K^+的缺乏。食物中的钾 90%在消化道以 K^+形式吸收，K^+主要通过肾随尿排出，约占每天排出量的 80%，其余随粪便及汗液排出。虽然每天通过粪便排出的 K^+仅占总排出量的 10%，但由于每天消化液的分泌量很大，如遇呕吐、腹泻、胃肠减压等时，随着消化液的不断丢失常伴有 K^+大量的丢失，如不能及时补充，会导致机体缺钾，出现低血钾症。

在一般情况下，K^+的排出与摄入量保持一致，但肾保 K^+能力不如保 Na^+能力强，在无 K^+摄入时（如禁食），仍有 5~10mmol/d 的 K^+从尿中排出，即"多吃多排，少吃少排，不吃也排"。因此，长期摄入不足或禁食的患者，应特别注意 K^+的补充。

2. 钾代谢紊乱 尽管机体的 K^+主要存在于细胞内液，细胞外液含量很少，但其分布与含量的稳定尤其是血清 K^+含量的稳定极为重要。任何一种导致细胞内、外 K^+分布与含量异常的因素，都会引起血清 K^+浓度的变化，甚至出现严重的后果。

（1）胰岛素对 K^+分布的影响：胰岛素对 K^+分布与含量有明显的调控作用，可以通过"钠钾泵"将 K^+转入细胞内，这可有效防止饭后因大量 K^+的摄入所致的高血钾状态。对高血钾患者，临床上常采用静脉补充胰岛素和葡萄糖，以促进血清 K^+进入细胞内，达到纠正高血钾的目的。而胰岛素分泌不足的患者，K^+进入细胞内明显减少，易出现高血钾。

（2）物质代谢对 K^+分布影响：细胞合成糖原、蛋白质时，需伴有 K^+进入细胞内，每合成 1g 糖原和蛋白质，分别约需 0.15mmol 和 0.45mmol K^+进入细胞；反之分解 1g 糖原或蛋白质时又会有相应量的 K^+释放到细胞外。因此，大量补充葡萄糖时，因细胞合成糖原作用增强，K^+从细胞外转入细胞内，从而

导致血钾浓度下降。在组织生长或创伤修复期，蛋白质合成代谢增强，K^+进入细胞内增多，也可引起血钾浓度下降；而在严重创伤、感染、缺氧，以及溶血等情况下，蛋白质分解代谢增强，细胞内K^+释放到细胞外，则可导致血钾升高。

（3）体液pH对K^+分布的影响：酸中毒时细胞外液H^+浓度增高，H^+通过细胞膜H^+-K^+交换机制进入细胞，而K^+则从细胞内移出，引起细胞外液K^+浓度增高。与此同时，肾小管上皮细胞泌H^+作用增强，泌K^+作用减弱，尿排酸增多，排K^+减少。因此，酸中毒时可引起高血钾；反之，碱中毒时可引起低血钾。

三、钠、钾、氯的测定

（一）标本的采集和处理

血清或血浆、肝素化的抗凝全血、尿液和其他体液均可作为钠、钾测定的标本。血浆钾比血清钾浓度低0.1~0.7mmol/L，这是由于凝血过程中血小板破裂释放少量钾所致，因此在检验报告单上要注明是血清钾还是血浆钾。测定血钠时应避免使用肝素钠作为抗凝剂，而使用离子选择电极或比色测定时不可使用肝素胺，以免造成假性升高。

由于细胞内、外液中K^+浓度的差异明显，轻微的溶血也会造成血钾含量增高，所以在测定血钾时要严格避免溶血出现。但红细胞中含钠很少，一般轻度溶血不影响血钠测定的结果，若溶血严重时，可使血钠测定值轻度下降。若用血清、血浆和其他体液作测定标本时，应在标本采集后的4h内将血细胞分离。血清和血浆中的钠和钾比较稳定，在室温或冰箱中至少可存放1周，而冷冻后至少可稳定1年。

尿液采集时，应收集24h尿进行测定，并加防腐剂，以防尿液腐败变质。

（二）钠、钾的测定

临床上血清Na^+、K^+的检验多同时进行，测定方法主要有离子选择电极（ISE）法、原子吸收分光光度法（AAS）、火焰光度法和酶法，其中火焰光度法是测定Na^+、K^+的参考方法。由于ISE法简便、快速、灵敏，适合装备于大型自动生化分析仪，因此，目前临床实验室普遍使用ISE法测定血清Na^+、K^+。

1. ISE法　ISE通常选用对Na^+、K^+敏感的玻璃膜电极或用缬氨霉素膜制成的K^+电极，Na^+电极离子交换膜的主要成分是硅酸锂，它对Na^+的选择性高于对K^+选择性数千倍，而且在溶液pH大于1时，对pH变化不明显。

ISE法测定Na^+、K^+有直接电位法和间接电位法两种。

（1）直接电位法：应用的血液样品或标准液不经稀释直接进行检验。因ISE只对水相中活化离子产生选择性响应，与标本中脂肪、蛋白质所占据体积无关，即不受高蛋白血症和高脂血症等情况的影响，故此法能真实反映符合生理意义的血清中离子活度。

（2）间接电位法：样本需经指定离子强度及pH的稀释液做一定比例稀释后，再测定其电极电位。该方法的检验结果受样本中脂质和蛋白质所占体积的影响。由于Na^+、K^+只溶解在水溶液中，而不溶解在脂质、蛋白质中，因此一些没有电解质失调而有严重高血脂和高蛋白血症的血清标本，因为每单位体积血清中水明显减少，间接电位法测定会得到假性低钠、低钾血症。

对于高脂血症患者的标本，可用超速离心法去除过多的脂类，以获得具有生理意义的检验结果。而对于高蛋白血症患者的标本最好使用直接电位法进行测定，避免过多的蛋白质对检验结果的影响。

2. 火焰光度法　是一种发射光谱分析法，其原理是利用火焰的热能使基态原子被激发，激发态的原子不稳定，立即发射出特定波长的光谱线，并迅速回到基态。发射光谱线的强弱与样品中Na^+、K^+的浓度成正比。钠的特征谱线为589nm（黄色），钾的特征谱线为767nm（深红色）。

本法检验血清Na^+、K^+具有快速、准确、精密度高、特异性好及成本低廉等特点，但需使用特种仪器，可作为Na^+、K^+测定的参考方法。

3. 酶速率法　自20世纪80年代末，利用酶动力学测定钾、钠的方法有了较大发展，并不断改进，逐步进入临床实验室。

（1）Na^+的酶法测定：邻-硝基酚-β-D-半乳糖苷（ONPG）在钠-依赖性β-半乳糖苷酶水解下生成邻-硝基酚和半乳糖，邻-硝基酚的生成量与Na^+浓度成正比。邻-硝基酚在碱性条件下呈黄色，可在405nm处测定吸光度的升高速率，即可计算Na^+的浓度。

$$邻\text{-}硝基酚\text{-}\beta\text{-}D\text{-}半乳糖苷 \xrightarrow{\beta\text{-}半乳糖苷酶} 邻\text{-}硝基酚(发色团)+半乳糖$$

（2）K^+的酶法测定：磷酸烯醇式丙酮酸与 ADP 在 K^+、PK 催化下，生成丙酮酸和 ATP，丙酮酸和 NADH 在 LDH 催化下，生成乳酸和 NAD^+。反应中 NADH 的消耗量与样品中 K^+浓度成正比，故在 340nm 处监测吸光度下降速率，即可计算 K^+的含量。

$$磷酸烯醇式丙酮酸+ADP \xrightarrow{K^+、PK} 丙酮酸+ATP$$

$$丙酮酸+NADH+H^+ \xrightarrow{LDH} 乳酸+NAD^+$$

测定时采用掩蔽剂掩蔽 Na^+，使血清中 Na^+浓度降低 55mmol/L，使 K^+ : Na^+选择性提高至600 : 1；用谷氨酸脱氢酶消除内源性 NH_4^+ 的正干扰，利用 K^+对 PK 的激活作用来测定 K^+浓度。

酶法测定血清 Na^+、K^+具有较好的稳定性，精密度和准确度与火焰光度法有可比性，同时易于自动化，可利用全自动生化分析仪对 Na^+、K^+同时测定，适合于急诊及常规检查。

【参考区间】

血清钠 137～147mmol/L；尿钠 130～260mmol/24h 尿。

血清钾 3. 5～5. 5mmol/L；尿钾 25～100mmol/24h 尿。

【临床意义】

1. 钠

（1）血清钠增高：血清钠浓度超过 147mol/L 为高钠血症，临床上常见于肾上腺皮质功能亢进、严重脱水、ADH 分泌不足等。

（2）血清钠降低：血清钠浓度低于 137mol/L 为低钠血症，临床上常见于胃肠道失钠（呕吐、腹泻、引流等）、尿钠排出增多（严重肾盂肾炎、肾小管严重损害等）、皮肤失钠（大量出汗、大面积烧伤和创伤等）、抗利尿激素（ADH）过多（肾病综合征、肝硬化腹水）等。

2. 钾

（1）血清钾增高：常见于肾上腺皮质功能减退、急性肾损伤、慢性肾衰竭、休克、组织挤压伤、重度溶血、口服或注射含钾溶液过多等。

（2）血清钾降低：常见于严重腹泻、呕吐、肾上腺皮质功能亢进、服用排钾利尿剂、较大剂量应用胰岛素、家族性周期性麻痹发作时、钡盐与棉籽油中毒等。

（三）氯的测定

氯化物的检验方法主要有 ISE 法、分光光度法。

1. ISE 法　是目前测定 Cl^-最好的也是使用最多的方法。氯电极是由 AgCl、$FeCl_3$-HgS 为膜性材料制成的固体膜电极，对样本中的 Cl^-有特殊响应。氯电极总是与钠、钾电极配套使用，测定氯所需的试剂和定标液也是与钠、钾电极应用的缓冲液和校准液组合在一起。ISE 法简便、快速、准确、精密。

2. 硫氰酸汞比色法　标本中氯离子与硫氰酸汞反应，生成不易解离的 $HgCl_2$ 和 Cl^-等当量的硫氰酸根（SCN^-），SCN^-与 Fe^{3+}反应生成橙红色的硫氰酸铁，色泽强度与氯化物含量成正比，在 460nm 处比色，即可定量测出标本中 Cl^-的含量。

$$Hg(SCN)_2+2Cl^- \longrightarrow HgCl_2+2SCN^-$$
$$3SCN^-+Fe^{3+} \longrightarrow Fe(SCN)_3(橙红色)$$

【参考区间】

血清（浆）氯化物 96～108mmol/L。

脑脊液中氯化物 120～132mmol/L。

尿氯化物 170～250mmol/24h 尿。

【临床意义】

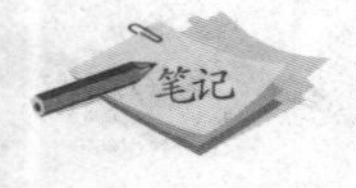

1. 血清（浆）氯化物增高　临床上高氯血症常见于高钠血症、代谢性酸中毒、失水大于失盐等。

2. 血清（浆）氯化物降低　临床上低氯血症常多见，常见原因有氯化钠的异常丢失或摄入减少

(严重呕吐、腹泻,胃液、胰液及胆汁的丢失等)、原发性慢性肾上腺皮质功能减退、抗利尿激素分泌增多的稀释性低钠、代谢性碱中毒等。

第二节　钙、磷、镁的代谢与检验

钙、磷、镁是人体重要的组成物质,具有广泛的生理功能。研究钙、磷、镁的代谢及检验有助于为临床诊断和治疗某些疾病提供重要依据。

一、钙、磷、镁的代谢及调节

(一)钙、磷、镁代谢

1. 钙代谢

(1) 钙的含量与分布:正常人体内平均含钙量为1~1.25kg,其中99%的钙分布在骨骼和牙齿中,其余钙分布于体液和其他组织中。正常人血钙为2.1~2.7mmol/L,离子钙为1.15~1.42mmol/L。

血浆中的钙称为血钙(blood calcium),分为可扩散钙和非扩散钙两部分。血钙中约60%是可扩散钙。它能透过毛细血管壁,其中大部分是直接发挥生理作用的游离钙(Ca^{2+}),约占血浆总钙的45%,其浓度的变化会影响机体组织细胞的代谢和生理功能,还有少部分与柠檬酸等小分子结合形成不解离的钙盐。非扩散钙是指与血浆蛋白质结合的钙,约占总钙的40%,它不易透过毛细血管壁,不具有直接的生理功能,是钙在血液中的储存形式。

血浆蛋白质与钙的结合受血浆pH的影响。当pH下降时,血浆蛋白质带负电荷减少,与之结合的钙游离出来,使Ca^{2+}浓度升高。当pH升高时,血浆Ca^{2+}与血浆蛋白质结合增多,使Ca^{2+}浓度降低。因此,临床上碱中毒时,尽管测定的血浆总钙量不低,但患者出现低钙抽搐,这可能是由于离子钙浓度降低引起。

pH每改变0.1个单位,血浆游离钙浓度将改变0.05mmol/L。血浆中$[Ca^{2+}]$、$[H^+]$、$[HCO_3^-]$的关系是

$$[Ca^{2+}]=K\frac{[H^+]}{[HCO_3^-]}(K\text{为常数})$$

(2) 钙的来源及吸收:正常成人需钙量2~3g/d,主要由食物供给。钙的吸收是在pH较低的小肠上段进行的,以十二指肠上段吸收能力最强。食物中钙的吸收与许多因素有关:①活性维生素D_3是促进钙吸收的最重要的因素。②食物中钙的吸收随年龄的增长而下降。③钙盐在肠道的溶解状态对钙的吸收有一定影响,乳糖、乳酸和一些氨基酸可使肠道pH下降,从而促进钙盐的溶解,提高钙的吸收率。④食物中的植酸、草酸等能与钙结合成为不溶性盐,影响钙的吸收。⑤食物中钙与磷的比例为2∶1时钙的吸收最佳。

(3) 钙的排泄:主要通过肠道和肾两条途径。从肠道排出的钙包括食物中未吸收的钙、肠道分泌的钙(可达600mg/d),占人体每天排钙总量的80%。钙的分泌量可因高钙膳食而增加,严重腹泻时因排钙增多可引起缺钙。经肾排泄的钙占体内排钙总量的20%,但尿中钙的排泄量受血液中钙浓度的直接影响,这在调节体内钙平衡方面发挥了主要作用。当血液中钙浓度降低时,尿中钙浓度几乎接近于零;而当血液中钙浓度升高时,尿中钙的排出量明显增多。

2. 磷代谢

(1) 磷的含量与分布:正常人体内含磷600g左右。无脂肪的组织约含磷12g/kg,体内约86%的磷分布于骨,其余分布在全身其他组织及体液中。正常成人血磷浓度为0.6~1.6mmol/L。

血磷通常是指血浆中无机磷酸盐所含的磷。血磷浓度不如血钙稳定,儿童时期因骨骼生长旺盛,血磷与碱性磷酸酶(ALP)都会增高,随着年龄的增长,逐渐降至成人水平。成人在进食、摄糖、注射胰岛素和肾上腺素等情况下,因细胞内利用增加,可引起血磷降低。

(2) 磷的来源与吸收:正常成人进食磷量1.0~1.5g/d,以有机磷酸酯和磷酸为主。磷的吸收部位主要在小肠上段,在肠道内磷酸酶的作用下分解为无机磷酸盐。磷的吸收较钙容易,因此由于磷的吸收不良而引起缺磷现象较少见。但长期口服氢氧化铝凝胶,以及食物中有过多的钙、镁离子时,容

易与磷酸结合,生成不溶性磷酸盐而影响磷的吸收。

（3）磷的排泄:磷主要经肾和肠道排泄,经肾排出的磷约占总排出量的70%,另30%由肠道排出。磷的排出量与血液中磷酸盐浓度成正比,当血液中磷酸盐浓度升高时,肾小管对磷的重吸收减少。若血液中磷酸盐浓度降低,则肾小管对磷的重吸收增加。肾小管的这种调节作用受甲状旁腺激素的控制,从而维持血磷浓度的相对恒定。

3. 镁代谢

（1）镁的含量与分布:镁在人体内的含量约占体重的0.03%,正常成人体内含镁20~28g,其中约60%以磷酸镁及碳酸镁的形式存在于骨组织中,体内镁缺乏时由骨释放予以补充,骨骼肌中含镁量占体内总镁量的20%~30%,其余约10%分布在其他组织中。从体液中镁的分布看,细胞内镁的含量约占总量的39%,是细胞内仅次于钾的主要阳离子,仅有约1%的镁存在于细胞外液中。正常成人血浆镁浓度为0.6~1.1mmol/L。

血浆中镁的存在形式:①约55%以镁离子的形式存在。②约30%与血浆蛋白质结合。③约15%与重碳酸、柠檬酸和磷酸等结合。其中与蛋白质结合的镁不能自由扩散或渗透到其他体液中,也不能通过肾小球滤出。骨骼中的Mg^{2+}有小部分经常与血浆中的Mg^{2+}进行交换,维持缓慢的动态平衡。细胞内Mg^{2+}具有重要的生理功能,始终处于严密的生理调控之下,故不易受细胞外Mg^{2+}水平变化的影响。

（2）镁的来源与吸收:人体摄入镁的量约300g/d。镁广泛存在于除脂肪以外的所有动物组织与植物性食品中。因此在一般的饮食条件下,很少会发生镁的缺乏。镁主要在小肠上段吸收,消化液中含有一定量的镁。因此,在某些疾病如长期腹泻、消化道手术或造瘘术后,如果未及时补充镁,则会引起镁缺乏。

（3）镁的排泄:肾是体内镁的主要排泄器官,也是血浆镁水平调节的主要器官。经肾小球滤过的镁总量为2~2.4g/d,绝大多数由肾小管重吸收入血,仅有5%~10%随尿排出。高镁膳食或高血浆镁时,肾对镁的重吸收减少,尿中排出增多;当镁摄入不足时,肾对镁的重吸收加强以保留更多的镁,以维持血浆镁的正常水平。

（二）钙、磷、镁代谢的调节

1. 甲状旁腺素(parathyroid hormone,PTH)　是由甲状旁腺主细胞合成并分泌的一种蛋白质激素,其合成与分泌受细胞外液Ca^{2+}浓度的负反馈调节,血钙浓度降低可促进PTH合成与分泌;相反则抑制PTH合成与分泌。PTH是维持血钙正常水平最重要的调节激素。

PTH的靶器官是肾、骨和小肠。PTH对肾的作用最快,主要促进肾小管对钙的重吸收,抑制磷的重吸收,使尿钙减少,尿磷增加。PTH的主要调节作用:①PTH可促使骨组织未分化的间叶细胞和骨组织转化为破骨细胞,促进骨盐溶解。②PTH对破骨细胞的作用是通过升高细胞内Ca^{2+}浓度,从而促使溶酶体释放各种水解酶,抑制异柠檬酸脱氢酶等酶活性,使细胞内异柠檬酸、柠檬酸、乳酸、碳酸及透明质酸等酸性物质浓度增高,促进溶骨。③PTH作用于肾远曲小管的髓袢上升段以促进钙的重吸收,抑制近曲小管及远曲小管对磷的重吸收,从而降低血磷,升高血钙。④PTH能促进高活性的$1,25\text{-}(OH)_2\text{-}D_3$的合成,从而促进小肠对钙、磷的吸收。

总之,PTH对钙磷代谢调节总的结果是增加细胞外液钙的含量,以维持细胞外液钙的浓度,同时对细胞外液磷含量也有一定调节作用。

2. 降钙素(calcitonin,CT)　是由甲状腺滤泡旁细胞合成、分泌的一种单链多肽激素。CT的作用与PTH刚好相反,CT主要是抑制破骨细胞的生成、减少骨盐溶解,以及促进破骨细胞转化为成骨细胞,增强成骨作用,从而降低血钙和血磷的浓度。CT还可直接抑制肾近曲小管对钙、磷的重吸收,使尿钙及尿磷排出量增加;同时还可抑制$1,25\text{-}(OH)_2\text{-}D_3$的生成,降低肠道钙的吸收和骨钙的释放,从而使血钙和血磷降低。

3. $1,25\text{-}(OH)_2\text{-}D_3$　是维生素D在体内的活性形式,是维生素D_3在肝、肾经羟化作用转变而成的。它的靶细胞是小肠、骨和肾。$1,25\text{-}(OH)_2\text{-}D_3$的主要作用:①促进肠黏膜对钙、磷的吸收。$1,25\text{-}(OH)_2\text{-}D_3$进入肠黏膜上皮细胞后,可与细胞中特异性受体结合,并直接作用于肠黏膜刷状缘,改变膜磷脂的结构与组成,以增加钙的通透性。另外,与受体结合的$1,25\text{-}(OH)_2\text{-}D_3$进入细胞核,可上

调与钙转运有关的钙结合蛋白(calcium-binding protein)和钙 ATP 酶(calcium ATPase,又称钙泵)的表达,并可提高基膜腺苷酸环化酶的活性。细胞内增加的钙和 cAMP 都作为第二信使,发挥其调节作用。②对骨的直接作用是促进溶骨,与 PTH 协同作用,加速破骨细胞的形成,促进溶骨。$1,25\text{-}(OH)_2\text{-}D_3$ 亦可通过促进小肠对钙、磷的吸收,使血钙、血磷浓度升高并利于骨的钙化。③可直接促进肾近曲小管细胞对钙、磷的重吸收,使血钙、血磷浓度升高。钙、磷代谢的调节作用见表 11-2。

表 11-2　钙、磷代谢的调节作用

调节物	肠	骨	肾	血钙	血磷
PTH	钙磷吸收↑	骨盐溶解↑	钙重吸收↑、磷重吸收↓	升高	降低
CT	钙磷吸收↓	骨盐溶解↓	钙重吸收↓、磷重吸收↓	降低	降低
$1,25\text{-}(OH)_2\text{-}D_3$	钙磷吸收↑	骨盐溶解↑成骨作用↑	钙重吸收↑、磷重吸收↑	升高	升高

(三)钙、磷、镁代谢紊乱

1. 钙代谢紊乱　包括高钙血症、低钙血症与高钙尿症。

(1) 高钙血症(hypercalcemia):是由于过多的钙进入细胞外液,超过了细胞外液钙浓度调控系统的调节能力或钙浓度调控系统异常所致。按病因学分类,引起高钙血症的原因主要包括溶骨作用增强、小肠钙吸收增加及肾对钙的重吸收增加等,其中最多见的是溶骨作用。PTH、前列腺素、破骨细胞激活因子(osteoclast activation faction,OAF)、甲状腺素、$1,25\text{-}(OH)_2\text{-}D_3$ 等都可促进溶骨作用。临床上,高钙血症较多见的疾病如恶性肿瘤、原发性甲状旁腺功能亢进症等。

(2) 低钙血症(hypocalcemia):是由于 PTH 的分泌减少、溶骨作用减弱、成骨作用增强及肠管钙吸收的抑制等因素造成的。食物中维生素 D 缺乏、紫外线照射不足、消化系统疾病等导致维生素 D 吸收障碍均可引起维生素 D 缺乏性佝偻病。此病血液循环中的活性维生素 D 减少,导致肠钙吸收减少、血钙降低。血钙降低又刺激 PTH 分泌,促进骨钙动员、增加肾小管对钙的重吸收,来维持血钙正常水平。

肾功能不全患者由于肾功能低下,活性维生素 D 产生不足,导致 PTH 对溶骨的促进作用降低,引起低钙血症。急性胰腺炎时机体对 PTH 的反应性降低,CT 和胰高血糖素分泌亢进,也可引起低血钙。这可能与溶骨作用的抑制有关。

(3) 高钙尿症:尿钙的增高与含钙尿结石的形成关系密切,但高钙尿症并非形成尿结石的唯一决定性因素。尿结石的形成问题复杂,许多尿结石患者尿钙含量正常,高钙尿症也不一定都合并尿石症。但在原发性甲状旁腺功能亢进症、肾小管性酸中毒、特发性高钙尿症等情况下,较多见尿结石的发生。

2. 磷代谢紊乱　包括高磷血症与低磷血症。

(1) 高磷血症(hyperphosphatemia)主要是由于肾排磷减少、磷摄入过多、溶骨作用亢进、磷向细胞外移出,以及组织细胞破坏等因素引起。临床上常伴有血钙降低的各种症状和软组织的钙化现象。临床上可见高磷血症的疾病有急性和慢性肾功能不全、甲状腺功能亢进、甲状旁腺功能低下、肢端肥大症、维生素 D 中毒等。

(2) 低磷血症(hypophosphatemia)是由于小肠磷吸收减低、尿磷排泄增加,以及磷向细胞内转移等原因引起。在甲状旁腺功能亢进症、维生素 D 缺乏、肾小管性酸中毒与如范科尼综合征等疾病时,都可见低血磷症。

3. 镁代谢紊乱　包括高镁血症和低镁血症(含镁缺乏)。

(1) 高镁血症:可能是由于外因或内因性镁负荷的增加或肾对镁排泄的障碍所引起。如肾功能不全(尿毒症)、急性肾功能不全少尿期,由于肾清除作用降低,血浆及红细胞内镁含量均增高,即出现高镁血症。临床资料证实,当肌酐清除率在 30ml/min 以下时,血镁含量显著增高。

(2) 低镁血症:可能是由于镁摄入不足、吸收不良、肾与消化系统丢失过多、镁向细胞内转移等因素引起。低镁血症的发病原因较多,如肾疾病、内分泌紊乱、恶性肿瘤、消化系统疾病、神经系统疾病、循环系统疾病、药物等,都可引起低镁血症。同时,常伴有其他电解质的紊乱。

二、钙、磷、镁的测定

（一）血清钙和尿钙的测定

血清钙检验包括离子钙与总钙的测定，离子钙比总钙更有临床价值，但在反映机体内钙总体代谢状况上，还是不能完全代替总钙的检验。

1. 离子钙（ICa^{2+}）的测定　ICa^{2+}是总钙中具有生理活性的部分。ISE 法是测定ICa^{2+}最常用的方法，也是ICa^{2+}测定的参考方法。离子钙分析仪通常采用比较法来测定样品溶液中离子钙和 pH，即先测量两个已知标准液中的离子钙和 pH 的电极电位，在仪器程序内建立一条斜率曲线，然后测量样品溶液中离子钙和 pH 的电极电位，从已建立的斜率曲线上求出样品溶液中离子钙浓度和 pH，并计算出标准化离子钙（nCa^{2+}）浓度，直接在仪器上显示出结果或打印出分析报告。

方法学评价：

（1）血液中离子钙受多种因素影响，特别是标本 pH 的改变对Ca^{2+}影响较大，pH 降低能使Ca^{2+}增加，反之减少。采血后最好在密闭试管中离心后立即测定，避免因CO_2丢失造成 pH 升高。如离心后不能立即测定，可在测定前使用含PCO_2为 5.3kPa 的混合气体平衡后测定，特别是酸碱平衡紊乱患者的血样需引起注意。有的离子钙分析仪在测定血清离子钙浓度的同时，可测量血清 pH，再计算出 pH 7.4 时的标准化离子钙浓度。

（2）ISE 法测定ICa^{2+}迅速、简便、敏感性高、重复性好，临床普遍应用的 ISE 分析仪，能够直接测定全血中ICa^{2+}，以及其他电解质。

（3）Ca^{2+}测定最好用血清，在急需检验结果时，可使用 10～20U 肝素抗凝，以减少血液凝固和离心分离血清的时间。

【参考区间】

ICa^{2+} 1.15～1.42mmol/L。

2. 血清总钙测定　方法主要有化学比色法、AAS、IDMS 法、酶法等。IFCC 推荐的钙测定的决定性方法为 IDMS 法，参考方法为 AAS，化学比色法是目前实验室测定总钙的常规方法，其中应用较广泛的是邻甲酚酞络合酮法、甲基百里酚蓝法及偶氮砷Ⅲ（arsenazo Ⅲ）法。

（1）邻甲酚酞络合酮（o-cresolphthalein com-plexone，OCPC）法：OCPC 是一种金属络合指示剂和酸碱指示剂，在碱性溶液中可与Ca^{2+}螯合生成紫红色螯合物，与同样处理的钙标准液比较，即可求得血清Ca^{2+}的含量。

本法测定血清Ca^{2+}时，其他金属离子的干扰和缓冲液 pH 是影响准确性的重要因素。OCPC 与Ca^{2+}螯合的同时亦可与Mg^{2+}螯合，为了消除标本中Mg^{2+}的干扰，需在试剂中加入 8-羟基喹啉。8-羟基喹啉与Mg^{2+}的络合作用比钙离子强，但受缓冲液 pH 的影响。pH 在 10.5 以下时，Ca^{2+}与 8-羟基喹啉的络合增强，而 pH 在 11 左右时，仅有 8%的Ca^{2+}与其络合，Mg^{2+}则完全被掩蔽。Ca^{2+}与 OCPC 的络合也仅在碱性环境中才显色，且在 pH 10.5～12 时，反应敏感性最好，故一般选用 pH 11 为测定环境。

（2）甲基百里酚蓝（methyl thymol blue，MTB）法：MTB 是一种酸碱指示剂和金属络合剂，在碱性溶液中与Ca^{2+}螯合后，反应从淡绿色变成蓝色，在 612nm 处与同样处理的钙标准液比色，即可求得血清Ca^{2+}含量。

甲基百里酚蓝法也需要用 8-羟基喹啉以消除镁、镉、铜离子等的干扰。同样显色反应液必须控制在 pH 10～13 的强碱环境中进行。为防止微量钙和其他金属离子的污染，最好使用一次性试管，或者对所用的玻璃器皿严格清洗。本法的优点是反应条件容易控制，显色稳定且线性范围大（0.25～4.0mmol/L）。由于本法不受标本空白本底的影响，溶血和黄疸标本均对检验结果不产生干扰。

（3）偶氮砷Ⅲ比色法：偶氮砷Ⅲ是一种变色酸双偶氮类显色剂，碱性条件下在含有 8-羧基喹啉-5-磺酸的反应体系中，镁离子被掩蔽，偶氮砷Ⅲ与钙离子反应形成紫色络合物，在波长为 580nm 处有一吸收峰，反应液 580nm 处的吸光度与钙离子浓度在一定范围内成正比。

该法使用的标本可用肝素抗凝，含螯合剂、EDTA、草酸盐的标本不能使用本法；溶血和胆红素无干扰，Hb<20g/L、胆红素 20mg/L 可无影响，适合新生儿溶血症的标本；浑浊的尿液标本要离心后检验。试剂是有毒物质，一旦污染皮肤需用大量水冲洗。

【参考区间】

OCPC 法，成人血清总钙 2.11～2.52mmol/L，儿童血清总钙 2.25～2.67mmol/L。MTB 法，成人血清总钙 2.08～2.60mmol/L，儿童血清总钙 2.20～2.80mmol/L。偶氮砷Ⅲ比色法，成人血清总钙 2.2～2.7mmol/L，儿童血清总钙 2.5～3.0mmol/L。

【临床意义】

血清 Ca^{2+} 增高常见于甲状旁腺功能亢进症、维生素 D 过多症、多发性骨髓瘤、结节病引起肠道过量吸收等。血清 Ca^{2+} 降低可引起神经肌肉应激性增强而使手足搐搦，主要见于：①甲状旁腺功能减退：如甲状腺手术次全切时伤及甲状旁腺，引起其功能减退，血 Ca^{2+} 可下降至 1.25～1.50mmol/L。②慢性肾炎尿毒症时，肾小管中维生素 D_3 1-羟化酶不足，活性维生素 D_3 生成减少，使血清 Ca^{2+} 下降，但此类患者多伴有代谢性酸中毒而使 ICa^{2+} 增高，因此，尽管总钙减少，但 ICa^{2+} 不低，所以不易发生手足搐搦。③佝偻病与软骨病：体内缺乏维生素 D，Ca^{2+} 吸收障碍，血清钙、磷均偏低。④吸收不良性低血钙：在严重乳糜泻时，饮食中的 Ca^{2+} 与不吸收的脂肪酸生成钙皂而排出。⑤大量输入柠檬酸盐抗凝后，可引起低血钙。

3. 尿钙的检验　尿钙的测定方法、原理及试剂与血钙测定相同。一般采用 OCPC 法或 MTB 法。在收集尿标本时，每 100ml 尿液应加入 10ml 浓盐酸，或者调节尿液 pH<2.0 以下，以溶解尿液中的钙盐，否则测定结果可能会偏低。

【参考区间】

尿钙的排泄量随饮食不同有较大幅度的变化。低钙饮食时尿钙 3.75mmol/24h 尿，一般钙饮食时尿钙<6.75mmol/24h 尿，高钙饮食时尿钙可达 10mmol/24h 尿。

【临床意义】

①尿钙增高，主要见于甲状旁腺功能亢进症、维生素 D 中毒、维生素 A 中毒、肾上腺皮质功能亢进、肢端肥大症、肝豆状核变性、特发性高尿钙症等。②尿钙降低，主要见于甲状旁腺功能减退、维生素 D 缺乏、乳糜泻、尿毒症晚期、阻塞性黄疸等。

（二）血磷和尿磷的检验

1. 血磷的检验　人体内的磷元素尚不能直接测定。通常测定的血磷是指血浆中的无机磷，多以无机磷酸盐（$H_2PO_4^-$、HPO_4^{2-}）形式存在，约占血浆中所有磷含量的 1/4。目前，测定血清磷的决定性方法是 IDMS 法，WHO 推荐的常规方法是比色法，我国推荐的常规方法是以硫酸亚铁或米吐尔做还原剂的还原钼蓝法，实验室现多采用紫外分光光度法。

（1）紫外分光光度法：血清中无机磷在酸性溶液中与钼酸铵反应生成的磷钼酸铵复合物，在 340nm 或 325nm 处的吸光度值与无机磷含量成正比，与同样处理的标准品比较，即可计算出标本中无机磷的含量。本法反应快速，操作简便，可用于自动化生化分析测定。但黄疸、溶血、高脂血清在 340nm 波长处有吸收，必须做标本空白对照。

（2）硫酸亚铁磷钼蓝比色法：用三氯醋酸沉淀蛋白，在无蛋白血滤液中加入钼酸铵试剂，与无机磷结合生成磷钼酸铵，再以硫酸亚铁为还原剂，还原成蓝色化合物（钼蓝），再行比色测定。本法采用去蛋白滤液进行测定，显色稳定，特异性高，线性范围宽，可用于自动化分析。

（3）米吐尔直接显色法无机磷在酸性溶液中与钼酸铵反应生成磷钼酸铵复合物，用还原剂米吐尔还原生成钼蓝。在试剂中加入吐温-80 以抑制蛋白质的干扰。

（4）酶法血清磷测定的酶学方法有两种：一种是利用糖原的磷酸化反应，在糖原磷酸化酶、磷酸葡萄糖变位酶和葡糖-6-磷酸脱氢酶的偶联反应体系中，监测反应过程中 NADH 的生成速率，计算体液中磷酸盐的含量；另一种是在嘌呤核苷磷酸化酶催化下，无机磷酸盐和肌苷（inosine）反应生成次黄嘌呤，次黄嘌呤在黄嘌呤氧化酶催化下，生成尿酸和 H_2O_2，再在过氧化物酶（POD）催化下，H_2O_2 与色原底物反应，生成红色化合物（醌亚胺），再用比色法测定。酶法的优点是不受胆红素干扰，在中性 pH 环境中反应，可减少有机磷酸盐的水解；缺点是酶法试剂较贵，临床实验室应用不多。

【参考区间】

成人血磷 0.85～1.51mmol/L；儿童血磷 1.45～2.10mmol/L。

【临床意义】

①血磷增高。甲状旁腺功能减退症，由于激素分泌减少，肾小管对磷的重吸收增强使血磷增高；

肾功能不全、尿毒症等磷酸盐排泄障碍而使血磷滞留;维生素 D 过多,促进肠道的钙、磷吸收,使血清钙、磷含量增高;多发性骨髓瘤及骨折愈合期。②血磷降低。甲状旁腺功能亢进症时,肾小管重吸收磷受抑制,尿磷排泄增多,血磷降低;佝偻病或软骨病伴有继发性甲状旁腺增生,使尿磷排泄增多而血磷减低;连续静脉注入葡萄糖并同时注入胰岛素或胰腺瘤伴有胰岛素过多症,糖的利用均增加,这两种情况需要大量无机磷酸盐参加磷酸化作用,而使血磷下降;肾小管重吸收磷功能发生障碍,血磷降低,如范科尼(Fanconi)综合征。

2. 尿磷的测定 尿磷的检验方法与血磷相同,取 24h 尿,并在尿样收集容器中预先加入浓度为 6mmol/L 的 HCl 120ml,以防碱性尿磷酸盐沉淀析出,分析之前应对尿液进行稀释、过滤。

【参考区间】

成人尿液无机磷 32.3~38.4mmol/24h 尿。

【临床意义】

从尿中排出的磷主要为无机磷酸盐,尿磷排泄增多见于甲状旁腺功能减退、甲状旁腺切除、肾衰竭、伴有酸中毒的肾炎等患者。

(三)血清镁和尿镁的检验

1. 血清镁的检验 目前检验镁的参考方法是 AAS,分光光度法(如 MTB 法、Calmagite 染料比色法等)是常规方法,准确度和精密度较好,且适宜自动化分析,在临床实验室广泛使用。最近又发展了酶学方法用于血清镁的测定。

(1)原子吸收分光光度法(atomic absorption spectrophotometry,AAS):镁的空心阴极灯(镁灯)发射特征性的 285.2nm 光谱,在通过火焰时被待测标本中处于基态的镁原子蒸汽所吸收,其光吸收的量与火焰中镁离子的浓度成正比。在相同条件下,本法可对同一份标本同时进行钙、镁的测定。因其特异性强,灵敏度和准确性高,已成为镁测定的参考方法。

(2)甲基百里酚蓝比色法(MTB):在碱性条件下,MTB 可与镁络合成蓝紫色复合物,由于 MTB 还可与钙络合,故需加入特殊的钙螯合剂 EGTA 以掩蔽钙的干扰。

(3)Calmagite 染料比色法:Calmagite 俗称钙镁试剂,化学名是 1-(1-羟基-4-甲基-2-苯偶氮)-2-萘酚-4-硫酸。在碱性条件下,血清中镁与 Calmagite 生成紫红色复合物,吸收峰在 520nm 波长处。应用 EGTA 去除 Ca^{2+} 的干扰,使用表面活性剂可使蛋白质胶体稳定,不必去除血清蛋白质即可直接测定。本法反应迅速,显色性好,适合于手工操作及大多数自动分析仪。

(4)酶法:根据 Mg^{2+} 是多种酶的辅因子,现已建立了多种根据这些酶的活性测定离子镁的方法。其原理是基于下列反应

$$\text{葡萄糖} + \text{Mg} \cdot \text{ATP} \xrightarrow{\text{己糖激酶}} \text{葡糖-6-磷酸} + \text{Mg} \cdot \text{ADP}$$

$$\text{葡糖-6-磷酸} + \text{NADP}^+ \xrightarrow{\text{G-6-PDH}} \text{葡糖-6-磷酸内酯} + \text{NADPH} + \text{H}^+$$

在 340nm 处,监测 NADPH 的生成速率,即可求出血清镁的浓度。该法有可能成为新的自动化方法,但由于试剂较贵,目前尚未广泛使用。

【参考区间】

成人血清镁 0.75~1.02mmol/L;儿童血清镁 0.5~0.9mmol/L。

【临床意义】

①血清镁增高。肾疾病,如急性或慢性肾衰竭;内分泌疾病,如甲状腺功能减退、原发性慢性肾上腺皮质功能减退和糖尿病昏迷;多发性骨髓瘤、严重脱水症等血清镁也增高。②血清镁降低。镁由消化道丢失,如长期禁食、吸收不良或长期丢失胃肠液者,慢性腹泻、吸收不良综合征、长期吸引胃液者等;镁由尿路丢失,如慢性肾炎多尿期,或者长期用利尿药治疗者;内分泌疾病,如甲状腺功能亢进、甲状旁腺功能亢进、糖尿病酸中毒、醛固酮增多症等,以及长期使用皮质激素治疗。

2. 尿镁的检验 用于检验血镁的方法均可用于尿镁的测定。尿液标本用盐酸酸化至 pH 1,如果有沉淀形成,可摇动、混合或加温至 60℃,以重新溶解。

【参考区间】

成人尿镁 0.04~0.08mmol/24h 尿。

【临床意义】

尿镁排泄增多见于各种原因的多尿,包括长期服用利尿剂、原发性醛固酮增多症、皮质醇增多症、肾小管性酸中毒、糖尿病治疗后期、甲状旁腺功能亢进、皮质激素治疗及肿瘤骨转移等。

尿镁排泄减少见于长期禁食、厌食及吸收不良者。甲状旁腺功能减退、肾上腺皮质功能减退时也可减少。

第三节　微量元素代谢与检验

微量元素(trace elements)是指含量占体重0.01%以下,需要量在100mg/d以下的元素。根据微量元素的生物学作用不同可分为必需微量元素、无害的及有害的微量元素三类。人体内必需微量元素有铁(Fe)、铜(Cu)、锌(Zn)、锰(Mn)、铬(Cr)、钴(Co)、钼(Mo)、镍(Ni)、钒(V)、硅(Si)、锡(Sn)、硒(Se)、碘(I)、氟(F)等;无害的微量元素有钛(Ti)、钡(Ba)、铌(Nb)、锆(Zr)等;有害的微量元素有镉(Cd)、汞(Hg)、铅(Pb)、铝(Al)等。随着研究的不断深入,将会发现更多的微量元素。

体内微量元素的功能复杂而多样,与体内其他物质之间既相互作用、彼此协调,又相互拮抗,从而保持动态平衡。任何一种必需微量元素的缺乏都会引起相应的功能异常而出现疾病,这些必需微量元素在体内的含量超出正常需求量时,也会对机体产生毒害作用。某些微量元素在低浓度时是无害的,高浓度时可能是有害的(如砷等);某些微量元素之间还会相互影响,一种微量元素过量会影响其他微量元素的利用,如食物中锌含量过高会干扰消化道对铜的吸收,此时尽管食物中铜的含量正常也会产生铜的缺乏。因此,将微量元素分为必需、无害与有害只有相对意义。

一、微量元素对生命活动的影响

1. 对胚胎及胎儿发育的影响　缺乏必需微量元素如锌、铜、碘等均可影响胚胎及胎儿的正常分化和发育,导致先天畸形。而有害的微量元素则对胚胎的正常分化、发育产生有害影响,导致畸形的产生。

2. 促进机体的生长发育　已发现铁、铜、锌、锰、钴及碘等均能促进机体的生长发育。这些元素主要是机体内一些重要酶和激素的组成成分,缺乏任何一种都能导致生长停滞。对缺乏的元素给予适当补充则能促进机体恢复正常状态。

3. 对神经系统结构和功能的影响　铁、碘、锌、铜、锂、钴及锰等元素与中枢神经系统的正常结构和功能关系密切,缺乏时可导致神经系统的结构和功能的异常,表现为智力低下。但这些元素的过量摄入则又可引起毒性反应或病变,如铜、锰过多时可引起脑底和神经节的广泛病变。过量的铜、铁和铅则与精神病发病有关。

4. 对内分泌系统的影响　微量元素与内分泌系统的功能关系密切而复杂,铜、铁、镍、锌、锰及铬等多种微量元素过多或缺乏均能引起某些内分泌功能失常。如铜的缺乏可影响垂体、肾上腺皮质和性腺的内分泌功能,而铜过量则可引起排卵异常导致不孕。

5. 对免疫系统的影响　某些微量元素如铁、铜、锌等直接参与人体的免疫功能,缺乏时可导致机体免疫力降低。当机体感染后,通过激素等调节途径可改变微量元素的含量与分布状态,以增强机体防御功能。

6. 对心血管疾病和创伤的影响　研究表明,适量的铬、锌、锰、硒等元素有利于心血管的结构和功能。食物中锌/镉比值的大小则与高血压的发生和预后有密切关系。多种微量元素参与机体核酸及蛋白质生物合成,从而影响到细胞的分裂和增殖,故这些微量元素与机体的创伤愈合及疾病恢复关系密切。

7. 对肿瘤发生、发展的影响　大量的流行病学资料证实,过量的镍、铁、铜、锌、铬、砷、镉等微量元素具有致癌作用。

二、微量元素与疾病

不论是必需微量元素缺乏或过多,还是有害微量元素接触、吸收、贮积过多或干扰了必需微量元素的生理功能,都会引起机体一系列的生理及生物化学过程的紊乱,从而导致疾病的发生。重点介绍常见的微量元素的代谢。

(一)必需微量元素

1. 铁(iron,Fe)　在体内分布很广,几乎所有的组织都含有铁。铁在体内分两类,即功能铁和储存铁。功能铁是指在体内具有重要生理功能的铁,包括血红蛋白、肌红蛋白、少量含铁酶及运铁蛋白

中所含的铁;储存铁又分为铁蛋白及含铁血黄素,铁蛋白的铁是可以被立即动用的储存铁。

正常成人体内含铁总量为3~5g。食物中的铁主要在十二指肠及空肠上段吸收,吸收率常低于10%。影响铁吸收的主要因素:①与铁在胃肠道存在的状态有关,只有溶解状态的铁才能被吸收。②酸性环境有利于铁盐的溶解,故胃酸可促进铁的吸收,而柠檬酸、氨基酸、胆汁酸等能与铁形成不溶性盐,使铁的吸收受到影响。③食物的铁多为Fe^{3+},而Fe^{3+}不如Fe^{2+}易吸收,食物中的还原性物质如维生素C、谷胱甘肽、半胱氨酸等,能使Fe^{3+}还原成Fe^{2+},增加铁的吸收。

Fe^{2+}从小肠进入血液后,首先在铜蓝蛋白(CER)的催化下,氧化成Fe^{3+},然后与血浆中运铁蛋白结合而运输。铁主要用于合成血红素,进而合成各种含铁蛋白质,如血红蛋白、肌红蛋白、细胞色素、过氧化氢酶等,只有少量用于合成非血红素化合物铁硫蛋白等,铁广泛参与机体的物质代谢,并对机体发育及免疫功能产生影响。

2. 锌(zinc,Zn)　是体内含量仅次于铁的微量元素,正常成人体内含锌2~2.5g,需锌量10~15mg/d。体内锌以视网膜、前列腺及胰腺中浓度最高。贮存量最大的是肌肉和骨骼组织,其中肌肉中锌占体内锌总量的62.2%,骨骼中锌占体内锌总量的28.5%。锌主要在十二指肠和空肠中吸收。锌主要经粪便、尿液排泄,汗液、乳汁和毛发可排出微量锌。

锌在体内可通过多种途径发挥作用:①与多种酶的合成和活性有关,如DNA聚合酶、RNA聚合酶、胸腺核苷酸酶、谷氨酸脱氢酶、LDH等。它们在蛋白质、脂肪、糖和核酸代谢及组织呼吸中都起着重要作用。②可促进机体生长发育。锌是调节基因表达即调节DNA复制、转录的DNA聚合酶的必需组成部分,因此,锌缺乏会导致创伤组织的愈合困难、性器官发育不全或减退、生长发育不良,儿童出现缺锌性侏儒症。③可促进维生素A的正常代谢和生理功能。锌参与维生素A还原酶和视黄醇结合蛋白的合成,促进视黄醛的合成和变构,以维持血浆维生素A的正常水平。④与巨噬细胞的释放、白细胞的吞噬、趋化和杀菌等作用有关,故锌缺乏可引起免疫功能障碍。

3. 铜(cuprum,Cu)　正常成人体内含铜100~200mg,需铜量为1.5~2mg/d。通常从食物中摄入铜可超过5mg,故机体很少发生缺铜。铜主要在十二指肠和小肠上段被吸收。铜被吸收进入血液,与血浆中清蛋白疏松结合,形成铜-氨基酸-清蛋白络合物进入肝,该络合物中的部分铜离子与肝生成的α_2球蛋白结合,形成CER,CER再从肝进入血液和各组织。CER是运输铜的基本载体,也可视为铜的无毒性的代谢库。铜主要经胆汁、肠壁、尿液和皮肤排泄。

铜在体内的主要生理功能:①参与许多酶的组成,如赖氨酸氧化酶、细胞色素酶、超氧化物歧化酶、多巴胺-β-羟化酶等,对细胞内代谢、神经传导和内分泌功能均有重要作用。②影响铁的吸收,CER促进Fe^{3+}还原为Fe^{2+},增强小肠对铁的吸收,加速血红蛋白及铁卟啉的合成,从而促进幼稚红细胞的成熟,维持正常的造血功能。

目前,已知两种遗传病与铜代谢紊乱有关。一种是与男性有关的门克斯(Menkes)病,患儿血清、肝、脑中铜含量较低,临床表现为毛发卷曲、生长迟缓、脑退行性变及早亡。另一种是肝豆状核变性,患者血清中铜含量较低,而肝、脑、肾和角膜中铜过量蓄积达中毒水平,患者表现为神经系统症状、肝硬化和角膜退行性变等。

硒与克山病

4. 硒(selenium,Se)　人体内硒含量仅为14~21mg,硒的需要量为30~50μg/d。硒分布在全身所有的软组织中,以肝、胰腺、肾和脾含量较多。硒主要通过肠道吸收,吸收入血后的硒大部分与α球蛋白或β球蛋白结合,少部分与极低密度脂蛋白(VLDL)结合而运输。体内硒的主要排泄途径是通过尿液和汗液,亦有部分未吸收的硒从肠道排出,毛发也能排出微量的硒。

硒的主要生理功能:①硒是体内多种酶的组成成分,主要以硒代半胱氨酸的形式存在于酶分子的活性中心。其中,谷胱甘肽过氧化物酶(glutathione peroxidase,GSH-Px)是体内重要的含硒酶,能以还原型谷胱甘肽为供氢体而消除体内的过氧化氢和过氧化物等。这些氧化剂对细胞成分,如膜脂质、核酸和蛋白质造成损伤,可能会导致细胞凋亡、老化甚至癌变。硒的抗氧化功能与人类衰老、癌变、心血管疾病、中枢系统疾病的关系日益受到重视。②硒参与辅酶A和辅酶Q的合成,并可增强丙酮酸、α-酮戊二酸氧化系统的酶活性,在三羧酸循环及呼吸链电子传递中发挥重要作用。③硒具有保护视器官健全的功能,虹膜及晶状体含硒丰富,含有硒的GSH-Px和维生素E可使视网膜上的氧化损伤降低。④硒具有拮抗和降低机体内许多重金属的毒性作用,它与银、镉、汞、铅等形成不溶性盐,减低重

金属对机体的毒害作用。⑤硒能促进淋巴细胞产生抗体，增强机体对疾病的抵抗力。⑥硒参与保护细胞膜的稳定性及正常通透性，消除自由基的毒害作用，抑制脂质的过氧化反应，从而保护心肌的正常结构和功能。⑦硒能调节维生素 A、维生素 C、维生素 E、维生素 K 的吸收与消耗，并能与维生素 E 起协同作用，加强维生素的抗氧化作用。

5. 铬(chromium，Cr) 人体内含铬量约 60mg，铬的需要量为 50~110μg/d。铬经口、呼吸道、皮肤及肠道吸收，入血后与运铁蛋白结合运至肝及全身。铬主要经尿液排泄，少量经过胆汁、粪便及皮肤排出。

铬的主要生理功能：①增强胰岛素的作用及调节血糖。其作用主要通过形成葡萄糖耐量因子(glucose tolerance factor，GTF)使胰岛素与膜受体上的巯基(—SH)形成二硫键，在体内糖代谢等过程中协助胰岛素发挥作用。②铬可增加胆固醇的分解和排泄，因此缺铬可造成胰岛素生物学效应降低，糖代谢及脂代谢紊乱，出现高胆固醇血症，从而易诱发动脉粥样硬化和冠心病。③铬可与机体中核蛋白、蛋氨酸、丝氨酸等结合，故缺铬可影响蛋白质代谢及生长发育。

6. 钴(cobalt，Co) 正常人体内含钴量约为 1.5mg，几乎全部存在于维生素 B_{12} 中。钴主要由消化道和呼吸道吸收，通过尿液排泄。某些重金属离子能影响钴的吸收，如铁在十二指肠的转运过程与钴相似，所以这两种金属存在着吸收竞争。人类不能利用无机钴合成维生素 B_{12}，主要从能合成维生素 B_{12} 的动物与细菌中摄取。体内钴主要以维生素 B_{12} 的形式发挥作用，维生素 B_{12} 参与机体一碳单位代谢，影响细胞增殖和分化。因此，钴的缺乏可导致叶酸利用率下降，骨髓造血功能降低，造成巨幼红细胞性贫血。维生素 B_{12} 能促进铁的吸收及储存铁的动员，也能促进锌的吸收和利用。

7. 锰(manganese，Mn) 正常人体内含锰量为 12~20mg，摄入量为 0.7~22mg/d，吸收率为 3%~4%。锰主要在小肠吸收，通过尿液排泄。吸收入血的锰与血浆 β 球蛋白结合为转锰素分布到全身。锰是体内多种酶如精氨酸酶、丙酮酸羟化酶和超氧化物歧化酶等多种酶的组成成分，锰与多糖聚合酶和糖基转移酶的活性有关。锰缺乏时黏多糖合成受到干扰，影响软骨和骨骼生长，导致骨骼畸形。此外，锰也与造血、生殖和中枢神经系统功能有关。

8. 氟(fluorum，F) 正常人体内含氟量约为 2.6g，摄入量约 2mg/d，主要存在于骨、牙齿及指甲中。氟主要从食物中摄入，通过消化道吸收，由尿液排泄。氟对骨、牙的形成有重要作用，可增加骨硬度和牙齿的耐酸蚀能力。氟缺乏时易发生龋齿，氟过量常引起氟中毒而使牙齿呈斑釉状。

9. 碘(iodine，I) 正常人体内含碘为 20~50mg，摄入量为 50~100μg/d。碘主要从食物中摄入，以消化道吸收为主。吸收后的碘有 70%~80%被摄入甲状腺细胞内储存、利用，其余分布在血浆、肾上腺、皮肤、肌肉、卵巢和胸腺等处。碘主要通过肾排泄，其余可由汗腺、乳腺、唾液腺和胃腺分泌排出。

碘主要用于甲状腺激素 T_3、T_4 的合成。甲状腺激素在调节机体能量的转换和利用，维持正常生长发育和智力发育方面发挥着重要作用。甲状腺能主动聚集碘，某些地方性甲状腺肿与当地土壤及水中缺碘有关。

地方性甲状腺肿

地方性甲状腺肿(endemic goiter)是甲状腺肿的一种，甲状腺肿按地区分布可分为地方性和散发性两种。目前世界公认地方性甲状腺肿的主要病因是缺碘，发病率高低与环境含碘量成反比，可采用碘盐预防本病。但在含碘丰富的地区因为机体摄入碘过多，从而阻碍了甲状腺内碘的有机化过程，抑制 T_4 的合成，促使 TSH 分泌增加而产生甲状腺肿，称为高碘性地方性甲状腺肿。

(二)有害微量元素

1. 铅(plumbum，Pb) 是对人体有毒性作用的重金属，广泛存在于人的生活环境和食物链中，铅以铅烟、铅尘及各种氧化物等多种形式被人体经呼吸道和消化道摄入体内，引起以神经、消化、造血系统障碍为主的全身性疾病。铅中毒机制中最主要的是引起卟啉代谢紊乱，使血红蛋白合成障碍；铅可致血管痉挛、直接作用于成熟红细胞而引起溶血、可使大脑皮质兴奋和抑制的正常功能产生紊乱，从而引起一系列的神经系统症状等。

汞与水俣病

笔记

2. 汞(mercury，Hg) 俗称水银，是银白色液态金属，广泛存在于自然界。金属汞及其化合物主要以蒸气和粉尘形式经呼吸道侵入机体，还可直接经消化道、皮肤侵入。汞主要经肾、肠道排出，还可由肺呼出，汗液、乳汁、唾液也可排出少量。汞对机体的毒性作用，主要是因为汞与酶的巯基(—SH)结合后，使酶的活性丧失，影响细胞的正常代谢而出现中毒症状。

3. 镉(cadmium，Cd)　主要来自被污染的环境，其污染源主要是植物和土壤，另外还有食品污染及吸烟。镉主要通过呼吸道、皮肤吸收，分布到全身各个器官。镉的排泄主要通过粪便排出，其次是经肾由尿排出，少量可随胆汁排出。镉化合物可抑制肝细胞线粒体氧化磷酸化过程，对各种氨基酸脱羧酶、过氧化物酶、脱氢酶等均有抑制作用，从而使组织代谢发生障碍。镉还可直接损伤组织细胞和血管，引起水肿、炎症和组织损伤。

4. 砷(arsenic，As)　广泛分布于环境中，其本身的毒性并不大，但其化合物如三氧化二砷(As_2O_3，俗称砒霜)毒性很大。砷及其化合物主要经呼吸道、消化道和皮肤吸收，吸收入血后主要与血红蛋白结合，随血液分布到全身组织和器官。砷的毒性作用主要表现：砷对细胞中的巯基(—SH)有很强的亲和力，进入机体的砷可与许多含巯基的酶结合，特别是易与丙酮酸氧化酶的巯基结合，使酶丧失活性，丙酮酸不能进一步氧化，从而影响细胞的正常代谢。

三、血清铁、铜、锌和全血铅的测定

微量元素的检验是为研究微量元素在疾病发生、发展过程中与疾病的相互关系提供可靠的实验依据，因此准确检验人体内各种微量元素的水平，对临床疾病的诊断、治疗和预防都具有极其重要的意义。

微量元素检验的样本主要有血液、尿液、毛发、胃液、脑脊液、唾液、精液、汗液、胆汁及肝、肾、肺、肠、脑、心、肌肉等脏器组织，样本的采集应遵循三大原则：针对性、适时性和代表性。在收集样本及整个分析过程中，均需严格防止离子的污染。

(一)血清铁的检验

血清中铁的含量很低，均以Fe^{3+}形式与运铁蛋白结合，故血清铁测定的同时要进行总铁结合力(total iron-binding capacity，TIBC)测定。正常情况下，仅有20%~55%的运铁蛋白与血清铁结合，其余的运铁蛋白处于不饱和状态。当血清蛋白质全部被饱和后，其结合铁的含量就是TIBC。

比色法是临床上测定血清铁使用最广的一种方法，其原理是与运铁蛋白结合的铁在酸性介质中从运铁蛋白中解离出来，高铁离子(Fe^{3+})在还原剂的作用下被还原成亚铁离子(Fe^{2+})，Fe^{2+}与发色试剂发生络合反应，再进行比色测定。

常用的还原剂有肼、维生素C、巯基乙酸或羟基胺等。常用的络合剂有3-(2-吡啶基)-5,6-双(苯磺酸)-1,2,4-三嗪(亚铁嗪)、红菲绕嗪和三吡啶基三嗪(TPZ)。

应用比色法测定TIBC时，首先在血清标本中加入足量的高铁化合物使运铁蛋白被铁饱和，剩余的未与运铁蛋白结合的铁，用碳酸镁吸附除去，然后再按血清铁的方法测定铁的含量，即为TIBC。

缺铁性贫血时，总铁结合力会升高的原因

【参考区间】

成人男性血清铁10.6~36.7μmol/L，女性血清铁7.8~32.2μmol/L；儿童血清铁9.0~32.2μmol/L。

成人男性血清TIBC 50~77μmol/L，女性血清TIBC 54~77μmol/L。

成人男性血清铁饱和度约为40%，女性血清铁饱和度约为35%。

【临床意义】

铬天青B血清总铁结合力的直接测定法

1. 血清铁增高　①红细胞破坏增多时，如溶血性贫血。②红细胞的再生或成熟障碍，如再生障碍性贫血、巨幼细胞贫血。③铁的利用率低，如铅中毒或维生素B_6缺乏引起的造血功能减退。④铁贮存释放增加，如血红蛋白沉着症、含铁血黄素沉着症、反复输血治疗或肌内注射铁剂引起急性中毒症等。

2. 血清铁降低　①机体摄取不足，如营养不良、胃肠道病变、消化道溃疡、慢性腹泻等。②机体失铁增加，如肾炎、肾结核、胃肠道出血等。③体内铁的需要量增加又未及时补充，如妊娠期、婴儿生长期等。④体内贮存铁释放减少，如急性和慢性感染、尿毒症等。

血清总铁结合力增高见于缺铁性贫血、急性肝炎等。血清总铁结合力降低见于肝硬化、肾病、尿毒症和血色素沉着症。

（二）血清铜的检验

血清铜的检验方法包括原子吸收分光光度法（AAS）、分光光度法、中子活化分析法和阳极溶出伏安法等。目前，尚无血清铜测定的参考方法，首选方法为原子吸收分光光度法，当不能采用原子吸收分光光度法时，可采用双环己酮草酰二腙（cuprizone）比色法。

1. 原子吸收分光光度法　用等量去离子水稀释血清，吸入原子化器（火焰），标本中的铜在高温下离解成铜原子蒸气。铜的空心阴极灯发射的324.5nm谱线中，部分发射光被蒸气中基态铜原子吸收，光吸收的量与火焰中铜离子的浓度成正比。用10%甘油水溶液做标准液的稀释剂，使标准液的黏度与血清相近，在同样的试验条件下制成标准曲线，可得出标本中铜的含量。

2. 双环己酮草酰二腙比色法　血清经稀盐酸处理后，与清蛋白结合的铜释放，用三氯醋酸沉淀蛋白，滤液中的铜离子与双环己酮草酰二腙反应，生成稳定的蓝色化合物。本法十分灵敏，所有试剂要求高纯度，试验中所用器材都要避免铜的污染。

测定铜可用血清、尿、头发、软组织等标本。收集标本时均应注意避免铜的污染，如采集血样标本时最好使用一次性塑料注射器、尿样标本必须在避免污染条件下收集在非金属容器内。头发标本在后枕部距头皮2～3mm处剪取1cm长的一绺头发，并需专门预处理以消除环境污染。

【参考区间】

成年男性血清铜11.0～22.0μmol/L，女性血清铜12.6～24.4μmol/L；儿童血清铜12.6～29.9μmol/L（AAS）。

【临床意义】

铜是人体必需元素，是铜蓝蛋白（亚铁氧化酶）、超氧化物歧化酶、细胞色素氧化酶、赖氨酸氧化酶等重要酶的组成部分。

1. 血浆铜增高　霍奇金氏病、白血病及其他许多恶性病变、巨幼红细胞贫血、再生障碍性贫血、色素沉着病，风湿热、雌激素治疗及口服避孕药等。

2. 血清铜降低　肝豆状核变性、门克斯病（钢发综合征）或丝卷综合征、烧伤、某些缺铁性贫血、营养不良，以及慢性局部缺血性心脏病等。

（三）血清锌的检验

血清锌的测定方法包括原子吸收分光光度法、比色法、络合滴定法、荧光光度法、极谱法、阳性溶出伏安法和中子活化法等。目前临床上常用的测定方法是原子吸收分光光度法。

原子吸收分光光度法标本在高温下反应，离子锌被还原并转化为锌原子蒸气。锌的空心阴极灯发射的213.8nm谱线中，部分发射光被蒸气中基态锌原子吸收，光吸收的量与火焰中锌离子的浓度成正比。用50ml/L甘油溶液稀释锌标准液，使标准液的黏度与血清相近，在同样的试验条件下制成标准曲线，可得出标本中锌的含量。该法特异性高，检出限低，精密度好。发锌测定时可取10～20mg头发在硝酸中溶解成终容积为10ml的标本进行测定。尿锌测定应收集24h尿液并酸化溶解锌，以测定含量。

测定锌可采用血清、尿液、唾液和头发等标本。锌在各种标本中含量极微，整个测定过程均应严格防止锌污染。橡胶制品含锌较高，要注意避免试剂或去离子水与橡胶制品的接触，并要严格控制实验用水的质量。长期用玻璃容器存放的液体内会含微量锌，因此应避免采用玻璃容器存放标本、去离子水或试剂，一般采用聚乙烯制品。

【参考区间】

成人血清锌11.6～23.0μmol/L（AAS）。

【临床意义】

1. 血清锌增高　甲状腺功能亢进、垂体及肾上腺皮质功能减退、真性红细胞增多症、嗜酸性粒细胞增多症，高血压患者，也可见于工业污染引起的急性锌中毒。

2. 血清锌降低　急性组织烧伤、酒精中毒性肝硬化、肺癌、心肌梗死、慢性感染、营养不良、恶性贫血、胃肠吸收障碍、肾病综合征、部分慢性肾衰竭患者，以及妊娠期妇女。儿童缺锌可出现嗜睡、生长

迟缓、食欲缺乏、男性性腺发育不全和皮肤改变。

（四）全血铅的检验

全血铅的检验方法主要有原子吸收光谱法、溶出伏安法和二硫腙络合法三类。在各种原子吸收光谱法中石墨炉原子吸收光谱应用最广，目前已被推荐为参考方法。

石墨炉原子吸收光谱法血样用 TritonX-100 做基体改进剂，溶血后用硝酸处理，在 283.3nm 波长处用石墨炉原子吸收光谱法测定铅的含量。

本法的最低检出浓度为 3μg/L，精密度 *CV* 为 3.7%～5.0%，回收率为 95.1%～103.2%，血铅标准品符合率达 99.1%。

【参考区间】

成人全血铅<0.97μmol/L（<200μg/L）；儿童全血铅<0.48μmol/L（<100μg/L）。

【临床意义】

铅进入人体后，以各种络合物形式经血液输送至各组织器官，主要储存于软组织和骨髓中。血液中 95% 的铅在红细胞中，其浓度与机体铅吸收、排出、分布处于平衡状态。当生活环境不变，铅暴露基本稳定的情况下，血中的铅不仅反映了近期的铅接触水平，也一定程度上反映体内的铅负荷和铅对机体健康危害的程度，在同一环境中，婴幼儿受危害的程度相对大于成人。血铅是当前最可行、最能灵敏地反映铅对人体健康危害的指标。

本章小结

体液电解质在维持体液渗透压平衡、维持神经肌肉及心肌兴奋性、维持体液酸碱平衡、骨代谢、细胞内代谢的调节、重要生物分子的组成等方面发挥着重要的作用。体液电解质与微量元素代谢紊乱，严重时可危及患者的生命。

Na^+、Cl^- 代谢异常时，机体可发生水肿或脱水，K^+ 代谢异常时会影响物质代谢（如糖原、蛋白质的合成与分解）、酸碱平衡等。钙、磷、镁的代谢主要受甲状旁腺素（PTH）、降钙素（CT）、1,25-$(OH)_2$-D_3 等多种激素的调控。代谢紊乱时，可分别引起高钙血症、低钙血症与高钙尿症、高磷血症与低磷血症、高镁血症和低镁血症。

微量元素是指含量占体重 0.01% 以下，需要量在 100mg/d 以下的元素。可分为必需微量元素、无害的及有害的微量元素三类。任何一种微量元素的缺乏或增高都会引起相应的功能异常而发生疾病。

临床上测定血清 K^+、Na^+、Cl^-、Ca^{2+} 最常用的方法是 ISE 法；测定钙、磷、镁的常规方法是分光光度法；微量元素铁、铜、锌等测定临床上多用原子吸收分光光度法和比色法。

（张雅娟）

病例讨论

患者，女，32 岁，门诊就医。患者 6 个月来乏力，呼吸短促，无明显病史。查体：苍白、灰黄色面容，BP 22.6/13.3kPa，P 92 次/min。实验室检查［项目及检查结果（正常参考区间）］：urea 42.2μmol/L（2.5～7.0μmol/L）；Na^+ 132mmol/L（137～147mmol/L）；K^+ 6.7mmol/L（3.5～5.3mmol/L）；HCO_3^- 12mmol/L（22～32mmol/L）；Ca^{2+} 1.78mmol/L（2.15～2.55mmol/L）；Alb 32g/L（35～52g/L）；Pi 3.8mmol/L（0.6～1.4mmol/L）；Hb 62g/L（110～150g/L）。

请讨论：

解释以上检验结果。

病例讨论分析

扫一扫，测一测

思考题

1. 简述体液电解质的分布特点。
2. 试述临床上常用的钠、钾、氯测定方法与原理。
3. 试述临床上常用的钙、磷、镁测定方法与原理。

第十二章 血气分析与酸碱平衡紊乱

1. 掌握酸碱平衡、酸碱平衡紊乱及血气分析的概念;血气分析与酸碱平衡检验的常用指标。
2. 熟悉酸碱平衡紊乱的分类。
3. 了解酸碱平衡的主要调节机制及其特点;酸碱平衡紊乱的判断方法。
4. 能正确地采集和处理血气分析的标本;能初步对单纯型酸碱平衡紊乱进行分析判断。
5. 具有对血气分析结果临床意义的初步分析能力。

案例导学

患儿,男,13岁,近来常乏力、多饮、多尿,体重减轻。查体:T 37℃,P 92次/min,R 29次/min,BP 120/70mmHg;营养差,烦躁,意识模糊,面色潮红,呼吸急促,被动体位,查体不配合;全身皮肤弹性可,无黄染,浅表淋巴结未扪及;未触及甲状腺肿大。双肺呼吸音粗,其他心肺检查未见明显异常;腹软,肝脾未触及,双肾区无叩击痛,双下肢无水肿。实验室检查:空腹血浆葡萄糖(Glu)35mmol/L,Na^+ 122mmol/L,K^+ 6.2mmol/L,Cr 235μmol/L,urea 28.4mmol/L,TCO_2 10mmol/L。血气分析:pH 7.22,PCO_2 13.2mmHg,BE −19.5mmol/L,[HCO_3^-] 5.3mmol/L。尿常规:Glu(++++),酮体(KET)(++)。

请思考:

该患儿的初步诊断是什么?发生机制如何?

机体会通过各种调节机制,排出体内多余的酸性或碱性物质,调节体液酸碱物质含量及其比例,维持体液pH在正常范围内,这个过程称为酸碱平衡(acid-base balance)。体液酸碱度的相对恒定是机体进行正常生理活动的基本条件之一,正常人体液的酸碱度即pH始终保持在一定的水平,变动范围很小,如血液pH在7.35~7.45范围内波动。若体液pH的变化超过一定限度,将引起酸碱平衡紊乱,从而影响机体的各种生理、生化功能,严重者可危及生命。

血气是指血液中所含的氧气(O_2)和二氧化碳(CO_2)气体。血气分析(analysis of blood)是指通过血气分析仪直接测定出血液氧分压、二氧化碳分压和pH三个主要指标,并由这三个指标计算出其他酸碱平衡相关的诊断指标,从而对患者体内酸碱平衡、气体交换及氧合作用状况作出比较全面的判断。血气分析的参数与酸碱平衡指标是临床上一组重要的生物化学数据,在指导由各种原因导致的酸碱平衡紊乱的判断、呼吸衰竭患者的诊疗,以及各种严重患者的监护和抢救中都具有十分重要的

意义。

近年来，由于酸碱平衡理论研究的不断深入，血气和酸碱平衡分析技术的不断提高，酸碱平衡紊乱的判断及治疗已成为临床日常诊疗的基本内容之一。

第一节　气体在血液中的运输

人体血液中气体种类较多，但与人体生理功能密切相关的主要是氧气和二氧化碳。

一、氧的运输

正常情况下，血液中98.5%的氧(O_2)与血红蛋白(Hb)以化学结合而形成氧合血红蛋白(HbO_2)被运输，仅1.5%的O_2直接溶解于血浆中(物理溶解)。尽管物理溶解的O_2量很少，但其是氧气进出红细胞的必经方式，血浆中的氧分压(PO_2)也是由物理溶解的O_2形成的。因此，PO_2成为最有意义的血气分析指标之一。

1. Hb与O_2的可逆结合　Hb是血液中气体运输的工具，将O_2由肺部运送到组织，又将CO_2从组织运到肺部。Hb是由珠蛋白和血红素辅基组成的结合蛋白质，珠蛋白由两个α亚基和两个β亚基所组成，每条亚基分别结合1个含Fe^{2+}的血红素分子，而1个Fe^{2+}能结合1个O_2，故每个Hb分子能结合4个O_2。O_2与Hb的结合是一种无须酶催化的快速可逆反应。从理论上讲，1g Hb能结合O_2的理论值是1.39ml，但正常情况下血液中仍有少量的Hb不能氧合。高铁血红蛋白或Hb与CO结合等均可使Hb失去与O_2结合的能力，故实际值仅为1.34ml，在临床工作中常用1.34ml来表示血液中的总氧浓度(CTO_2)。

2. 血氧饱和度(oxygen saturation of blood，SO_2)　血液中，O_2主要是以HbO_2的形式被运输，PO_2是影响O_2与Hb结合的主要因素。PO_2越高，O_2与Hb结合生成HbO_2的量就越多，反之就越少。HbO_2的量与Hb总量(包括Hb和HbO_2)之比称为血氧饱和度。

$$SO_2(\%)=\frac{[HbO_2]}{[Hb+HbO_2]}\times 100\%$$

式中，Hb指未与O_2结合的Hb分子，$Hb+HbO_2$指RBC中所有Hb的含量。

3. 氧解离曲线(oxygen dissociation curve)　以Hb氧饱和度为纵坐标、PO_2为横坐标作图，所得的曲线称为氧合血红蛋白解离曲线，简称氧解离曲线，见图12-1。

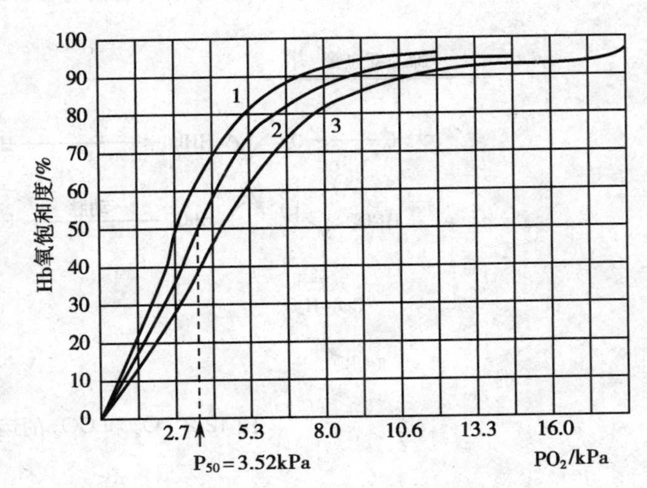

1：pH 7.6(PCO_2=3.4kPa)，P_{50}减少；2：pH 7.4(PCO_2=5.3kPa)，P_{50}=3.5kPa；3：pH 7.2(PCO_2=8.2kPa)，P_{50}增高。

图12-1　pH和PCO_2对血红蛋白氧解离曲线的影响

氧解离曲线呈S形，具有重要的生理意义。曲线上段较平坦，表明PO_2的变化对Hb氧饱和度影响不大，如PO_2由100mmHg降至80mmHg时，Hb氧饱和度仅下降2%(从95%降至93%)。因此，在高原、高空或轻度呼吸系统疾病时，只要PO_2不低于60mmHg，Hb氧饱和度都能维持在90%以上，一般不会发生明显的低氧血症。曲线中段较为陡峭，反映PO_2稍有下降，HbO_2就会迅速解离。如PO_2由40mmHg降至20mmHg时，Hb氧饱和度可由60%降至30%，这一变动范围恰相当于组织内部PO_2的变动范围。在组织中PO_2稍有下降，即可引起HbO_2的解离明显增加，以保证供给组织充足的氧。

1201

影响P_{50}的主要因素

Hb与O_2的结合和解离可受多种因素影响，使Hb对O_2的亲和力发生变化，氧解离曲线的位置偏移。通常用P_{50}表示Hb对O_2的亲和力，P_{50}是指使Hb氧饱和度达50%时的PO_2，正常为3.52kPa(26.5mmHg)，成人参考区间3.33~3.87kPa(25~29mmHg)。P_{50}增大，表明Hb对O_2的亲和力降低，需更高的PO_2才能达到50%的Hb氧饱和度，曲线右移；P_{50}降低，表示Hb对O_2的亲和力增加，达50%的Hb氧饱和度所需的PO_2降低，曲线左移。

二、二氧化碳的运输

血液中CO_2也以溶解和化学结合两种形式运输。化学结合的CO_2主要是碳酸氢盐和氨基甲酸血红蛋白(carbaminohemoglobin)，约占总运输量的95%，其中以碳酸氢盐形式存在的CO_2占88%，氨基甲酸血红蛋白形式的占7%。物理溶解的CO_2约占总运输量的5%。

1. CO_2从组织进入血液后的变化过程 从组织细胞扩散进入血浆的CO_2，少量溶于水中(物理溶解)，也有极少量的CO_2与水作用形成碳酸，而绝大部分CO_2经扩散进入红细胞，在红细胞内CO_2与水结合生成碳酸，碳酸又解离成H^+和HCO_3^-，反应极为迅速并且可逆。这是因为红细胞内含有较高浓度的碳酸酐酶，在其催化下使反应加速5 000倍，不到1s即能达到平衡。另有少量的CO_2与Hb的氨基结合生成氨基甲酸血红蛋白，这一反应无须酶的催化，且迅速、可逆，主要调节因素是氧合作用。

红细胞内产生的H_2CO_3迅速解离为等摩尔的H^+和HCO_3^-，经此反应红细胞内HCO_3^-浓度不断增加，HCO_3^-便顺浓度差扩散进入血浆，成为血液运输CO_2的最主要方式。同时等摩尔的Cl^-由血浆转移进入红细胞，以维持电荷平衡，这一现象称为氯离子转移(chloride shift)。

1202

肺泡、血液及组织液中的PO_2与PCO_2

另外，在组织部位里HbO_2解离释出O_2，部分HbO_2变成去氧Hb后与CO_2结合生成氨基甲酸血红蛋白，后者在红细胞内也会生成等摩尔的H^+。上述反应中产生的H^+，大部分和Hb结合，生成HHb(还原型血红蛋白)，缓冲了pH的变化，因此，Hb是血液pH调节强有力的缓冲剂。

2. CO_2由肺呼出的变化过程 在肺部，反应向相反方向进行。因为肺泡PCO_2比静脉血低，血浆中溶解的CO_2首先扩散入肺泡，促使红细胞内的H^+和HCO_3^-生成H_2CO_3，碳酸酐酶又催化H_2CO_3分解成CO_2和H_2O，CO_2从红细胞扩散经血浆进入肺泡排出体外，血浆中的HCO_3^-便进入红细胞以补充消耗的HCO_3^-，Cl^-则释出红细胞。这样以HCO_3^-形式运输的CO_2，在肺部又转变成CO_2排出，如图12-2所示。

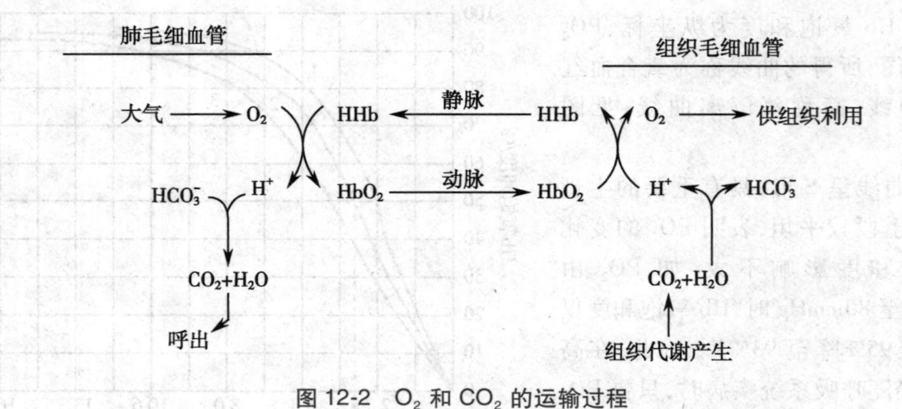

图12-2 O_2和CO_2的运输过程

1203

血气分析仪的基本结构及原理

第二节 血气分析的方法

血气分析主要是利用血气分析仪测量动脉血中pH、PO_2和PCO_2三项基本数据，再参考Hb及体温等数据计算出其他诊断指标。通过血气分析可以了解患者的氧营养状况及酸碱平衡状态，也是区别酸碱平衡失调类型的重要手段，特别是危重患者使用呼吸机辅助通氧时，血液pH、PO_2和PCO_2的监测对及时了解呼吸机的工作效果、调节参数及评估患者呼吸功能和代谢状况等具有十分重要

笔记

的意义。

一、样本的采集和保存

用于血气分析的血液样本不同于一般的血液标本，样本的正确采集是进行血气分析十分重要的环节。正确留取和处置样本，对于减少偶然误差，保证血气分析结果的可靠性方面起着不可忽视的作用。标本采集或处理不当所引起的误差远大于仪器分析产生的误差，如果这一环节出现了问题，即使仪器分析结果再准确，也失去了血气分析的意义。用于血气分析的血液样本主要采自动脉血或动脉化的毛细血管血，一般不使用静脉血。因为动脉血能很敏感地反映体内代谢状态，而静脉血各样本间个体差异很大，可比性不高，且其中的 O_2 因在组织释放而不适合 PO_2 的测定。

（一）血液样本的采集

1. 患者取血前的准备　穿刺时让患者处于安静舒适状态，以减轻患者的疼痛感和紧张感。尽量使患者的呼吸稳定，因为短暂的屏气或呼吸急促都会造成血气含量波动，影响测定结果的准确性。对于正在治疗过程中的患者，采血时要特别注意。如正在吸氧的患者，需注明氧气流量，以备计算出患者每分钟吸入的氧量；若是体外循环患者，须在血液得到混匀后再进行采血。

2. 动脉血的采集　桡动脉、肱动脉、股动脉和足背动脉都可以进行采血，但最理想的穿刺部位是桡动脉，位置表浅易触及，有非常良好的尺动脉做手掌的侧支循环，且周围无大的静脉伴行，可避免误取静脉血。若在穿刺过程中不触及骨膜，一般疼痛不明显。肱动脉为次选穿刺部位。如果上述部位不能采血时可用股动脉或足背动脉。

动脉采血时最好使用密封性好的2ml或5ml玻璃注射器，也可使用专用动脉采血器。肝素抗凝，抗凝剂选用1 000U/ml肝素钠。采血前，用干燥空针抽吸肝素，然后将注射器内芯来回抽动，充分湿润针筒内腔，推出多余肝素，空针死腔中留下的肝素（约0.1ml）足以抗凝2ml全血，且可对血液的稀释因素忽略不计。穿刺针进入动脉血管后，让注射器内芯随动脉血进入注射器而自动上升，取1~2ml全血即可。拔针后，注射器不能回吸，只能稍外推，使血液充满针尖空隙，并排出第一滴血弃去，以便空气排尽，防止气泡滞留在血液中。离体的针头立即用橡皮塞密封，使血液与空气隔绝。将注射器针筒在两手间来回搓滚20s，混匀抗凝血，以便血液与肝素充分混合，并立即送检。如血样本不能及时测定，最好将其保存于4℃环境中，但不得超过2h。

3. 动脉化毛细血管血的采集　所谓动脉化毛细血管血即是在采血部位用45℃水热敷，促使循环加速，血管扩张，局部毛细血管血液中 PO_2 和 PCO_2 值与毛细血管动脉端血液中的数值相近，此过程称为毛细血管动脉化。采血部位以手指、耳垂或婴儿的手足跟及拇趾为宜。

采血方法：用45℃水热敷采血部位5~15min或直至皮肤发红，常规消毒后刺入皮肤约3mm，使血液快速自动流出，弃去第一滴血后迅速用肝素化的毛细玻璃管（可用1mg/ml的肝素溶液充满后在60~70℃烘干而成）一端接触血液，让血自动流入直至充满全管，切忌气泡进入。待血装满后，立即从玻璃管的一端放入一小钢针，并尽快用橡皮泥封住玻璃管两端，然后手持磁铁沿玻璃管纵轴来回滑动，以带动管内小钢针来回运动而使血液与肝素混合，放至低温下待测。未充分动脉化的毛细血管血的 PO_2 测定值偏低，对pH、PCO_2 和 HCO_3^- 的测定结果影响不明显。

4. 静脉血的采集　一般不用静脉血做血气分析，只有在动脉采血较困难或特殊需要时才使用。静脉血因 O_2 在组织被释放，与动脉血相比，PO_2、pH分别低8.00~9.33kPa（60~70mmHg）、0.02~0.05，而 PCO_2 高0.267~1.07kPa（2~8mmHg）。静脉采血一般采前臂静脉，采血前可将手及前臂浸入45℃水中20min，使静脉血动脉化，然后消毒、穿刺采血。采静脉血时禁用止血带，只能缓缓抽吸，以免引起气泡。静脉血只适合于代谢性酸碱平衡紊乱的判断，不适于 PO_2 测定，故 PO_2 及有关推算数据仅供参考。

（二）血液样本的处理

采出的全血中的活细胞，尤其是白细胞及网织红细胞，其代谢仍在进行，O_2 不断被消耗，CO_2 不断产生，故采血后尽可能在短时间内测定，一般不宜存放。有报道称，血样本在体外37℃保存时，每

10min PCO_2 约增加 1.0mmHg，pH 约降低 0.01。但在 4℃保存时，1h 内 pH、PCO_2 值没有明显变化，PO_2 值则稍有改变。因此，采集的血样本应在 30min 内检验完毕，否则就要将血样本置于冰水中保存，但最多不超过 2h。在 30min 至 2h 测定的血 PO_2 值仅供参考。

二、样本的测定

目前使用的血气分析仪都是全自动仪器，尽管型号类型多，但性能和操作系统相似，一般按说明书根据仪器指令进行操作。目前血气分析仪研发得到了较大的发展，部分血气分析仪按一体化分析包设计，将所有的电极、定标气、定标液、废液包等都设计在一个可抛弃型的分析包内。当分析包使用完毕后这些元件也随之抛弃，中间无须更换任何元件，因此无须特殊维护措施，减少了操作者的工作量及维护的不便，同时包含废液池的分析包的设计也加强了对操作者的生物安全性，表现出易操作、免维护、便携式的特点。操作主要包括启动、定标（校准）、结果测量 3 个基本步骤（详细操作参照临床检验仪器相关内容）。

血气分析仪的操作

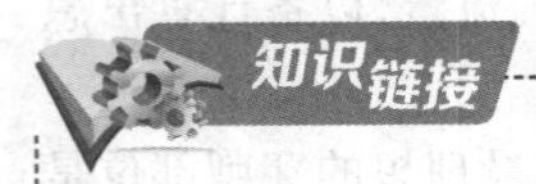

现代血气分析仪

现代血气分析仪采用专门的微型平板感应技术，各种电极集成为一平板电极，具有面积小、免维护、可靠性高、无须气瓶供气进行校正的特点。所有电极的定标液及废液分别存储在定标袋及废液袋中，它们共同被设计在一个可抛弃型的分析包内，当分析包使用完毕后，这些元件随之抛弃，实现了设备免维护，同时也大大地降低了对操作者的危险性。现代血气分析仪还具有快速测定的特点，最短 10s 即可得到检验结果，而且准确度高；检验范围也有所扩大，如果选择增加电解质或代谢物的分析包还能对非传统血气项目进行测定。现代血气分析仪的不足之处在于缺少对人体主要阴离子，如 Cl^- 的测定；点状电极的寿命较短，分析包上机后一般在 3 周内使用；分析包作为一次性使用的消耗品，成本较高。

三、血气分析的质量控制

血气分析结果是许多临床危重患者抢救时的判断依据，如果出现偏差或错误，可能给临床诊断带来不可估量的损失。因此，开展血气分析的质量控制，保证测定结果的可靠性越来越受重视。现在许多血气分析仪能自动完成质量控制，评价质控结果，对不满意质控结果提出警告。

1. 质控品　血气分析仪的质控品按基质不同分为水溶性缓冲液、全血等类型，其中较常用的是水溶性缓冲液，而经张力平衡的全血质控品市场较少见。

水溶性缓冲液质控品是用 Na_2HPO_4、KH_2PO_4 及 $NaHCO_3$ 配制成的不同 pH 的缓冲液，再与不同浓度的 CO_2 和 O_2 平衡，加入防腐剂储存。此质控品也有高、中、低 3 种水平规格，分别用 3 种颜色表示。酸血症+低氧血症为红色标记；碱血症+高氧血症为蓝色标记；正常酸碱水平为黄色标记。此缓冲液与血液有较大的差异，且受温度影响较大，其水相中的 PCO_2 随温度上升而下降，pH 则增加。故在使用前应置于室温 30min 以上，并充分振摇 2~3min，使液相与气相重新平衡后方可使用。

2. 采集合格的血液标本　采集标本一定要按要求严格操作，采血量不低于 1ml，要特别注意避免标本与空气接触，及时排除采集时混入血样中的小气泡，并按照操作规程将血液标本与抗凝剂充分混匀，密封好标本容器。另外在检验时要注意将标本充分混匀。

3. 控制好测定时的温度　准确恒定的温度（37℃±0.1℃）是准确测定血气及 pH 的基本条件，温度的变化可造成测定结果读数的漂移，影响测定结果。因此，如果测量时温度偏离 37℃，则要在温度校正后才能发出报告。

4. 严格执行统一的操作规程　仪器操作人员要熟悉仪器的测定原理，对整个测定过程的各个环

节都要严格把关，以保证测定结果准确可靠。

5. 对精密度和准确度的要求 ①pH：测定误差不应超过0.01，实际数据计算不应超过±0.005。②PO_2：测定误差不应超过0.665kPa（5mmHg），精密度不应超过0.133kPa（1mmHg）。③PCO_2：测定误差不应超过0.399kPa（3mmHg），精密度不应超过0.106kPa（0.8mmHg）。

第三节 血气分析与酸碱平衡常用的指标与参数

血气分析和酸碱平衡指标已成为一组重要的生化指标，在指导各种酸碱平衡紊乱的判断、呼吸衰竭的诊疗，以及各种严重患者的监护和抢救中都起着关键的作用。主要指标：①气体交换指标，如PO_2、PCO_2、SO_2等。②酸碱平衡指标，如pH、HCO_3^-、剩余碱（BE）等。

一、酸碱度

由于血液中H^+含量低（35~45nmol/L），因此临床上通常使用H^+浓度的负对数，即酸碱度（pH）来表示。pH是表示机体酸碱度的简明指标，通常采用动脉血或动脉化毛细血管血，密封采血，在不接触空气及37℃条件下测定。

动脉血pH受血液缓冲对的影响，特别是血液中主要缓冲对$NaHCO_3/H_2CO_3$的影响，根据亨德森-哈塞尔巴尔赫（Henderson-Hasselbalch）方程（H-H方程）为

$$pH=pKa+\log\frac{[HCO_3^-]}{[H_2CO_3]}$$

p*K*a为碳酸解离常数的负对数，在37℃时p*K*a等于6.1。H_2CO_3由CO_2溶解量（dCO_2）决定，而dCO_2=溶解系数（a）×PCO_2。37℃时，a=0.03mmol·L^{-1}·$mmHg^{-1}$。所以上述公式可改写为

$$pH=pKa+\log\frac{[HCO_3^-]}{a\times PCO_2}$$

公式反映了pH、PCO_2和HCO_3^-三个参数之间的相互联系，pH主要取决于$[NaHCO_3]/[H_2CO_3]$比值，即机体酸碱平衡调节的实质就是通过调节血液$NaHCO_3$与H_2CO_3浓度之间的比值来维持血浆pH的恒定。正常情况下，$[NaHCO_3]/[H_2CO_3]$=20:1，pH=7.40。若其中任何一方发生变化导致二者之间的比值发生改变，则血浆pH亦随之发生变化。

【参考区间】

动脉血pH 7.35~7.45，相当于$[H^+]$为35~45nmol/L。

【临床意义】

动脉血pH本身不能区分酸碱平衡紊乱的类型，即不能判定是代谢性的还是呼吸性的酸碱平衡紊乱。

1. 动脉血pH超出参考区间 ①pH<7.35为酸中毒。②pH>7.45为碱中毒。

2. pH在参考区间 ①正常酸碱平衡状态。②有酸碱平衡紊乱，完全代偿。③同时存在强度相等的酸中毒和碱中毒。总之，pH正常并不能排除酸碱平衡紊乱。

二、氧分压

氧分压（partial pressure of oxygen，PO_2）是指物理溶解在血液中的O_2所产生的张力。正常情况下，动脉血液中物理溶解的氧仅占总氧量的0.3%，因而体内氧的需要主要来自Hb结合的氧。肺通气和换气功能障碍可造成血PO_2下降，PO_2是缺氧的敏感指标。如动脉血氧分压（PaO_2）低于55mmHg时，常见于呼吸功能衰竭；低于30mmHg时可危及生命。

【参考区间】

PaO_2 10.64~13.30kPa（80~100mmHg）。

静脉血氧分压(PvO_2)4.65~5.32kPa(35~40mmHg)。

(注:气体压力单位 kPa 与 mmHg 转换:1kPa=7.5mmHg,1mmHg=0.133kPa。)

三、氧饱和度

血液中 HbO_2 的量与 Hb 总量(包括 Hb 和 HbO_2)之比称为血氧饱和度 SO_2)。其表示为

$$SO_2(\%)=\frac{HbO_2}{Hb+HbO_2}\times 100\%$$

血氧饱和度是呼吸循环的重要生理参数,监测动脉血氧饱和度(SaO_2)可以对肺的氧合情况及血红蛋白携氧能力进行估计。

【参考区间】

SaO_2:91.9%~99%。

静脉血氧饱和度(SvO_2)60%~85%。

【临床意义】

SO_2 可反映肺的氧合情况及 Hb 结合氧的能力,降低时表明 Hb 与 O_2 亲和力下降。SO_2 的大小主要取决于 PO_2,从氧解离曲线上可以看出当 PO_2>80mmHg 时,SO_2 的变化并不明显,因此,在反映机体是否缺氧的指标中 PO_2 比 SO_2 更敏感。SO_2 除受到 PO_2 的影响外,还受 CO、2,3-二磷酸甘油酸及 Hb 的质和量等因素的影响。贫血时 SO_2 正常,但携氧量减少机体仍可能存在缺氧;而 CO 中毒时,动脉血 PO_2 可正常,但 SO_2 却是降低的,释放 O_2 减少,组织细胞处在缺氧状态。

四、二氧化碳分压

二氧化碳分压(partial pressure of carbon dioxide,PCO_2)指物理溶解在血液中的 CO_2 所产生的张(压)力。由于 CO_2 的弥散能力较强,因此测量动脉血二氧化碳分压($PaCO_2$)可了解肺泡通气量的情况,通气不足 $PaCO_2$ 升高,通气过度 $PaCO_2$ 降低。所以 PCO_2 或 $PaCO_2$ 是反映呼吸性酸、碱中毒的重要指标。

【参考区间】

$PaCO_2$ 35~45mmHg(4.66~5.99kPa)。

【临床意义】

1. $PaCO_2$<35mmHg　低碳酸血症,提示肺通气过度,存在呼吸性碱中毒或处于代谢性酸中毒的代偿期。

2. $PaCO_2$>45mmHg　高碳酸血症,提示肺通气不足,见于呼吸性酸中毒或代谢性碱中毒的代偿期。新生儿常由于胎儿宫内窘迫或新生儿窒息造成一过性酸血症,脐动脉 $PaCO_2$ 可高达 58mmHg,一般数小时即可恢复,但早产儿恢复较慢。

五、二氧化碳总量

二氧化碳总量(total carbon dioxide,TCO_2)指血浆中各种形式存在的 CO_2 总量。TCO_2 包括 HCO_3^-(占 95%),物理溶解的 CO_2(占 5%),极少量的 H_2CO_3、蛋白氨基甲酸酯、CO_3^{2-} 等。TCO_2 是代谢性酸碱中毒的指标之一,但受体内呼吸及代谢两方面因素的影响。其计算公式为

$$TCO_2=[HCO_3^-]+PCO_2\times 0.03$$

【参考区间】

动脉血 TCO_2 23~28mmol/L。

【临床意义】

TCO_2 增高见于代谢性碱中毒或呼吸性酸中毒;降低见于代谢性酸中毒或呼吸性碱性中毒。

六、实际碳酸氢盐及标准碳酸氢盐

（一）实际碳酸氢盐（actual bicarbonate，AB）

AB 指血浆中 HCO_3^- 的实际浓度。动脉血 AB 虽是代谢性酸、碱中毒的指标，但也受呼吸因素影响而发生继发性改变。

【参考区间】

动脉血 AB 21～28mmol/L。

（二）标准碳酸氢盐（standard bicarbonate，SB）

SB 指在标准条件下即 37℃，血样本经 PCO_2 为 40mmHg，PO_2 为 100mmHg 的混合气体平衡后测得的血浆 HCO_3^- 含量。

【参考区间】

动脉血 SB 21～25mmol/L。

【临床意义】

1. SB 排除了呼吸因素的影响，是反映代谢性酸、碱中毒的可靠指标。SB 升高为代谢性碱中毒；SB 降低为代谢性酸中毒。

2. AB 和 SB 均增高为代谢性碱中毒；AB 和 SB 均降低为代谢性酸中毒；AB>SB 为呼吸性酸中毒；AB<SB 为呼吸性碱中毒。

七、缓冲碱

缓冲碱（buffer base，BB）指全血中具有缓冲作用的阴离子总和，包括 HCO_3^-、Hb、血浆蛋白质，以及少量的有机酸盐和无机磷酸盐等。BB 代表血液中碱储备的所有成分，比仅代表 HCO_3^- 浓度的 AB 和 SB 更能全面地反映机体内中和固定酸的能力。由于 BB 不仅受 Hb、血浆蛋白质的影响，而且还受电解质及呼吸因素的影响，因此，一般认为它不能确切反映代谢性酸碱平衡的状态。BB 有全血缓冲碱（BBb）和血浆缓冲碱（BBp）两种。

【参考区间】

BBb 45～55mmol/L。

BBp 41～43mmol/L。

【临床意义】

BB 增高为代谢性碱中毒或呼吸性酸中毒，BB 降低为代谢性酸中毒或呼吸性碱中毒。

八、碱剩余

碱剩余（base excess，BE）指在标准条件下，即温度 37℃、一个标准大气压、PCO_2 为 40mmHg、Hb 完全氧合时，将 1L 全血的 pH 调整到 7.40 时所需加入的酸量或碱量。当需要加入酸时，BE 为正值，表示碱过量；若需要加入碱时，BE 为负值，表示酸过量。BE 是诊断代谢性酸碱平衡紊乱的客观指标。

【参考区间】

动脉血 BE −3～+3mmol/L。

【临床意义】

BE 正值为代谢性碱中毒；BE 负值为代谢性酸中毒。

九、阴离子间隙

阴离子隙（anion gap，AG）为未测定阴离子（undetermined anion，UA）与未测定阳离子（undetermined cation，UC）之差。未测定阴离子指除经常测定的 Cl^- 和 HCO_3^- 外的其他阴离子，如某些无机酸（硫酸、

磷酸等)、有机酸(乳酸、β羟丁酸、乙酰乙酸等),Cl^-、HCO_3^- 占血浆阴离子总量的85%,称可测定阴离子;未测定阳离子指除 Na^+、K^+ 外的其他阳离子,如 Ca^{2+}、Mg^{2+} 等,Na^+、K^+ 占血浆阳离子的90%,称可测定阳离子。

在临床实际工作中,限于条件,一般阳离子仅测定 Na^+、K^+,阴离子仅测定 Cl^- 和 HCO_3^-,因在血液中阴阳离子的总量相等,故AG(mmol/L)可以血浆中常规测定的阳离子、阴离子的差值算出。公式为

$$Na^++K^++UC=Cl^-+HCO_3^-+UA$$
$$AG=(UA-UC)=Na^+-(Cl^-+HCO_3^-)$$

式中,因$[K^+]$很低,故可忽略不计。

【参考区间】

AG 10~14mmol/L,平均值12mmol/L。

1205

潜在碳酸氢根

【临床意义】

AG增高为代谢性酸中毒,即表明固定酸增加,如肾衰竭、酮症酸中毒和乳酸中毒等,此时称为高AG型代谢性酸中毒。但并非所有的代谢性酸中毒AG值均升高,如肠瘘、胆瘘、肾小管病变等由于 HCO_3^- 丢失而引起代谢性酸中毒,此时 HCO_3^- 减少由 Cl^- 增加代偿,而AG值变化不大,即为高氯型代谢性酸中毒。目前多以AG>16mmol/L作为判断是否有AG增高型代谢性酸中毒的界限。

十、血红蛋白

血红蛋白(Hb)是血中很重要的缓冲物质,测定其含量可用于BE、SB、SO_2 等指标的计算,在血气分析时也是一个很要的参数(表12-1)。血氧分析除测定 PO_2、SO_2 及 P_{50} 外,一般还测定以下与血红蛋白相关的参数:脱氧血红蛋白或还原型血红蛋白(deoxyhemoglobin,HHb)、氧合血红蛋白(oxyhemoglobin,HbO_2)、高铁血红蛋白(methemoglobin,MetHb)和碳氧血红蛋白(carboxyhemoglobin,COHb)。

【参考区间】

表12-1　动脉血各类型血红蛋白参考含量

Hb种类	成年男性	成年女性	新生儿	儿童	备注
Hb/$(g\cdot L^{-1})$	130~175	115~150	180~190	120~140	—
HHb占比		0~5%			占比无年龄、性别差异
MetHb占比		0~6%			
COHb		0~2%			

【临床意义】

1. 在血气分析中测定Hb含量,可用于计算 SO_2 指标,对机体组织细胞的氧合状态进行评价,见氧饱和度临床意义;Hb也是缓冲碱的组成部分,当BB降低时,若AB正常,应考虑是否存在贫血或血浆蛋白质低下。

2. HHb是没有携带氧的血红蛋白,呈紫蓝色,当毛细血管中HHb达到50g/L以上时,皮肤、黏膜呈现青紫色,称为发绀(cyanosis),常见于乏氧性缺氧。

3. HbO_2 临床意义同 SO_2。

4. 当血红蛋白分子中的 Fe^{2+} 因失去一个电子而被氧化为 Fe^{3+} 时,成为MetHb,失去氧合能力。MetHb增高见于药物或化学物接触、NADH-高铁血红蛋白还原酶缺乏。

5. COHb是由一氧化碳与血红蛋白结合而形成。血中COHb的浓度与空气中一氧化碳的浓度成正比。一氧化碳中毒症状取决于血中COHb的浓度,当其浓度大于2%时即可引起神经系统反应;血中COHb浓度也是大气污染或室内空气污染生物材料监测的重要指标。

第四节　酸碱平衡紊乱的分类与判断

在日常生理活动过程中，每天都会有一定量的酸性或碱性物质进入体内，而且无论是在量上还是在时间上都不均衡。尽管如此，正常情况下人体血液 pH 能够恒定地维持在 7.35~7.45，这依赖于人体的一整套酸碱平衡调节机制，即使在疾病状况下，一般也不易发生酸碱平衡紊乱。只有在严重情况下，体内酸性或碱性物质过多或过少，超出机体的调节能力，或者肺和/或肾功能障碍使得调节酸碱平衡的能力降低，可使血浆中 HCO_3^- 与 H_2CO_3 浓度及其比值发生变化、pH 超出正常范围而导致酸碱平衡紊乱（acid-base disturbance）。酸碱平衡紊乱是临床常见的一种症状，很多疾患均有可能出现。

一、酸碱平衡紊乱的分类

根据血液 pH 变化，可将酸碱平衡紊乱分为两大类。pH 降低称为酸中毒，pH 升高称为碱中毒。由于 HCO_3^- 的改变主要是受机体代谢因素变化的影响，所以将原发性血浆 HCO_3^- 水平下降导致的酸中毒，称为代谢性酸中毒（metabolic acidosis），而原发性 HCO_3^- 增多所造成的碱中毒，称为代谢性碱中毒（metabolic alkalosis）。与之对应的是 H_2CO_3 的改变表示机体呼吸性因素的变化，所以将原发性 H_2CO_3 增多引起的酸中毒，称为呼吸性酸中毒（respiratory acidosis）；而原发性 H_2CO_3 减少引起的碱中毒，称为呼吸性碱中毒（respiratory alkalosis）。

在临床实际工作中，患者情况是非常复杂的，同一个患者不但可以发生一种酸碱平衡紊乱，还可以同时发生两种或两种以上的酸碱平衡紊乱。如果仅出现单一的酸碱平衡紊乱，称为单纯性酸碱平衡紊乱；如果两种或两种以上的酸碱平衡紊乱同时存在，称为混合型酸碱平衡紊乱。

（一）单纯性酸碱平衡紊乱

单纯性酸碱平衡紊乱分为代谢性酸中毒、代谢性碱中毒、呼吸性酸中毒和呼吸性碱中毒。其主要生化指标变化的共同特征是 pH 与酸中毒或碱中毒一致，PCO_2 和 [HCO_3^-] 呈同向变化，原发指标改变更明显（表 12-2）。

表 12-2　酸碱平衡紊乱时生化指标的变化

类型	pH	[HCO_3^-]	[H_2CO_3] 或 PCO_2
代谢性酸中毒	↓	↓↓（原发）	↓（代偿）
代谢性碱中毒	↑	↑↑（原发）	↑（代偿）
呼吸性酸中毒	↓	↑（代偿）	↑↑（原发）
呼吸性碱中毒	↑	↓（代偿）	↓↓（原发）

1. **代谢性酸中毒**　原发性 [HCO_3^-] 降低，[HCO_3^-]/[H_2CO_3] 比值降低，血液 pH 下降。

2. **代谢性碱中毒**　原发性 [HCO_3^-] 升高，[HCO_3^-]/[H_2CO_3] 比值升高，血液 pH 升高。

3. **呼吸性酸中毒**　原发性 CO_2 潴留增多，使 H_2CO_3 水平增高，[HCO_3^-]/[H_2CO_3] 比值降低，血液 pH 下降。

4. **呼吸性碱中毒**　原发性 CO_2 排出增多，使 H_2CO_3 水平降低，[HCO_3^-]/[H_2CO_3] 比值增高，血液 pH 升高。

单纯性酸碱平衡紊乱的病因

在单纯性酸碱平衡紊乱的四个类型中，以代谢性酸中毒和呼吸性酸中毒较为常见，相关酸碱平衡指标分析见表 12-3。

无论是单纯型酸中毒或碱中毒都只是使 [HCO_3^-]/[H_2CO_3] 的一方（[HCO_3^-] 或 [H_2CO_3]）发生原发性变化。当酸碱平衡紊乱发生后，机体依赖血液缓冲系统、肺（呼吸性）和肾（代谢性）的继发性调节

表 12-3 单纯性酸碱平衡紊乱的类型及其主要血气分析指标

	代谢性酸中毒		代谢性碱中毒		呼吸性酸中毒		呼吸性碱中毒	
	未代偿	完全代偿	未代偿	完全代偿	未代偿	完全代偿	未代偿	完全代偿
pH	↓	正常	↑	正常	↓	正常	↑	正常
BE	负值降低	负值降低	正值增大	正值增大	正常	正值增大	正常	负值降低
AB	↓	↓	↑	↑	稍↑	↑	稍↓	↓
SB	↓	↓	↑	↑	正常	↑	正常	↓
BB	↓	↓	↑	↑	稍↑	↑	稍↓	↓
TCO_2	↓	↓	↑	↑	稍↑	↑	稍↓	↓
PCO_2	正常	↓	正常	↑↑	↑	↑	↓	↓

作用,使$[HCO_3^-]/[H_2CO_3]$的另一方($[H_2CO_3]$或$[HCO_3^-]$)发生与原发性变化同方向的升高或降低,使$[HCO_3^-]/[H_2CO_3]$比值恢复至正常水平,称为代偿过程。经过代偿,血液 pH 恢复至 7.35~7.45,称为代偿性酸中毒或代偿性碱中毒。这种继发性代偿作用是有限度的,如果病情超出了机体调节的限度,使$[HCO_3^-]/[H_2CO_3]$比值异常,pH 超出正常参考区间,称为失代偿性酸中毒或失代偿性碱中毒(表 12-4)。通常情况下,代偿反应不能使 pH 恢复正常(7.35~7.45)。

酸碱平衡紊乱的代偿机制

表 12-4 酸碱平衡紊乱的代偿变化

类型	$[HCO_3^-]/[H_2CO_3]$比值	HCO_3^- 和 H_2CO_3 浓度
正常型	正常	正常
代偿型	恢复正常	异常
失代偿型	异常	异常

(二)混合性酸碱平衡紊乱

在酸碱平衡紊乱发生时,机体会出现相继的调节作用,而机体对酸碱平衡的调节代偿具有一定的规律性,如继发的代偿性变化一般与原发平衡紊乱同向,有一定的代偿范围和代偿最大限度。如果不符合这些代偿规律,常常提示可能同时存在两种或两种以上单纯性酸碱平衡紊乱,即混合性酸碱平衡紊乱。

1. 相加型二重酸碱平衡紊乱 本类型是指两种性质的酸中毒或碱中毒同时存在,pH 变化明显,PCO_2 和 HCO_3^- 呈反向变化。①代谢性酸中毒合并呼吸性酸中毒。②代谢性碱中毒合并呼吸性碱中毒。

2. 相抵型二重酸碱平衡紊乱 本类型是指某型酸中毒伴有某型碱中毒。①代谢性酸中毒伴呼吸性碱中毒。②呼吸性酸中毒伴代谢性碱中毒。③代谢性酸中毒伴代谢性碱中毒。

3. 三重性酸碱平衡紊乱 在代谢性酸中毒合并代谢性碱中毒的基础上,如果再伴有一种呼吸性酸碱失衡,就是三重性酸碱平衡紊乱。①呼吸性酸中毒合并代谢性酸中毒和代谢性碱中毒,见于严重呼吸功能不全伴有 K^+ 排出过多等。②呼吸性碱中毒合并代谢性酸中毒和代谢性碱中毒,可见于肝衰竭、酮症性酸中毒伴有剧烈呕吐等。

二、酸碱平衡紊乱的判断方法

患者的病史和临床症状能为酸碱平衡紊乱的判断提供重要线索,实验室的血气分析和无机离子测定结果可为酸碱平衡紊乱的判断提供决定性依据。因此,对于酸碱平衡紊乱的判断,应在充分了解病史和临床表现、用药情况、吸氧及肺通气状况等的基础上,根据血气分析结果进行综合分析。

酸碱平衡相关的实验室指标有很多，根据 H-H 方程，酸碱平衡紊乱的判断主要抓住 pH、PCO_2、HCO_3^-(或 BE)三个指标。缺氧及肺通气状况的判断主要依靠 PO_2 及 PCO_2。在判断过程中常要借助一定的方法如图表、公式等。介绍酸碱平衡紊乱判断方法中简要的六步方法。

（一）第一步

根据 H-H 方程评估血气数值的内在一致性。通过血气分析所测 PCO_2 及[HCO_3^-]结果计算血液中 H^+浓度。血液中 H^+浓度计算公式为

$$[H^+]=(PCO_2/[HCO_3^-])\times 24$$

参照 pH 与[H^+]对应估计值(表 12-5)，如果 pH 和[H^+]数值不一致，该血气结果可能是错误的。

表 12-5　pH 与[H^+]对应估计值

pH	估计[H^+]/(mmol·L^{-1})	pH	估计[H^+]/(mmol·L^{-1})
7.00	100	7.35	45
7.05	89	7.40	40
7.10	79	7.45	35
7.15	71	7.50	32
7.20	63	7.55	28
7.25	56	7.60	25
7.30	40	7.65	22

（二）第二步

根据 pH 判断是否存在酸中毒或碱中毒。

1. **pH 异常**　如 pH<7.35 为酸中毒，pH>7.45 为碱中毒。

2. **pH 正常**　需要考虑以下两种情况：①酸碱平衡紊乱发生后机体完全代偿。②可能存在混合型的酸碱平衡紊乱。具体的判断需要结合病史、其他血气分析指标(PCO_2、HCO_3^-、AG 等)及代偿情况进行综合分析。

（三）第三步

判断酸碱平衡紊乱的原发因素。根据 HCO_3^- 与 PCO_2 指标变化方向，并结合病史来判断酸碱平衡紊乱的原发因素是属于代谢性还是呼吸性。

（四）第四步

根据代偿情况判断是否存在混合性酸碱平衡紊乱。机体发生酸碱平衡紊乱后会发生代偿调节，单纯性酸碱平衡紊乱代偿预期值的计算公式见表 12-6。

表 12-6　单纯性酸碱平衡紊乱的代偿预期值

紊乱类型	原发变化	代偿变化	代偿时限	代偿预期值计算公式	代偿极限
代谢性酸中毒	[HCO_3^-]↓	PCO_2↓	12~24h	$PCO_2=\{40+([HCO_3^-]-24)\times1.2\}\pm2$	10mmHg
代谢性碱中毒	[HCO_3^-]↑	PCO_2↑	3~5d	$PCO_2=\{40+([HCO_3^-]-24)\times0.9\}\pm5$	55mmHg
急性呼吸性酸中毒	$PaCO_2$↑	[HCO_3^-]↑	<10min	$[HCO_3^-]=[24+(PCO_2-40)\times0.07]\pm1.5$	30mmol/L
慢性呼吸性酸中毒	$PaCO_2$↑	[HCO_3^-]↑	5~7d	$[HCO_3^-]=[24+(PCO_2-40)\times0.4]\pm2.5$	45mmol/L
急性呼吸性碱中毒	$PaCO_2$↓	[HCO_3^-]↓	<10min	$[HCO_3^-]=[24-(40-PCO_2)\times0.2]\pm2.5$	18mmol/L
慢性呼吸性碱中毒	$PaCO_2$↓	[HCO_3^-]↓	2~3d	$[HCO_3^-]=[24-(40-PCO_2)\times0.5]\pm2.5$	15mmol/L

笔记

根据代偿情况可判断是单纯性还是混合性酸碱平衡紊乱。如果观察到的代偿程度在代偿预期范围内,则为单纯性酸碱平衡紊乱;如果观察到的代偿程度与预期代偿反应不符,很可能存在一种以上的酸碱异常,即存在混合性酸碱平衡紊乱。

（五）第五步

计算阴离子间隙,判断是否存在高AG性代谢性酸中毒或正常AG代谢性酸中毒(高氯性代谢性酸中毒)。阴离子间隙(AG)计算公式为

$$AG=[Na^+]-([Cl^-]+[HCO_3^-])$$

AG平均值为12mmol/L,但低白蛋白血症时AG下降,低于12mmol/L。当AG>16mmol/L时提示存在高AG性代谢性酸中毒;AG>30mmol/L,肯定有高AG性代酸。

（六）第六步

根据潜在碳酸氢根(PB)判断代谢性酸中毒时是否合并代谢性碱中毒。潜在碳酸氢根计算公式为

$$PB=实测[HCO_3^-]+\Delta AG=实测[HCO_3^-]+(实测\ AG-12)$$

式中,ΔAG为AG变化值。

如果PB<22,提示存在代谢性酸中毒;如果PB>26,提示存在代谢性碱中毒;如果22<PB<26,为单纯性酸碱平衡紊乱。

总之,酸碱平衡紊乱诊断一定要结合病史、血气分析、电解质指标及临床资料等进行综合分析。酸碱平衡紊乱的基本判断步骤可简述:①根据pH判断是否有酸碱平衡失调。②从病史中了解酸碱平衡的原发因素,估计是代谢性还是呼吸性因素。③根据[HCO_3^-]和PCO_2的变化方向、幅度(通过计算代偿预期值)判断是否为混合性的酸碱平衡失调。④根据AG是否升高判断是否有代谢性酸中毒存在。⑤根据PB判断是否存在代谢性碱中毒。⑥结合病史、动态观察、综合分析。

本章小结

血液酸碱度的相对恒定有赖于人体有一整套完善的酸碱平衡调节机制,调节体系主要包括血液缓冲体系、肺和肾的调节,体内其他器官也有一定的调节作用。这些作用之间相互协调、相互制约以维持体液pH的相对恒定。如果体内酸性或碱性物质过多,超过机体的调节能力,或者机体对酸碱平衡的调节机制本身发生障碍,均可使体液酸碱度超出正常范围,导致酸碱平衡紊乱。根据血液pH变化,可将酸碱平衡紊乱分为酸中毒和碱中毒,二者分别又分为呼吸性和代谢性酸中毒或碱中毒。

酸碱平衡紊乱发生后,机体依赖各种调节机制,可使[HCO_3^-]/[H_2CO_3]恢复至正常水平,血液pH维持在7.35~7.45,称为代偿性酸中毒或代偿性碱中毒。如果病情超出了机体调节的限度,代偿后pH仍超出正常参考区间,称为失代偿性酸中毒或失代偿性碱中毒。

血气分析和酸碱平衡指标的测定标本通常采用动脉血,标本的采集和处理须避免与空气接触,并尽快送检。酸碱平衡紊乱的判断须结合病史,从病史中了解诱发酸碱平衡紊乱的因素,并结合酸碱平衡指标和血气分析等实验室检查项目进行综合判断。

（周红辉）

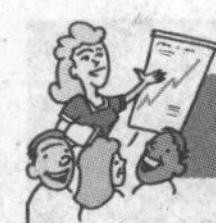

病例讨论

病例 1

某肺心病患者抢救后，实验室检测的血气、电解质指标为 pH 7.34、PCO_2 66mmHg、[HCO_3^-] 38mmol/L、Na^+ 140mmol/L、K^+ 4.0mmol/L、Cl^- 75mmol/L。

请讨论：

试判断该患者属何种酸碱平衡紊乱。写出理由与步骤。

病例 2

某肺心病、呼吸衰竭合并肺性脑病患者，用利尿剂、激素等治疗，血气及电解质检查为 pH 7.43，PCO_2 61mmHg，HCO_3^- 38mmol/L，Na^+ 140mmol/L，Cl^- 74mmol/L，K^+ 3.5mmol/L。

请讨论：

试判断该患者属何种酸碱平衡紊乱。写出理由与步骤。

病例讨论分析

扫一扫，测一测

思考题

1. 什么是酸碱平衡紊乱？单纯性酸碱平衡紊乱包括哪几种？各种血气和酸碱指标变化情况如何？如何判断酸碱平衡紊乱的种类？
2. 血气和酸碱平衡分析标本的采集、处理有何要求？

第三篇　器官组织疾病的检验

第十三章　肝胆疾病的检验

1. 掌握肝疾病的生化改变特点；血清蛋白质测定的临床意义；血清酶的种类、测定方法、原理和临床意义；血清总胆红素和结合胆红素的测定方法、原理和临床意义；血清总胆汁酸的测定方法、原理和临床意义；肝功能试验选择原则。

2. 熟悉肝结构、生物化学功能；胆红素的生成、运输、转化和排泄过程；黄疸的概念、分类、机制和鉴别诊断；胆汁酸肠肝循环的概念和意义。

3. 了解肝细胞损伤时，营养物质的主要代谢变化及生物转化作用的变化。

4. 能正确采集和处理肝功能检验标本；能进行血清胆红素及肝功能损伤酶学指标的检验；能正确选择肝功能试验项目，并根据检验结果判断肝的功能状态；能对感染性标本进行无害化处理或留待复查。

肝是人体最重要的代谢器官之一，几乎参与了体内所有的物质代谢过程，尤其在糖类、脂类、蛋白质等营养物质的代谢转变，以及胆红素、药物等非营养物质的生物转化过程中发挥重要作用。当各种因素造成肝内外胆道阻塞或严重肝损害时，均会导致物质代谢紊乱，引起血液等其他体液中相应生化成分发生改变。因此，合理选择相关生化指标进行检验，对判定肝功能状态，以及肝胆疾病的诊断、鉴别诊断、疗效观察、病情监测及预后判定都具有非常重要的意义。

第一节　概　　述

肝是体内最大的实质性器官，在形态结构和化学组成方面有许多独特之处，这些特点与其复杂的生理功能相适应。

一、肝的组织结构特点

（一）解剖学特点

1. 双重血液供应　肝具有肝动脉和门静脉双重血液供应，其中肝动脉由腹主动脉发出，为肝细胞提供充足的氧气；门静脉将肠壁内的血液回流至肝，为肝组织提供丰富的营养物质。

2. 双重输出通道　肝静脉将肝细胞代谢产物运出肝组织，注入下腔静脉；胆道系统将肝细胞分泌

的胆汁收集、储存，排入肠道。

（二）组织学特点

1. 组织结构特点　肝细胞代谢活跃，与以下特点密切相关：①肝细胞表面有大量的微绒毛，增加了与血窦的接触面，有利于物质的转运。②肝细胞膜具有较高的通透性，有利于细胞内外的物质交换。③肝细胞中有丰富的线粒体，为代谢提供能量保证。④肝细胞有丰富的内质网、核蛋白体和高尔基体，为蛋白质的合成、毒物或药物的转化和排泄提供场所。⑤肝细胞内有众多的酶系，为多种物质代谢提供条件。

2. 肝细胞的再生　肝细胞是体内唯一具有再生能力的实质细胞。这种再生可由已分化的肝细胞增殖而来，也可由小叶内未分化的胆管上皮细胞分裂而成。在中毒性肝损伤或胆道阻塞时，胆管上皮细胞更容易增生，这可能是慢性肝病容易导致肝纤维化或肝硬化的基础。

二、肝胆疾病的生物化学变化

肝的生理功能非常复杂，可以概括为营养物质的代谢、非营养物质的生物转化、胆汁酸分泌和胆色素排泄四个方面。病毒感染、炎症刺激、毒物损伤、胆道结石或肿瘤压迫等，都容易造成肝细胞损伤和/或胆管系统阻塞，进而引起肝功能障碍，造成多种生化代谢的改变。

（一）物质代谢的变化

1. 蛋白质代谢变化

（1）血浆蛋白质含量降低：急性肝损伤时，血浆总蛋白（total protein，TP）浓度变化不大。慢性肝病如肝硬化时血浆清蛋白（albumin，Alb，又称白蛋白）、总蛋白降低，而γ球蛋白升高，出现血浆清蛋白（A）与球蛋白（G）比值（A/G）降低，甚至倒置。此时，血浆胶体渗透压降低，患者容易出现水肿和腹水。其他血浆蛋白质变化表现：α_1-抗胰蛋白酶、前清蛋白等低分子量蛋白水平下降，而与炎症、损伤反应有关的一些急性时相反应蛋白合成会增多。

（2）血氨升高，血尿素降低：晚期肝病患者，尿素合成能力低下，血浆中尿素水平呈低值，氨清除障碍，则造成高血氨症。这是肝性脑病的重要诱因。

（3）血浆氨基酸比例失调：芳香族氨基酸主要在肝代谢。当严重肝损害时，血中氨基酸平衡紊乱，表现为支链/芳香族氨基酸比值下降。

2. 糖代谢变化

（1）丙酮酸含量升高：糖酵解及磷酸戊糖途径相对增强，有氧氧化及三羧酸循环运转失常，使血中丙酮酸含量显著上升。

（2）血糖平衡紊乱：进食后易出现一过性高血糖；空腹时又易出现低血糖，血糖水平波动增大，表现为糖耐量曲线异常。

（3）血清半乳糖浓度增高：半乳糖代谢是肝特有的功能。检验半乳糖清除率可反映肝代谢情况，也可用于测定肝血流量。

3. 脂代谢变化

（1）分解减少，合成增多：肝病时，由于肝内脂肪氧化分解减少、合成增多或磷脂合成障碍，不能有效合成脂蛋白输出，过多的脂肪在肝细胞内沉积而形成脂肪肝。

（2）酮体代谢紊乱：在某些慢性肝损伤时，由于糖代谢障碍而引起脂肪动员增加，血酮体增多，导致酮血症。

（3）血清胆固醇增高：肝功能障碍时，常常会表现出血浆胆固醇酯/胆固醇的比值下降，血浆脂蛋白电泳谱异常，低密度脂蛋白（LDL）增多。

（4）磷脂增高：慢性胆汁淤积者，血浆磷脂明显增高，可出现异常的脂蛋白X（Lp-X）。

肝细胞损伤时糖类、脂类及蛋白质代谢变化的检验指标及临床意义见表13-1。

表 13-1　代谢性指标在肝细胞损伤诊断中的意义

类别	检验指标	临床意义
蛋白质代谢	血清总蛋白	严重肝炎及肝硬化时减少
	免疫球蛋白	慢性活动性肝炎、肝硬化时增高
	A/G 比值	慢性肝病和肝硬化时降低
	前清蛋白	灵敏反映急性肝损伤
	纤维蛋白原	反映有功能的肝细胞数量
	血清(浆)尿素	严重肝功能不全时降低
	血清(浆)氨	急性肝炎、慢性肝炎、重症肝炎、肝硬化时增高
	纤维连接蛋白	肝纤维化时增高
	甲胎蛋白	原发性肝癌时显著升高
	癌胚抗原	转移性肝癌时阳性率高
糖代谢	空腹血糖	肝功能不全时降低
	葡萄糖耐量试验	肝病时糖耐量曲线异常
	血丙酮酸	肝性脑病时增加
	血乳酸	反映肝清除乳酸的能力
脂类代谢	血清总胆固醇	阻塞性黄疸和肝内胆汁淤积时升高,重症肝炎和肝硬化时明显下降
	血清胆固醇酯	慢性肝炎时中度降低
	血清甘油三酯	阻塞性黄疸及脂肪肝时升高 肝实质细胞损伤游离脂肪酸升高
	血磷脂	阻塞性黄疸和胆汁淤积性肝硬化时升高
	载脂蛋白	肝炎时 apoA Ⅰ明显下降,apo E 显著上升

4. 激素代谢变化　肝疾病时,肝细胞对激素的灭活能力降低,某些激素在体内聚积,引起物质代谢紊乱。如醛固酮、抗利尿激素在体内堆积,引起水、钠滞留;雌激素过多可使局部小动脉扩张,出现肝掌、痴蛛痣等表现。

5. 维生素代谢变化

(1) 吸收减少:严重肝病时,胆汁酸的合成与分泌减少,肠道对脂类物质的消化吸收能力减弱,伴随这类物质吸收的脂溶性维生素 A、维生素 D、维生素 E、维生素 K 吸收也减少。

(2) 活化减少:维生素 A、维生素 D、维生素 B_1、维生素 B_{12} 等多种维生素都要经过肝代谢转变后才能发挥作用,肝病变时,这些维生素活化减少,影响其功能发挥。

(二)生物转化作用的变化

肝细胞损伤或者功能降低时,肝的生物转化作用减弱。非营养物质的代谢变化表现:①血氨升高,血尿素降低,严重时出现肝性脑病。②胺类物质代谢减慢,出现一些假神经递质,如β-羟酪胺和苯乙醇胺等。③激素灭活功能降低,血清中雌激素、醛固酮和抗利尿激素等浓度升高。④对外源性物质的清除作用减弱,容易造成蓄积中毒。⑤改变某些药物的代谢方式和作用规律,影响药物疗效。

(三)胆色素代谢及其异常

胆色素是铁卟啉化合物在体内代谢产生的一类有色物质的总称,主要包括胆红素、胆绿素、胆素原和胆素。其中,以胆红素(bilirubin)最为重要,主要来自血红蛋白的分解代谢。

1. 胆红素的正常代谢(图 13-1)

(1) 胆红素的生成:血液中衰老和异常的红细胞由于细胞膜的改变,被肝、脾及骨髓等网状内皮细胞识别并吞噬后释出血红蛋白,血红蛋白进一步分解为珠蛋白和血红素,后者再经氧化、还原等反应逐步形成胆红素(bilirubin)。在网状内皮细胞中生成的胆红素能自由透过细胞膜进入血浆而被运

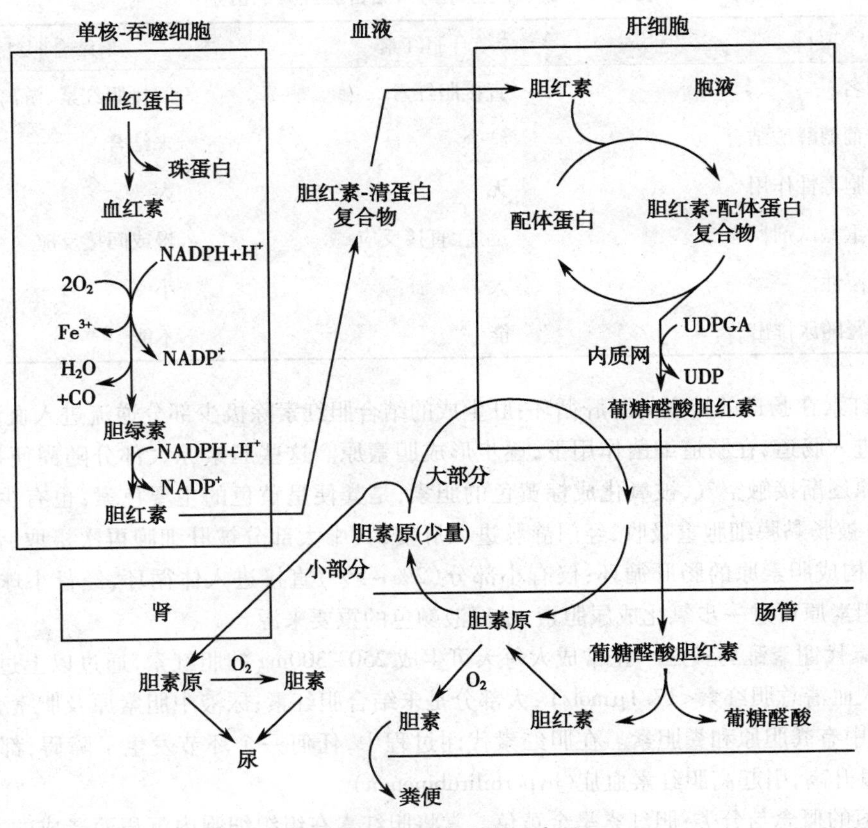

图 13-1　胆红素代谢示意图

输，存在于血浆中的这种胆红素称游离胆红素。因其未与葡糖醛酸等产生化学结合，也称未结合胆红素（unconjugated bilirubin）。此种胆红素不能与偶氮试剂直接起反应，必须加入尿素或乙醇等加速剂破坏分子内部氢键后才能间接发生反应，故又称间接胆红素（indirect bilirubin）。

（2）胆红素的运输：由网状内皮细胞释出进入血浆的游离胆红素是脂溶性的，难溶于水，不能通过肾随尿排出，主要与清蛋白结合成胆红素-清蛋白复合物的形式存在和运输。这种结合增加了胆红素在血浆中的溶解度，便于运输；同时又限制胆红素自由透过各种生物膜，正常情况下使其不致对组织细胞产生毒性作用。

每个清蛋白分子中存在两个可以和胆红素结合的位点。一般情况下，胆红素与清蛋白分子中的第一位点（高亲和力结合部位）结合，分子比为 1∶1。正常人每 100ml 血浆中的清蛋白能与 20～25mg 胆红素结合，而正常人 100ml 血浆中仅含胆红素 0.1～1.0mg。所以正常情况下，血浆中的清蛋白足以结合全部胆红素。当胆红素浓度增加时，则可与第二位点（低亲和力结合部位）结合，但这种结合的紧密度不及前者，很容易被某些有机阴离子如磺胺类、胆汁酸、脂肪酸、水杨酸等置换出来，增加其透入细胞的可能性。因此发生高胆红素血症时，这类药物应慎用。此外，少量胆红素与清蛋白呈共价结合，在血中滞留时间长，称 δ-胆红素，与重氮试剂呈直接反应，可作为判断严重肝病预后的指标。除清蛋白外，α_1 球蛋白也可以与胆红素结合。

（3）胆红素在肝的转变：胆红素-清蛋白复合物随血液流经肝时，其中的胆红素被肝细胞膜上的受体蛋白摄取，再转入肝细胞滑面内质网，与尿苷二磷酸葡糖醛酸（UDPGA）发生结合反应，生成胆红素葡糖醛酸酯，因其与 UDPGA 产生共价结合，所以称为结合胆红素（conjugated bilirubin）。结合胆红素能与偶氮试剂直接反应，又称直接胆红素（direct bilirubin，DBil）。结合胆红素分子量较大（单酯为 769D、双酯为 937D），呈水溶性，不易透过生物膜，对细胞毒性小，但逆流入血的这种胆红素可由肾随尿排出，这是与未结合胆红素的重要区别之一。检验学上将上述两种胆红素合称为总胆红素（total bilirubin，TBil）。总胆红素常作为黄疸判定的重要的检验指标。结合胆红素与未结合胆红素的区别见表 13-2。

表 13-2　结合胆红素与未结合胆红素的区别

项目	结合胆红素	未结合胆红素
别名	直接胆红素	间接胆红素、游离胆红素
与葡糖醛酸结合	结合	未结合
细胞毒性作用	无	大
与重氮试剂反应	迅速、直接反应	慢或间接反应
水溶性	大	小
经肾随尿排出	能	不能

（4）胆红素在肠道的转变与肠肝循环：肝生成的结合胆红素除极少部分逆流进入血液，绝大部分随胆汁分泌进入肠道，在肠道细菌作用下，逐步形成胆素原。这些胆素原大部分随粪便排出，在排出过程中胆素原逐渐接触空气，被氧化成棕黄色的胆素，是粪便呈黄色的主要色素；也有少量的胆素原（10%~20%）被肠黏膜细胞重吸收，经门静脉进入肝窦，其中大部分被肝细胞再次摄取后又随胆汁排入肠道，从而构成胆素原的肠肝循环；仅有小部分（2%~5%）直接进入体循环，经肾小球滤过随尿排出。尿中的胆素原可进一步氧化成尿胆素，是尿液颜色的重要来源。

2. 胆红素代谢紊乱与黄疸　正常成人每天可生成250~300mg的胆红素，通过以上过程不断被清除。正常成人血清总胆红素<17.1μmol/L，大部分是未结合胆红素；尿液中胆素原及胆素含量很少，无胆红素；粪便中有粪胆原和粪胆素。在胆红素代谢过程中，任何一个环节发生了障碍，都将引起血液中胆红素含量升高，引起高胆红素血症（hyperbilirubinemia）。

（1）黄疸的概念与分类：胆红素呈金黄色。常将胆红素在组织细胞内沉积而造成的黄染现象，称为黄疸（jaundice）。

根据黄染的程度和血清胆红素升高幅度，可以将黄疸分为隐性黄疸和显性黄疸。一般而言，血清总胆红素在17.1~34.2μmol/L时，肉眼观察不出巩膜、皮肤黄染现象，称为隐性黄疸；当血清中总胆红素浓度>34.2μmol/L时，可出现肉眼可见的黄染现象，称为显性黄疸。

临床上，根据血清胆红素升高的原因将黄疸分为溶血性（肝前性）黄疸、肝细胞性（肝性）黄疸和阻塞性（肝后性）黄疸。三种类型黄疸的实验室检验特点见表13-3。

表 13-3　溶血性黄疸、肝细胞性黄疸和阻塞性黄疸的实验室特点

类型	正常	溶血性黄疸	肝细胞性黄疸	阻塞性黄疸
血清总胆红素	3.4~17.1μmol/L	明显增加	中度增加	明显增加
血清未结合胆红素	<13.7μmol/L	明显增加	增加	不变或微增
血清结合胆红素	0~3.4μmol/L	正常或微增	增加	明显增加
尿胆红素	–	–	+	++
尿胆素原	+	++	不一定	减少或消失
尿胆素	+	++	不一定	减少或消失
粪便颜色	棕黄色	加深	变浅	变浅或陶土色

（2）黄疸的成因与机制

1）胆红素生成过多：由于各种原因（如蚕豆病、疟疾等）使红细胞大量破坏，未结合胆红素释放过多，超过了肝细胞的处理能力，大量未结合胆红素在血中积聚。

2）肝细胞处理胆红素能力下降：由于肝细胞损伤，一方面肝处理未结合胆红素的能力下降，使血中未结合胆红素增加；另一方面，病变区压迫毛细胆管（或肝内毛细胆管堵塞），使生成的结合胆红素

随胆汁排出减少，而反流入血增多，故血中结合胆红素也增加，尿中出现胆红素。

3）胆红素排泄障碍：由于胆管阻塞（如肿瘤压迫、胆结石或胆道蛔虫）等原因造成胆管梗阻，胆汁淤积，使上端胆管内压力不断升高，甚至毛细胆管破裂，胆汁反流入体循环，结合胆红素逆流入血，造成血中结合胆红素升高。

新生儿黄疸一般属生理性的。50%～60%新生儿出生后第1周血浆胆红素会出现升高，但大多不超过86μmol/L。其原因：①新生儿生理性溶血，胆红素生成过多。②肝细胞内UDP-葡糖醛酸基转移酶生成不足（要在出生后10个月左右才渐趋完善），而且母乳中的孕二醇对葡糖醛酸基转移酶又有抑制作用。③新生儿肝细胞内缺乏Y蛋白，从血液中摄取胆红素的能力较成人差。对于严重的新生儿高胆红素血症，大量胆红素可通过血脑屏障，与脑基底核的脂类结合，影响神经组织功能，甚至造成永久损害，称为胆红素脑病（又称核黄疸）。

黄疸的病因及分类

（四）胆汁酸代谢及其异常

胆汁酸（bile acid）是由胆固醇在肝细胞内转变生成的一类胆烷酸的总称。胆汁酸的合成、分泌、转化和肠肝循环，均与肝、胆、肠等紧密相关。这些器官的病变必然影响胆汁酸代谢。检验血清胆汁酸对于这些器官疾病的诊断具有重要的临床意义。

1. 胆汁酸的正常代谢

（1）胆汁的分泌与排泄：正常人的肝每天分泌金黄色、澄清透明的肝胆汁500～1 000ml。肝胆汁进入胆囊后被浓缩成300～700ml的胆囊胆汁，最终排入肠道。胆汁酸（bile acid）是胆汁的重要成分，多以钠盐和钾盐形式存在，也称胆汁酸盐，在肠道中能促进脂类的消化吸收。

（2）胆汁酸的生成与分类：胆汁酸是胆固醇代谢的主要终产物，分为初级胆汁酸和次级胆汁酸。胆酸（cholic acid，CA）和鹅脱氧胆酸（chenodeoxycholic acid，CDCA），称为初级游离胆汁酸。这些胆汁酸的羧基可以与甘氨酸、牛磺酸结合形成初级结合胆汁酸，后者通过胆管随胆汁排入肠道。当到达回肠和结肠上段时，受肠菌酶的作用水解，分别生成脱氧胆酸（deoxycholic acid）和石胆酸（lithocholic acid），称为次级游离胆汁酸，可经肠道重吸收回到肝，再分别与甘氨酸、牛磺酸结合为次级结合胆汁酸，之后与初级结合胆汁酸一起再次排入肠道（图13-2）。

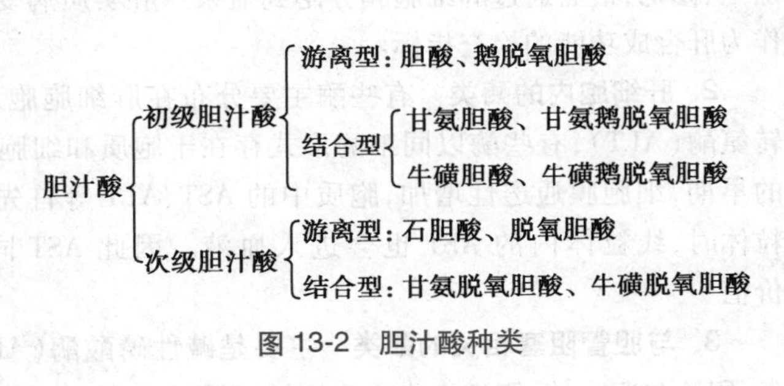

图13-2 胆汁酸种类

（3）胆汁酸的肠肝循环：排入肠道的各种胆汁酸，在发挥作用以后，绝大部分（95%左右）被肠黏膜细胞主动或被动重吸收，经门静脉重新回到肝，肝细胞将游离胆汁酸再转变为结合胆汁酸，与新合成的结合胆汁酸一起，再次被排入肠道，这一过程称为胆汁酸的肠肝循环（图13-3）。

（4）胆汁酸的生理功能：促进脂类的消化、吸收，抑制胆固醇从胆汁中析出，抑制肝胆结石的生成。

2. 胆汁酸代谢障碍

（1）胆汁酸合成缺陷：先天性特发性新生儿肝炎因缺乏胆汁酸合成酶，导致胆汁酸合成障碍。

（2）肝胆疾病代谢异常：各种胆汁淤积时，由于胆汁酸反流和门脉分流，患者可出现总胆汁酸升高，血清CA/CDCA比值增加；肝实质细胞病变（如肝炎、肝硬化），患者CA合成显著减少，CA/CDCA比值降低，甚至倒置。

胆汁酸代谢与高脂蛋白血症

（3）胆汁酸向肠道排出障碍：胆囊、胆总管延迟排空或阻塞可减少胆汁酸排出。这种由肝外胆道阻塞引起的胆汁潴留，可导致胆汁从肝细胞反流入血液，使血清总胆汁酸明显升高。

（4）胆汁酸肠肝循环紊乱：胆汁酸主动重吸收的部位在回肠末端，因此回肠切除、肠分流术（如造瘘）、结肠炎症等患者都会产生胆汁酸肠肝循环受阻，出现不同程度的水性腹泻并伴脂肪泻。

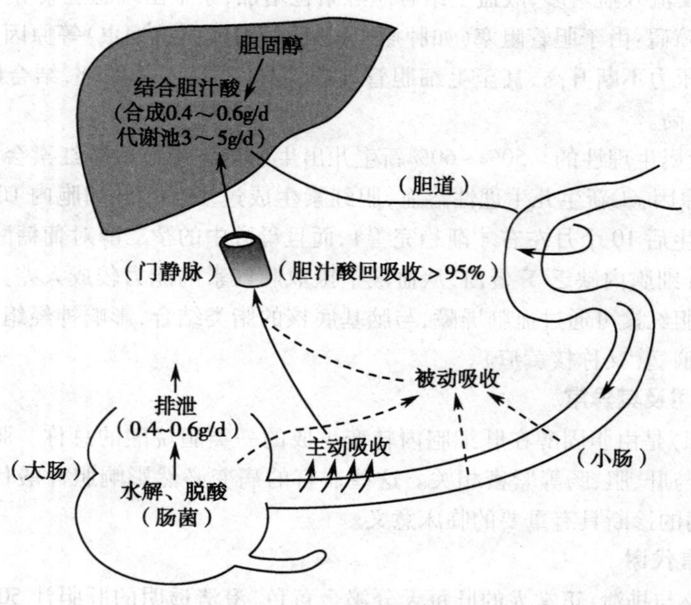

图 13-3 胆汁酸代谢示意图

（五）血浆酶类代谢的异常

1. **肝合成的血浆特异酶类** 如胆碱酯酶、铜蓝蛋白、凝血因子等，在核蛋白体中合成，在高尔基体加工、修饰，最后通过肝细胞膜分泌到血浆。肝实质病变时，这类酶合成减少，血中水平下降，因此常作为肝合成功能的检查指标。

2. **肝细胞内的酶类** 有些酶主要分布在肝细胞胞质内，细胞器中含量少，且不稳定，如丙氨酸转氨酶（ALT）；有些酶以同工酶形式存在于胞质和细胞器，如天冬氨酸转氨酶（AST）。肝细胞损伤的早期，细胞膜通透性增加，胞质中的 AST、ALT 等首先进入血液；随着损伤进一步加重，当累及线粒体时，线粒体内的 AST 也会进入血液。因此 AST 同工酶的测定对判断肝细胞损伤程度很有价值。

3. **与胆管阻塞相关的酶类** 主要是碱性磷酸酶（ALP）和 γ-谷氨酰转肽酶（GGT）。胆汁淤积患者，胆汁与胆小管、胆道上皮细胞接触时间延长，细胞溶解增多，细胞碎片进入血中释放出 ALP、GGT，使其活性增加。

4. **肝纤维化相关的酶类** 肝硬化时，纤维化现象非常活跃，单胺氧化酶（monoamine oxidase，MAO）活性明显升高。同时由于胆汁淤积，可出现 ALP、GGT 升高。

肝病时常见的血清酶学变化见表 13-4。

表 13-4 常见肝病时的血清酶学变化

肝病类型/酶类	ALP	ALT	GGT	5′-NT	AST	MAO
急性肝炎	↑	↑↑	↑	↑	↑↑	—
慢性肝细胞疾病	N，↑	↑	N，↑	N，↑	↑	N，↑
酒精性肝炎	N，↑	↑	↑↑↑	↑	↑	—
胆汁淤积	↑	↑	↑	↑	↑	—
肝硬化	N，↑	N，↑	N，↑	N，↑	N，↑	↑
肝肿瘤	↑	↑	↑	↑	↑	—

笔记

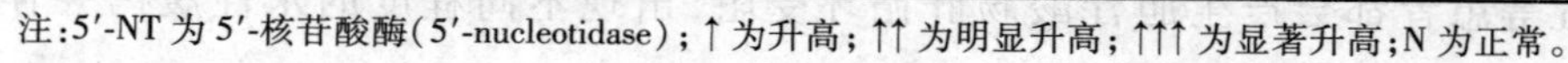
注：5′-NT 为 5′-核苷酸酶（5′-nucleotidase）；↑ 为升高；↑↑ 为明显升高；↑↑↑ 为显著升高；N 为正常。

第二节　肝功能试验

患者，女，54岁，近1个月来食欲差、无力、常有低热，自己口服消炎药未见好转，到医院就诊。查体：T 37.5℃，P 90次/min，皮肤、巩膜无明显黄染，肝区叩击痛阳性，肝、脾未触及，浅表淋巴结未触及肿大，双下肢轻微水肿。实验室检查：ALT 68U/L，GGT 89U/L，ALP 204U/L，Alb 33.4g/L，TP 61.6g/L，TBil 20μmol/L，DBil 10.4μmol/L，其他均正常。尿常规、粪便常规检查正常。血常规：白细胞（WBC）计数 15×10^9/L，中性粒细胞百分比（N%）0.65，淋巴细胞百分比（L%）0.35。超声检查：未见异常。

请思考：

1. 此患者可能的诊断是什么？
2. 诊断依据有哪些？

肝功能试验是临床生化检验中重要的内容之一，围绕肝的生理功能，从物质代谢、生物转化、胆色素排泄、胆汁酸分泌和血清酶学等方面进行肝功能的检验与评价，是临床检验工作者日常工作的重要部分。

一、血清（浆）蛋白质测定

血清（浆）蛋白质大部分由肝合成，当肝发生病变时，其种类及含量会发生改变。由于肝具有很强的代偿能力，病变早期这些改变可能不明显，但随着病情的进展，这些改变会越来越显著，并且其变化程度与肝病的严重性相关。

（一）血清总蛋白、清蛋白及A/G比值测定

清蛋白（Alb或A）是血浆中的主要蛋白质，合成清蛋白是肝的重要功能之一；同时测定血清中的总蛋白（TP）和清蛋白含量，计算球蛋白（globulin，G）量和A/G比值，是判定肝功能的重要指标。测定方法详见第八章。

【参考区间】

TP 65~85g/L，A 40~55g/L，G 20~40g/L，A/G比值（1.2~2.4）/1。

【临床意义】

严重肝病时，肝合成蛋白质能力降低，清蛋白含量减少；而免疫系统、单核巨噬细胞合成球蛋白增多，导致A/G比值降低；严重时会出现A/G比值小于1，称为A/G比值倒置，表示肝功能受损严重。

（二）纤维蛋白原测定

纤维蛋白原测定方法原理及优缺点

纤维蛋白原（fibrinogen，Fib）是血中含量最多的凝血因子，由肝细胞合成后释放到血液中，有凝血的作用，也是纤溶酶的底物。纤维蛋白原测定方法种类很多，目前大部分在凝血仪器上完成测试。

【原理】

纤维蛋白原与凝血酶作用，最终形成纤维蛋白。以国际标准品为参比血浆制作标准曲线，用凝血酶测定血浆凝固时间，所得凝固时间与血浆纤维蛋白原浓度成负相关，从而得到纤维蛋白原的含量。

【参考区间】

Fib 2~4g/L。

【临床意义】

1. 增高　轻型肝炎、胆囊炎时，纤维蛋白原增加。纤维蛋白原也是一种急性时相反应蛋白，在急性时相反应时其含量也会非特异性增加。

2. 降低

（1）严重肝病：如肝硬化、暴发性肝衰竭、急性重型肝炎、中毒性肝炎、慢性肝病晚期肝合成纤维蛋白原减少，如伴有凝血酶原（凝血因子Ⅱ）及凝血因子Ⅶ缺乏，往往是病情严重的先兆。

（2）其他：先天性纤维蛋白原缺乏症是一种极为罕见的遗传性疾病；胎盘早期剥离、分娩时，羊水进入血管形成血栓，引起弥散性血管内凝血（DIC）等。

（三）甲胎蛋白测定

甲胎蛋白（AFP）是原发性肝细胞癌常用的筛查和诊断指标，有多种测定方法，如酶联免疫吸附试验（ELISA）、化学发光免疫测定、电化学发光免疫测定、时间分辨荧光免疫分析法、RIA、免疫金渗滤法及液相芯片技术等。

【原理】

采用双抗体夹心法模式。在微孔板上包被抗 AFP 单克隆抗体，在包被孔中分别加入标准品、阳性、阴性对照和血清标本；反应后加入酶结合物（HRP-抗 AFP 单克隆抗体）使特异性地形成固相抗 AFP 抗体-AFP-酶标抗 AFP 抗体复合物；洗去未结合在固相上的反应物；加入底物显色剂；测定光密度（OD）值；显色程度在一定范围内与 AFP 含量成正比。

【参考区间】

AFP≤20.0μg/L（ELISA）。

【临床意义】

1. **用于原发性肝细胞癌的诊断**　早期无症状体征的原发性肝癌患者，血清 AFP 浓度持续上升。

2. 急性活动性肝炎、慢性活动性肝炎、肝硬化或其他肝病患者，血清 AFP 浓度可升高，但一般在 500μg/L 以内；若血清 AFP 持续上升超过 500μg/L，提示病变恶性程度高。

（四）运铁蛋白测定

运铁蛋白（Tf）是一种能结合 Fe^{3+} 的糖蛋白，主要由肝细胞和吞噬细胞合成，每分子 Tf 可结合两分子三价铁。正常情况下有 1/3 的 Tf 与血清铁结合，转移至需要铁的组织中将铁释放，而 Tf 可再与铁结合。测定方法有免疫比浊法、酶免疫法、放射免疫法和免疫扩散法。

血清运铁蛋白、铁蛋白及总铁结合力

【原理】

免疫比浊法：利用抗人 Tf 血清与待检验的 Tf 结合形成抗原抗体复合物，其光吸收和散射浊度增加，与标准曲线比较，可计算出 Tf 含量。

【参考区间】

免疫比浊法：Tf 28.6~51.9μmol/L（220~400mg/dl）。

【临床意义】

1. **升高**　见于缺铁性贫血、遗传性血色素沉积症等。

2. **降低**　见于再生障碍性贫血、炎症、肿瘤、营养不良及慢性肝疾病等。

二、血清酶活性测定

肝细胞损伤时，一方面肝合成的血清特异酶如胆碱酯酶、卵磷脂胆固醇酯酰基转移酶等减少；另一方面肝细胞损伤也会引起细胞内酶的释出，使血清非特异酶如 ALT、AST、ALP、GGT 等增多。

（一）丙氨酸转氨酶测定

丙氨酸转氨酶（alanine aminotransferase，ALT）又称谷丙转氨酶（GPT），主要存在于肝，其次为肾、心肌、骨骼肌等多种器官组织细胞中，以细胞质中最多，只有少量在线粒体内，肝细胞内浓度高于血清 1 000~3 000 倍。由于 ALT 主要存在于细胞质的可溶部分，释放容易，故血清 ALT 升高可出现于肝细胞损伤的早期，是反映肝细胞损害最敏感的指标。其测定方法有赖氏法、连续监测法等。目前临床上常用的是连续监测法。

【原理】

采用酶偶联反应。其反应式为

$$\text{L-丙氨酸}+\alpha\text{-酮戊二酸}\xrightarrow{\text{ALT}}\text{L-谷氨酸}+\text{丙酮酸}$$

$$\text{丙酮酸}+\text{NADH}+\text{H}^+\xrightarrow{\text{LDH}}\text{L-乳酸}+\text{NAD}^+$$

笔记

1. **直接监测法**　可在 340nm 处连续监测到 NADH 的消耗量（NADH 下降速率），从而计算出血清 ALT 活性浓度。

2. **双试剂法** 由于血清中游离的α-酮酸可消耗NADH，使测定结果偏高，因此目前测定ALT推荐使用“双试剂”。即先使血清与缺少α-酮戊二酸底物的试剂Ⅰ混合，37℃保温5min，将标本中所含的α-酮酸消耗完，然后再加入含有外源底物（α-酮戊二酸）的试剂Ⅱ，启动ALT催化反应，在波长340nm处连续监测NADH吸光度下降速率（$-\Delta A/\min$），计算ALT的活性。

【方法学评价】

1. ALT和LDH催化的反应特异性很强，因此，双试剂法有较好的特异性。

2. 双试剂法测定中存在着两个负反应。①血清中存在的α-酮酸（如丙酮酸）能消耗NADH。②血清中谷氨酸脱氢酶（GLDH）增高时，在有氨存在的条件下，亦能消耗NADH。上述负反应消耗NADH，340nm处吸光度下降值增加，使测定结果偏高。NH_4^+也干扰此反应，但除严重肝病时血清谷氨酸脱氢酶活性和血氨升高外，一般血清中NH_4^+的含量甚微，干扰不大。

双试剂法能有效地消除内源性α-酮酸的干扰，测定准确性高，是ALT测定的首选方法。

3. 磷酸吡哆醛作为ALT的辅基，是转氨酶发挥催化活性的必要物质，但目前多数常规试剂中不含磷酸吡哆醛。一般而言，含磷酸吡哆醛试剂的测定结果偏高。

4. 血清标本不宜反复冻融保存，以免影响酶的活性。血清置4℃冰箱1周，酶活性无显著变化；如需更长时间贮存，可存于-70℃。草酸盐、肝素、枸橼酸盐虽不抑制酶活性，但可引起反应液轻度浑浊，故不宜使用。红细胞内ALT含量为血清中3~5倍，故应避免标本溶血。

【参考区间】

成年男性ALT 9~50U/L，成年女性ALT 7~40U/L（试剂中不含磷酸吡哆醛）。

成年男性ALT 9~60U/L，成年女性ALT 7~45U/L（试剂中含磷酸吡哆醛）。

【临床意义】

ALT在肝细胞中含量较多且主要存在于肝细胞胞质中，肝受损时，此酶可较早释放入血，致血中该酶活性升高。经测算，只要有1%肝细胞坏死，就使血清ALT增高1倍，因此ALT活性测定多用于肝疾病。

1. **肝细胞损伤的灵敏指标** 各种肝疾病都能引起ALT轻至中度升高，因此，中等程度以下（<300U/L）的ALT升高无特异性。若ALT急剧升高（>1 000U/L），提示存在肝细胞大量坏死。其最常见的疾病有急性病毒性肝炎、毒物或药物性肝损伤、急性缺血性肝病等。此外，重症自身免疫性肝炎和肝豆状核变性也能导致转氨酶急剧升高，但同时伴有自身免疫性抗体升高或铜代谢异常。重症肝炎或亚暴发性肝衰竭时，再度上升的ALT在症状恶化的同时，酶活性反而降低，表明肝细胞坏死后再生不良，预后不佳。因此，监测ALT可以观察病情的发展、判断预后。

2. **慢性活动性肝炎** 肝炎恢复期，ALT恢复正常；但如果在100U/L左右波动或再度上升，为慢性活动性肝炎。肝硬化、肝癌时，ALT轻度或中度增高，提示可能并发肝细胞坏死，预后不良。

3. **其他原因引起的肝损害** 如心功能不全时，肝淤血导致肝小叶中央带细胞的萎缩或坏死，可使ALT明显升高；某些化学药物如异烟肼、苯巴比妥、氯丙嗪、四氯化碳、砷剂等可不同程度损害肝细胞，使ALT活性升高。

4. ALT活性降低见于磷酸吡哆醛（维生素B_6的辅酶形式）缺乏。

（二）天冬氨酸转氨酶测定

天冬氨酸转氨酶（aspartate aminotransferase，AST）又称谷草转氨酶（GOT），广泛存在于机体多种器官组织细胞中，以心肌含量最多，其次是肝、骨骼肌和肾等。其中肝细胞中AST 70%存在于线粒体，称为线粒体型同工酶（ASTm）；30%存在于胞质，称为胞质型同工酶（ASTc）。临床常用的检验方法也是连续监测法。

【原理】

连续监测法中酶偶联反应式为

$$\text{L-天冬氨酸}+\alpha\text{-酮戊二酸}\xrightarrow{AST}\text{L-谷氨酸}+\text{草酰乙酸}$$

$$\text{草酰乙酸}+NADH+H^+\xrightarrow{MDH}\text{L-苹果酸}+NAD^+$$

血清与底物溶液混匀，酶促反应立即开始，在波长340nm，比色皿光径1.0cm，37℃经90s延滞期

后，连续监测 NADH 被氧化生成 NAD^+ 的吸光度下降速率（$-\Delta A/min$），其下降速率与 AST 活性成正比。根据线性反应期吸光度下降速率计算 AST 活性。

【方法学评价】

1. AST 和苹果酸脱氢酶（MDH）催化的反应特异性很强，因此，连续监测法有较好的特异性。

2. 连续监测法测定 AST 产生的误差可来自两个方面。①内源性干扰：主要来自血清中的谷氨酸脱氢酶（GLDH），能催化 α-酮戊二酸和 NH_3 生成谷氨酸，同时使 NADH 氧化为 NAD^+，可使测定结果假性升高。②外源性干扰：来自试剂中污染的 AST 和 GLDH。消除外源性干扰最有效的方法是使用高质量的试剂。工具酶中所夹杂的 GLDH 和 AST 应小于 LDH 或 MDH 催化活性的 0.005%，且试剂中不能含铵。

3. 磷酸吡哆醛对 AST 影响及样本保存同 ALT 测定。

【参考区间】

成年男性 AST 15~40U/L，成年女性 AST 13~35U/L（试剂中不含磷酸吡哆醛）。

成年男性 AST 15~45U/L，成年女性 AST 13~40U/L（试剂中含磷酸吡哆醛）。

【临床意义】

1. 血清 AST　主要用于肝疾病诊断。急性肝损伤时，血清 AST 升高，但不如 ALT 升高明显；慢性肝炎、肝硬化、肝癌等，血清 AST 升高明显，可超过 ALT，有时可达 1 200U；中毒性肝炎可更高，如 ASTm 明显升高，表示肝损伤严重。

2. AST/ALT　比值常用于急慢性肝疾病的鉴别诊断。轻型肝炎时，AST/ALT 比值下降；重型肝炎、肝硬化和肝癌时，AST/ALT 比值上升。

3. AST　心肌分布较多，过去曾用于急性心肌梗死的实验诊断，由于其本身的局限性及更佳心肌损伤标志物（如心肌肌钙蛋白）的出现，目前已基本上不再使用。

Deritis 比值

临床常同时检验血清 AST 和 ALT，并计算 AST/ALT，即 Deritis 比值，正常人约为 1.15。急性肝炎时肝细胞受损但未累及线粒体时，血清 ALT 升高幅度大于 AST，其比值<1；慢性肝炎、肝硬化时其比值>1.0 甚至>2.0；肝癌时其比值多>3.0。因此，Deritis 比值可用于判断肝疾病的病程、严重程度及病情预后。

（三）碱性磷酸酶测定

碱性磷酸酶（alkaline phosphatase，ALP）广泛分布于人体各组织和体液中，以肝、骨骼、肾、小肠等最多。正常成人血清 ALP 主要来自肝和骨骼，生长期儿童血清 ALP 多来自成骨细胞和生长中的骨软骨细胞，少量来自肝。当肝受损或功能障碍时经淋巴道和肝窦进入血液，若同时伴有毛细胆管阻塞，胆汁反流入血可引起血清 ALP 明显升高。

ALP 测定方法有化学法与连续监测法。常用的化学法有鲍氏法、金氏法和皮氏法。本节介绍目前应用较多的连续监测法。

【原理】

以磷酸对硝基酚（4-NPP）为底物，2-氨基-2-甲基-1，3-丙醇（AMP）或二乙醇胺（DEA）为磷酸基的受体；在碱性环境下，ALP 催化底物水解产生游离的对硝基酚（4-NP）；后者在碱性溶液中以对硝基苯氧离子形式存在，呈黄色，在 405nm 波长处有较强吸收，而 NPP 无色；监测 405nm 处吸光度升高速率（$\Delta A/min$）可计算 ALP 的活性。反应式为

$$\text{4-NPP+AMP} \xrightarrow{\text{ALP}} \text{对硝苯氧离子+AMP-磷酸盐}$$

【方法学评价】

1. 血清标本应新鲜，分离血清后应尽快进行分析，各种条件下贮存可能会造成 ALP 活性改变。

25℃测定时，ALP 活性约增高 1%，若冷冻保存，标本复溶后 ALP 活性升高可达 30%。血清稀释度对 ALP 活性测定有影响。血清与肝素抗凝血浆测定结果一致，但 EDTA、柠檬酸盐、草酸盐等因能络合 Mg^{2+} 而抑制 ALP 活性，故使用此类抗凝剂的血浆有能用于 ALP 的测定。

2. 线性范围可达 500U/L，批内 *CV* 2.06%~2.36%，批间 *CV* 2.74%。

【参考区间】

男性 ALP：1~<12 岁<500U/L，12~<15 岁<750U/L，15~<17 岁<450U/L，>17 岁 51~125U/L。

女性 ALP：1~<12 岁<500U/L，12~<15 岁<350U/L，15~<17 岁<52~215U/L，>17 岁 43~130U/L。

【临床意义】

ALP 可作为肝胆疾病和骨骼疾病的临床辅助诊断指标，尤其是黄疸的鉴别诊断。

1. **ALP 增多**　①生理性增多：妊娠期与儿童生长发育期。②肝胆疾病：急性或慢性黄疸型肝炎时，血清 ALP 活性可轻中度增高。肝硬化、胆石症、肿瘤等引起的胆汁淤积时，ALP 明显升高。

2. **血清 ALP 和转氨酶活性有利于黄疸的鉴别诊断**　肝细胞性黄疸，血清转氨酶活性很高，ALP 稍高或者正常；阻塞性黄疸，血清转氨酶轻度增高，ALP 明显升高；溶血性黄疸时，ALP 正常。

3. **骨骼疾病**　如纤维性骨炎、佝偻病、骨软化病、骨转移癌和骨折修复愈合期等，由于骨损伤或疾病使成骨细胞所含高浓度的 ALP 释放入血，引起血清 ALP 升高。

4. **ALP 减少**　比较少见，主要见于呆小症、成骨不全症、磷酸酶过少症、维生素 C 缺乏症等。

（四）γ-谷氨酰转肽酶测定

人体器官组织中，γ-谷氨酰转肽酶（gamma glutamyltransferase，GGT 或 γ-GT）按含量依次为肾、前列腺、胰、肝、盲肠和脑。在肾、胰腺和肝中，此酶含量之比约为 25∶2∶1。血清中的 GGT 主要来自肝、胆。肾中 GGT 含量虽最高，但肾疾病时，血中该酶活性升高不明显，可能是肾病变时，GGT 经尿排出。

GGT 测定方法有连续监测法和化学法。以往国内实验室多使用化学法中的重氮试剂法，由于影响因素较多，现已较少用。目前临床多采用连续监测法。

【原理】

以水溶性较好的 L-γ-谷氨酰-3-羧基-对硝基苯胺为底物，双甘肽为 γ-谷氨酰基的受体；在 GGT 催化下，生成 L-γ-谷氨酰双甘肽，同时释放出黄色的 5-氨基-2-硝基-苯甲酸；在 405~410nm 处其吸光度升高速率（ΔA/min）与 GGT 活性成正比，以此可测定出血清 GGT 活性浓度。反应式：

$$\text{L-γ-谷氨酰-3-羧基-对硝基苯胺+双甘肽} \xrightarrow{\text{GGT}} \text{5-氨基 2-硝基-苯甲酸+L-γ-谷氨酰双甘肽}$$

【方法学评价】

1. 连续监测法测定 GGT 有两种底物，即 L-γ-谷氨酰-3-羧基-对硝基苯胺和 L-γ-谷氨酰-4-硝基苯胺。L-γ-谷氨酰-3-羧基-对硝基苯胺溶解度高，浓度可采用 6mmol/L，相当于 K_m 值（0.65mmol/L）的 9.23 倍，测定的准确度达 95%。而 L-γ-谷氨酰-4-硝基苯胺溶解度低，只能达到 4mmol/L，相当于 K_m 值（0.98mmol/L）的 4.1 倍，很难达到饱和底物浓度，不能显示 GGT 的最大活性（<80%）。因此，国内外均推荐使用 L-γ-谷氨酰-3-羧基-对硝基苯胺为底物。

2. 本法线性范围上限可达 460U/L。红细胞中几乎无 GGT，因此溶血对测定结果影响不大。血清 GGT 相对稳定，4℃至少可稳定 1 个月，−20℃下至少 1 年。

【参考区间】

男性 GGT 10~60U/L。

女性 GGT 7~45U/L。

【临床意义】

1. **GGT 主要用于诊断肝胆疾病**　原发性肝癌血清 GGT 活性显著升高；胆石症、阻塞性黄疸时，胆汁淤积可诱导 GGT 的合成，胆汁可使 GGT 从膜结合部位溶解释出，这是各种肝胆疾病血中 GGT 升高的主要原因。急性肝炎、慢性肝炎活动期、肝硬化、脂肪肝等肝实质性病变时血清 GGT 一般也会轻度升高。

2. 嗜酒或长期接受某些药物如安替比林、苯巴比妥、苯妥英钠等，血中 GGT 活性常升高。

（五）单胺氧化酶测定

单胺氧化酶（monoamine oxidase，MAO）是一组催化多种单胺类化合物氧化脱氨的酶，广泛分布于

肝、肾、胃、小肠和脑等，底物特异性不高，可催化多种胺类化合物氧化脱氨。电泳法可将其分为3种亚型，其中血清MAO-Ⅰ活性升高常见于器官纤维化，特别是肝硬化和肢端肥大症；血清MAO-Ⅱ活性升高常见于大面积肝坏死。MAO测定方法有谷氨酸脱氢酶偶联速率法、醛苯腙法、过氧化物酶偶联比色法、荧光法和生物发光法等。本节主要介绍临床应用较多的谷氨酸脱氢酶偶联速率法。

【原理】

谷氨酸脱氢酶偶联速率法测定MAO的反应式为

$$C_6H_5-CH_2-NH_2(\text{苄胺})+O_2+H_2O \xrightarrow{MAO、pH\ 9} C_6H_5CHO+H_2O_2+NH_3$$

$$NH_3+\alpha\text{-酮戊二酸}+NADH+H^+ \xrightarrow{GLDH(\text{谷氨酸脱氢酶})} \text{谷氨酸}+NAD^+$$

在340nm波长下监测NADH吸光度的下降速率（$-\Delta A/min$）与MAO活性成正比。

【参考区间】

MAO 12~40U/L。

【临床意义】

血清MAO活性与机体结缔组织增生有关，测定血清MAO活性常用于观察肝纤维化的程度。肝硬化时，肝纤维化现象十分活跃，MAO活性明显升高。急性肝病时由于肝细胞坏死少，肝纤维化现象不明显，MAO活性正常或轻度升高。暴发性肝衰竭时由于肝细胞线粒体破坏，其中MAO进入血液，使血中MAO活性明显升高。

（六）血清5′-核苷酸酶测定

5′-核苷酸酶（5′-nucleotidase，5′-NT）是一种核苷酸水解酶，广泛存在于人体组织。血清5′NT测定有化学比色法、速率法、酶比色法等。目前酶比色法较常用。

1305

血清5′-NT测定原理反应式

【原理】

血清5′-NT催化次黄苷酸的水解反应生成次黄苷，次黄苷在嘌呤核苷酸磷酸化酶作用下分解为次黄嘌呤，后者在次黄嘌呤氧化酶作用下被氧化，产生过氧化氢，利用Trinder反应，可通过比色法测定。

【参考区间】

成人血清5′-NT<10U/L。

【临床意义】

血清5′-NT增高主要见于肝胆系统疾病，如阻塞性黄疸，原发及继发性肝癌等。血清5′-NT通常与ALP相平行，但和骨骼系统疾病无关。

（七）血清α-L-岩藻糖苷酶测定

α-L-岩藻糖苷酶（α-L-fucosidase，AFU）是催化α-L-岩藻糖苷键水解的酶，广泛存在于人体各组织细胞的溶酶体和体液中。血清AFU测定有荧光法、比色法、速率法等，前二者难以自动化使用。本节介绍目前使用较多的速率法。

【原理】

血清AFU催化2-氯-对硝基酚-L-岩藻糖苷的水解反应，生成2-氯-对硝基酚，后者在405nm左右有较强的吸收峰，通过检验其生成速率，可测定血清AFU活性。

【参考区间】

AFU<40U/L。

【临床意义】

原发性肝癌多见血清AFU明显升高，慢性肝炎和肝硬化也可见升高。血清AFU随妊娠周数的增加而增加，在分娩或终止妊娠后，迅速下降。

（八）血清胆碱酯酶测定

胆碱酯酶（choline esterase，ChE）是一类催化酰基胆碱或胆碱酯水解反应的酶。在人体中有两种：一种为乙酰胆碱酯酶，又称真胆碱酯酶或胆碱酯酶Ⅰ，分布于红细胞、肺、脾、神经末梢、大脑灰质等细胞或组织；另一种为酰基胆碱酯酶，又称伪胆碱酯酶、丁酰胆碱酯酶或胆碱酯酶Ⅱ，分布于肝、胰、心脏、脑白质和血清等组织或体液。两种ChE有一定底物特异性差异，临床上测定的是后者。目前血清ChE测定主要采用速率法。

血清胆碱酯酶测定原理反应式

【原理】

血清 ChE 催化丁酰硫代胆碱水解，产生丁酸与硫代胆碱，后者与黄色的铁氰化钾反应，使铁氰化钾还原为无色的亚铁氰化钾，通过检验 405nm 处的吸光度下降速率测定 ChE 活性。

【方法学评价】

硫代胆碱的指示反应目前较多用铁氰化钾还原反应。血清 ChE 相对稳定，4℃下可稳定数周，由 20℃以下时可稳定数年。

【参考区间】

成人血清 ChE 5 000～12 000U/L。

【临床意义】

血清 ChE 测定主要用于肝功能评价，也用于农药中毒诊断及手术用肌肉松弛药响应预测等。血清 ChE 是肝合成功能的灵敏指标，各种慢性肝疾病时多见血清 ChE 降低。有机磷等农药中毒时血清 ChE 明显降低。血清 ChE 活性过低者（遗传等因素）在手术时，慎用琥珀酰胆碱等肌松药。

三、血清胆红素测定

目前临床检验常用的血清胆红素测定方法有胆红素氧化酶法、重氮盐改良 J-G 法、钒酸盐氧化法等。本节重点学习常用的胆红素氧化酶法和重氮盐改良 J-G 法。

（一）胆红素氧化酶法

【原理】

在不同 pH 条件下，胆红素氧化酶（bilirubin oxidase，BOD）催化不同组分的胆红素氧化生成胆绿素，胆绿素与氧进行非酶促反应转变为淡紫色化合物，胆红素的最大吸收峰在 460nm。随着胆红素被氧化，吸光度下降程度与胆红素浓度成正比。在 pH 8.0 时，结合胆红素和未结合胆红素均被氧化，用于测定总胆红素（TBil）；在 pH 4.5 时，BOD 仅能氧化结合胆红素和大部分δ胆红素，而未结合胆红素不被氧化，测定仅是结合胆红素（DBil）的含量。其反应式为

$$\text{胆红素} + 1/2O_2 \xrightarrow{\text{胆红素氧化酶}} \text{胆绿素} + H_2O$$

$$\text{胆绿素} + O_2 \longrightarrow \text{淡紫色化合物}$$

在波长 460nm，吸光度的下降值（$-\Delta A$）与血清中胆红素浓度成正比。

【方法学评价】

1. 酶法测定时，对标本和试剂的耗量少，重复性好，特异性高，不仅适合手工操作，也适合自动生化分析仪测定。对于总胆红素测定有更宽的线性范围（0～513μmol/L）。高低浓度标本的精密度批内、批间 *CV* 变化不大，回收率在 93%～102%，说明 BOD 法测定总胆红素准确度、精密度比改良 J-G 法好。

2. 脂血使测定结果升高，溶血时结果偏低。

3. 测定结合胆红素时，本法线性范围至少可达 320μmol/L，批内 *CV* 2.5%～2.8%。抗干扰能力强，如果 Hb<1.5g/L 不产生干扰。但在黄疸和肝素抗凝血浆中会出现浑浊。

（二）重氮盐改良 J-G 法

【原理】

在 pH 6.5 的酸性条件下，血清中结合胆红素可直接与重氮试剂反应，产生偶氮胆红素。非结合胆红素需在加速剂咖啡因-苯甲酸钠-醋酸钠作用下，破坏其分子内氢键后才能与重氮试剂反应，产生偶氮胆红素。本法中所生成的偶氮胆红素呈红色，最大吸收波长为 530nm，但颜色不稳定，最后需加入碱性酒石酸钠，使红色偶氮胆红素转变成呈色更加稳定的蓝绿色偶氮胆红素（$\lambda_{max}=600nm$），其颜色深浅与胆红素浓度成正比，在 600nm 波长比色测定。

【方法学评价】

1. 重氮试剂由等百分比浓度的亚硝酸钠和对氨基苯磺酸组成，试剂分开保存，使用前按 1∶40 的体积混合，也可使用甲醇作为加速剂。

2. 胆红素应避光、干燥条件下保存，配制胆红素标准品时，应将胆红素溶入氯仿中，在 20℃、

453nm、光径为1.0cm条件下检验，其摩尔吸光系数应在61 000±1 500范围内。这是保证胆红素测定准确的重要因素。

钒酸盐氧化法测定血清胆红素原理

3. 本法为推荐的常规方法，线性范围较宽，浓度在342μmol/L以下有较好的精密度和准确度。高浓度时精密度和准确度降低，建议浓度过高时可减少血样用量，或者用0.154mmol/L的NaCl溶液稀释后重新测定。本法有好的灵敏度，抗干扰能力较好。血红蛋白低于1.0g/L无干扰。试剂中添加的防腐剂叠氮钠，会破坏重氮盐而明显干扰偶氮胆红素的生成。标本要避光、冰箱保存可稳定3d，−70℃暗处保存可稳定3个月。

【参考区间】

成人血清总胆红素3.4~17.1μmol/L；成人血清结合胆红素0~3.4μmol/L。

【临床意义】

胆红素是临床上判定黄疸的重要依据，也是肝功能的重要指标。

1. **血清总胆红素测定的意义**　①黄疸及黄疸程度的鉴别：溶血性、肝细胞性及阻塞性黄疸时可引起血清胆红素升高；TB 34.2~171μmol/L为轻度黄疸；TB 171~342μmol/L为中度黄疸；TB>342μmol/L为重度黄疸。②肝细胞损害程度和预后的判断：血清胆红素明显升高反映有严重的肝细胞损害，但某些疾病如胆汁淤积型肝炎时，尽管肝细胞受损较轻，血清胆红素可升高。③新生儿溶血：血清胆红素有助于了解疾病严重程度。④再生障碍性贫血及多数继发性贫血（主要见于癌症或慢性肾炎），血清胆红素来源减少，主要表现为未结合胆红素减少，但如果长期用药导致肝损伤，总胆红素也可增高。

2. **血清结合胆红素测定的意义**　结合胆红素与总胆红素的比值（DBil/TBil）可用于鉴别黄疸类型。比值<0.2，见于溶血性黄疸；比值0.4~0.6，主要见于肝细胞性黄疸；比值>0.6，主要见于阻塞性黄疸。

四、血清总胆汁酸测定

血清总胆汁酸测定酶循环法示意图

血清总胆汁酸（total bile acid，TBA）测定的常用方法有酶法、酶免疫分析法、RIA和高效液相色谱法。酶法又分为酶比色法、酶循环法和酶荧光法。其中酶比色法可用于手工操作，亦可用于自动分析，应用较广。近年发展起来的酶循环法灵敏度高、特异性好，是目前临床推荐的血清总胆汁酸的检验方法。

【原理】

胆汁酸（3α-羟类固醇）是一类具有3α-羟基的类固醇衍生物，被3α-羟类固醇脱氢酶（3α-HSD）及氧化型β-硫代烟酰胺嘌呤二核苷酸（Thio-NAD⁺，硫代氧化型辅酶Ⅰ）特异性地氧化，生成3-酮类固醇及还原型β-硫代烟酰胺嘌呤二核苷酸（Thio-NADH），而生成的3-酮类固醇在3α-HSD作用下再被还原（NADH供氢）成胆汁酸及NAD⁺。因此，血清中微量的胆汁酸在多次酶循环过程中被放大，同时可使生成的Thio-NADH扩增。在405nm测定Thio-NADH吸光度的变化值，可得血清中胆汁酸的含量。

血清总胆汁酸酶比色法测定原理

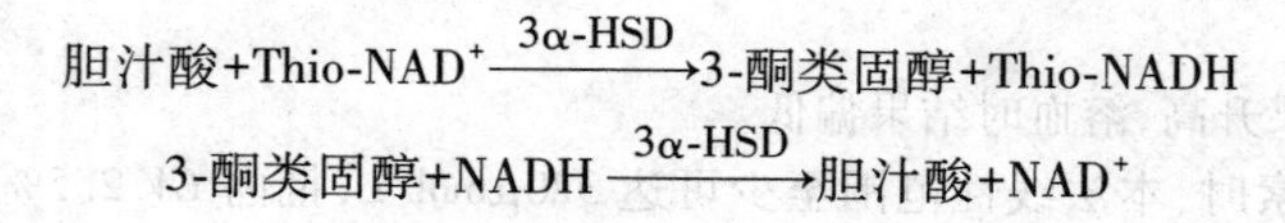

$$\text{胆汁酸}+\text{Thio-NAD}^+ \xrightarrow{3\alpha\text{-HSD}} \text{3-酮类固醇}+\text{Thio-NADH}$$

$$\text{3-酮类固醇}+\text{NADH} \xrightarrow{3\alpha\text{-HSD}} \text{胆汁酸}+\text{NAD}^+$$

【方法学评价】

酶循环法测定血清TBA是一种通过脱氢酶-辅酶体系来循环底物的方法，因此要求这种酶对硫代NAD⁺和NADH都应有高度的亲和力，反应体系的pH和缓冲液应允许正反应和逆反应都能进行，硫代NAD⁺和NADH浓度比例合适，这样使循环速率相当快（约100次/min），以增加Thio-NADH的量，提高反应灵敏度，本方法干扰因素较少。另外，标准品的制备非常重要，常采用甘氨酸溶入小牛血清中制成冻干品作为标准品。

【参考区间】

血清TBA 0~6.71μmol/L，>10μmol/L为增高。

【临床意义】

血清TBA测定是一种特异性强并相对简单的肝功能试验，对肝病的诊断有十分重要的价值，是目前公认的最敏感的肝功能试验之一。

1. **急、慢性肝炎**　急性肝炎时血清TBA显著升高，可达正常人水平的10~100倍，甚至更高。急

性肝炎初愈患者血清 TBA 由最初的高值几乎与 ALT、AST 在同一时间降至正常水平，若持续不降或反而上升者则有发展为慢性的可能。空腹总胆汁酸（F-TBA）和餐后 2h 总胆汁酸（P-TBA）测定对慢性肝炎的分型、监测、疗效判定及预后有重要意义。

2. 肝硬化　血清 TBA 在肝硬化的不同阶段均增高，增高幅度一般高于慢性活动性肝炎，有时胆红素、转氨酶及碱性磷酸酶等转为正常，而血清 TBA 仍维持在较高水平，即使在肝硬化晚期亦如此。

3. 胆汁淤积　血清 TBA 测定对胆汁淤积的诊断有较高的特异性和灵敏度。肝外胆管阻塞及肝内胆汁淤积包括急性肝炎、初期胆管性肝硬化、新生儿胆汁淤积、妊娠性胆汁淤积等均可引起血清 TBA 升高。在胆管阻塞的初期，胆汁分泌减少，使血清 TBA 显著增高，且在阻塞的不同阶段几乎保持不变。肝外阻塞经引流缓解后，血清 TBA 迅速下降，而其他指标则缓慢恢复。

4. 乙醇性肝病　血清 TBA 可增高，当乙醇性肝病（包括肝硬化）发生严重肝损伤时，血清 TBA 明显增高，而轻、中度损伤增高不明显。据报道，血清 TBA 测定对乙醇性肝病肝细胞损伤诊断的可信度和灵敏度优于各种酶学检查和半乳糖耐量试验等指标，甚至建议将血清 TBA 加上 β-氨基己糖苷酶作为乙醇性肝病的诊断指标。也有报道指出，餐后 1h 血清 TBA 测定对乙醇性肝病更有诊断意义。

五、血氨测定

氨是氨基酸和胺类分解的产物。正常情况下，氨在肝内经鸟氨酸循环转变成尿素，由肾排除。严重肝疾病时，尿素生成障碍，氨不能从血液循环中清除，引起血氨升高。血氨的测定可分为直接法和间接法。间接法是先从全血中分离出氨，再进行测定，主要包括微量扩散法、离子交换法。直接法不需从全血中分离出氨即可直接测定，主要有酶法和氨电极法。目前应用最多的是谷氨酸脱氢酶直接测定法。

【原理】

血浆中的氨在足量的 α-酮戊二酸和 NADPH 存在时，经谷氨酸脱氢酶作用生成谷氨酸，并消耗 NADPH，在 340nm 波长时 NADPH 吸光度的下降速率（$-\Delta A/\mathrm{min}$）与血氨浓度成正比。与同样处理的标准管比较，即可计算出血氨含量。

【方法学评价】

1. 优点　特异性好，分析时间短；线性范围大，在 0～150μmol/L 线性良好；精密度好，批内 *CV* 3.9%，批间 *CV* 4.5%；回收率高，为 97.9%～102.7%。具有快速、简便、血浆用量少，可自动化分析，是较理想的血氨测定方法。

2. 临床结果分析时应注意　外部因素如抽烟、环境、血液标本放置时间、测定用器材等的氨污染，是造成测定结果假性升高的主要原因。有文献报道，采血前 1h 抽一支雪茄，将使空腹静脉血氨浓度增高 100～200μg/L，血氨检验标本采集前一天的午夜后应禁止吸烟。

3. 抗凝剂对检验结果的影响。

【参考区间】

血氨 18～72μmol/L。

【临床意义】

血氨测定在诊断和治疗肝性脑病中有重要的作用。高血氨有神经毒性，容易引起肝性脑病（又称肝昏迷）。成人血氨测定主要用于肝性脑病的监测和处理。此外，血氨测定可用于儿童瑞氏综合征的诊断。该综合征有严重的低血糖，大块肝坏死，急性肝衰竭，并伴有肝脂肪变性。在肝酶谱升高前，即见血氨升高。对诊断某些先天性代谢紊乱，如鸟氨酸循环的氨基酸代谢缺陷（高血氨）也有一定价值。

瑞氏综合征

瑞氏综合征（Reye syndrome）主要见于儿童，是儿童患急性感染如流感、水痘等 1～2 周后表现出来的一系列症状，如剧烈呕吐、狂燥不安等，是一种严重的药物不良反应，死亡率高。以服用水杨酸类药物（如阿司匹林）为重要病因，病理基础为广泛的线粒体受损。瑞氏综合征可影响身体的所有器官，对肝和大脑的危害最大。如果治疗不及时，会很快导致肝肾衰竭、脑损伤，甚至死亡。

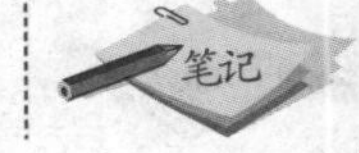

第三节 肝功能试验的选择与评价

肝是人体的重要器官,体内几乎所有的物质代谢都与肝有关,因此当肝有病变时常会导致许多物质的代谢紊乱。临床实验室将许多与肝代谢有关的实验组合成“肝功能系列”(又称肝功能试验),实施对肝疾病的诊断或疗效观察。由于肝的结构和功能复杂,导致肝疾病的原因又很多。到目前为止,虽然组成肝功能的实验多达数百种,但还没有一个肝功能组合能够对肝疾病作出特异性诊断。现就目前临床实验室常见的肝功能试验、与肝疾病有关的免疫学及分子生物学实验等内容做一简单介绍,其目的是阐明这些检验项目之间的相互关系,通过对这些项目的综合分析全面了解肝功能状况,作出正确诊断。

一、肝功能试验的组合原则

(一)肝功能试验项目选择的原则

理想的肝功能试验是当肝有疾病时,所选择的项目对肝疾病的诊断特异性强、灵敏度高;当肝无疾病时,所选择的项目可以排除肝疾病。但到目前为止,临床实验室尚未找到完全符合上述标准的肝功能试验。目前肝功能试验是有针对性地选择能够反映肝某个方面状况的指标,将各个指标合理组合后进行综合分析。

1. **转氨酶类** 应用最多的是血清 ALT 和 AST,用来反映肝细胞损伤的状况。

2. **蛋白质类** 应用最多的是血清总蛋白(TP)、清蛋白(A)、球蛋白(G)和 A/G 比值,用来反映肝的合成功能。

3. **总胆红素** 用来反映肝的排泄功能。

4. **总胆汁酸** 用来反映肝的分泌功能。

5. **GGT 和 ALP** 有助于辅助诊断肿瘤及胆道的通畅状况。

为了排除或确定肝损伤是否由于病毒所致,许多实验室也将肝炎病毒的实验列入肝功能检查范畴。

(二)肝功能试验的分类

1. **反映肝细胞实质病变的检查项目** 主要有总胆红素、结合胆红素和未结合胆红素;ALT、AST、醛缩酶、异柠檬酸脱氢酶、甘露醇脱氢酶等肝细胞内酶;腺苷酸环化酶、钠钾泵等维持肝细胞膜功能的酶。目前临床应用最多的是 ALT、AST、总胆红素、结合胆红素和未结合胆红素。

2. **反映肝细胞合成功能的检查项目** 包括前清蛋白、清蛋白、A/G 比值、胆碱酯酶、凝血酶原、纤维蛋白原等项目。肝功能异常时,血清中上述指标下降,提示肝功能有较严重的损伤,常在慢性迁延性肝疾病、肝硬化、肝恶变等中出现。目前临床应用最多的是清蛋白、A/G 比值、胆碱酯酶、凝血酶原、纤维蛋白原等。

3. **反映肝内外胆道阻塞的检查项目** 主要有总胆红素、结合胆红素、未结合胆红素、ALP、GGT、胆汁酸、5′-核苷酶、铜蓝蛋白、透明质酸等,在肝内、外胆道阻塞性病变时,血浆中这类物质含量升高。目前临床应用最多的是总胆红素、结合胆红素、未结合胆红素、ALP、GGT、胆汁酸等。

4. **反映肝纤维化病变的检查项目** 主要有 MAO、Ⅲ型前胶原肽(PⅢP)、脯氨酸羟化酶等。

5. **其他** 如血氨、尿三胆等反映肝细胞复合功能。血清 AFP、ALP、GGT、AFU、铜和铁的测定对原发性肝癌有辅助诊断价值。

二、肝功能试验应用评价

由于肝自身代谢和病变的特点,储备、代偿和再生能力很强,临床症状常常被掩盖,但可以通过血清胆汁酸及酶类测定,检验出肝早期的损伤。此外,肝功能试验与病理组织学或形态学的改变并不一定成正比,肝功能的检验结果正常或轻微改变时不一定说明肝病变很轻。反之,肝功能试验结果明显升高时,肝病理形态学改变不一定严重,也可能正常。随着肝功能试验项目的增多,方法学的改变,大大地提高试验的准确性、灵敏性和特异性。通过多项试验的联合检验,从不同角度对肝功能进行验

证、综合分析和判断。

三、肝功能综合测定

目前，临床实验室用于肝胆疾病检查的项目很多，除以上介绍的生化检验项目外，还有免疫学、病原微生物学，以及分子生物学等许多项目，这些项目虽然检验原理不同，但临床意义基本一样，主要针对肝炎病毒的检验。在我国，由于乙型肝炎病毒疫苗的使用，乙型肝炎或病毒携带者发病率已有所降低。了解这些项目的方法、原理、不同特点及临床意义对全面正确地分析肝功能状况有非常重要意义。临床最常见的检验项目：

（一）基因诊断

主要技术是聚合酶链反应（PCR），其方法是直接测定标本中病毒基因组片段的拷贝数，确定病毒载量，判定病毒复制状态和机体感染程度。该方法的主要特点是特异性强，灵敏度高。常见的检验项目：甲型肝炎病毒、乙型肝炎病毒和丙型肝炎病毒等。

（二）免疫学指标

利用抗原抗体反应在定性水平上检验标本中的肝炎病毒或与肝炎病毒有关的抗体，主要有甲型至庚型肝炎病毒抗体等检验。检验技术主要是 ELISA 定性试验，某些实验室可以通过化学发光或电化学发光等技术进行定量分析。

1. 乙肝五项 指乙型肝炎病毒（HBV）的五个检验指标，亦称“两对半”，分别为乙型肝炎表面抗原（HBsAg）、乙型肝炎表面抗体（HBsAb）、乙型肝炎 e 抗原（HBeAg）、乙型肝炎 e 抗体（HBeAb）和乙型肝炎核心抗体（HBcAb）。HBsAg 是病毒外壳蛋白的一种，HbsAg 阳性说明有乙肝病毒存在，表明体内已经感染了乙肝病毒；抗-HBs 阳性表明机体对病毒产生了免疫力，无论是被动感染还是主动接种疫苗。HBeAg 是病毒颗粒内部与复制相关的酶类产生的抗原，HBeAg 阳性是病毒复制的标志，表明人体内病毒复制活跃，HBeAg 阳性的患者传染性强；抗-HBe 阳性标志着乙肝病毒的复制已经从活跃转为相对静止，血液中病毒量减少，传染性也相对降低；抗-HBc 是乙肝病毒感染后最早出现的一种抗体，抗-HBc 强阳性提示病毒正在复制，传染性较强。乙肝五项检验的临床意义见表 13-5。

表 13-5 乙肝标志物临床常见模式

序号	HBsAg	抗-HBs	HBeAg	抗-HBe	抗-HBc	说明
1	+	−	+	−	+	急性乙肝，慢性活动期，传染性强
2	+	−	−	+	+	恢复期，弱传染性
3	−	−	−	+	+	恢复期，弱传染性
4	+	−	−	−	+	急肝或慢性 HBsAg 携带者
5	−	−	−	−	+	急性窗口期或既往感染
6	−	+	−	+	+	康复期
7	−	+	−	−	+	既往感染，仍有免疫力
8	−	+	−	−	−	康复期，主动或被动免疫后
9	−	−	−	−	−	未感染过 HBV
10	+	−	+	−	−	潜伏期或急性乙肝早期

临床上常将 HBsAg、HBeAg 和抗-HBc 为阳性，其他两项为阴性时称其为“大三阳”；将 HBsAg、抗-HBe 和抗-HBc 呈阳性，其他两项呈阴性时称其为“小三阳”。HBsAg 阳性，其他为阴性，肝功能全部正常时一般称其为乙肝病毒携带者。

2. 抗-HBcIgM 除乙肝五项外，某些实验室还开展乙肝六项检验，增加了一项抗-HBcIgM（也可单项检验）。其临床意义：①可作为乙肝病毒早期感染的指标，机体感染乙肝病毒后产生两种核心抗体，首先是 IgM 为主的免疫球蛋白，随后出现的是 IgG 型。抗-HBcIgM 出现最早，甚至可以出现在 HBsAg

阳性以前，因此，抗-HBcIgM 成为早期诊断的一项指标。②当 HBsAg 阳性，且临床肝功损害明显，但抗-HBcIgM 为阴性时，考虑是 D 型肝炎病毒的感染。③乙肝病毒感染后的 2~3 月后抗-HBcIgM 滴度下降，预后良好，如 3 个月后迟迟不降，提示转为慢性肝炎。④抗-HBcIgM 的检验有助于区分近期或既往感染。

免疫学和 PCR 检验对肝功能诊断有重要参考价值。病毒抗原或抗体阳性或 DNA 拷贝数高的患者，肝功能异常者较多，且随年龄增长，感染期延长，发生率更高。有资料证实，HBV 感染者 35%发展为慢性活动性肝炎，其中 65%演变为肝硬化，80%原发性肝细胞癌的发生与 HBV 感染有关。

需要注意的是肝功能破坏，特别是转氨酶一过性升高时并非都是乙肝病毒所致，因为肝功能异常的原因有很多，除了病毒性肝炎、慢性非病毒性肝炎（如脂肪肝、肝硬化、肝癌）外，其他如感冒、饮酒过量、过度疲劳、某些药物因素及生理变化（如妊娠反应等），都可以导致异常。因此，必须将肝胆疾病的多项实验室检查结果进行综合分析才能得出正确结果。

本章小结

肝是人体最重要的代谢器官之一，在机体的物质代谢、分泌和排泄、生物转化等过程中发挥重要作用。

临床上用于肝胆疾病检验的生化指标很多，用于反映肝细胞合成代谢功能的指标主要是血清前清蛋白、清蛋白、A/G 比值、CHE 等，它们都是由肝合成。当肝合成功能降低时，血清中上述指标改变的程度与肝的损害程度相关。胆红素的相关检验主要用于黄疸的诊断及分型的鉴别诊断，可反映肝的排泄功能。测定血清 TBA 是反映肝实质损伤的一个敏感指标。

临床上用于肝胆疾病的血清酶学检查：①反映肝细胞损害为主的酶主要有 ALT、AST 等。②反映肝内外胆道阻塞的酶主要有 ALP、GGT 等。③反映肝纤维化病变的酶主要有 MAO 等。④反映肝癌的酶有 AFP、AFU、GGT 等。

（孙革新）

病例讨论

患者，女，35 岁，近 2 个多月来食欲差、无力，因腹痛、发热 3d 就诊。查体：T 39℃，P 110 次/min，皮肤、巩膜明显黄染，肝区叩击痛阳性，肝大肋下 1cm，皮肤瘙痒，浅表淋巴结未触及肿大，双下肢无水肿。血常规：WBC 21×10^9/L，N% 0.70，L% 0.21，其余正常。尿常规检查：尿液颜色变深，胆红素强阳性，其他均正常。大便呈灰白色，其他便常规检查均正常。实验室检查：血清 TBil 389.8μmol/L，DBil 308.6μmol/L，IBil 81.2μmol/L，ALT 562U/L，AST 287U/L，ALP 567U/L，GGT 176U/L，TBA 22μmol/L。血脂检查：血清 TC 14.6mmol/L，TG 4.3mmol/L。超声检查：肝大，胆囊萎缩，胰腺、脾和肾未见异常。

病例讨论分析

请讨论：

1. 根据患者情况，最可能的临床诊断是什么？
2. 请写出临床诊断依据。

扫一扫，测一测

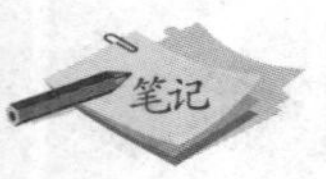

思考题

1. 试比较 ALT、AST、ALP、GGT、CHE 在诊断肝胆疾病的应用价值。

2. 诊断慢性肝疾病的实验室检查指标有哪些？

3. 根据所学知识设计一个适用于常规检查的肝功能组合项目，要求能综合反映肝实质细胞损伤、肝合成功能、胆管阻塞、黄疸 4 个方面问题，且反映每个方面的指标不超过 2 项，总的检验指标不超过 8 项，并简述各指标选择的依据。

笔记

第十四章 肾功能及早期肾损伤检验

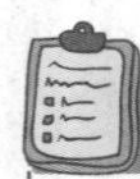

学习目标

1. 掌握血清肌酐、尿素、尿酸的常用测定方法、原理及主要临床意义；早期肾损伤的主要检验指标及临床意义。
2. 熟悉肾小球滤过功能常用试验的测定原理及临床意义；肾小管重吸收功能常用试验的测定原理及临床意义；肾功能的评价方法；常见肾疾病的概念及其实验室检验指标的临床应用。
3. 了解肾的基本结构和功能；尿蛋白电泳的临床意义；尿液常规检验对肾功能异常及泌尿系疾病诊断的意义。
4. 能进行血清肌酐、尿素及尿酸测定的手工、仪器操作；会计算肌酐清除率。
5. 具有独立进行血清肌酐、尿素及尿酸测定的能力。

肾是机体重要的排泄器官，也是重要的内分泌器官。肾可以通过排泄代谢废物，调节水、电解质和酸碱平衡来维持机体内环境的相对稳定。肾疾病可造成机体的代谢紊乱，导致血液和尿液成分的改变。因此，血、尿中某些生化指标的检验对肾功能评价及肾疾病诊断、治疗和病情监测有重要价值。

第一节 概 述

肾单位是肾的基本结构与功能单位，主要功能是泌尿，包括肾小球滤过、肾小管重吸收和排泌。肾丰富的神经支配和具有内分泌功能的肾小球旁器对维持和调节肾功能十分重要。掌握肾的结构和生理功能是了解肾疾病及选择检验指标的理论基础。

一、肾的结构与功能特点

（一）肾的基本结构

1. 肾的解剖学结构　肾是实质器官，呈扁豆形，左右各一，位于腹膜后脊柱两侧。肾实质分为皮质和髓质两部分。皮质位于表层，富含血管，主要由肾小球和肾小管组成；髓质位于深部，血管较少，由肾锥体构成，主要包含髓袢、集合管和乳头管。

2. 肾的组织学结构　肾单位是肾的基本结构和功能单位，每个肾约含有100万个。每个肾单位由肾小体和肾小管组成，见图14-1。

（1）肾小体：由肾小球和包绕其外的肾小囊组成。①肾小球：位于肾皮质，由入球小动脉及其分支组成的毛细血管网盘曲而成，随后汇成一条出球小动脉。②肾小囊：又称肾球囊，包裹在肾小球外，连接肾小管，由两层上皮细胞构成。壁层位于外侧，连接肾小管上皮细胞；脏层位于内侧，与基底膜紧

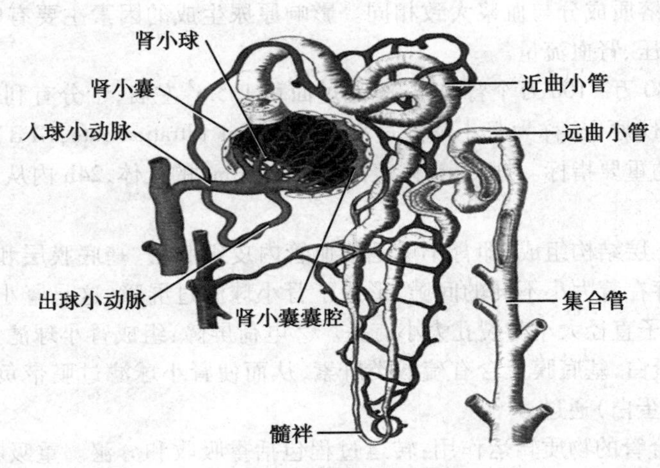

图 14-1　肾单位结构

肾单位的组成

贴。两层之间为囊腔，与肾小管管腔相通。

（2）肾小管：和肾小囊相连，长而弯曲，通过皮质进入髓质中，分为近端小管、髓袢和远端小管三段。

（3）集合管：不包括在肾单位中，但在尿液浓缩稀释过程中起着重要作用。一个集合管可汇集许多肾小管，许多集合管又汇成乳头管与肾小盏相通，尿液由肾乳头流入肾小盏至肾大盏，再到肾盂，最后经输尿管注入膀胱，经尿道排出体外。

3. 肾的血液供应　肾有丰富的血管分布，其血流量与肾功能有十分密切的关系。肾动脉血来自腹主动脉，正常成人在安静状态时有 1 000~1 200ml/min 血液流经肾，占心输出量的 20%~25%。以每克组织计算，肾是全身血流量最多的器官，其中皮质外层血流量最大，占肾总血流量的 80%，皮质内层和髓质外层占 15%，髓质内层占 3%，肾乳头的血液分布最少，仅占 2%，故肾缺血时，最易发生肾乳头坏死。此外，肾还有丰富的淋巴管和神经分布。

（二）肾的基本功能

肾的主要生理功能是泌尿功能，排泄人体代谢终产物如尿素、肌酐、尿酸等，同时回收保留有用的物质，调节水盐代谢，维持酸碱平衡。此外，肾还分泌一些生物活性物质，起调节血压、促进红细胞生成等功能。

1. 肾的泌尿功能　尿液的生成主要通过肾小球滤过、肾小管选择性重吸收和肾小管与集合管特异性分泌 3 个步骤完成，见图 14-2。

（1）肾小球滤过作用：是指当血液流经肾小球毛细血管网时，其中的水、无机盐、葡萄糖、氨基酸、尿酸等小分子物质和分子量较小的血浆蛋白质，均可通过肾小球滤过膜进入肾小囊腔，形成原尿的过程。肾小球滤液的生成过程与细胞外液的生成相似，原尿中除不含大分子的蛋白质和血细胞及血小

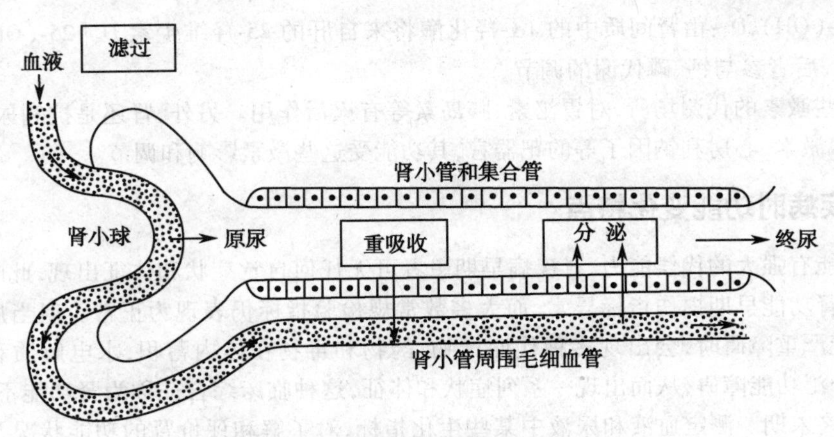

图 14-2　尿液生成的基本过程示意图

笔记

板外，其渗透压、pH 和溶质成分与血浆大致相同。影响原尿生成的因素主要有肾小球滤过膜的总面积和通透性、有效滤过压、肾血流量。

人体每个肾含有 80 万～100 万个肾单位，总滤过面积 $1.5m^2$ 左右，十分有利于血浆滤过。单位时间内两肾生成的滤液量（原尿）称为肾小球滤过率（glomerular filtration rate，GFR），是反映肾血浆流量（RBF）和衡量肾功能的重要指标。据测定，体表面积为 $1.73m^2$ 的人体，24h 内从肾小球滤过的血浆量可达 180L。

肾小球滤过膜由三层结构组成，即肾小球毛细血管内皮细胞层、基底膜层和肾小囊上皮细胞层。三层结构的细胞之间存在着大小不同的间隙，形成了肾小球滤过屏障，这是肾小球滤过的结构基础。①分子屏障：滤过的分子直径大小与裂孔大小有关。②电荷屏障：组成肾小球滤过膜的内皮细胞膜和上皮细胞膜上含有涎蛋白，基底膜上含有硫酸类肝素，从而使肾小球滤过膜带负电荷，可阻止同样带负电荷的蛋白质（如清蛋白）通过。

滤过膜结构示意图

（2）肾小管和集合管的物质转运作用：转运过程包括重吸收和分泌。重吸收是指肾小管上皮细胞将原尿中的水和某些物质，部分或全部转运至血液的过程。而肾小管和集合管上皮细胞将其产生的或血液中的某些物质转运到肾小管腔中的过程则称为分泌或排泄。

1）肾小管部位不同其重吸收功能也不同。①近端小管：肾小管的重吸收作用主要是在此段完成，几乎可重吸收全部的葡萄糖、氨基酸、微量蛋白质，以及大部分的水和部分无机盐。②髓袢：主要是通过“逆流倍增”效应使水分的重吸收率达 25%，尿量进一步减少，滤液流量从 125ml/min 下降到 16～40ml/min。③远端小管和集合管：在抗利尿激素（ADH）和醛固酮的调节控制下，继续重吸收部分水和无机盐，对尿液起浓缩作用。经过肾小管的重吸收以后，最终进入集合管的滤液不到原尿的 2%。

2）近端小管、远端小管和集合管的分泌功能：能将肾小管上皮细胞或血液中的一些物质转运到管腔。①通过 H^+-Na^+ 交换达到分泌 H^+ 而重吸收 Na^+ 的目的。②远端小管与集合管分泌 NH_3 的主要形式是与原尿中 H^+ 结合成 NH_4^+，这样不仅促进了排 H^+，也促进了 Na^+ 的重吸收，以维持机体的酸碱平衡。③远端小管和集合管在醛固酮作用下，分泌 K^+ 的同时与尿中 Na^+ 交换，以达到排 K^+、保 Na^+、维持机体内环境稳定的作用。

2. 肾的内分泌功能　肾能够分泌肾素、前列腺素、促红细胞生成素、1,25-$(OH)_2D_3$ 等，调节人体的生理功能。

（1）肾素-血管紧张素-醛固酮系统（renin-angiotension-aldosterone system，RAAS）及激肽释放酶-激肽-前列腺素系统（killikrein-kinin-prostaglandin）：共同参与全身血压、水、电解质代谢的调节作用。

（2）促红细胞生成素（erythropoietin，EPO）：是一种糖蛋白激素，作用于骨髓细胞促进红细胞的生成。EPO 是一种 α 球蛋白，分子量 34kD。生理上，肾感知到血液减少对身体组织的氧气输送并且释放 EPO，从而刺激骨髓产生更多的红细胞。相反，在某些红细胞增多症中通过肾血液中的氧气过剩，释放到血液中的 EPO 就减少。

（3）1,25-$(OH)_2D_3$：由肾间质中的 1α-羟化酶将来自肝的 25-羟维生素 D_3［25-$(OH)D_3$］转化为 1,25-$(OH)_2D_3$，后者参与钙、磷代谢的调节。

肾也是一些激素的代谢场所，对胃泌素、胰岛素等有灭活作用。另外，肾还是抗利尿激素、胰高血糖素、甲状旁腺激素、心房利钠因子等的靶器官，其功能受这些激素影响和调节。

二、肾疾病时功能变化特点

由于肾功能有强大的代偿能力，肾疾病早期患者可无任何自觉症状和体征出现，此时患者可能仅仅表现为某些肾功能早期损伤指标异常，而大多数常规检验指标仍表现为正常。但当病情进一步发展，造成肾功能严重障碍时，会出现多种代谢产物、药物和毒物在体内蓄积，水电解质和酸碱平衡紊乱，以及肾内分泌功能障碍，从而出现一系列症状和体征，这种临床综合征称为肾功能不全，尿毒症是肾功能不全的终末期。测定血液和尿液中某些生化指标，对了解和评价肾的功能状况及判断预后等有较大价值。

第二节 肾功能常用检验

肾疾病的临床实验室检验项目主要有尿液检查、肾功能检验、肾免疫学检验等。其中，血清肌酐、尿素、尿酸测定是临床上最常用的肾功能检验指标。测定血液和尿液中尿素、肌酐等成分的含量，对了解和评价肾的功能状况、肾疾病的诊断及预后等有较大价值。

一、血清肌酐测定

血液中的肌酐（creatinine，Cr 或 CRE）来源包括从食物摄取的外源性肌酐（约占 10%）和机体自身生成的内源性肌酐两部分。内源性肌酐主要由肌肉中肌酸代谢生成，并以 1mg/min 的恒定速度将肌酐排入血中。肌酐是低溶解性的小分子终末产物，由肾小球滤过后全部排出，肾小管不进行重吸收。在未进行剧烈运动等情况下，血浆肌酐含量比较稳定，故在控制外源性肌酐摄入情况下，其血浆浓度主要取决于肾排泄能力，测定血及尿肌酐的含量能反映肾小球的滤过功能。

肌酐测定方法有化学法和酶法，后者又有肌氨酸氧化酶法、肌酐氨基水解酶法和肌酐亚氨基水解酶法 3 种。本节主要学习临床常用的肌氨酸氧化酶法和苦味酸速率法测定肌酐。

（一）肌氨酸氧化酶法

【原理】

样品中的肌酐在肌酐酶的催化下水解生成肌酸，后者在肌酸酶的作用下继续水解生成肌氨酸和尿素。肌氨酸在肌氨酸氧化酶（sarcosine oxidase）的催化下氧化成甘氨酸、甲醛和 H_2O_2，最后偶联 Trinder 反应，比色法测定。反应式为

$$\text{肌酐}+H_2O \xrightarrow{\text{肌酐酶}} \text{肌酸}$$

$$\text{肌酸}+H_2O \xrightarrow{\text{肌酸酶}} \text{肌氨酸}+\text{尿素}$$

$$\text{肌氨酸}+O_2 \xrightarrow{\text{肌氨酸氧化酶}} \text{甘氨酸}+\text{甲醛}+H_2O_2$$

$$H_2O_2+\text{4-氨基安替比林}+\text{色原物质} \xrightarrow{\text{过氧化物酶}} \text{有色化合物}+H_2O$$

【方法学评价】

1. 本法是肌酐的酶法测定中较为常用的方法，也是解决肌酐测定中非特异性干扰的根本途径。为消除样品中内源性肌酸的干扰，利用自动分析中双试剂法的特点，在第一试剂中加入肌酸酶，两步反应即可以消除内源性肌酸的干扰。

2. 本法操作简便，准确度高，特异性好，其参考值略低于苦味酸速率法。各实验室最好建立本地区的参考区间。

常用的 Trinder 反应生色基团

3. 本法以 Trinder 反应为指示系统，不同的色原物质其灵敏度差异很大。Trinder 反应受胆红素和维生素 C 的干扰，可在试剂 1 中加入亚铁氰化钾（或者亚硝基铁氰化钾）和抗坏血酸氧化酶消除或降低干扰。

4. 肝素、枸橼酸、EDTA、氟化钠等抗凝剂在常规用量下对本测定无干扰。

（二）碱性苦味酸速率法（两点法）

【原理】

肌酐与碱性苦味酸反应，生成橘红色的苦味酸肌酐复合物，且反应速率与样本中肌酐浓度成正比。在碱性反应环境中，样品中的肌酐和干扰物质与苦味酸的反应速度不同。选择适宜的速率监测时间，可有效地避开干扰物质对肌酐与苦味酸反应的干扰，提高肌酐测定的特异性。在 510nm 处与通过同样处理的标准液比较，即可计算出样品中肌酐含量。

【方法学评价】

1. **特异性** 本法是基于 1886 年 Jaffe 建立的碱性苦味酸反应。但碱性苦味酸并非仅对肌酐特异，血清中的某些物质如蛋白质、葡萄糖、维生素 C、丙酮、乙酰乙酸、丙酮酸、胍和头孢菌类抗生素等亦可与苦味酸产生同样的呈色反应，这些物质称为假肌酐。这些假肌酐约 65% 存在于细胞，约 20% 存在于

血浆中，在测定血肌酐时最好用血清或血浆，不宜用全血。

根据与苦味酸产生反应速度的不同，假肌酐分为两类。一类能与碱性苦味酸混合后迅速出现反应并在20s内完成，称为快速反应假肌酐，如乙酰乙酸等；另一类与碱性苦味酸混合后80~100s才开始反应，称为慢速反应假肌酐，如蛋白质、葡萄糖等。根据这个特点，测定时可设置20s延迟期并在80s前完成监测，从而排除这两类假肌酐的干扰。有建议测定时间选择在25~60s，但经严格评价后发现，这个时间段仍受到α-酮酸的正干扰和胆红素的负干扰。

2. 线性范围可达2 000μmol/L。血清样本测定值过高时，可用生理盐水将血清稀释。尿液标本可用蒸馏水进行20~25倍稀释，测定结果乘以稀释倍数。回收率为96.7%~100.4%，平均98.5%。

3. 温度　对呈色反应速度影响较大，标准管与测定管的温度必须保持一致。

4. 本法为IFCC推荐方法，可采用双波长(510nm，600nm)监测。

【参考区间】

男性Cr：20~59岁57~97μmol/L；60~79岁57~111μmol/L；

女性Cr：20~59岁41~73μmol/L；60~79岁41~81μmol/L。

【临床意义】

1. 增高　见于各种原因引起的肾小球滤过功能减退。如肾病、急性肾损伤或慢性肾衰竭、重度充血性心力衰竭、心肌炎、肌肉损伤、巨人症、肢端肥大症等。在肾疾病初期，血清肌酐值通常不升高，肾小球滤过率下降到正常人的1/3时，血肌酐才明显上升，是反映GRF减退的后期指标。在正常肾血流量的条件下，肌酐值如升高至176~353μmol/L，提示为中度至严重的肾损害。所以，血肌酐测定对晚期肾疾病的临床意义较大。而非肾源性血肌酐浓度的增高一般不超过200μmol/L。

2. 降低　见于进行性肌肉萎缩、白血病、贫血、肝功能障碍及妊娠等。

二、血清尿酸测定

尿酸(uric acid，UA)为嘌呤代谢的终产物，可来自机体本身或食物中嘌呤的分解，小部分尿酸可经肝随胆汁排泄，大部分随尿从肾排出，每天生成量与排出量保持动态平衡。尿酸能被肾小球自由滤过，也可经肾小管排泄和重吸收，尿中排出量占肾小球滤过量的6%~10%。因此，血尿酸的浓度主要受肾小球滤过功能和肾小管重吸收功能的影响，排除外源性尿酸干扰，血尿酸浓度可作为评估肾功能的指标之一。

测定尿酸的方法有磷钨酸还原法(PTA)、尿酸氧化酶法、HPLC，干化学方法也是基于尿酸氧化酶的方法。目前临床最常用的方法是尿酸氧化酶-过氧化物酶反应体系。

【原理】

尿酸在尿酸氧化酶催化下，氧化生成尿囊素和H_2O_2。H_2O_2与4-AAP和3，5二氯-2-羟苯磺酸(DHBS)在过氧化物酶的催化下，生成有色物质(醌亚胺)，在520nm处有最大吸收峰，吸光度与血清中尿酸含量成正比，与同样处理的尿酸标准液比较，可求出血清中尿酸的含量。反应式为

$$\text{尿酸}+O_2+H_2O \xrightarrow{\text{尿酸氧化酶}} \text{尿囊素}+CO_2+H_2O_2$$

$$2H_2O_2+\text{4-AAP}+\text{DHBS} \xrightarrow{\text{过氧化物酶}} \text{有色物质(醌亚胺)}+H_2O$$

【方法学评价】

1. 特异性和干扰　该法灵敏且不需要去蛋白，尿酸氧化酶对尿酸催化的特异性高，但POD催化反应特异性较差，主要干扰物质是维生素C和胆红素，对测定尿酸有负干扰，比对测定葡萄糖、胆固醇和甘油三酯的干扰更明显。在反应体系中加入抗坏血酸氧化酶和胆红素氧化酶，可以消除这两种物质的干扰。

2. 分析性能　尿酸浓度在178.6~713.8μmol/L范围内线性良好，回收率94.6%~102.3%；批内和批间*CV*在224.8μmol/L和792.8μmol/L时均小于5%。

3. 标本溶血　细胞内含有多种非特异性干扰物质，溶血标本不可用。血清标本室温下可稳定3d。

酶法测定尿酸的监测方法

酶法测定尿酸的特异性高，可分为紫外分光光度法和酶偶联法。二者均应用尿酸氧化酶将尿酸氧化成尿囊素和H_2O_2。其可用3类方法进行测定。①紫外分光光度法：尿酸在293nm有吸收峰，而尿囊素则没有，因此在293nm波长处下降值与样品中尿酸含量成正比。②尿酸氧化酶、过氧化物酶偶联法测定。③尿酸氧化酶、过氧化物酶和乙醛脱氢酶三联反应法测定：H_2O_2和乙醇在过氧化物酶催化下，生成乙酸和NADH，在340nm波长处监测样品管和标准管吸光度变化值，计算样品中尿酸的含量。

磷钨酸还原法测定血清尿酸

【参考区间】

男性UA 208～428μmol/L；女性UA 155～357μmol/L。

【临床意义】

1. 增高　①生成过多：见于痛风、白血病、多发性骨髓瘤、真性红细胞增多症、食用富含核酸的食物等。血尿酸增高对痛风诊断最有帮助；②排出减少：见于急性或慢性肾小球肾炎、肾结核、肾盂积水等肾功能减退者。此外，氯仿中毒、四氯化碳中毒及铅中毒、妊娠反应等，亦可引起血尿酸增高。

2. 减低　见于恶性贫血，范科尼综合征，使用阿司匹林，先天性黄嘌呤氧化酶和嘌呤核苷磷酸化酶缺乏等。

三、血清尿素测定

尿素(urea)是体内蛋白质代谢的最终产物，氨基酸经脱氨基作用产生的NH_3在肝生成尿素并释放入血，主要经肾排出体外。血浆中的尿素可全部通过肾小球滤过，正常情况下约50%被肾小管和集合管重吸收，血浆尿素浓度在一定程度上可以反应肾小球的滤过功能。尿素的测定方法大体上可归纳为酶法和化学法。

(一)酶偶联速率法

【原理】

尿素在脲酶催化下，水解生成氨和二氧化碳。氨在α-酮戊二酸和NADH存在下，经谷氨酸脱氢酶(GLDH)催化，生成谷氨酸。同时，$NADH+H^+$被氧化成NAD^+，可在340nm波长处监测吸光度下降的速率，其吸光度下降速率与样品中尿素的含量成正比。反应式为

$$CO(NH_2)_2+2H_2O \xrightarrow{\text{脲酶}} 2NH_4^+ + CO_3^{2-}$$

$$NH_4^+ + \alpha\text{-酮戊二酸} + NADH + H^+ \xrightarrow{GLDH} \text{谷氨酸} + NAD^+ + H_2O$$

【方法学评价】

酶法的共同优点是无毒性、特异性高，适合于自动化分析仪的应用，使用越来越广泛。

1. 干扰因素　该法第一步反应特异性高，脲酶只对样品中的尿素起催化作用，但第二步反应就存在一些干扰：样品中(如血清、尿液)含有的NH_3(内源性NH_3)会消耗NADH，使测定结果偏高；复溶试剂时所用蒸馏水如果含有NH_3或者所用器材不够清洁被NH_3污染(外源性NH_3)也会消耗NADH，使测定结果偏高；当样品中(如血清)含有较高的丙酮酸时，血清中的LDH会催化丙酮酸加氢还原生成乳酸，也会消耗NADH，使测定结果偏高。也就是说，用单一试剂型试剂测定尿素时存在内源性NH_3、外源性NH_3和丙酮酸的干扰，使测定结果产生正误差。

采用双试剂法可以消除样品中所含的NH_3的影响。液体型试剂盒包含两个试剂，第一试剂(R1)中含的主要成分是谷氨酸脱氢酶、α-酮戊二酸、NADH及维持pH的缓冲物质等；第二试剂(R2)中含的主要成分是脲酶、NADH、α-酮戊二酸等。血清与缺少脲酶的试剂R1混合，37℃保温5min，将内源NH_3、外源性NH_3及内源性丙酮酸消耗掉。然后加入含脲酶的试剂R2，尿素被脲酶水解成NH_3，消耗NADH量与尿素量成正比，这就保证了尿素测定的准确性。

笔记

血红蛋白对测定有一定的干扰，因此，标本应避免溶血。

2. 准确度和灵敏度　本法批内 *CV* 0.78%，批间 *CV* 2.94%；回收率 93.0%～105.3%，线性上限为 17.85mmol/L。

3. 此法为国际化学联合会（IFCC）推荐方法，可采用双波长（340nm，700nm）监测。适用于自动生化分析仪测定。

（二）脲酶-波氏比色法

【原理】

尿素在脲酶催化下，水解生成氨和二氧化碳。氨和酚及次氯酸盐在碱性环境中作用形成对-醌氯亚胺，再与另 1 分子酚作用，形成吲哚酚，它在碱性溶液中产生蓝色的解离型吲哚酚。蓝色吲哚酚的生成量与尿素含量成正比，在 560nm 波长测定。

【方法学评价】

1. 本法反应敏感，且血清用量少，无须沉淀血浆蛋白质，一般用于手工操作测定中。

2. 本法亦可用于尿液中尿素的测定。方法：取尿液 1ml，加人造沸石（需预处理过的）0.5g，再加去氨蒸馏水至 25ml，反复振摇数次，以吸附尿液中的游离铵盐。静止后吸取处理好的尿液 1.0ml，按上述方法测定。结果需乘以稀释倍数 25。

【参考区间】

男性 urea：20～59 岁 3.1～8.0mmol/L；60～79 岁 3.6～9.5mmol/L。

女性 urea：20～59 岁 2.6～7.5mmol/L；60～79 岁 3.1～8.8mmol/L。

【临床意义】

血液尿素浓度受多种因素的影响，分生理性因素和病理性因素两个方面。

1. 生理性因素　高蛋白饮食可引起血清和尿液中尿素浓度升高。男性比女性平均高 0.3～0.5mmol/L。成人的日间生理变动平均为 0.63mmol/L，随着年龄的增加有增高的倾向。妊娠期妇女由于血容量增加，尿素浓度比非孕妇低。

2. 病理性因素　血液尿素增加的原因可分为肾前性、肾性及肾后性三个方面。

（1）肾前性：最重要的原因是失水，引起血液浓缩，使肾血流量减少，肾小球滤过率减低而使血液中尿素潴留。常见于剧烈呕吐、幽门梗阻、肠梗阻和长期腹泻、充血性心力衰竭、重度烧伤、休克、消化道大出血、脱水、严重感染、糖尿病酸中毒、肾上腺皮质功能减退、肝肾综合征等。

（2）肾性：血中尿素主要通过肾经尿排出体外。急性肾小球肾炎、肾病晚期、肾衰竭、慢性肾盂肾炎、中毒性肾炎、肾结核、肾血管硬化症、先天性多囊肾和肾肿瘤等引起的肾功能障碍时尿素排出受阻，血中尿素浓度增高。临床上血尿素测定常作为肾功能状况的辅助诊断指标之一。

（3）肾后性：前列腺肿大、尿路结石、尿道狭窄、膀胱肿瘤致使尿道受压都可能使尿路阻塞，引起血液中尿素含量增加。

血液中尿素减少较为少见，常表示严重的肝病，如肝炎合并广泛性肝坏死，偶见于急性肝萎缩、中毒性肝炎、类脂质肾病等。

第三节　早期肾损伤的检验

肾具有强大的储备功能，多种肾疾病早期并无明显的临床表现，实验室许多检验指标也可能显示正常，但此时肾小球、肾小管或间质已存在某种程度的病理损伤。如果这阶段未能引起足够重视，很有可能引发不可逆的病变，最终发展为尿毒症。因此，加强对早期肾损伤的实验室检查具有十分重要的意义。

肾损伤早期，肾小球或肾小管病变就会引起一些蛋白质滤过或重吸收异常，导致尿液或血液中某些蛋白质含量变化。目前临床上常用的诊断早期肾损伤的实验室指标主要有尿微量清蛋白、血清及尿 α_1 微球蛋白、血清及尿 β_2 微球蛋白、尿 Tf、血清胱抑素 C、尿视黄醇结合蛋白等，这些指标的应用对早期发现和预防肾损害有重要意义。

一、尿微量清蛋白测定

肾功能正常时，血浆中带负电荷的清蛋白不能通过肾小球滤过膜，即使有少量清蛋白进入原尿中，也可被肾小管重吸收入血，因此正常人尿液中清蛋白含量极低，一般≤30mg/24h尿。1982年Viberti等发现糖尿病患者尿中总蛋白在正常范围，而尿清蛋白排泄增加的现象，首次提出了尿微量白（清）蛋白的概念。尿微量清蛋白（microalbumin，mAlb）指尿中Alb排出量在30~300mg/24h尿范围内，由于未达到尿液常规检查的灵敏度水平，此时尿蛋白常规检查仍呈阴性。

测定尿微量清蛋白的方法主要有两类：一类是染料结合法，此类方法虽简单、快速，但灵敏度、特异性较低；另一类为免疫学方法，有散射比浊法和透射比浊法两种。前者需专门的设备，后者适用于手工和各型生化分析仪，且有试剂盒供应，简便快速，已在临床广泛应用。主要介绍临床常用的免疫透射比浊法。

【原理】

尿液中的清蛋白与抗人清蛋白特异抗体作用生成抗原-抗体复合物，产生浊度，浊度的大小与尿液中清蛋白的含量成正比，用透射比浊法测定340nm处吸光度，与同样处理的标准品制备的校正曲线比较，求得尿液中清蛋白的含量。

【方法学评价】

1. 分析性能　本法线性范围在4~200mg/L。尿液清蛋白浓度若超过500mg/L，受前带现象的影响，结果可呈假性降低。因此，疑似高浓度标本时，分析前应以生理盐水稀释使其浓度处于4~200mg/L范围内。

2. 标本要求　测定尿清蛋白最理想的方法是留取24h尿标本，由于尿清蛋白的排泄量存在较大程度的变异，所以一次随机尿清蛋白排泄量增加，可能并无意义，连续2~3次增高方有诊断价值。对于浑浊的尿液标本，应离心或过滤后测定。

3. 干扰因素　高浓度水平的水杨酸盐（>5g/L）可引起尿蛋白沉淀，使结果偏低。

4. 生理性影响因素　女性在经期收集尿液可能因携带额外的蛋白影响测定结果，因此要避免在经期进行测定。过量的运动可能增加清蛋白的分泌，因此收集尿液应避免在运动后。

【参考区间】

成年人24h尿mAlb<30mg/24h尿；随机尿<30mg/g肌酐。

【临床意义】

1. 肾疾病的早期诊断　肾小球肾炎、糖尿病性肾病，以及隐匿性肾炎患者，肾小球滤过膜损伤时，尿清蛋白含量升高，并出现于尿液常规检查时尿蛋白定性阳性之前，是早期肾小球损伤的敏感指标之一。

2. 监测糖尿病和高血压病患者的肾功能状态　早期尿mAlb增多是肾病发生的早期信号和预兆，此时肾损害处在尚可逆转的时期，如能及时治疗，可以终止或逆转肾病的发展进程。定期对糖尿病、原发性高血压患者尿mAlb进行监测可了解肾是否有早期损伤。有研究资料表明，尿mAlb排出率较高者，糖尿病肾病发病率及死亡率均明显高于尿mAlb排出较低者。

3. 肾小球和肾小管损伤的鉴别诊断　同时监测尿液中的mAlb与β_2-微球蛋可以对肾小球和肾小管损伤作出初步鉴别诊断。尿mAlb升高多见于肾小球损伤，且升高程度与肾小球受损程度相关；而肾小管损伤是以尿中β_2微球蛋白升高为主。

4. 其他　尿mAlb升高亦见于肾外恶性肿瘤、急性胰腺炎、外伤、大手术后等，其含量与疾病严重程度成正比。

二、α_1微球蛋白测定

α_1微球蛋白（α_1-microglobulin，α_1-m或α_1-MG）是由肝细胞和淋巴细胞合成的糖蛋白，生成量较为恒定。血液中的α_1-m有两种存在形式，即游离型和结合型。仅游离型α_1-m可自由通过肾小球滤过膜，结合型α_1-m不能通过肾小球滤过膜。进入原尿中的α_1-m约99%被肾小管重吸收并降解，故正常情况下尿液α_1-m含量较少。α_1-m在酸性尿液中较稳定，可能与其含糖量较高有关，多采用免疫学方

法检验。

【参考区间】

尿 α_1-m<12.5mg/L(免疫散射比浊法)。

【临床意义】

1. 尿 α_1-m 增高　是反映和评价各种原因包括肾移植后排斥反应所致早期近端肾小管功能损伤的特异、灵敏指标。与 β_2 微球蛋白相比较，α_1-m 不受恶性肿瘤的影响，酸性尿中不会出现假阴性，故结果更为可靠。肾小管对 α_1-m 重吸收障碍先于 β_2-m，因此检验尿液中 α_1-m 含量比检验 β_2-m 能更早反映肾的早期病变，目前已成为低分子量蛋白(LMWP)中的首选指标。

2. 尿 α_1-m 检验有助于鉴别诊断上、下尿路疾病　前者尿液中 α_1-m 增高，后者无明显变化。

3. 评估肾小球滤过功能　血清和尿液中 α_1-m 均增高，表明肾小球滤过功能和肾小管重吸收功能均受损，比血肌酐或 β_2-m 在反映肾小球滤过功能和肾小管重吸收功能上更灵敏。恶性肿瘤时无变化。

三、β_2 微球蛋白测定

β_2 微球蛋白(β_2-microglobulin，β_2-m 或 β_2-MG)是组织兼容性抗原(HLA)的轻链部分，分子量11.8kD。主要由淋巴细胞和肿瘤细胞产生，特别是后者合成能力很强。正常人每天生成量及从细胞膜上释放入血量相当较恒定。血液中的 β_2-m 可自由通过肾小球滤过膜，原尿中 β_2-m 约99.9%可被近端小管重吸收后降解，由尿液排出量仅占滤过量的0.1%。因此正常人尿液中含量甚微，近端小管重吸收功能轻微损伤，即可导致尿中 β_2-m 显著升高。

检验 β_2-m 的方法主要有酶联免疫吸附分析法(ELISA)和化学发光法测定。

【参考区间】

血 β_2-m　1.28~1.95mg/L。

尿 β_2-m　0.03~0.14mg/L。

【临床意义】

血或尿中的 β_2-m 可用于肾小球与肾小管损伤的鉴别诊断。肾小球病变早期，虽然肾小球通透性增加，β_2-m 大量滤过，但因肾小管重吸收功能尚好，故血或尿 β_2-m 均不增高。肾小球病变晚期，滤过功能减低，血中 β_2-m 可明显增加。

1. 血清 β_2-m 浓度增加

(1) 肾功能是影响血清 β_2-m 浓度的最主要因素。在急性肾炎、慢性肾炎及慢性肾功能不全等疾病时，因 GFR 及肾血流量降低，滤过减少，血清 β_2-m 浓度升高，故测定血清 β_2-m 能较好地了解肾小球滤过功能，并且较血清肌酐浓度增高更早、更显著。此外血清 β_2-m 的检验对判断肾移植后的排斥反应，以及高血压、糖尿病等引起的肾损伤具有早期诊断意义。

(2) 恶性肿瘤，尤其是淋巴细胞增生性肿瘤，如多发性骨髓瘤、慢性淋巴细胞性白血病等时，由于B淋巴细胞大量增生，细胞脱落的 β_2-m 增多引起血清 β_2-m 浓度明显增多，因而血清 β_2-m 是B淋巴细胞增殖性疾病的主要标志物。肝癌、肺癌及胃癌患者血清 β_2-m 浓度也可明显增高。β_2-m 已被作为一种肿瘤标志物被应用。

(3) 病毒感染性疾病，如人巨细胞病毒、EB 病毒、乙肝或丙肝病毒、HIV 感染时，血清 β_2-m 可增高。这种增加可能与病毒感染时 CD_4 阳性细胞减少，而 CD_8 阳性细胞相对增多有关，在其产生的 γ-干扰素作用下，使全身细胞产生 β_2-m 增加。

(4) 自身免疫性疾病时血清 β_2-m 多呈高值，尤其是系统性红斑狼疮(SLE)活动期，血清 β_2-m 有类血清补体效价和抗核抗体效价的变化，因而可用于 SLE 的诊断和疗效评价。

2. 尿液 β_2-m 增高

(1) 尿液中 β_2-m 水平可较灵敏地反映肾小管的损伤。当肾小管重吸收功能障碍时，尿中 β_2-m 浓度明显增加，称肾小管性蛋白尿，可以区别于以清蛋白为主的肾小球性蛋白尿。引起肾小管性蛋白尿的疾病有肾盂肾炎、药物及毒物(如庆大霉素、卡那霉素、汞、镉、铬、金制剂等)引起的肾小管损伤、

如范科尼综合征、胱氨酸尿症、肾小管酸中毒、胶原病等。

（2）高血压、糖尿病肾损害时尿中 β_2-m 明显增高，常用于此类疾病的早期肾损伤监测。

（3）肾移植患者当出现急性排斥反应时，在排斥期前数天即见尿 β_2-m 明显增高，在排斥高危期，连续测定有一定预示价值。

（4）自身免疫性疾病如系统性红斑狼疮、类风湿性关节炎，慢性淋巴细胞性白血病等疾病时，因 β_2-m 合成加快，血清 β_2-m 含量增加。如果血中 β_2-m 浓度升高超过了肾小管的重吸收能力时，亦可导致尿中 β_2-m 水平升高。

（5）鉴别上、下尿路感染，上尿路感染时，尿液 β_2-m 浓度明显增加，而下尿路感染时（如单纯性膀胱炎）则基本正常。

视黄醇结合蛋白

视黄醇结合蛋白（RBP）由肝合成，与视黄醇结合，为视黄醇（维生素 A）转运蛋白。人血浆 RBP 是一种单链蛋白质，相对分子量约为 2 200。血浆中绝大部分 RBP 与视黄醇、前清蛋白结合形成复合体，不能通过肾小球滤过。当 RBP 变成脱视黄醇 RBP，称为游离 RBP，约占总 RBP 的 10%。游离 RBP 分子量小，可通过肾小球滤过，但在肾小管几乎被全部重吸收并降解，只有少量由尿液排出。尿中 RBP 的排出量取决于肾小管的重吸收功能，是早期肾小管损伤的指标之一，其排泄量与肾小管间质损害程度有明显相关。

第四节　肾功能特殊试验

正常肾功能具有强大的储备能力，只有当肾损害到一定程度时才表现为异常，有时肾功能检查正常，并不能排除器质性肾损害。肾功能检查对病变严重程度及预后有一定价值。本节主要学习针对肾小球滤过功能和肾小管重吸收功能的一些试验。

一、反映肾小球滤过功能的试验

血液中许多物质的排泄都是通过肾小球滤过的形式清除，GFR 可作为衡量肾小球滤过功能的重要标志。实际上，GFR 是无法直接进行测定的，但可以通过测定某物质清除率的方法间接求出。用于 GFR 测定的物质主要有菊粉、肌酐、甘露醇、硫代硫酸钠等。临床曾用过的肾清除率试验及临床意义见表 14-1。

表 14-1　肾清除率试验及临床意义

试验物质	肾对物质的清除方式			临床意义
	滤过	重吸收	排泌	
肌酐、菊粉、甘露醇	√	×	×或极少	反映肾小球的滤过功能
蛋白质	选择滤过	×或部分	×	反映肾小球屏障功能
尿素	√	部分	×	清除率不是理想的观察指标
各种电解质	√	大部分	×	滤过钠排泄分数能反映肾小管重吸收功能
葡萄糖、氨基酸	√	全部	×	清除率为 0，接近阈值时反映肾小管重吸收功能
对氨基马尿酸、酚红、碘锐特	√或部分	×	√	反映肾小管排泌功能

在这些被用于 GFR 测定的物质中，菊粉全部由肾小球滤出，肾小管既不吸收也不分泌，能完全反映肾小球滤过率，是 GFR 测定最理想的物质，但由于该法繁杂，故临床已极少使用。目前临床检验中最常用的是肌酐清除率和胱抑素 C 的测定。

（一）肌酐清除率的测定

在严格控制外源性肌酐摄入的情况下，同一个体每天肌酐生成量与尿液排出量相等，且相对稳定。肌酐主要通过肾小球滤过，仅少量由近端小管排泌，不被肾小管重吸收。肌酐清除率（creatinine clearance，Ccr）指肾在单位时间内（min）将肌酐从一定量血浆中全部清除并由尿排出时被处理的血浆量（ml）。

【测定方法】

在严格控制饮食及运动的条件下，体内肌酐产生的速度及量更为稳定，通过测定血液和尿液中肌酐浓度来计算 24h 或每分钟血液中肌酐的清除值，即为肌酐清除率。计算公式为

$$肌酐清除率(ml/min)=\frac{尿液肌酐浓度(\mu mol/L)}{血清肌酐浓度(\mu mol/L)}\times 每分钟尿量(ml/min)$$

上述计算公式计算得到的清除率是被测者个体的结果，而个体大小、高矮、胖瘦、年龄等均存在较大的差异，将计算得来的清除值应乘以标准体表面积（1.73m²）/受试者体表面积，将结果校正，这样就得到了标准化的肌酐清除率。

$$标准化的肌酐清除率(ml/min)=肌酐清除率\times\frac{1.73}{体表面积(m^2)}$$

本试验前让患者连续 3d 进食低蛋白饮食（每天摄入的蛋白质少于 40g），并禁食肉类（无肌酐饮食），不饮咖啡和茶，不用利尿剂，试验前避免剧烈运动，饮足量的水，使尿量不少于 1ml/min。

【参考区间】

男性 Ccr（105±20）ml/min；女性 Ccr（95±20）ml/min。

【临床意义】

1. Ccr 能早期反映肾小球的滤过功能　Ccr<80ml/min 时，提示肾功能有轻度损伤；Ccr 80～50ml/min 为肾功能不全代偿期；Ccr 50～25ml/min 为肾功能不全失代偿期；Ccr<25ml/min 为肾衰竭期（尿毒症期）；Ccr<10ml/min 为尿毒症终末期（肾衰晚期）。

2. 判断肾移植是否成功　如移植肾存活，Ccr 会逐步回升，否则提示失败。一度上升后又下降，提示发生排斥反应。

3. 测定 GFR 比测定血清尿素或肌酐浓度更为灵敏　由于肾有强大的贮备能力，只有当 GFR 下降到正常值的 50%以下时，血清尿素及肌酐浓度才出现升高。也就说，当血清、尿液肌酐浓度明显高于正常时，肾功能已经严重受损。GFR 与血清尿素、血清肌酐浓度间的关系见图 14-3。

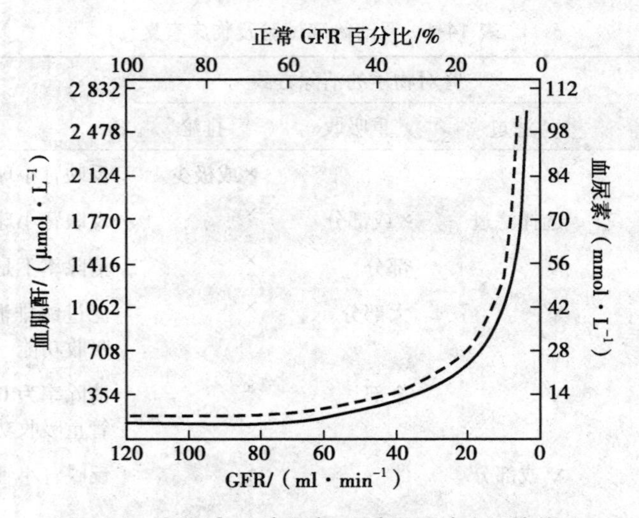

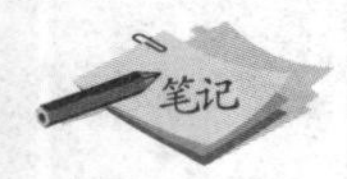

图 14-3　GFR 与血清尿素、血清肌酐浓度间的关系

（二）胱抑素 C 测定

胱抑素是胱氨酸蛋白酶的抑制剂之一，是一种非糖化的碱性蛋白，有 A、B、C 等多种，其中胱抑素 C(cystatin C,Cys-C)又称 γ-痕迹蛋白，分子量 13kD。胱抑素 C 基因属“管家基因”，机体几乎所有有核细胞均可持续恒定地产生 Cys-C。Cys-C 几乎均由肾小球滤过而被清除，原尿中 Cys-C 几乎全部被近端小管上皮细胞重吸收并分解，不再重新进入血液循环，因此尿中 Cys-C 浓度极低。正常情况下，Cys-C 水平不受饮食、身高、体重、年龄、恶性肿瘤等的影响，血中浓度较恒定，因此 Cys-C 是反映肾小球滤过率的理想的内源性标志物，其敏感性与特异性均明显优于血、尿肌酐测定。

Cys-C 的测定方法很多，如单向免疫扩散法、酶联免疫测定法、放射免疫测定法等，这些方法属于非均相测定方法，很难自动化。乳胶免疫测定是一种均相测定方法，主要有颗粒增强散射免疫比浊法和颗粒增强透射免疫比浊法两类。前者需要特定蛋白分析仪，临床应用较少；后者在普通生化分析仪即可测定，已成为临床首选方法。

【测定原理】

血清中胱抑素 C 与超敏化的抗体胶乳颗粒反应，产生凝集，使反应溶液浊度增加。其浊度的增加值与血清中胱抑素 C 的浓度成正比，可在波长 570nm 处监测吸光度的增加速率，并与标准品对照，计算出胱抑素 C 的浓度。

【方法学评价】

1. **分析性能** 线性范围可达 8mg/L。如果标本浓度超出线性范围，血清需用生理盐水稀释后重新测定，结果乘以稀释倍数。本法检验灵敏度为 0. 05mg/L，当样品浓度为 0. 53～2. 02mg/L 时，批内 *CV* 1. 41%～1. 09%，批间 *CV* 2. 10%～1. 38%。

2. **干扰因素** 血红蛋白<460mg/ml，抗坏血酸<2. 8mmol/L，甘油三酯<10mmol/L，胆红素<311μmol/L，类风湿因子<240U/ml 时，对本测定不产生干扰。

3. **胱抑素 C 标准品的来源** ①从人尿液中纯化的胱抑素 C。②纯化的人类胱抑素 C，用重组胱抑素 C 定值。③重组胱抑素 C，溶于马血清中。用不同来源的标准品，参考区间会有一定的差异。

4. **标本稳定性** 血清或血浆在室温条件下保存可稳定 6d，4℃密封保存可稳定 12d，-80℃保存可稳定 14 个月以上。

【参考区间】

成人血清 Cys-C 0. 59～1. 03mg/L。

【临床意义】

Cys-C 是反映肾小球滤过功能的较为理想的内源性物质，其血中浓度与肾小球滤过率呈良好的线性关系，显著优于血肌酐，因而能更精确的反映 GFR，特别是对于早期肾损伤，其敏感性和特异性均优于血肌酐。随着检验技术的日益成熟，已成为临床判断 GFR 的重要指标。

1. 血清 Cys-C 升高，提示肾小球滤过功能受损，临床可用于抗生素导致肾小球滤过功能微小损伤、糖尿病肾病、高血压肾病，以及其他肾小球早期损伤的诊断及预后判断。在肾移植成功时，血清 Cys-C 下降的速率和幅度均大于肌酐清除率；发生移植排斥反应时，血清 Cys-C 增高明显早于肌酐清除率。

2. 尿 Cys-C 可作为肾小管功能不全的指标，因为 Cys-C 经肾小球滤过后，被肾近端小管上皮细胞重吸收并分解。肾近端小管上皮受损时，这一功能降低，尿 Cys-C 含量增多。

酚红排泄试验

二、反映肾小管重吸收功能的试验

反映肾近端小管重吸收和排泄功能的试验较多，主要有测定某物质的排出量、重吸收率、排泄分数，以及最大重吸收量等。测定某物质的排出量如 β_2 微球蛋白、尿酶、葡萄糖等；重吸收率是指某物质的重吸收量占肾小球滤过总量的比率；排泄分数是指尿排出部分占肾小球滤过总量的比例。评价肾小管排泄功能的方法主要有酚红和对氨基马尿酸排泄试验。此外，当肾小管损伤时，尿酶可出现明显的变化。

正常情况下尿液中酶的浓度和活性低，可来自血液、肾实质和泌尿生殖道，但主要来源于肾小管，尤其是近端小管细胞。各种肾疾病，特别是肾小管上皮细胞受损时，肾组织中的某些酶排出量增加或在尿中出现，从而使尿酶活性发生改变。对肾疾病有诊断意义的尿酶主要有LDH、ALP、溶菌酶（lysozyme，LYS）、*N*-乙酰-β葡糖苷酶（*N*-acetyl-β-glucosaminidase，NAG）、丙氨酸氨基肽酶（alanine aminopeptidase，AAP）、γ-GT、亮氨酸氨基肽酶（leucineaminopeptidase，LAP）、β葡糖苷酸酶（β-glucuronidase，GRS）等。常见尿酶的来源和临床意义见表14-2。

表14-2 常见尿酶的来源和临床意义

名称	主要来源	参考区间	临床意义
LDH	肾	(11.0±0.52)U/L	主要用于随访肾实质病变进展
LYS	体液、红细胞、血浆	<2mg/L	>3mg/L，表明肾小管损伤
NAG	主要在近端小管上皮细胞	(10.6±0.29)U/L	为早期肾小管特别是近端小管损伤和肾移植后排斥反应的敏感指标
AAP	近端小管上皮细胞	<16U/L	药物、毒物所致肾小管损害及肾移植后排斥反应敏感指标
GRS	肾小管和膀胱上皮细胞	(2.43±0.08)U/L	活动性肾盂肾炎、活动性肾小球肾炎时中度升高。急性肾小管坏死、肾移植急性排异时显著升高
γ-GT	近端小管上皮细胞刷状缘	(38.0±1.69)U/L	排斥反应、中毒性肾小管损伤等情况下升高。肾肿瘤时减少
LAP	血液、近端小管	(7.52±0.20)U/L	肾小管上皮细胞损害、药物致中毒性肾损害和肾肿瘤时增高
ALP	肾小管上皮细胞	(1.72±0.09)U/L	药物及其他原因所致肾损伤的较敏感指标
组织蛋白酶B	近端小管	—	早期糖尿病患者增高大多早于尿微量清蛋白

目前认为尿NAG是肾损害和抗生素肾毒性反应的良好指标。尿路感染时，NAG、GRS有一定的诊断价值，LDH、ALP、GRS对诊断肾肿瘤有一定意义。肾移植排斥反应时LYS、GRS、NAG、γ-GT等有不同程度的增高。

N-乙酰-β葡糖苷酶

N-乙酰-β葡糖苷酶（NAG）是一种位于溶酶体内的酸性水解酶，存在于所有组织中，在近端小管上皮细胞溶酶体内含量较高。NAG分子量约为140 000，不能通过肾小球滤过，因此尿中NAG并不来源于血浆，而来源于肾近端小管上皮细胞。当近端小管细胞受损时，尿中NAG活性显著增高，且较其他尿酶增高更早，也先于尿清蛋白的排泄量的变化，因此对肾小管损害的早期诊断有较大价值。

三、尿蛋白电泳

具体内容见体液蛋白质测定。正常情况下尿蛋白为阴性反应，当肾损伤或患泌尿系疾病时尿液中蛋白质可呈阳性反应，通过蛋白质电泳分析对肾疾病的鉴别诊断有一定意义。不同蛋白尿分子量及意义见表14-3。

表 14-3　尿蛋白分子量与疾病部位的关系

尿蛋白	主要分子量/kD	电泳区带部位	临床意义
低分子蛋白尿	10~70	主要区带在清蛋白及清蛋白前	肾小管疾病
中分子蛋白尿	50~100	主要区带在清蛋白上下附近	肾小球病变
高分子蛋白尿	50~1 000	主要区带在清蛋白及清蛋白后	肾小球病变
混合型蛋白尿	10~1 000	各区带都可出现，以清蛋白区带为主	肾小球及肾小管病变

高、中分子蛋白尿主要反映肾小球病变，如急性肾小球肾炎、慢性肾小球肾炎、肾病综合征、妊娠中毒等；低分子蛋白尿主要反映肾小管疾病，如慢性肾盂肾炎、小管间质肾炎、重金属（如镉、汞、铅等）中毒及药物毒性引起的肾小管间质病变等，肾移植排异时亦可出现低分子蛋白尿；混合型蛋白尿是指既有肾小球损害也有肾小管损害所引起的蛋白尿，可见于肾病综合征、慢性肾炎、慢性肾衰竭等。

第五节　肾功能综合分析

组成肾功能的试验很多，传统的肾功能试验主要包括肌酐、尿酸、尿素等项目。由于肾具有强大的储备能力。在病变早期、肾损害轻微甚至摘除一侧肾后，剩余的正常部分仍可代偿其功能，因此，传统的肾功能检查仍可表现为正常，只有在肾损害到一定程度时才表现为异常。因此，传统的肾功能检查实际上不能客观反应肾的真实功能，必须根据多项指标对肾功能的状况作出评价。

一、肾功能的评价方法

肾功能评价方法主要包括：

1. 多项指标综合分析　实验室在进行肾功能系列组合时最好能包括肾损伤各个阶段的检验指标。如果受实验室条件所限不能将有关项目进行有效组合时，医生应从血液和尿液的一般常规检验、生化检验，以及免疫学检验等相关检查中分析检验结果，最后根据多项指标作出综合判断。肾功能检查项目的分类见表 14-4。

表 14-4　肾功能检查项目的分类

检查部位	检查功能	标准实验项目	临床首选项目	临床次选项目
肾小球	滤过功能	菊粉清除率	肌酐清除率 血胱抑素 C	血尿素、血肌酐 血尿素/血肌酐比值
	屏障功能		尿蛋白定性 24h 尿蛋白定量 尿蛋白电泳	尿微量清蛋白 尿蛋白选择性指数
近端小管	重吸收功能 排泌功能	TmG TmPAH	尿钠、尿钠排泄分数	尿小分子量蛋白质 尿酚红排泄试验（PSP）
远端小管	水、电解质调节功能		尿比重、尿渗量	浓缩稀释试验 渗量溶质清除率 自由水清除率
	酸碱平衡功能	HCO_3^- 排泄分数	尿 pH 尿总酸测定	氨滴定试验 酸、碱负荷试验
肾血管	肾血流量	PAH 清除率 碘锐特清除率		肾放射性核素扫描

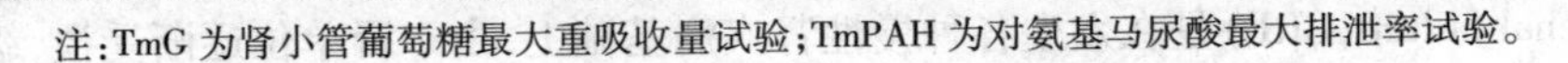
注：TmG 为肾小管葡萄糖最大重吸收量试验；TmPAH 为对氨基马尿酸最大排泄率试验。

2. 结合临床症状和体征 许多肾功能指标受肾外因素如心功能不全、休克、水肿、输尿管梗阻和药物等因素的影响较大，因此在分析实验室检验结果时，应排除肾外因素的干扰。

3. 其他诊断 结合其他检查如X线、计算机断层扫描(CT)、B型超声波、磁共振成像(MRI)、放射性核素(如肾图、肾显像等)、病理学检查等作出综合判断。

二、常见肾疾病的检验结果分析

由于不同的疾病有不同的临床表现，不同的实验室检查项目有不同临床意义，临床医生或实验室检验人员在对肾功能进行评价时，应根据需要对诸多检验项目进行合理选择与组合。常见肾疾病的实验室检查及临床表现：

（一）急性肾小球肾炎

急性肾小球肾炎(acute glomerulonephritis)，简称急性肾炎，临床症状以血尿、蛋白尿、高血压、水肿、肾小球滤过率低为主要表现。

尿液常规检验可有肉眼血尿或镜下血尿；尿蛋白量通常为1~3g/24h，多属非选择性蛋白，尿蛋白电泳多见清蛋白降低，γ球蛋白增高，少数病例有α球蛋白或β球蛋白增高；有高脂血症；尿钠减少，一般有轻度高血钾；尿渗量大于350mOsm/(kg·H_2O)。肌酐清除率降低。肾小管功能相对良好，TmG和TmPAH轻度下降或正常，肾浓缩功能多为正常；早期有血总补体及C3明显下降，可降至正常50%以下，其后逐渐恢复，6~8周时恢复正常。

（二）肾病综合征

肾病综合征(nephrotic syndrome，NS)是以大量蛋白尿、低蛋白血症、严重水肿和高脂血症为特点的综合征。NS不是一个独立的疾病，而是由于许多疾病的原因损伤了肾小球毛细血管滤过膜的通透性而产生的一组综合征。

由于肾小球对蛋白质的渗漏，血浆中分子量较小的清蛋白和α_1球蛋白显著降低，而α_2球蛋白、β球蛋白和纤维蛋白原相对增加。当清蛋白下降至50%以下，γ球蛋白也相对减少，α_2球蛋白和β球蛋白比例明显升高。由于血浆中的一些凝血因子如纤维蛋白原等不能从肾小球滤过，而体内合成又增加，故在血浆中浓度明显增高，血液呈高凝状态，临床上一般多采用纤维蛋白原定量、凝血酶原时间和FDP测定作为检验指标，D-二聚体和IgG清除率比值($C_{D\text{-}D}/C_{IgG}$)测定是指导肾局部治疗更为理想的实验指标。

（三）糖尿病性肾病

糖尿病肾病(diabetic nephropathy，DN)是由糖尿病直接引起的肾小球硬化症，是由于糖尿病引起的全身性微血管损害的并发症之一，以糖尿病患者持续性蛋白尿为主要标志。尿微量清蛋白测定是早期糖尿病肾病的重要诊断指标，早期增高可为间歇性，以后变为持续性。尿微量清蛋白排出率持续>200μg/min或常规尿蛋白定量>0.5g/24h，为临床糖尿病肾病诊断依据之一。

（四）急性肾损伤

急性肾损伤(acute renal injury，ARI)是由于肾小球滤过率急剧降低或肾小管发生变性、坏死而引起的急性肾功能严重损害。由于泌尿功能丧失，导致急性氮质血症、高钾血症、代谢性酸中毒和水中毒等综合征。

急性肾损伤时肌酐清除率、肾小管排泌和重吸收功能下降。少尿期尿毒症(病情的严重)程度一般与血尿素及肌酐增高程度呈正相关，血肌酐和尿素每天可分别上升44.2~88.4μmol/L和3.57~7.14mmol/L；碳酸氢根浓度下降，二氧化碳结合力降至13~18mmol/L；少尿期水中毒时，可发生稀释性低钠血症，血钠浓度常<125mmol/L；少尿期数日后血钾可高达7mmol/L；血磷可高达1.9~2.6mmol/L；血钙明显下降(1mmol/L)；血镁升高。尿相对密度少尿期为1.010~1.015，多尿期<1.010；尿渗量少尿期为280~300mOsm/L，多尿期<350mOsm/L；尿钠少尿期常<30mmol/L，多尿期常>40mmol/L；少尿期有血尿、蛋白尿、红细胞管型和颗粒管型，多尿期出现大量肾衰竭管型；肾浓缩功能丧失，肌酐清除率急剧降低提示急性肾小管坏死，α_1-m、β_2-m、NAG、THP等均有增高。

（五）慢性肾衰竭

慢性肾衰竭(chronic renal failure，CRF)是在发生各种慢性肾疾病基础上，由于肾单位逐渐受损，缓

慢出现的肾功能减退以至不可逆转的肾衰竭。主要临床表现是代谢产物特别是蛋白质分解后的含氮代谢产物潴留，水、电解质和酸碱平衡失调。根据尿毒症毒素的分子量大小又可将这些毒素分为三类：①分子量<300D 的物质，如尿素、肌酐等，为小分子毒素。②分子量>12KD 的物质称为大分子毒素，如肌球蛋白等。③分子量在 300～12KD 为中分子毒素，如吲哚类、马尿酸类等。GFR 是诊断肾衰竭和评估其程度的最主要的检验指标。电解质、酸碱物质和内分泌物质测定对疾病的治疗有参考意义。尿 FDP、β_2-m、IgG 等测定是肾移植排斥反应的监测指标。

本章小结

肾不仅是机体内重要的排泄器官，而且是重要的内分泌器官，在维持机体内环境稳定方面起着极为重要的作用。各种原因引起肾功能损害时，将引起肾泌尿功能减退或丧失，出现代谢废物潴留，水、电解质和酸碱平衡失调，以及内分泌功能失调等临床表现。

血清肌酐、尿素、尿酸是临床上最常用的肾功能检验指标。测定血液和尿液中尿素、肌酐等成分的含量，对了解和评价肾的功能状况、肾疾病的诊断及预后等有较大价值。

临床上常用的早期诊断肾损伤的实验室指标主要有尿微量清蛋白、血清及尿 α_1 微球蛋白、血清及尿 β_2 微球蛋白、尿液 Tf 等，这些指标的应用对早期诊断和预防肾损害有重要意义。

反映肾小管重吸收功能的试验有 β_2 微球蛋白、尿酶、葡萄糖的检验等。

由于肾具有强大的储备能力，只有在肾损害到一定程度时才表现为异常，必须根据多项指标对肾功能的状况作出评价。

（刘　隽）

病例讨论

患者，男，68 岁，有高血压病史，半年前因在 2 个月之内体重突然减轻 10kg，尿糖检验(++++)。入医院检查：空腹血糖 10.1mmol/L，进一步做尿微量清蛋白 280μg/min。

请讨论：

针对该患者目前的状况和病史，建议进一步做哪些肾功能生化检查项目？

病例讨论分析

扫一扫，测一测

思考题

1. 简述脲酶偶联速率法测定血清尿素的原理及正常参考区间。
2. 目前临床上常用的早期肾损伤的实验室指标有哪些？
3. 比较血清肌酐测定的两种方法的优缺点。

第十五章　心肌损伤标志物检验

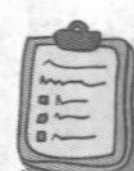

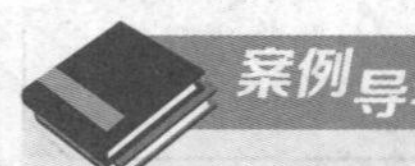

1. 掌握心肌损伤标志物的概念、选择原则；心肌损伤标志物的检验方法及临床意义。
2. 熟悉理想的心肌损伤标志物应具备的条件；心脏疾病的生化改变。
3. 了解常见心脏疾病的分类及临床分期；心力衰竭标志物的检验方法及临床意义。
4. 能对心肌损伤标志物检验结果作出检验诊断。
5. 具有进行心肌损伤标志物检验的能力。

心脏是人体最重要的器官之一，和血管组成血液循环系统，通过体循环和肺循环完成体内氧、二氧化碳、营养物质、中间代谢物、代谢终产物和激素等物质的运输。心血管系统疾病是以心脏和血管异常为主的循环系统疾病。心血管系统疾病的心肌损伤标志物的检验对心血管疾病的预防、诊断、治疗及预后起着重要作用。

案例导学

患者，男，60岁。患者在农田劳作时觉得胸闷、呼吸困难，心前区压榨性疼痛并向右肩背部放射，送往医院历时6h。患者有近10年的高血压病史，间断服用降压药。查体：神志清楚，面色苍白，冷汗。BP 160/120mmHg，P 94次/min，第一心音减弱，心律齐，心尖区可听到收缩期杂音。X线检查未见明显异常。心电图发现ST段抬高。实验室检查：心肌肌钙蛋白Ⅰ 3.5μg/L，K^+ 4.2mmol/L，Na^+ 120mmol/L，urea 8.3mmol/L，Cr 106mmol/L，脑钠肽430pg/ml。

请思考：

1. 初步诊断这是什么疾病，诊断的依据是什么？
2. 这种疾病需要做哪些生化检查？

第一节　概　　述

心血管系统由心脏和血管，以及调节血液循环的神经体液等组成，是血液循环通道。心脏通过其节律的收缩和舒张，提供血液循环动力，保证全身血液供应。心脏除循环功能外，还具有内分泌功能。心钠素是心脏分泌的激素，主要在心房肌细胞内合成；脑钠肽是由心室、脑分泌的激素。它们都具有利尿、利钠、舒张血管和降压作用，是调节体内钠平衡、稳定血压的重要激素。

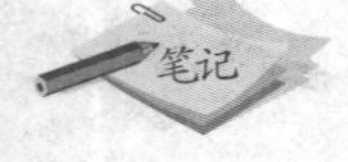

一、心脏组织结构特点

心脏独特的组织结构与功能是理解心肌损伤标志物检验的基础。心脏主要由呈梭形的心肌纤维（即心肌细胞）组成，每条肌纤维直径10~15μm，外包一层薄的肌膜，内有束状肌原纤维，由粗细两种肌丝交错排列构成，其中细肌丝由肌动蛋白、原肌球蛋白和心肌肌钙蛋白3类蛋白质组成。在Ca^{2+}参与下粗细肌丝相互作用，完成心肌细胞的收缩与舒张，实现心脏作为“泵”的作用。

二、心肌损伤与常见心脏疾病

心肌损伤是指伴有心肌细胞变性坏死的疾病，主要包括急性心肌梗死、不稳定型心绞痛、心肌炎、心肌病、心力衰竭等疾病。主要介绍几种临床常见的心脏疾病。

（一）冠状动脉粥样硬化性心脏病

冠状动脉粥样硬化性心脏病（coronary heart disease，CHD，简称冠心病）是冠状动脉血管发生动脉粥样硬化病变，引起血管腔狭窄或阻塞，造成心肌缺血、缺氧或坏死而导致的心脏疾病。WHO将冠心病分为无症状心肌缺血（隐匿性冠心病）、心绞痛、心肌梗死、缺血性心力衰竭（缺血性心脏病）和猝死5种临床类型。

在冠状动脉粥样硬化狭窄病变基础上，由于某些诱因致使冠状动脉粥样斑块破裂，血小板在破裂的斑块表面聚集，形成血块（血栓），血栓脱落，阻塞冠状动脉管腔，导致心肌缺血、损伤甚至坏死即急性心肌梗死（acute myocardial infarction，AMI），出现以剧烈胸痛、心电图和心肌蛋白、心肌酶学的动态变化，是最为严重的急危重症。

（二）心肌病与心肌炎

除AMI外，由其他原因引起心肌肥厚、纤维化、变性、坏死等改变，称为心肌病。心肌炎是由病毒、细菌感染等引起的心肌细胞及其间隙的局部或弥漫性急、慢性炎性病变，可伴有心肌细胞的变性、坏死，病情较轻的患者无任何症状，而重症患者可发生心力衰竭、心源性休克甚至猝死。大部分患者经治疗可以获得痊愈，有些患者在急性期之后发展为扩张型心肌病，可反复发生心力衰竭。

（三）心力衰竭

心力衰竭是指心脏的收缩功能和舒张功能发生障碍，不能将静脉回心血量充分排出心脏，导致静脉系统血液淤积，动脉系统血液灌注不足，不能满足机体的需要，并由此产生一系列症状和体征。根据临床症状可分为左心衰竭、右心衰竭和全心衰竭。左心衰竭最常见，亦最重要。心力衰竭是心脏在发生病变的情况下，失去代偿能力的一个严重阶段。

三、心脏疾病时的生物化学变化

心脏疾病尤其是缺血性心脏病，无论是慢性的还是急性缺血，都可使心肌细胞缺血、缺氧，造成不同程度的心肌细胞损伤，出现心肌细胞变性甚至坏死。心肌细胞损伤后，原本存在于心肌细胞内的一些生化物质会释放到血液中。由于这些物质在心肌细胞内存在的方式、部位及分子大小等的不同，在心肌损伤后释放入血时间、血液中含量（包括峰值出现时间）、持续时间也各不相同。一般而言，心肌细胞胞质中游离存在的小分子物质最先释放进入血液，而那些与其他物质结合或存在于细胞器（如线粒体等）内的大分子物质释放速度则较慢。这些生化物质在血液中含量的变化可在一定程度上反映心肌是否损伤及损伤程度，这类物质通常被称为心肌损伤标志物（myocardial injury marker）。

准确而言，心肌损伤标志物指当心肌细胞损伤时，可大量释放至循环血液中，其血浓度变化可反映心肌损伤及其程度的特异性物质。其准确的检验可以为急性心肌梗死及其他伴有心肌损伤疾病的早期诊断、病情判断、疗效观察提供有价值的信息。值得注意的是，并不是心肌细胞损伤后所有释放到血液中的物质都可作为心肌损伤标志物。理想的心肌损伤标志物应具备以下条件：①具有高度的心肌特异性和高敏感性。②主要或仅存在于心肌组织，在心肌中有较高的含量，心肌损伤后血中迅速升高，能估计梗死范围大小，判断预后。③能检验早期心肌损伤，在血液中能稳定存在一段时间，即有一定的诊断窗口期，便于诊断，避免漏诊。④能评估溶栓效果。⑤检验方法简便迅速。⑥其应用价值已由临床所证实。

第二节　心肌损伤标志物的测定

目前临床常用的心肌损伤标志物包括酶类标志物（心肌酶谱）和蛋白类标志物。酶类标志物主要有肌酸激酶及其同工酶、乳酸脱氢酶及其同工酶、α-羟丁酸脱氢酶、天冬氨酸转氨酶等。蛋白类标志物主要包括心肌肌钙蛋白、肌红蛋白、肌酸激酶同工酶质量测定（如 CK-MB 质量测定）、心脏型脂肪酸结合蛋白、超敏 C 反应蛋白等。这些生化标志物在心脏疾病发生时都有不同的变化。他们既是目前临床诊断心肌损伤重要的标志物，也是评估病情、判断预后的灵敏指标。

一、酶类标志物

20 世纪 70 年代至 90 年代初，最常用的心肌损伤标志物为心肌酶，即 CK、CK-MB、LDH、LDH_1、AST、α-HBDH，这些项目常组合在一起测定，称为心肌酶谱。除 CK 及 CK-MB 之外，其他酶类标志物因特异性不高，AMI 后出现异常的时间相对较晚，目前在 AMI 诊断中的作用越来越小，已逐渐少用以致基本淘汰，但国内大多数实验室仍一并检验。

（一）肌酸激酶及其同工酶

1. 生物化学特性　肌酸激酶（creatine kinase，CK）广泛存在于骨骼肌、心肌和脑组织中，分子量 86 000，是由肌型（M）和脑型（B）亚基组成的二聚体，故可形成 CK-MM、CK-MB、CK-BB 三种同工酶（isoenzyme）。CK-MM 主要分布在骨骼肌和心肌中；CK-BB 主要在肝、脑、胃、肾、肠中；CK-MB 主要分布在心肌中，而且心肌不同部位含量也不尽相同，前壁>后壁，右心室>左心室（表 15-1）。CK-MB 一直是临床诊断心肌损伤的心肌酶谱中最具特异性的酶，是目前应用最为广泛的心肌损伤酶学指标。

表 15-1　肌酸激酶及其同工酶组织分布特点

组织	总 CK 活性（湿组织）/（$U \cdot g^{-1}$）	CK-BB/%	CK-MB/%	CK-MM/%
骨骼肌	2 500	0.06	1.1	98.9
脑	555	97.3	2.7	0
心肌	473	1.3	20	78.7
胃	190	95.7	0	4.3
小肠	112	80.0	8.0	12.0
肾	32	97.2	0	2.8
肝	1	100	0	0

另外，在心肌、骨骼肌和脑等组织细胞的线粒体中还含有一种免疫特性和电泳迁移率不同于上述同工酶的 CK，称为线粒体 CK（creatine kinase mitochondria，CK-Mt）。CK 进入血液后，M 亚基 C 端的赖氨酸残基可被血中的羧肽酶 B 和 N 水解，根据水解程度，CK 同工酶可形成多种亚型：CK-MM 分为 CK-MM_1、CK-MM_2、CK-MM_3；CK-MB 分为 CK-MB_1 和 CK-MB_2。各亚型在正常人血清中含量依次为 CK-MM_1>CK-MM_2>CK-MM_3；CK-MB_1>CK-MB_2。

2. 心肌损伤时血中 CK 及其同工酶的时相变化

（1）CK 总活性变化：AMI 后，血中 CK 2~4h 升高，峰值在 10~24h，3~4d 恢复至正常水平，其升高程度与心肌损伤程度基本一致。

（2）CK 同工酶变化：CK-MB 活性在 AMI 后 3~8h 升高，16~24h 达峰值，2~3d 恢复至正常水平。为弥补 CK-MB 活性测定的不足，目前倾向于用 CK-MB 质量测定替代 CK-MB 活性测定。

（3）CK 同工酶亚型变化：正常情况下，血清中 CK-MB_1 和 CK-MB_2 水平是平衡的，当 AMI 时心肌释放 CK-MB_2 增多，CK-MB_2 在 AMI 后 4~6h 即上升，9~24h 达峰值，48~72h 恢复正常。如进一步测定 CK-MB_1，以 CK-MB_2>1.0U/L，CK-MB_2/CK-MB_1 比值超过 1.5 为标准，诊断 AMI 的特异性可达 95%。

显然 CK 亚型分析在诊断 AMI 的特异性和灵敏度方面优于 CK 总酶和同工酶，可用于 AMI 早期诊断，CK 亚型比值亦可用于判断溶栓疗效。

3. 测定方法

(1) CK 总活性测定：临床较多使用比色法和酶偶联速率法。

酶偶联速率法：在 CK 的催化下，磷酸肌酸与 ADP 反应生成肌酸和 ATP，在己糖激酶催化下，ATP 使葡萄糖磷酸化为葡糖-6-磷酸，后者在葡糖-6-磷酸脱氢酶催化下与 $NADP^+$ 反应，生成葡糖酸 6-磷酸和 NADPH。利用酶偶联反应原理，在 340nm 波长处，连续监测单位时间内 NADPH 的生成速率，可计算出 CK 的总活性。

(2) CK-MB 活性测定方法：有免疫抑制法、放射免疫法、电泳法等。

4. 评价

(1) 优点：①操作简便、检验周期时间短、费用低。②不受溶血干扰。③可用于再梗死和溶栓效果的判断。

(2) 缺点：①不能满足早期诊断要求，在 AMI 发生的 6h 内，敏感度较低。②特异性不高，各种骨骼疾病、中枢神经系统疾病均可导致血清 CK 增高。③不能较好的反应微小心肌损伤。

【参考区间】

CK 总活性：男性 24~195U/L；女性 24~170U/L。

CK-MB 活性：免疫抑制-酶动力学法 10~24U/L。

CK 水平在人群中不是正态分布，受到性别、年龄、种族、生理状态的影响，故在确定参考值时应注意不同正常人群的情况。

【临床意义】

1. CK 及 CK-MB 活性测定有相同的临床意义。20 世纪 60 年代 CK 测定已用于 AMI 的诊断，20 世纪 70 年代 CK-MB 测定又应用于临床，二者对 AMI 的诊断贡献卓著，是目前应用最为广泛的 AMI 诊断指标。AMI 时，血清 CK、CK-MB 活性变化基本同步，CK 升高一般为正常的数倍，但很少超过 30 倍；CK-MB 活性升高峰值一般超过参考值上限 2 倍，是诊断急性心肌梗死最有价值的酶学指标，且其升高程度与梗死面积、病情严重程度成正比。

2. AMI 后如及时进行了溶栓治疗并出现再灌注时，梗死区心肌细胞中的 CK 就会被冲洗出来，导致 CK 成倍增加，使达峰时间提前。故 CK 测定有助于判断溶栓治疗后是否出现再灌注。

3. 由于骨骼肌中 CK 含量极高，且其全身总量大大地超过心肌，所以在剧烈运动、各种肌肉损伤(如肌肉挫伤、手术等)和肌病(如多发性肌炎、横纹肌溶解症、进行性肌营养不良等)时，CK 极度升高，活性常高于参考数值数十至数百倍。

4. AMI 诊断时注意 CK-MB 与 CK 的时效性。AMI 发病 8h 内查 CK 不高，不可轻易排除诊断，应继续动态观察。24h CK 测定意义最大，因为此时 CK 应达峰值，如小于正常上限，可除外 AMI。发病 48h 内多次测定 CK 不高，且无典型的升高、下降过程，可怀疑 AMI 的诊断，但要除外两种情况。①CK 基础值极低的患者发生心梗时其 CK 升高后可在正常范围内。②心梗范围很小，心内膜下心梗时 CK-MB 并不对心肌完全特异，在骨骼肌中也少量存在。

(二) 乳酸脱氢酶及其同工酶

1. 生物化学特性 乳酸脱氢酶(lactate dehydrogenase，LDH)是由心型(H)和肌型(M)亚基组成的四聚体，形成 5 种同工酶，即 $LDH_1(H_4)$、$LDH_2(H_3M)$、$LDH_3(H_2M_2)$、$LDH_4(HM_3)$ 及 $LDH_5(M_4)$，可用电泳方法将其分离。LDH 同工酶的分布有明显的组织特异性，心肌、肾和红细胞中以 LDH_1 和 LDH_2 最多，骨骼肌和肝中以 LDH_4 和 LDH_5 最多，而肺、脾、胰、甲状腺、肾上腺和淋巴结等组织中以 LDH_3 最多。后来从睾丸和精子中发现了 LDHx，其电泳迁移率介于 LDH_4 和 LDH_5 之间。因此可以根据其组织特异性来协助诊断疾病。

2. 心肌损伤时血中 LDH 的变化 AMI 发作后 8~12h，血中 LDH 和 LDH_1 开始升高，48~72h 可达峰值，7~12d 回落至正常。因 LDH 的半衰期较长(57~170h)，在其他酶活性已恢复正常时，该酶仍处于升高状态，连续监测 LDH 对于就诊较迟且其他主要检验无异常的 AMI 有一定参考价值。另外，正常人血清中 LDH_2 高于 LDH_1，心肌损伤时，LDH_1 增高更明显，导致 LDH_1/LDH_2 的比值升高。

3. 测定方法

（1）LDH 总活性测定：临床实验室常以速率法测定。常用的方法：①根据从乳酸氧化成丙酮酸正向反应（L→P），乳酸和 NAD^+ 作为酶底物，在 340nm 波长监测吸光度上升速率，称为 LDH-L 法。此法在国内临床实验室中广泛应用，是 IFCC 推荐的 LDH 测定参考方法。②根据丙酮酸还原成乳酸的逆向反应（P→L），丙酮酸和 NADH 作为酶底物，在 340nm 波长监测吸光度下降速率，称 LDH-P 法。

（2）LDH 同工酶测定：临床常以免疫抑制法和电泳法测定。多用免疫抑制法测定 LDH_1 活性，即通过抗 M 亚基抗体抑制其他 LDH 同工酶活性而测得的 LDH 活性就是 LDH_1 的活性。琼脂糖凝胶电泳是分离 LDH 同工酶的常用方法，扫描电泳后的各同工酶显色区带，即可求出各自的相对含量。

4. 方法学评价

（1）采血时应注意避免溶血。红细胞中 LDH 是血清中的 100 倍，故溶血可使结果严重偏高。草酸盐抗凝剂抑制 LDH 活性，应避免使用。

（2）由于 LDH 的稳定性与温度有很大关系，不同的同工酶在不同的温度下稳定性也不同，因此不管在什么温度下（包括冷冻）保存，均可导致 LDH 酶活性发生改变，一般在室温情况下酶活性比较稳定。

【参考区间】

LDH 总活性 120～250U/L（L→P）。

LDH 同工酶：LDH_1 14%～26%；LDH_2 29%～39%；LDH_3 20%～26%；LDH_4 8%～16%；LDH_5 6%～16%。

血液中各同工酶含量顺序：$LDH_2>LDH_1>LDH_3>LDH_4>LDH_5$（小儿有时可出现 $LDH_1>LDH_2$）。其中，$LDH_1/LDH_2<0.7$，AMI 的诊断限为 $LDH_1/LDH_2>1.0$。

由于不同实验室试验条件不同，故各实验室应有自己的参考区间。

【临床意义】

1. LDH 总活性测定　由于 LDH 几乎存在于所有体细胞中，而且在人体各组织中的活性普遍很高，所以血清中 LDH 的增高对任何单一组织或器官都是非特异的。在 AMI 时升高迟、达峰晚、灵敏度低、特异性差，不能用于评估溶栓疗效和再灌注判断，故对 AMI 的早期诊断价值不大，目前在临床上的应用已逐渐减少。由于半衰期长（10～163h），多用于回顾性诊断，如对入院较晚的 AMI 患者、亚急性心肌梗死的诊断和病情监测有一定价值。

2. LDH 同工酶活性测定

（1）通常在 AMI 后 6h LDH_1 开始出现升高，总 LDH 活性升高略为滞后。由于 AMI 时 LDH_1 较 LDH_2 释放多，因此 $LDH_1/LDH_2>1.0$，LDH_1/LDH_2 比值的峰值约在发病后 24～36h，然后开始下降，发病后 4～7d 恢复正常。

（2）当 AMI 患者的 LDH_1/LDH_2 倒置且伴有 LDH_5 增高时，预后比仅出现 LDH_1/LDH_2 倒置差，LDH_5 增高提示患者心力衰竭伴有肝淤血或肝功能衰竭。

（3）$LDH_1>LDH_2$ 或表现 LDH 图形倒置也可出现在心肌炎、巨细胞性贫血和溶血性贫血，但体外溶血通常不会导致 $LDH_1>LDH_2$。

（4）骨骼肌疾病时 $LDH_5>LDH_4$，各型肌萎缩早期 LDH_5 升高，晚期可出现 LDH_1 和 LDH_2 升高。

（5）肺部疾患可有 LDH_3 升高，白血病时常有 LDH_3 和 LDH_4 的升高。

（三）α-羟丁酸脱氢酶

LDH 专一性不强，可作用于一系列具有 α-酮酸结构的化合物。当以 α-酮丁酸作底物时所测 LDH 的活性就称为 α-羟丁酸脱氢酶（α-hydroxybutyric dehyrogense，α-HBDH）活性。α-酮丁酸是 LDH_1 和 LDH_2 的共同底物，其活性实际上就是两种同工酶之和。由于具有 4 个 H 亚基的 LDH_1 比其他同工酶对 α-酮丁酸有更大的亲和力，故可用该指标反映 LDH_1 的活性变化。由于试验所采用的底物与 LDH 测定不同，其酶活性不等于乳酸为底物的 LDH_1 和 LDH_2 的活性之和。

【参考区间】

α-羟丁酸脱氢酶 90～220U/L。

【临床意义】

同 LDH_1，α-羟丁酸脱氢酶用于 AMI 和亚急性心肌梗死的辅助诊断。

（四）天冬氨酸转氨酶

1. 生物化学特性　天冬氨酸转氨酶（AST）广泛存在于多种器官组织中，按含量多少顺序依次为心肌、肝、骨骼肌和肾，还有少量存在于胰腺、脾、肺及红细胞中，肝 AST 70%存在于肝细胞线粒体中。

2. 心肌损伤时血中的变化　正常人血清中含量甚微。发生 AMI 时，患者血清中 AST 可升高，一般在发病后 6~12h 明显升高，16~24h 达峰值，72~120h 恢复正常。

3. 测定方法　目前临床常用速率法检验血 AST 活性，详见第十三章。

【参考区间】

速率法：成年男性 AST 13~40U/L，女性 AST 10~28U/L。

【临床意义】

AST 是 20 世纪 50 年代第一个用于 AMI 诊断的酶类，但其组织特异性差，在 AMI 时升高迟于 CK，恢复早于 LDH，故诊断 AMI 价值不大。血清 AST 单纯增高不能作为诊断心肌损伤的依据。

（五）糖原磷酸化酶及其同工酶

1. 生物化学特性　糖原磷酸化酶（glycogen phosphorylase，GP）是糖原分解代谢的关键酶，催化糖原和无机磷酸生成葡糖-1-磷酸和少 1 个葡萄糖单位的糖原。GP 在哺乳动物体内存在 3 种同工酶，即 GPBB（心肌、脑型），GPMM（肌型）和 GPLL（肝型）。动物实验表明，结扎冠状动脉 10min 后，即可在血中测到 GPBB 升高，此时还未发现心肌组织出现坏死，说明 GPBB 释放与心肌缺血密切相关。目前，GPBB 成为最具潜质的心肌损伤标记物。

2. 心肌损伤时血中的变化　血中 GPBB 在心肌缺血 2~4h 明显升高，8h 左右达峰值，约 40h 恢复正常。在心肌缺血损伤早期（2~3h），无论心电图有无病理性 Q 波，GPBB 均升高，出现早，敏感性强，增幅高。通过比较发现，AMI 发作后心肌肌钙蛋白 T（cTnT）升高相对显著，但出现峰值较晚。因此可以认为 GPBB 是 AMI 早期诊断的最理想指标之一。

3. 测定方法　常用酶联免疫吸附法进行检验。

【参考区间】

GP 0~7.0μg/L。

【临床意义】

目前认为 GPBB 为 AMI 早期诊断的重要标志物，在 AMI 发生后的 4h 内，其敏感性明显优于 CK、CK-MB、Mb 和 cTnT，特异性与 CK-MB 相似。

二、蛋白类标志物

在过去的 30 年中，实验室诊断 AMI 主要是通过测定“心肌酶谱”，但酶学指标存在许多不足，使其在心肌损伤的应用上受到限制。人们不断地寻找新的指标来替代它们。后来发现由于某些蛋白质是心肌细胞特有或相对含量较高，因此当心肌损伤时，大量释放至血液中，检验这些蛋白质的变化，更有助于判断心肌损伤。这包括心肌肌钙蛋白、肌红蛋白、CK-MB 质量、心型脂肪酸结合蛋白、超敏 C 反应蛋白、同型半胱氨酸、缺血修饰性白蛋白等。

（一）心肌肌钙蛋白

1. 生物化学特性　肌钙蛋白（troponin，Tn）是横纹肌重要的结构蛋白，存在于骨骼肌和心肌中。心肌细胞中的肌钙蛋白称为心肌肌钙蛋白（cardiac troponin，cTn），由心肌肌钙蛋白 C（cTnC）、心肌肌钙蛋白 T（cTnT）和心肌肌钙蛋白 I（cTnI）三种亚基组成。不同种属的 cTn 氨基酸序列有较高的同源性，其抗原性相同，因此 cTn 不具有种属特异性。cTnC 分子量 18 000，是肌钙蛋白的 Ca^{2+} 结合亚基，骨骼肌和心肌中的 cTnC 是相同的，没有心肌特异性，不能作为心肌损伤的特异性标志物。cTnI 分子量为 22 500，是肌动蛋白抑制亚基，有 3 种亚型，即快骨骼肌亚型、慢骨骼肌亚型和心肌亚型。这 3 种 cTnI 亚型分别源于 3 种不同的基因。cTnT 分子量为 39 700，可能为不对称蛋白结构，是原肌球蛋白结合亚基。cTnT 也有 3 种亚型，即快骨骼肌亚型、慢骨骼肌亚型和心肌亚型。它们在骨骼肌或心肌中的表达分别受不同的基因调控。

cTnI 和 cTnT 是心肌细胞特有的蛋白质，而且在 AMI 后血中浓度很快升高，与 CK-MB（3~8h）相当或稍早，血清 cTnI 和 cTnT 浓度升高是心肌损伤特异性、灵敏性的标志物，对 AMI 的特异性和灵敏度明

显高于 CK-MB，具有相当长的诊断窗口期。cTn 被认为是目前最好的确诊标志物，正逐步取代 CK-MB 成为 AMI 诊断"金标准"。

2. 心肌损伤时血中 cTn 的变化 在心肌细胞损伤早期，游离于胞质内的 cTnI/cTnT 快速释放出来，外周血中浓度迅速升高，在发病 4h 内即可测出。随着肌原纤维不断崩解破坏，以固定形式存在的 cTn 不断释放，升高持续时间可长达两周。由于 cTnI/cTnT 具有心肌特异性，胸痛发生 4h 后的患者，可直接进行 cTnI/cTnT 检验，其血清中水平升高具有诊断的特异性。对于心电图无特异改变，又无临床典型症状的微小心肌损伤患者，cTnI/cTnT 的检验是目前最佳的辅助诊断指标。

cTnI/cTnT 除了用于 AMI 的诊断外，也可作为临床溶栓治疗后再灌注的监测指标。因此，cTnI/cTnT 在用于确定临床诊断急性心肌损伤的准确性、对未及时应诊患者的后期回顾性诊断、区别同时有着骨骼肌和心肌损伤的心肌损伤程度、溶栓治疗再灌注的疗效评估、心脏手术对心肌损伤程度和修复的评估都是非常有用的的确诊性指标。

3. 测定方法 cTn 可以用酶联免疫法（ELISA）作定量检验，也可用快速的固相免疫层析法作定性检验。目前，化学发光法已有试剂盒供应，适用于自动化分析，通用性强，已应用于临床检验。

化学发光免疫法：加入包被抗 cTnT 单克隆抗体的聚苯乙烯珠及辣根过氧化物酶标记的抗 cTnT 单克隆抗体，通过抗原抗体反应，形成酶标抗体-cTnT-抗体-聚苯乙烯珠复合物，除去游离的酶标抗体，再加入鲁米诺发光体系，发光强度与待测样品浓度呈线性关系，检验发光强度对待测 cTnT 进行定量分析。

4. 评价

（1）优点：①cTnT 和 cTnI 是心肌损伤的确诊性标志物，在众多标志物中其特异性最高，具有灵敏度高、特异性强、升高幅度大、诊断窗口期长等特点。②不仅能诊断 AMI，还能检验心肌微小损伤。

（2）缺点：①不是理想的 AMI 早期诊断标志，在 AMI 发生的 6h 内，cTn 敏感度较低，远低于 Mb，对于早期确定是否使用溶栓疗法价值较小。②cTn 的窗口期较长，不利于发现间隔较短的再梗死。

【参考区间】

高敏 cTnT 测定<0.014μg/L。

高敏 cTnI 测定<0.034μg/L。

不同厂家所用的 cTnT 试剂盒的抗体及检验方法不同，参考区间也存在 10~20 倍的差异，在具体应用上，应参考厂家提供的参考区间。

【临床意义】

1. cTn 是诊断 AMI 最好的标志物。AMI 患者于发病后 4~8h 升高，发病 10~120h 内检验敏感性达 100%，峰值出现于发病后 10~48h，可达参考区间范围的 30~40 倍。峰值出现较晚或较高的患者，增高可持续 2~3 周。对于非 Q 波心肌梗死、亚急性心肌梗死或用 CK-MB 无法判断预后的患者更有意义。

2. UA 患者 cTn 升高者是发展为 AMI 或猝死的高危人群，动态观察 cTn 变化对其诊断与判断 UA 预后具有重要意义。如果 UA 患者 cTn 正常，则预后良好；如果 cTn 阳性则应严密观察，可进行冠脉造影，以观察冠状动脉病变严重程度。cTn 对 UA 诊断的时间窗为胸痛发作后数小时至数天，也可达数周，与心肌缺血损伤时间的长短有关。

3. cTn 后期峰值与梗死面积呈正相关，可反映心肌细胞坏死的数量，但利用 cTn 的峰值浓度来估计梗死的面积不一定可靠。cTn 累积释放量与心功能受损程度成正比。

4. 其他微小心肌损伤（MMD），如钝性心肌外伤、心肌挫伤、甲状腺功能减退患者的心肌损伤、药物的心肌毒性、严重脓毒血症导致的左心衰竭时 cTn 也可升高。

5. cTn 被推荐用来评估围手术期心脏受损程度，特别是冠状动脉搭桥术后 AMI 和微小心肌损伤的鉴别。一般围手术期 AMI 者 cTn 会持续释放，血中浓度可达 5.5~23ng/ml，术后第四天达高峰；无 AMI 者 cTn 释放取决于心脏停搏时间的长短，动脉被夹注时间短暂者术后第 1dcTn 有轻度增高，动脉被夹注时间较长者血中 cTn 增高可延续至术后第五天。

（二）肌红蛋白

1. 生物化学特性 肌红蛋白（myoglobin，Mb）是一种氧结合蛋白，主要存在于横纹肌（心肌、骨骼

肌）细胞中，有运输和储存氧的功能。Mb 分子含 153 个氨基酸残基，是由 1 条多肽链和 1 个血红素辅基组成的结合蛋白，分子量 17 800。当心肌细胞发生损伤时，Mb 是最早进入血液的标志物之一，其扩散入血的速度比 CK-MB 或 cTnI/cTnT 更快。但因骨骼肌损伤时也有大量肌红蛋白释放，因此血中检验到肌红蛋白增多是横纹肌损伤的结果，不具有心肌特异性。

2. 心肌损伤时血中 Mb 的变化　Mb 是心肌损伤的最佳早期标志物，由于其分子小，且分布于细胞质中，在心肌损伤后 0.5～1h，即开始从受损的心肌细胞中释放入血，并维持高水平 5～12h，24～36h 恢复至正常水平。在 AMI 时可快速入血，故在 AMI 发生的 1.5～6h 内，通过动态检验两次血清肌红蛋白水平，可早期诊断是否有 AMI 发生。如两次检验值中第二次明显高于第一次，则具有极高的阳性预报价值。若两次测定值间无差异，则可排除 AMI 的可能性。但应注意的是，严重休克、广泛性创伤、终末期肾功能不全、心肌炎、急性感染、肌炎或肌病时血肌红蛋白均可能升高，应注意与 AMI 进行鉴别诊断。由于肌红蛋白的窗口时间最短，仅为 3～4d，故在疾病发生后该指标不能用于回顾性分析。

3. 测定方法　测定肌红蛋白的方法较多，目前应用是免疫化学法，包括放射免疫法、酶联免疫法、免疫比浊法、荧光免疫法等，常用的为胶乳透射免疫比浊法，该法灵敏度高、特异性好、测定速度快，适用于各型自动生化分析仪。

胶乳透射免疫比浊法：将包被抗人肌红蛋白特异性抗体的乳胶颗粒与抗体混合，标本的肌红蛋白与乳胶颗粒表面的抗体结合，使相邻的乳胶颗粒彼此交联，发生凝集反应产生浊度，浊度的增加与标本中肌红蛋白含量成正比，通过与校准物比较即可求出样本中肌红蛋白的含量。

4. 评价

（1）优点：①在 AMI 发作的 12h 内诊断敏感性很高，有利于早期诊断，是至今发现能用于 AMI 诊断的最早标志物之一。②能用于判断再灌注是否成功。③能用于判断再梗死。④在胸痛发作 2～12h 以内，阴性可排除 AMI 的诊断。

（2）缺点：①特异性比较差，任何原因所致的骨骼肌损伤，甚至肌内注射、剧烈运动均可导致血清中 Mb 升高。②窗口期短，回降到正常范围快，峰值在 12h，AMI 发作在 16h 后易见假阴性。

（3）血样本 2～8℃可保存 7d，-20℃下可保存 28d（非均相免疫法）。高浓度生物抑制剂治疗的患者必须在停药 8h 后方可检验（ECLIA）。

【参考区间】

根据测定方法的不同而异。

免疫学方法：男性 Mb 16～96ng/ml，女性 Mb 9～82ng/ml（此参考区间引自试剂说明书）。

血清 Mb 水平随年龄、性别及种族的不同而异，老年人血清 Mb 水平随年龄增加而逐渐轻度升高。

【临床意义】

1. Mb 是 AMI 的早期诊断标志物。心肌损伤后血肌红蛋白升高早于其他心肌损伤标志物，阳性结果必须通过肌钙蛋白来确认。

2. Mb 是筛检 AMI 很好的指标。由于 Mb 半衰期短，胸痛发作后 5～12h 不升高，有助于排除 AMI 的诊断。

3. 能用于判断再梗死。由于在 AMI 后血中 Mb 很快从肾清除，发病 24～36h 内可完全恢复到正常水平。故 Mb 测定有助于在 AMI 病程中观察有无再梗死或者梗死有无扩展。Mb 频繁出现增高，提示原有心肌梗死仍在延续。

4. Mb 是溶栓治疗中判断有无再灌注的较敏感而准确的指标。

（三）CK-MB 质量测定

1. 生物化学特性　CK-MB 为肌酸激酶的同工酶，主要存在于心肌细胞中。CK-MB 质量检验（CK-MB mass）指用免疫法测定 CK-MB 酶蛋白的含量，而非活性测定，用以反映血清 CK-MB 的浓度水平。血 CK-MB 在 AMI 发作后 3～8h 开始升高，16～24h 达高峰。CK 半衰期 10～12h，若无再梗死或其他损伤，2～3d 恢复正常。研究表明缺血性心脏疾病和非缺血性心脏疾病在阳性率、升高倍数等方面，CK-MB 质量检验的假阳性率明显低于 CK-MB 活性测定，特别适用于 AMI 患者和伴有较明显肺部感染的心肌缺血患者的临床实验诊断。由于 CK-MB 活性检验存在许多不足之处，逐渐被 CK-MB 质量检验

所替代,目前倾向用 CK-MB 质量测定作为心肌损伤的常规检查项目之一。

2. 测定方法　应用最多的是 ELISA。磁微粒 ECLIA 检验系统对 CK-MB 高度灵敏和特异,可报告范围宽。

ELISA 法:用单克隆技术制备出特异性极高的仅与 CK-MB 作用的抗血清,用两株抗 CK-MB 单克隆抗体测定 CK-MB 蛋白量,此法检验限为 1μg/L,方法简单,特异性高。

【参考区间】

CK-MB 质量(ECLIA):男性<3.61ng/ml;女性<4.87ng/ml(参考区间引自试剂说明书)。

【临床意义】

CK-MB 质量可以诊断无骨骼肌损伤的心肌梗死,也适用于 AMI 的早期诊断,特异性高于肌红蛋白。溶栓治疗 90min 后,若测定值增加 4 倍以上,提示梗阻的血管再灌注成功。对不稳定心绞痛的患者,CK-MB 增多,数月后心肌梗死的发生率和死亡率都明显高。

(四)心脏型脂肪酸结合蛋白

1. 生物化学特性　脂肪酸结合蛋白(fatty acid binding protein,FABP)是一组与长链脂肪酸非共价可逆性结合的胞质蛋白,广泛存在于脂肪酸代谢活跃的细胞,已发现有 9 种不同类型的 FABP,其中心脏型脂肪酸结合蛋白(heart fatty acid binding protein,H-FABP)是由 132 个氨基酸残基组成的酸性蛋白质,特异地存在于心肌组织中,占心脏全部可溶性蛋白质的 4%~8%。H-FABP 与心肌内的长链脂肪酸相结合,将其从细胞质膜向线粒体运输,进入能量代谢体系中氧化分解,生成 ATP,为心肌收缩提供能量。此外,H-FABP 还参与旁路信号传导,当心肌缺血造成局部长链脂肪酸聚集时,H-FABP 对心肌有保护作用。

2. 心肌损伤时血中 H-FABP 的变化　正常人血液中可以检验到低浓度的 H-FABP,心肌损伤后 H-FABP 被迅速释放入血,主要由肾清除。在 AMI 发病 4.5h 即出现显著升高,8.5h 左右达到峰值,20~24h 恢复至正常水平。变化规律与 Mb 相似,但比 Mb 有更高的心肌特异性,可以作为 AMI 的心肌损伤早期标志物。

3. 测定方法　主要应用免疫学方法进行检验,目前常用的有酶联免疫吸附法、胶体金免疫层析测定法、微粒增强免疫比浊法等。

【参考区间】

不同方法测定结果可能有一定差异。不同批号试剂不能混用,每批试剂分别制作定标曲线。

【临床意义】

临床对 H-FABP 的测定可用于早期诊断 AMI 及评估心肌梗死面积大小、评估心肌早期微损伤、评估心肌缺血再灌注及评估心力衰竭预后。

(五)超敏 C 反应蛋白

1. 生物化学特性　CRP 是目前最有价值的急性时相反应蛋白,正常人血清中含量极微,它的升高可以提示许多炎症事件的发生。采用超敏感方法检验到的 CRP,被称为超敏 C 反应蛋白(high sensitive C-reactive protein,hs-CRP)。CRP 由 5 个相同亚基以非共价键构成环状五球体蛋白。研究发现在血管粥样硬化损害的早期,CRP 与细胞膜形成的复合体附着在血管内皮细胞,导致血管内皮细胞损伤,促使动脉粥样硬化的形成。

2. 心肌损伤时血中 hs-CRP 的变化　近年研究发现,在急性心肌缺血、损伤或梗死时,血清 hs-CRP 浓度可明显增高,且升高的幅度与病情严重程度及预后等相关。AMI 时,血中 hs-CRP 浓度 4~6h 开始升高,36~72h 达峰值,72~120h 下降至正常,hs-CRP 升高的程度及持续的时间与心肌梗死的范围大小相关。

3. 测定方法　目前主要应用免疫学方法,如酶联免疫法、免疫比浊法等,有多种试剂盒可供选用。

免疫透射比浊法:血清中 C 反应蛋白(CRP)与试剂中抗人 CRP 抗体相结合,形成抗原-抗体复合物,使溶液浊度增加。在波长 340nm 处测定抗原-抗体复合物的浊度,根据吸光度的变化,即可定量检验血清中 CRP 的含量。

【参考区间】

各实验室应建立自己的参考区间。如用文献或者说明书提供的参考区间,使用前应加以验证。

【临床意义】

1. 测定 hs-CRP 可对冠心病、不稳定型心绞痛进行动态监控，以预测 AMI 发生的危险性。

2. hs-CRP 检验可用作心血管疾病危险的一个独立危险因素指标，hs-CRP<1.0mg/L，心血管疾病发生风险低；hs-CRP>3.0mg/L 风险高。

（六）血清缺血修饰白蛋白

1. **生物化学特性** 人血清白蛋白氨基末端序列为人类所特有，是过渡金属包括铜、钴、镍离子主要结合位点。组织缺血时释放的自由基等产物，可使血清白蛋白氨基末端结合位点发生改变，与金属离子结合能力下降。这种因组织缺血而发生与过渡金属结合能力改变的白蛋白则称缺血修饰白蛋白（ischemia-modified albumin，IMA）。

2. **测定方法** 白蛋白-钴结合法。

【参考区间】

成人 IMA<64.7U/ml（此参考区间引自说明书）。

【临床意义】

1. **IMA 诊断心肌缺血的敏感性很高** 心肌坏死指标均阴性时，缺血修饰白蛋白表现出极高的敏感性，能在血液中被检验出，是一种新的较为理想的心肌缺血标志物。它是第一个被美国食品药品管理局批准的心肌缺血标志物。

2. **IMA 可作为心肌缺血的早期指标** IMA 可作为心电图正常的胸痛患者心肌缺血的排除诊断，但 IMA 不能鉴别心肌梗死和心肌缺血，因此现在主张对急性冠脉综合征患者同时检验 IMA 和 cTnT。二者联合使用可提高 AMI 诊断的灵敏度并使确诊时间提前。

同型半胱氨酸的检测

第三节　心力衰竭标志物

心力衰竭（heart failure）是多种心脏疾病的终末期表现，长期以来其诊断主要依靠临床表现和物理仪器，缺少相应的生化标志物。近年来发现，检验血清利钠肽激素可用于心力衰竭的实验室诊断。因为利钠肽激素是调节体液、体内钠平衡及血压的重要激素，当心脏血容量增加和左心室压力超负荷时，可大量分泌并释放入血。利钠肽家族主要包括 B 型利钠肽、心房利钠尿多肽。

一、B 型利钠肽

B 型利钠肽（B-type natriuretic peptide），又称脑钠肽（brain natriuretic peptide，BNP），是 1988 年由日本学者 Sudoh 等从猪脑中分离纯化的一种利钠多肽，广泛存在于哺乳动物脑、脊髓、心、肺等组织，具有调节人体血压和体液平衡的作用。在合成分泌过程中，心室和脑细胞表达分泌的 B 型利钠肽原前体（134 个氨基酸）水解为 B 型利钠肽原（108 个氨基酸），后者进一步水解，生成等摩尔的 BNP（32 个氨基酸）和 B 型利钠肽原 N 端肽（N-terminal proBNP，NT-proBNP），有 76 个氨基酸，二者均可反映 BNP 的合成分泌状况，但 NT-proBNP 不具备 BNP 的生物学作用。实际上，BNP 是机体进行自身调节的一种保护性机制，被称为“心脏负荷应急救援激素”，具有利尿、利钠、降低血压、增加冠状动脉血流、防止血栓形成等多种生物活性。

生理情况下血清 BNP 浓度很低，当心室血容积增加和左心室压力超负荷时即可刺激 BNP 基因表达活跃，从而大量合成 BNP 释放入血。NT-proBNP 血液中半衰期为 120min，体外稳定性强，心力衰竭患者血液中浓度较 BNP 高，因此测定血清 NT-proBNP 更利于心力衰竭的诊断。NT-proBNP 主要由肾小球滤过，因此血液中的浓度受肾功能影响。

1. 血清 NT-proBNP 测定

（1）ECLIA（定量测定）：待测样本中的 NT-proBNP 与钌标记的抗 NT-proBNP 单克隆抗体和生物素化的抗 NT-proBNP 另一位点单克隆抗体在反应体系中混匀，形成双抗体夹心抗原-抗体复合物。加入链霉亲和素包被的磁珠微粒与之结合，在电磁场的作用下，捕获抗原-抗体复合物的磁珠微粒吸附至电极表面，对电极加电压后产生化学发光，其强度与样本中 NT-proBNP 含量成正比。

（2）金标记免疫层析测定（定性测定）：将特异性 NT-proBNP 抗体固定于硝酸纤维素膜上某一区

笔记

带作为检验带。在样品区滴加样品后，借助毛细管作用，样本中的 NT-proBNP 与金标记物及包被在硝酸纤维素膜上的特异性抗体结合，出现呈色阳性信号。

2. 血清 BNP 测定　通常采用化学发光微粒子免疫分析法和直接化学发光法。目前已有试剂盒供应，按试剂说明书操作。

【参考区间】

NT-proBNP<125pg/ml（<75 岁）；<450pg/ml（≥75 岁）（ECLIA 法）。

BNP<100pg/ml（诊断心力衰竭）；<80pg/ml（评价 AMI 患者预期生存率）（化学发光法）。

以上参考区间引自试剂盒说明书。

【临床意义】

1. BNP 可作为慢性充血性心力衰竭的血浆标志物，用于早期诊断和病情严重程度的判断。

2. 原发性高血压患者血浆 BNP 水平与左心室肥厚有关，因此 BNP 水平有助于监测高血压患者是否存在左心室肥厚和判断高血压的严重程度。

3. 肥厚型心肌病患者血浆 BNP 增高水平，可反映心肌肥厚程度及流出道有无梗阻。因肥厚型心肌病患者存在舒张功能障碍，加之流出道梗阻，心室舒张末压显著升高，BNP 的分泌亦显著增加。

4. 心房颤动时血浆 BNP 升高，心房颤动转为窦性心律时 BNP 回降到原先水平。

二、心房利钠尿多肽

心房利钠尿多肽（atrial natriuretic peptide，ANP）又称心房钠尿肽、心钠素，为 28 个氨基酸的多肽，在心脏中表达最为丰富，心房细胞是合成 ANP 的主要部位。与 ANP 同时合成的还有 NT-proANP。ANP 具有重要的生理功能：①利钠及利尿作用，并具有快、短、强的特点。②抑制肾素-血管紧张素-醛固酮系统。③抑制垂体后叶加压素的合成、释放及作用。④舒张血管、降低血压、改善心功能的作用。

由于血清中 ANP 的不稳定性及检验方法存在重复性差等问题，目前临床上很少测定 ANP，一般检验 NT-proANP。常用测定方法有放射免疫法（IRA）、免疫放射测量法（IRMA）、电化学发光法（ECLA）。

【临床意义】

NT-proANP 在临床心力衰竭的危险性评估、诊断及预后判断等各方面得以应用。

第四节　心肌损伤标志物的选择和应用评价

20 世纪 70 年代，在诊断 AMI 中起重要作用的标志物是以 AST、LDH 及其同工酶、CK 及其同工酶等血清酶组成的项目组合（心肌酶谱）为代表，但存在特异性和灵敏度较低的缺陷。20 世纪 90 年代以后，发展到以检验蛋白质含量为主的早期标志物（如 Mb）和确诊性标志物（如 cTn），从而使诊断的灵敏度和特异性大大地提高。AMI 标志物从酶类发展到蛋白类，从诊断的特异性和敏感性来看，蛋白类优于酶类，但是蛋白类标志物的分析方法还处于发展阶段，不够稳定并且价格昂贵，为了避免心脏疾病漏诊或者过度医疗，在选择心脏损伤标志物时，应根据患者发病的不同阶段、诊断目的和经济能力选择合适的标志物。

一、心肌损伤标志物的应用评价

心肌损伤标志物根据其不同特点分类：

1. 早期标志物　指症状出现 6h 内血液中升高的生化标志物，包括 Mb、CK、CK-MB、cTnI/cTnT。AMI 发生 0.5～2h Mb 升高；3～8h CK、CK-MB 升高；3～6h cTnT、cTnI 升高；cTnI/cTnT（或 CK-MB 质量）是诊断 AMI 的首选标志物，症状发作 6h 以内应同时检验 cTnI/cTnT 和早期标志物 Mb，Mb 与 cTnI/cTnT（或 CK-MB 质量）联合应用有助于 AMI 的排除诊断。对可疑 ACS 患者 cTnI/cTnT 水平升高其病死和缺血事件再发率的危险增加。

2. 中晚期标志物　指症状发生后 2～3d 或更长时间的患者，LDH 及其同工酶维持升高 6～10d；cTnT 维持升高 5～7d；cTnI 维持升高 10～15d。

3. 排除标志物　Mb 早期阴性可排除 AMI，Mb 晚期阴性不能排除 AMI；cTnT 和 cTnI 中晚期不升

高不能完全排除 AMI。

4. **确诊标志物** 指在症状出现后 6~12h 升高，并能维持异常升高数天，有较高的灵敏度和特异性。cTnT 或 cTnI 取代 CK-MB 作为检出心肌损伤的首选标志物。但仍需结合病史和其他实验室检查作出诊断。上述指标分析时间周期应严格控制总的分析时间在 1h 内。

5. **尽量缩短样品测定周期** 样品测定周期(turnaround time，TAT)的定义为从采集血样标本到报告结果的时间。IFCC 建议 TAT 控制在 1h 内，以便尽早开始有效治疗，降低死亡率。一些医院检验科室没有自动免疫分析仪或人员不足，难以在 1h 内报告结果，此时可考虑采用床旁检验仪器。标本的预处理时间包括必需的血液凝固和离心时间，对于自动免疫仪，可用血浆或抗凝的全血代替血清，免去凝血所需的时间，降低全部分析前时间。心肌损伤标志物的血清浓度和血浆浓度可能存在差别，使用血浆或抗凝全血检验心肌损伤标志物可以缩短 TAT 时间，但是一定要弄清抗凝剂对测定结果有无影响。在保证测定质量前提下，测定时间将成为选择试剂盒的重要依据。

二、心肌损伤标志物的选择原则

为了合理应用心肌损伤标志物，充分发挥其在心肌损伤诊断、病情监测及治疗过程中的作用。对心肌损伤标志物的应用取得了以下共识：

1. cTnT 或 cTnI 作为心肌损伤的首选标志物。

2. 临床检验中只需开展一项心肌肌钙蛋白测定(cTnT 或 cTnI)，如已经常规提供一项心肌肌钙蛋白测定，不必同时进行 CK-MB 质量测定。

3. 不再将 LDH、AST 和 HBDH 用于诊断 ACS 患者。如因某些原因暂不开展 cTnT 或 cTnI 测定，可保留 CK 和 CK-MB 测定以诊断 ACS 患者，但建议使用 CK-MB 质量测定法。

4. Mb 列为常规早期心肌损伤标志物。由于其诊断特异性不高，主要用于早期排除 AMI 诊断。

5. 如果患者已有典型的可确诊 AMI 的心电图(ECG)变化，应立即进行针对 AMI 的治疗。对这些患者进行心肌损伤标志物的检查有助于进一步确认 AMI 的诊断，判断梗死部位大小，检查有无合并症如再梗死或梗死扩展，但应减少抽血频率。

6. 对那些发病 6h 后就诊的患者，不需要检验早期标志物如 Mb，只需测定确定标志物如心肌肌钙蛋白。

总之，在心肌损伤标志物检验的应用上，应根据实际情况在不同的时间，权衡利弊，采用优势互补的联合检验方法，可提高 AMI 的早期诊断率，这在 AMI 的及时救治和康复方面，有着非常重要的意义。用于诊断 AMI 的生化标志物有多种，在使用时应根据标志物的不同特点选择使用，急性心肌梗死生化标志物的特点见表 15-2。

表 15-2 急性心肌梗死生化标志物的特点比较

项目	Mb	CK	CK-MB	LDH	cTnT	cTnI
分子量/kD	17 800	86 000	86 000	13 500	39 700	22 500
正常参考区间	<90ng/ml	40~310U/L	10~25U/L	120~250U/L	<0. 03μg/L	<0. 5ng/ml
医学决定水平	100ng/ml	200U/L	>25U/L	>250U/L	0. 1μg/L	1. 0~3. 1ng/ml
超过上限时间	0. 5~1h	2~4h	3~8h	8~18h	4~8h	4~8h
峰值时间	5~12h	10~24h	16~24h	24~72h	10~24h	14~20h
恢复正常时间	24~36h	72~96h	48~72h	6~10d	10~15d	5~7d
升高倍数	5~20	5~25	5~20	3~5	30~200	20~50
灵敏度(0~6h)	50%~100%	NR	17%~62%	NR	50%~59%	6%~44%
特异性(0~6h)	77%~95%	NR	92%~100%	NR	74%~96%	93%~99%

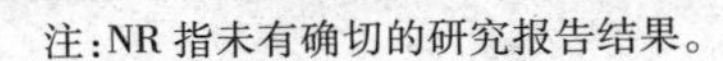
注：NR 指未有确切的研究报告结果。

本章小结

心脏是人体的重要器官，是循环系统动力的来源。冠心病、心肌疾病、心力衰竭是临床多见的与心脏功能密切相关的疾病，对于此类疾病的诊断和预后评价常通过检验血液中与心肌代谢密切相关心肌损伤标志物得以实现。临床检验心肌损伤的蛋白标志物主要包括 cTn、Mb、H-FABP、hs-CRP 和 CK-MB 质量测定。其中 cTn 正逐步取代 CK-MB 成为诊断 AMI 的"金标准"；单独测定 Mb 不具有心肌特异性；H-FABP 测定对于诊断早期心肌损伤较有意义；hs-CRP 测定可对冠心病、不稳定型心绞痛进行动态监控，以预测心肌梗死的危险性。酶学标志物主要包括肌酸激酶（CK）及其同工酶、LDH 及其同工酶、天冬氨酸转移酶（AST）、糖原磷酸化酶同工酶（GPBB）。应用最广泛的是 CK-MB，而且其质量测定优于其活性测定。B 型尿钠肽及 NT-proBNP 是诊断心力衰竭的较好标志物。

（胡　森）

病例讨论

患者，男，53 岁，8 年前患"心肌梗死"，以后仍有反复的"心绞痛"。患者入院前，出现 2 次和以往类似的"胸痛"，但程度较重，持续时间较长。患者有高脂血症。查体：T 36.4℃，P 73 次/min，R 16 次/min，BP 110/64mmHg，心尖搏动弥散，心浊音界向左下扩大。入急诊科检查：WBC 5.66×10^9/L，N 3.15×10^9/L，cTnT 0.016ng/ml，AST 122U/L，CK 145U/L，CK-MB 16U/L，LDH 102U/L。

请讨论：

本病最可能的诊断是什么？需进一步做哪些检查来确定诊断？

病例讨论分析

扫一扫，测一测

思考题

1. 试比较 AST、LDH 和 CK 诊断 AMI 的特异性。
2. 简述免疫抑制法测定 CK-MB 的机制及脑损伤时容易出现假阳性的原因。

笔记

第十六章 胰腺疾病的检验

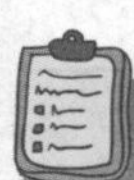

学习目标

1. 掌握胰腺疾病的主要生化改变;血、尿淀粉酶测定的原理和主要临床意义;胰脂肪酶测定的原理和主要临床意义。
2. 熟悉胰腺的内分泌和外分泌功能的主要特点;常用的胰腺疾病检验指标;淀粉酶测定、胰脂肪酶测定的方法学评价。
3. 了解胰液中主要电解质和消化酶及其生理功能;血清胰蛋白酶活性测定的原理、方法学评价和临床意义。
4. 能根据淀粉酶、脂肪酶测定检验结果,结合患者临床体征作出初步的检验诊断。
5. 具有血清(或尿液)淀粉酶、脂肪酶测定的操作技术能力。

胰腺位于腹膜后的十二指肠与脾之间,长15~20cm,重70~100g,是一个重要的消化器官。胰腺与胃、肠等消化器官所具有的特殊结构与功能,为保证各类食物的消化、吸收及利用提供了有利的条件。各消化器官之间与机体整体功能的协调统一有赖于神经体液的调节。各种外环境的物理、化学和生物致病因素是导致胰腺疾病发生发展的主要原因,因此针对上述因素导致胰腺结构与功能改变所进行的相关生物化学检查,广泛应用于胰腺疾病的诊断、疗效监测和预后判断。

第一节 概 述

胰腺是人体内仅次于肝的第二大外分泌器官,具有外分泌和内分泌双重功能。其外分泌功能主要由腺泡细胞和导管壁细胞完成,分泌胰液至十二指肠参与食物的消化。胰腺的内分泌功能主要由分布于胰腺的腺泡组织之间的胰岛细胞完成,分泌胰岛素、胰高血糖素和胰多肽等激素。胰岛细胞有5种功能不同的细胞类型:A细胞(α细胞)占胰岛细胞的20%,分泌胰高血糖素;B细胞(β细胞)数量最多,约占75%,分泌胰岛素;D细胞(δ细胞)占胰岛细胞的5%左右,分泌生长抑素;D_1细胞和PP细胞数量极少。各种胰岛细胞对物质代谢的调节及维持血糖水平的作用见表16-1。

与胰腺的内分泌功能紊乱有关的疾病及检验已在其他章节阐述,本章内容主要叙述与胰腺外分泌功能有关的疾病及检验。

一、胰腺的外分泌功能

胰腺的腺泡细胞和导管壁细胞能分泌胰液,正常成人每天胰液的分泌量为1 000~2 000ml。胰液是一种无色、无味、略带黏性的透明碱性液体,pH 7.8~8.4,比重1.007~1.042,渗透压与血浆相近。其中含有水、电解质和各种消化酶等。

表 16-1　胰腺主要内分泌激素的生理功能

激素	分子量/kD	分泌细胞	生理功能
胰岛素	5 700	胰岛 B 细胞	促进组织细胞摄取、贮存和利用葡萄糖、抑制糖异生 促进脂肪合成、抑制脂肪水解 促进蛋白质与核酸的合成和储存
胰高血糖素	3 485	胰岛 A 细胞	促进肝糖原分解和糖异生作用 促进脂肪分解、酮体生成，减少蛋白质合成
胰多肽	4 200	PP 细胞	调节胃液和胰液的分泌
生长抑素	1 638	胰岛 D 细胞	抑制生长素及消化道激素的分泌 抑制消化腺外分泌
血管活性肠肽	3 326	胰岛 D_1 细胞	扩张血管，增强心肌收缩力 扩张支气管和肺血管，增加肺通气量 降低消化道管壁肌张力，抑制胃酸分泌

（一）电解质

胰液的电解质来源于血浆，包括多种阳离子和阴离子。阳离子主要有 Na^+、K^+、Ca^{2+} 和 Mg^{2+} 等，含量与血浆中略有差异，其中 Na^+ 比血浆中高 10mmol/L，K^+ 的浓度与血浆中相近，Ca^{2+} 浓度比血浆中略低。阴离子主要有 HCO_3^-、Cl^-、SO_4^{2-} 和 HPO_4^{2-} 等，其中主要为 HCO_3^- 和 Cl^-，尤其 HCO_3^- 的含量远高于血浆，甚至可达血浆浓度的 5 倍以上，通常情况下为 60~140mmol/L。胰液中的 HCO_3^- 由胰腺小导管的管壁细胞分泌，其浓度随胰液分泌速度而改变。当胰液分泌速度很低时，HCO_3^- 和 Cl^- 浓度接近血浆。胰液分泌速度增加时，HCO_3^- 浓度也随之增高而使胰液保持碱性，同时胰液中 Cl^- 浓度则相对降低，使胰液中这两种离子的浓度总和保持恒定。胰液中 HCO_3^- 的主要作用是在十二指肠内中和食糜中的胃酸，从而避免肠黏膜受到强酸的侵蚀，同时为各种胰酶消化食物提供适宜的 pH。

（二）胰酶

胰液中的各种消化酶统称为胰酶，是由胰腺的腺泡细胞合成、储存和释放的，包括胰淀粉酶、胰脂肪酶、磷脂酶 A_2 和蛋白水解酶等。

1. 胰淀粉酶（pancreatic amylase，P-Am）　为来自胰液的 α 淀粉酶，能催化多糖分子中 α-1,4 糖苷键水解，故能将食糜中的淀粉和糖原消化为糊精、麦芽寡糖、麦芽糖和葡萄糖，但不能消化纤维素。

2. 脂类消化酶　脂类消化酶主要有脂肪酶、磷脂酶 A_2 和胆固醇脂酶等，其中胰液中的磷脂酶 A_2（phospholipase A_2，PLA_2）以酶原的形式存在，必须经胰蛋白酶激活后才能发挥作用。PLA_2 催化磷脂的第二位酯键水解，生成溶血磷脂和 1 分子脂肪酸。

3. 蛋白水解酶　胰液中的蛋白水解酶种类较多，包括胰蛋白酶原、糜蛋白酶原、弹性蛋白酶原、羧基肽酶 A 原和羧基肽酶 B 原等，这些酶类最初均以无活性的酶原形式存在，这对保护胰腺组织不被蛋白酶自身消化具有重要意义。当胰液分泌到达肠腔后，胰蛋白酶原可被肠黏膜上皮刷状缘分泌的肠激酶激活为胰蛋白酶，后者又可反过来激活胰蛋白酶原（自身激活）。胰蛋白酶还可以激活糜蛋白酶原、弹性蛋白酶原和羧基肽酶原等，这些酶类根据作用特点的不同，分成内肽酶和外肽酶两类。内肽酶针对肽链特定部位从内部对蛋白质进行消化，而外肽酶则从肽链末端水解蛋白质。

4. 核酸消化酶　胰液中的核酸水解酶如核糖核酸酶与脱氧核糖核酸酶能水解核酸为单核苷酸。

胰液中的各种消化酶及主要作用见表 16-2。

胰液是所有消化液中最重要的一种。当胰酶分泌不足时，对糖类物质的消化影响不大，但对蛋白质和脂类的消化、吸收影响很大，脂类中的脂肪消化吸收障碍会引起脂肪腹泻，还会进一步影响脂溶性维生素的吸收。

表 16-2　胰液中的各种消化酶及主要作用

类别	名称	生理功能
糖类消化酶	胰淀粉酶	水解淀粉为α-糊精、麦芽寡糖和麦芽糖
脂类消化酶	脂肪酶	水解甘油三酯为甘油和脂肪酸
	磷脂酶 A_2	水解磷脂为溶血磷脂和脂肪酸
	胆固醇脂酶	水解胆固醇酯为胆固醇和脂肪酸
蛋白消化酶	胰蛋白酶	属内肽酶，水解蛋白质中以碱性氨基酸羧基所组成的肽键，产生羧基末端为碱性氨基酸的肽
	糜蛋白酶	属内肽酶，水解蛋白质中以芳香族氨基酸的羧基所组成的肽键，产生羧基末端为芳香族氨基酸的肽
	弹性蛋白酶	属内肽酶，水解以中性脂肪族氨基酸的羧基所组成的肽键，产生羧基末端为脂肪族氨基酸的肽
	羧基肽酶 A	属外肽酶，水解中性氨基酸为羧基末端的多肽，产生芳香族氨基酸、脂肪族氨基酸及寡肽
	羧基肽酶 B	属外肽酶，水解碱性氨基酸作为羧基末端的多肽，产生碱性氨基酸及寡肽
核酸消化酶	核糖核酸酶	水解 RNA 为核糖核苷酸
	脱氧核糖核酸酶	水解 DNA 为脱氧核糖核苷酸

在正常情况下，胰腺内的蛋白酶(原)未被激活，不会引起胰腺自身消化。实际上在胰腺和胰液中还存在一些胰蛋白酶的抑制因子，如胰蛋白酶抑制物、Kazal 抑制因子和 Werle 抑制因子等，可避免胰腺由于少量胰蛋白酶原在腺体内活化而发生自身消化。但因胰蛋白酶抑制物在胰腺中的浓度远低于胰蛋白酶原，在急性胰腺炎发生时，大量胰液淤积于胰组织的受损区域，胰蛋白酶抑制物作用受到破坏，胰蛋白酶和磷脂酶 A_2 迅速激活，并催化生成具有细胞毒性的溶血卵磷脂，可在短时间内对大量胰腺组织产生水解破坏作用。正常情况下胰腺组织完整，仅有少量的胰酶进入血液循环，但在急性胰腺炎发生时，血液中胰酶水平可明显升高，故测定血浆中的胰淀粉酶或胰脂肪酶含量对诊断急性胰腺炎具有重要意义。

二、胰腺疾病的生化改变

胰腺疾病包括胰腺炎、胰腺创伤、肿瘤、假性囊肿、脓肿等，但临床最常见的还是胰腺炎。胰腺炎是一种胰腺消化酶异常激活所致的胰腺自身消化性疾病，可分为急性和慢性两大类。急性胰腺炎指急性发病伴血液、尿液中胰酶含量升高；慢性胰腺炎指有持续症状而导致胰腺功能和形态改变。无论是急性胰腺炎还是慢性胰腺炎，患者常处于高代谢状态。如不及时采取正确的营养治疗措施，往往会延长胰腺炎的病程，甚至出现病情反复或病情恶化等后果。同时，由于胰腺组织兼有内、外分泌两种功能，因此胰腺疾病发生的过程中可出现某些激素代谢紊乱或表现出内分泌失调。

(一) 能量代谢变化

急性胰腺炎患者的能量代谢变化：①高代谢状态。②分解代谢增强。③高动力循环。

1. 糖代谢变化　急性胰腺炎诱导的应激状态可导致胰高血糖素/胰岛素比率升高，也可导致糖异生增加、葡萄糖的氧化利用减少，最终引起血糖水平和血乳酸水平升高。40%～90%的急性胰腺炎患者糖耐量降低，高达 80%的无糖尿病既往史的急性胰腺炎患者需使用胰岛素治疗。

2. 脂肪代谢变化　急性胰腺炎患者脂肪代谢的主要特征是分解代谢明显增加，表现为脂肪组织的分解增强和氧化增加。有 12%～15%的急性胰腺炎患者存在高脂血症，尤其是高甘油三酯血症。

3. 蛋白质代谢变化　急性胰腺炎患者的蛋白质代谢变化主要为骨骼肌的蛋白质分解代谢增强，导致血浆中芳香族氨基酸水平升高，而支链氨基酸水平相对下降。

(二) 电解质代谢紊乱

急性胰腺炎患者尤其是重症患者电解质代谢紊乱明显。主要表现为：

1. 血钠、钾、氯改变　由于急性胰腺炎患者因呕吐和胃液抽吸，导致胃液大量丢失；同时胰腺出血、坏死和肠麻痹可引起腹腔内大量渗液，均造成水、钠、氯的丢失而容易形成低钠、低氯血症；血钾改变视不同情况出现不同的变化。如禁食导致钾的摄入减少，胃液抽吸或反复呕吐可使消化液中的钾大量丢失，同时因治疗中大量输入葡萄糖溶液，促进细胞内糖原合成，以上均可造成低钾血症。而在重症急性胰腺炎时，由于休克、严重感染、弥散性血管内凝血等可导致急性肾衰竭，则引起高钾血症。

2. 钙的代谢　急性胰腺炎患者常发生低钙血症，但血钙一般不低于2.12mmol/L，仅重症急性胰腺炎患者会低于1.75mmol/L。低钙血症可持续至临床症状消失后4周。低血钙的形成，主要是由于血液中的钙离子在流经脂肪坏死区时，与脂肪分解产生的脂肪酸结合形成脂酸钙所致。也可因刺激降钙素分泌而抑制了肾小管对钙的重吸收。但如果急性胰腺炎是由甲状旁腺功能亢进症所引起，则可存在高钙血症。

3. 血镁变化　重症急性胰腺炎患者进行腹腔灌洗治疗时，因需大量使用无镁透析液，可使体内镁从透析液中丢失。另外，胰周脂肪组织坏死时，脂肪酸与镁结合形成脂酸镁（镁皂），也可引起镁缺乏症。急性胰腺炎如由甲状旁腺功能亢进症引起，可因血钙过高而使镁从尿中丢失。

（三）胰腺炎与糖尿病

胰腺炎患者在病程中可出现一过性的糖代谢紊乱，称之为胰源性糖尿病。产生的原因可能是因为胰腺炎造成胰腺外分泌功能受损，继而引起内分泌功能紊乱，临床上表现为高血糖和尿糖阳性，且高血糖（血糖>6.72mmol/L）较尿糖出现更为多见。当血糖>7.84mmol/L时，常提示预后不良。预后最差的是胰腺坏死并发糖尿病酮症酸中毒，也可发生高渗性昏迷，这些患者常因严重的糖代谢紊乱而不治身亡。据报道有2%~10%的患者在急性胰腺炎治愈后出现永久性的轻度糖尿病。

（四）胰腺炎与高脂血症

胰腺炎与高脂血症相互联系、密不可分。高脂血症既是胰腺炎尤其是急性胰腺炎的一个常见的致病因素，又是急性胰腺炎的一个并发症。

高脂血症引起胰腺炎的机制可能是胰腺的毛细血管和细胞间质中存在大量胰脂肪酶，可催化血中甘油三酯（TG）水解释放出大量的游离脂肪酸，从而损害毛细血管内皮，导致胰酶的继续释放，形成一种恶性循环。进入血液的胰脂肪酶作用于乳糜微粒（CM）表面后可加速其凝集，CM凝集和血液黏度的增加，均可导致胰腺毛细血管淤塞和微血栓形成，进而造成胰腺的血液循环障碍。已凝集的CM被吞噬细胞迅速摄取后，血清脂质可暂时减少，但被吞噬的大量脂肪可导致肝脾大，肝脾活检或骨髓检查可见单核-吞噬细胞系统的细胞内充满脂肪。

高脂血症时常释放出一种淀粉酶抑制因子，可抑制淀粉酶的活力，故高脂血症伴发胰腺炎时患者的血、尿淀粉酶水平多为正常，这一点有别于单纯性胰腺炎。为了鉴别患者的血脂升高究竟是胰腺炎并发了高脂血症，还是高脂血症导致代谢性胰腺炎，可在胰腺炎恢复后2个月检验血脂，以明确诊断。

家族性高脂蛋白血症患者也可伴发胰腺炎。一些可导致血清TG升高的因素，如酗酒、服用雌激素类药物、妊娠、慢性肾病、高血糖等也可诱发胰腺炎。

第二节　胰腺疾病的检验

胰腺疾病的实验室检查目前仍以胰腺酶类检验为主，本节主要介绍相关的生化检验项目。

一、血、尿淀粉酶及其同工酶活性测定

胰淀粉酶和唾液腺分泌的唾液淀粉酶都属于α淀粉酶（α-amylase，AMY），作用于淀粉分子α-1,4-糖苷键，对分支上的α-1,6-糖苷键无作用，故又称淀粉内切酶。胰淀粉酶由胰腺分泌，以活性状态随胰液排入消化道，对来自食物的淀粉进行消化，是体内最重要的水解糖类化合物的酶，其最适pH为6.9。因淀粉酶相对分子量较小，约为62kD，可通过肾小球滤过，是唯一能在正常情况下出现于尿中的血浆酶。

人体的其他组织如卵巢、输卵管、肺、睾丸、精液、乳腺等的提取物中都发现有淀粉酶活性；血液、尿液、乳液中也含淀粉酶。血液中的淀粉酶主要来自胰腺和唾液腺，尿液中淀粉酶则来自血液。血清

淀粉酶和尿淀粉酶测定有助于胰腺疾病的诊断。

（一）血清淀粉酶活性测定

基于测定原理和底物性质的不同，淀粉酶的测定方法已超过200种。这些方法可归纳为天然淀粉底物法和限定性底物法。

以天然淀粉为底物的测定方法主要有淀粉分解法、糖化法和色素淀粉法等，其基本原理都是先利用含淀粉酶的患者标本（血清或尿液）和作为底物的淀粉进行酶促反应，然后测定反应的剩余底物或产物来计算淀粉酶的活性。此类方法虽应用已久，但由于天然淀粉分子结构的不确定性和多样性，酶水解反应变异大，测定误差大，难以达到方法学标准化，因此会影响淀粉酶的测定，故天然淀粉不宜用作底物。目前除保留碘-淀粉比色法（用于手工操作）外，这类方法已基本被淘汰。

目前淀粉酶测定已改用限定性底物法，即选用分子大小一定、结构明确、性质稳定的小分子寡聚糖作为底物，能产生稳定的限定性产物，然后测定反应产物（如发色团、NADH或葡萄糖）量来计算淀粉酶活性。

1. **碘-淀粉比色法**　血清（或血浆）中的α淀粉酶催化淀粉分子中的α-1,4-糖苷键水解，产生葡萄糖、麦芽糖及含有α-1,6-糖苷键分支的糊精。在淀粉过量的条件下，反应后加入碘液与未被水解的淀粉结合成蓝色化合物，淀粉酶活性越高，则蓝色越浅，与未发生酶促反应的空白管比较，从而推算淀粉酶活性。

$$\text{淀粉} \xrightarrow{AMY} \text{葡萄糖、麦芽糖及糊精}$$

$$\text{剩余淀粉+碘液} \longrightarrow \text{蓝色化合物}$$

单位定义：100ml血清中的淀粉酶，在37℃ 15min水解5mg淀粉为1个单位（U/dl）。

本法线性范围较小，酶活性在400U/dl以下时，与底物的水解量呈线性。批内*CV* 3.1%～9.0%，批间*CV* 12.4%～15.1%，与以对-硝基苯麦芽庚糖苷为底物的速率法相比较，仅在酶活性低时相关性较好。因此，本法不能被认为是淀粉酶测定的理想方法。但由于该法操作简单，不需特殊设备，试剂价廉，目前许多医院仍在使用。

2. **限定性底物法**　使用分子组成确定的小分子寡聚糖（含4～7个葡萄糖单位）或对-硝基苯酚-糖苷等作为淀粉酶底物，与辅助酶、指示酶共同组成淀粉酶测定系统。这些小分子寡聚糖有麦芽戊糖和麦芽庚糖等，都是极好的淀粉酶底物，试剂稳定，水解产物确定，化学计量关系明确，能更好控制和保证酶水解条件的一致性。目前市售试剂盒属此类淀粉酶测定系统的主要包括以下几种。

（1）以对-硝基苯酚-糖苷为底物的测定系统（染料释放法）：采用限定性底物参与酶促反应，对-硝基苯麦芽庚糖苷法最为常用。该法以对-硝基苯麦芽庚糖苷（4-nitrophenyl-α-maltum-heptanoside，4NP-G_7）为底物，分子中连接有发色团—对硝基酚，其水溶液为无色。经α淀粉酶及α-葡糖苷酶催化的偶联反应后，可水解为葡萄糖和黄色的对-硝基酚（后者摩尔数仅为酶解底物4NP-G_7的1/3，其最大吸收波长为405nm）。因对-硝基酚的生成量在一定范围内与α淀粉酶活性成正比，故可通过连续监测405nm处吸光度的变化来确定淀粉酶活性。反应式为

$$4NP\text{-}G_7 \xrightarrow{AMY} 4NP\text{-}G_{4,3,2} + G_{5,4,3}$$

$$4NP\text{-}G_{4,3,2} \xrightarrow{\alpha\text{-葡糖苷酶}} 4NP\text{-}G_4 + G + 4NP$$

式中G为葡萄糖，4NP为对-硝基酚，AMY为α淀粉酶。所用的工具酶α-葡糖苷酶来源不同时，其水解淀粉酶作用后产物的浓度也不同，可影响测定结果。

本法线性范围较大，上限可达2 000U/L，精密度好，方法简便快速，既适合于自动化分析，也可用于手工操作，测定结果能以国际单位表示，是目前测定淀粉酶较为理想的方法。

（2）以麦芽戊糖为底物的测定系统反应式为

$$\text{麦芽戊糖} \xrightarrow{AMY} \text{麦芽丙糖+麦芽糖}$$

$$\text{麦芽丙糖+麦芽糖} \xrightarrow{\alpha\text{-葡糖苷酶}} 5\text{ 葡萄糖}$$

$$葡萄糖+ATP \xrightarrow{己糖激酶} 葡糖\text{-}6\text{-}磷酸+ADP$$

$$葡糖\text{-}6\text{-}磷酸+NAD^+ \xrightarrow{G\text{-}6\text{-}PD} 6\text{-}磷酸葡糖酸内酯+NADH+H^+$$

（3）以麦芽四糖为底物的测定系统反应式为

$$麦芽四糖 \xrightarrow{AMY} 2麦芽糖$$

$$麦芽糖+磷酸盐(Pi) \xrightarrow{麦芽糖磷酸化酶} 葡萄糖+葡萄糖\text{-}1\text{-}磷酸$$

$$葡糖\text{-}1\text{-}磷酸 \xrightarrow{\beta\text{-}磷酸葡糖变位酶} 葡糖\text{-}6\text{-}磷酸$$

$$葡萄糖+ATP \xrightarrow{HK} 葡糖\text{-}6\text{-}磷酸+ADP$$

$$葡糖\text{-}6\text{-}磷酸+NAD^+ \xrightarrow{G\text{-}6\text{-}PD} 6\text{-}磷酸葡糖酸内酯+NADH+H^+$$

在以上两种测定系统中，均利用多种工具酶的偶联，使指示反应中 NAD^+ 生成 NADH，连续监测 340nm 处吸光度变化（ΔA/min），即可计算出 AMY 的活性。

注意事项：

（1）血清是 AMY 的适宜样本，室温下可保存 4d，4℃下 2 周，-20℃下可保存数年。除肝素血浆外，不可用其他血浆。这是由于 Ca^{2+} 是淀粉酶分子的组成成分，所以除肝素外，一般抗凝剂如草酸盐、枸橼酸盐等因能与 Ca^{2+} 结合，抑制淀粉酶活性而不宜应用。

（2）很多阴离子有激活淀粉酶的作用，其中以 Cl^-，Br^- 为最强。

（3）血清甘油三酯浓度高时，可以抑制淀粉酶活性，应将标本加以稀释，以降低其影响。

（4）应该注意的是，在选择淀粉酶的测定方法时，宜选用操作简单、快速、适于急诊测定方法，以满足急性胰腺炎需要尽快诊断和治疗的要求。

【参考区间】

碘-淀粉比色法：血清淀粉酶活性 80~180U/100ml。

限定性底物法：血清淀粉酶活性 35~135U/L(37℃)。

淀粉酶的测定结果受方法的影响较大，不同方法参考值亦有所不同，临床所用方法较多，因此必须了解所用测定方法和其参考区间，才能作出正确的诊断。

【临床意义】

1. 用于急性胰腺炎的诊断 血清淀粉酶升高最多见于急性胰腺炎，是急性胰腺炎的重要诊断指标之一。急性胰腺炎发病后 6~12h 活性开始升高，12~24h 达到峰值，2~5d 下降至正常水平。如超过 500U/100ml，即有诊断意义，达 350U/100ml 应高度怀疑此病。

当怀疑急性胰腺炎时，应对患者血清和尿淀粉酶活性连续作动态观察，只要临床症状、体征与本病相符，淀粉酶升高超过参考区间上限的 2~3 倍即可确诊。实际上淀粉酶活性升高的程度与胰腺损伤程度不一定相关，但其升高的程度越大，患急性胰腺炎的可能性也越大，因此血清淀粉酶活性测定尽管特异性和灵敏度都不够高，目前还是急性胰腺炎诊断的常用指标。

急性胰腺炎的诊断有时有一定困难，因为其他急腹症也可以引起淀粉酶活性升高。所以当怀疑急性胰腺炎时，除应连续监测淀粉酶外，还应结合临床情况及其他测定指标，如胰脂肪酶、胰蛋白酶等测定结果共同分析，作出诊断。

2. 监测急性胰腺炎有无并发症发生 若血清淀粉酶持续升高，或者下降后又升高，常表明胰腺病变有发展、扩大、复发或有并发症存在。如并发胰腺假性囊肿、胰腺脓肿者，此时患者血淀粉酶活性多持续升高。重症急性胰腺炎时可以引起胸腔积液和/或腹腔积液，积液中的淀粉酶活性甚至可高于血清淀粉酶活性 100 倍以上。

慢性胰腺炎淀粉酶活性可轻度升高或降低，但没有确切的诊断意义。胰腺癌早期淀粉酶活性可见升高。

3. 淀粉酶活性中度或轻度升高 还可见于一些非胰腺疾病如腮腺炎、急性腹部疾病（消化性溃

巨淀粉酶血症

疡穿孔、上腹部手术后、机械性肠梗阻、肠系膜血管病变、胆管梗阻及急性胆囊炎等)、服用镇痛剂、酒精中毒、肾功能不良及巨淀粉酶血症等情况,应加以注意。血清淀粉酶同工酶的检验可提高其诊断的特异性。

需注意的是,血清淀粉酶的高低与病变的严重程度并不一致,急性水肿性胰腺炎的病变较轻,但血清淀粉酶一般均升高,而急性出血性胰腺炎由于胰腺腺泡破坏过多,血清淀粉酶可不升高,甚至明显下降。

(二)尿淀粉酶

血液中淀粉酶能被肾小球滤过,所以任何原因引起的血清淀粉酶升高时,都会使尿中淀粉酶排出量增加,尤以急性胰腺炎时多见,急性胰腺炎时肾清除淀粉酶的能力加强,其升高可早于血淀粉酶,而下降晚于血淀粉酶。尿淀粉酶在发病后 12~24h 开始升高,但下降较慢,维持时间较长,1~2 周后才降至正常。此项测定适用于就诊较迟和血清淀粉酶仅轻度升高或已恢复正常者,其可靠性不如血清淀粉酶。由于尿淀粉酶水平波动较大,若与血清淀粉酶二者同时测定,则具有较好的诊断价值。

尿淀粉酶常采用碘-淀粉比色法或限定性底物法测定,但因尿淀粉酶活性高,尿液标本需先作 20 倍稀释后再测定。

【参考区间】

碘-淀粉比色法:尿淀粉酶活性 100~1 200U/100ml。

限定性底物法:尿淀粉酶活性≤1 200U/L(37℃)。

【临床意义】

尿淀粉酶在发病后 12~24h 开始升高,但下降较慢,维持时间较长,1~2 周后才降至正常。此项测定适用于就诊较迟和血清淀粉酶仅轻度升高或已恢复正常者,其可靠性不如血清淀粉酶。由于尿淀粉酶水平波动较大,若与血清淀粉酶二者同时测定,则具有较好的诊断价值。

(三)淀粉酶同工酶

在研究测定血清淀粉酶同工酶时,发现有两个主要的同工酶区带及数个次要区带。两个主要区带的位置分别与胰腺和唾液腺的提纯物或分泌物电泳的位置相同,因此两种同工酶分别命名为来源于胰腺的胰淀粉酶(pancreatic amylase,P-Am)和来源于唾液腺及许多其他组织的唾液淀粉酶(sialic amylase,S-Am)。

在淀粉酶总活性升高时,测定淀粉酶同工酶有助于对胰腺疾病的鉴别诊断。P-Am 同工酶升高或降低时,可能有胰腺疾患;S-Am 同工酶的变化可能是源于唾液腺或其他组织。血清淀粉酶同工酶可用电泳法分离,向正极的移动速度 S-Am 快于 P-Am。由于电泳法费时,精密度有限,现已较少使用。免疫抑制活性测定法是一种方便、精密的 P-Am 测定方法,用单克隆抗体抑制 S-Am 活性,然后测定 P-Am 活性。

新生儿血清淀粉酶约为成年人的 18%,主要为 S-型(唾液型),到 5 岁时达成人水平;在 1 岁内测不出血清 P 型(胰腺型)淀粉酶,1 岁后缓慢上升,10~15 岁时达到成人水平。

【参考区间】

同工酶为血清总淀粉酶的 40%~50%。

P-Am 同工酶:血清≤115U/L,尿≤800U/L。

(四)淀粉酶清除率、肌酐清除率比值

健康人血液中淀粉酶由肾清除的量较为恒定,为 1~3ml/min。淀粉酶清除率与肌酐清除率有一个稳定的比值,可用 Cam/Ccr 表示,其参考区间在 2%~5%。急性胰腺炎患者因胰腺释放胰舒血管素,致使体内大量产生激肽类物质,造成肾小球的通透性增加,导致肾清除淀粉酶的能力加强,但对肌酐的清除率不变,二者的比值即可发生变化,其比值可大于 8%。

注意事项:

1. 据报道,急性胰腺炎时 Cam/Ccr 比值明显高于对照组($P<0.01$),在对照组中有 Cam/Ccr 比值正常而淀粉酶却升高者;而试验组中有一部分急性胰腺炎患者此比值升高而血清淀粉酶却正常,说明 Cam/Ccr 比值比淀粉酶更为敏感和特异。因此,对怀疑患急性胰腺炎而血清淀粉酶正常的患者,检验 Cam/Ccr 比值更有意义。但要注意的是也可出现假阳性或假阴性的结果,如消化性溃疡并发穿孔、糖

尿病酮症酸中毒、烧伤或肾功能不全时此比值均升高，使该项指标的应用受到限制。

2. 测定 Cam/Ccr 比值不需限制留尿的时间和尿量，因为测定淀粉酶和肌酐是用同一份标本，一般用随意尿或留 2~4h 尿即可，在留尿期间取血，同时测定血肌酐。

3. Cam/Ccr 比值降低可见于巨淀粉酶血症患者。

二、血清脂肪酶活性测定

脂肪酶(lipase，LPS)是胰腺外分泌酶，可水解长链脂肪酸甘油酯。血清中的脂肪酶主要来自胰腺，也有一些来自其他组织，如胃、小肠黏膜、肺等处。在白细胞、脂肪细胞、乳汁中也可测到脂肪酶活性。正常情况下，胰腺腺泡中合成的脂肪酶 99%分泌入腺腔，只有 1%分泌入淋巴管和毛细血管。急性胰腺炎时胰腺腺泡受损导致腺泡内储存的脂肪酶大量释放，胰腺的淋巴管和毛细血管通透性增加，胰脂肪酶大量进入血液，使得血清脂肪酶增高。脂肪酶可由肾小球滤过，并被肾小管全部重吸收，所以尿中测不到脂肪酶活性。

血清脂肪酶检验是临床实验室常规检验项目。目前测定血清脂肪酶活性多采用比浊法、色原底物法或酶偶联法。

（一）色原底物法

血清 LPS 催化底物水解，生成 1,2-邻-二月桂基-消旋-甘油和戊二酸(6-甲基试卤灵)酯，后者自发水解，产生红色甲基试卤灵，通过监测其生成速率，即可换算出 LPS 活性。反应式如下：

$$1,2\text{-邻-二月桂基-消旋-甘油-3-戊二酸(6-甲基试基试卤灵}+H_2O \xrightarrow{LPS} 1,2\text{-邻-二月桂基-消旋-甘油}+\text{戊二酸(6-甲基试基试卤灵)酯}$$

$$\text{戊二酸(6-甲基试基试卤灵)酯}+H_2O \xrightarrow{OH^-} \text{戊二酸}+\text{甲基试卤灵}$$

1. 干扰因素　胆固醇、甘油三酯等的测定试剂中含有脂肪酶，需注意交叉污染。

2. 标本类型及稳定性　血清 LPS 相对稳定，室温下可稳定数天，4℃下可稳定数周，冷冻状态下可稳定数年。

【参考区间】

健康成人 LPS 活性 13~63U/L。

（二）比浊法

将甘油三酯与水制成乳胶液，由于其胶束对入射光的吸收及散射作用而产生浊度，当胶束中的甘油三酯在脂肪酶的催化作用下逐步水解，使胶束分裂，其浊度或光的散射相应减低。减低的速率与脂肪酶活力有关。

1. 由于 LPS 仅作用于酯和水交界面的脂肪，只有当底物呈乳化状态时脂肪酶才能发挥作用。因此必须要有胆汁酸盐、脂肪酶、Ca^{2+}及辅脂酶(colipase)的共同参与，脂肪酶才能发挥出最大催化活性及特异性。胆汁酸盐的作用：既可清除底物-水界面的蛋白质，包括有干扰作用的酶；又可促进脂肪酶与胆汁酸-共脂肪酶结合。在胆汁酸-共脂肪酶-脂肪酶结合物中，脂肪酶才能催化底物水解。Ca^{2+}在胆汁酸盐的存在下，能促进酶对底物的结合，缩短酶促反应的延滞期。

2. 测定脂肪酶可用橄榄油或三油酸甘油酯做底物，但市售橄榄油必须用氧化铝吸附处理，去除游离脂肪酸，否则测定结果仅为真实活性的 65%。

3. 比浊法不易制备稳定而又能获得重复结果的底物液，若底物浓度过大，可因初始吸光度过高而使灵敏度降低。

【参考区间】

成年人 LPS 0~7.9U/100ml。

单位定义：100ml 血清，在 37℃水浴条件下，作用于底物 10min，水解 1μmol 底物所需的酶量，为 1 个脂肪酶活力单位(U/100ml)。

（三）酶偶联显色法

在波长 546nm，比色杯光径 1.0cm，进行比色测定，计算脂肪酶的活性单位。反应式为

$$1,2\text{-甘油二酯}+H_2O \xrightarrow{LPS} 2\text{-单酸甘油酯}+\text{脂肪酸}$$

$$2\text{-单酸甘油酯}+H_2O \xrightarrow{\text{单酸甘油酯脂肪酶}} \text{甘油}+\text{脂肪酸}$$

$$\text{甘油}+ATP \xrightarrow{\text{甘油激酶}} 3\text{-磷酸甘油}+ADP$$

$$3\text{-磷酸甘油}+O_2 \xrightarrow{\text{磷酸甘油氧化酶}} \text{磷酸二羟丙酮}+H_2O_2$$

$$2H_2O_2+4\text{-AAP}+\text{苯胺衍生物} \xrightarrow{POD} \text{醌类化合物(红色)}+4H_2O$$

方法学评价：本法线性范围为0～1 500U/L。批内 *CV* 2.3%～3.1%，批间 *CV* 3.8%～5.2%。胆红素<50μmol/L，无干扰，但浓度在51～307μmol/L时，可使结果降低10%～15%；游离甘油浓度>0.4mmol/L时，有明显的正干扰。

【参考区间】

LPS 1～54U/L。

单位定义：在本法测定条件下，37℃每分钟水解底物（1,2-甘油二酯）释放出1μmol的2-单酯酰甘油所需的酶量，为1个酶活性单位，用1L血清中的酶量表示（U/L）。

【临床意义】

急性胰腺炎时，血清脂肪酶如同淀粉酶一样也进入血液中，但时间较晚，发病后4～8h内血清脂肪酶活性升高，24h达峰值，一般持续8～15d。血清脂肪酶活性升高多与淀粉酶并行，最好是同时检验淀粉酶和脂肪酶。急性胰腺炎患者与非急性胰腺炎患者及正常人血清脂肪酶水平差异较大，脂肪酶与淀粉酶相比，在急性胰腺炎的诊断上具有更好的敏感性和特异性。早期诊断价值不如淀粉酶，但其特异性高于后者，脂肪酶活性升高持续的时间较长，对较晚就诊断病例有参考价值。

此外血清脂肪酶升高也可见于急腹症、慢性肾病等，但患腮腺炎和巨淀粉酶血症时不升高，此点与淀粉酶不同，可用于鉴别。

三、血清、尿胰蛋白酶活性测定

胰蛋白酶是胰腺分泌的重要消化酶之一，人类胰腺细胞合成两种主要的胰蛋白酶，通常是以无活性的酶原形式存在，即胰蛋白酶原-1和胰蛋白酶原-2，它们都储存在酶原颗粒中，在食管神经反射和/或肠道激素（胆囊收缩肽-肠促胰酶素）的刺激下分泌入肠道，肠液中的肠肽酶可以激活胰蛋白酶，胰蛋白酶本身及组织液亦可使其激活，亦可被Ca^{2+}、Mg^{2+}等离子激活。

两种胰蛋白酶酶原的电泳迁移率不同，最适pH亦有差别，二者很少有免疫交叉反应，因此可用免疫方法测定。

1. 血清胰蛋白酶　虽然胰液中含有大量的胰蛋白酶原，正常时却很少进入血液循环，健康人血清中存在的主要为游离胰蛋白酶原-1，没有游离的胰蛋白酶。

急性胰腺炎时，血清胰蛋白酶和淀粉酶平行升高，其峰值可达参考值上限的2～400倍，两种胰蛋白酶的分布和急性胰腺炎的类型及严重程度有关。轻型者80%～99%为游离胰蛋白酶原-1及极少的结合型的胰蛋白酶-1；而重型者大部分以与α_1抗胰蛋白酶或α_2巨球蛋白结合的形式存在，游离胰蛋白酶原-1仅占胰蛋白酶总量的30%。

因为血清中还有其他蛋白酶也能水解试剂中的底物，同时还有蛋白酶的抑制物存在，这些都会影响胰蛋白酶的测定结果。但现在已经有了测定胰蛋白酶原-1、胰蛋白酶-1、α_1-抗胰蛋白酶复合物的免疫方法，不过目前还没有建立有效的临床检验方法。

2. 尿胰蛋白酶原　由于胰蛋白酶原的分子量比较小（25kD），所以，很容易由肾小球滤出，但是肾小管对二者的重吸收却不同，对胰蛋白酶原-2的重吸收低于胰蛋白酶原-1，因此，尿中前者的浓度较大。在急性胰腺炎时尿中胰蛋白酶原-2的浓度明显升高。

现用的尿胰蛋白酶原-2的试纸条定性方法是基于免疫层析的原理。试纸条上有两种抗人胰蛋白酶原-2抗体，一种标记于蓝色乳胶颗粒上，作为检验标记物，另一种固定在膜上，以捕捉标记的颗粒，

显示结果。按要求将试纸条的一部分浸入尿液，如果出现蓝色条带是为阳性。试验可以在现场进行，于5min内完成，适合急诊应用。胰蛋白酶原-2还可用免疫荧光法作定量检验。

有研究报道急性胰腺炎时尿胰蛋白酶原-2的特异性为95%，敏感性为94%，优于淀粉酶，是一个比较敏感且特异的诊断指标，被用作急诊时的筛选。尿胰蛋白酶原-2阴性结果多半可以排除急性胰腺炎，而阳性结果时应做进一步检查以确定诊断，也应做动态观察。

第三节　胰腺疾病实验项目的评价

胰腺疾病的实验室检查近年来虽有很大进展，各种试验可以对急性胰腺炎、慢性胰腺炎及其他胰腺疾病的诊断、鉴别等提供帮助，但都有局限性，胰腺酶和胰腺外分泌功能的试验仍占有较重要地位。

常用的有关胰腺酶和外分泌功能的试验有以下几类：

一、血清胰腺外分泌酶

1. 血清淀粉酶、尿淀粉酶、淀粉酶同工酶测定　血清淀粉酶升高最多见于急性胰腺炎，其升高的程度越大，患急性胰腺炎的可能性也越大，因此尽管特异性和灵敏度都还不够高，目前还是用淀粉酶作为急性胰腺炎诊断的首选指标。急性胰腺炎时肾清除淀粉酶的能力加强，尿淀粉酶升高可早于血淀粉酶，而下降晚于血淀粉酶。在淀粉酶总活性升高时，测定淀粉酶同工酶有助于对胰腺疾病的鉴别诊断。

2. 血清胰脂肪酶测定　血清脂肪酶活性升高多与淀粉酶并行，有报告指出患急性胰腺炎时脂肪酶比淀粉酶更敏感和特异，因而认为脂肪酶活性升高更有诊断意义，最好是同时检验淀粉酶和脂肪酶。因脂肪酶活性升高持续的时间较长，所以在疾病的后期测定更有意义。

3. 血清胰蛋白酶测定　急性胰腺炎时，血清胰蛋白酶和淀粉酶平行升高，其峰值可达参考值上限的2~400倍，但其临床意义和价值尚需观察和总结。

二、胰腺外分泌功能试验

1. 促胰酶素-促胰液素试验（P-S test）　是利用给胰腺以刺激，引起胰腺外分泌活动，采集给刺激物前、后的十二指肠液和血液，测定各项指标。从给刺激前、后各项指标的变化来评价胰腺外分泌功能。本试验所给的刺激物主要作用是促使胰腺组织分泌富含碳酸氢盐的电解质溶液，使胰液流出量及各种胰酶的分泌量和浓度增加。然后测定在给这刺激物前、后胰液的流出量、碳酸氢盐及酶的浓度和排出量等，从其变化来评价胰腺外分泌功能。从原理上看本试验是属于真正的胰腺外分泌功能试验，但因其操作复杂，患者又比较痛苦，因此很少应用于临床。

2. 对氨基苯甲酸试验（PABA test）　是一个简单易行的胰腺外分泌功能试验。其原理是利用糜蛋白酶分解所给药物的能力来判断胰腺外分泌功能。其做法是给患者口服*N*-苯甲酰-*L*-酪氨酰-对氨基苯甲酸（BTP），因此也可称为BTP test。此药进入小肠后被胰糜蛋白酶特异地分解成Bz-Ty和PABA（对氨基苯甲酸）两部分，PABA被小肠吸收并在肝代谢后经肾由尿中排出，服药后留6h尿，测6h尿内所含PABA量，计算其占所服药量百分数。

糜蛋白酶降低主要见于胰腺功能缺损，本试验结果降低可见于慢性胰腺炎、胰腺癌、胰腺部分切除术后等。本试验和P-S test有相关性，但病症轻微时不如P-S test敏感。

许多药物可能干扰本试验，特别是抗生素、磺胺类和利尿剂等，因此试验前应停服所有药物。有些含马尿酸盐前体的食物如梅子、李子等也能干扰测定，应避免进食。留尿期间可以适量饮水，但要禁食。此外，肠道的吸收和肾排出速度都可以影响测定结果应加以注意。

其他用于诊断胰腺疾病的试验还有粪便中氮、脂肪、胰酶等检验，木糖吸收试验和十二指肠内容物检查等。有些胰功能试验由于操作复杂、特异性和灵敏度不够等原因，已很少用了。因此，实际应用最多的还是血清酶和尿酶检查。

急性胰腺炎的诊断要从两个方面考虑，即临床症状（急性腹痛等）和实验室检查（各项检查的临床意义已写在各试验中），但二者都有不典型的时候，应注意鉴别诊断。要特别注意的是，由于胰腺也有很大的功能储备、代偿能力，往往是胰腺病变严重到一定程度时，其功能试验才能显出异常。

本章小结

胰腺疾病常见的是急性胰腺炎和慢性胰腺炎两大类型。急性胰腺炎是最常见的胰腺疾病，本病常在暴饮暴食和大量饮酒后发生，临床特点为突然出现的上腹部疼痛(疼痛向腰背部发射，上腹部肌紧张，压痛)、恶心、呕吐。

急性胰腺炎发病后6～12h血清淀粉酶开始升高，12～24h达到峰值，2～5d下降至正常水平；尿淀粉酶在发病后12～24h开始升高，下降较慢，维持时间较长，7～14d后才降至正常；发病后4～8h内血清脂肪酶活性升高，24h达峰值，一般持续8～15d。

急性胰腺炎早期实验室检查最好做血清淀粉酶和脂肪酶，后期可选择尿淀粉酶和脂肪酶。脂肪酶比淀粉酶更敏感和特异，因而认为脂肪酶活性升高更有诊断意义，最好是同时检验淀粉酶和脂肪酶。此外血清脂肪酶升高也可见于急腹症、慢性肾病等，但患腮腺炎和巨淀粉酶血症时不升高，此点与淀粉酶不同，可用于鉴别。

(段如春)

病例分析讨论

病例讨论

患者，男，46岁，8h前餐后出现持续性左上腹疼痛，伴恶心、呕吐，急性病容，侧卧卷曲位。查体：上腹部轻度肌紧张，压痛和反跳痛明显，T 38℃，HR 120次/min，BP 80/60mmHg。实验室检查：血常规检查结果，WBC 20×10^{9}/L，N 85%；淀粉酶检查结果，血清淀粉酶580U/L，尿淀粉酶500U/L。B超检查结果，胰腺肿大，形态异常，胰管增粗。

请讨论：

1. 根据患者情况，高度怀疑的临床诊断是什么？
2. 临床诊断依据是什么？

磁共振胰胆管成像

扫一扫，测一测

思考题

1. 疑似急性胰腺炎时，该做哪些检查？可选的实验室检查有哪些？血清淀粉酶活性600U/L能否确诊？
2. 简述淀粉酶测定的临床意义。
3. 血清淀粉酶碘-淀粉比色法测定有哪些注意事项？

第十七章　内分泌疾病检验

1. 掌握激素的概念、作用和调节机制；甲状腺、肾上腺和性腺功能紊乱的检查项目和临床意义。
2. 熟悉内分泌疾病常用生化检查方法及影响因素；嗜铬细胞瘤生化检验指标和检验方法。
3. 了解激素的分类、代谢及其调节。
4. 能对常见内分泌疾病常用指标的评价和检验。
5. 具有综合分析检验结果进行内分泌疾病初步诊断的能力。

内分泌系统由内分泌腺（如甲状腺、甲状旁腺、垂体、肾上腺、胰岛和性腺等）和分布于全身不同器官（如肺、心、肝、胃肠、肾、脑等）和组织的内分泌细胞组成。它们合成、分泌并释放高效能的生物活性物质称为激素。内分泌系统、神经系统和免疫系统相互配合，通过内分泌、旁分泌和自分泌，及精细、复杂的机制，调节器官或细胞的代谢和功能，维持机体的正常新陈代谢及生理功能。一旦机体的内分泌功能发生紊乱，将导致内分泌疾病的发生。测定血液中某些激素及其代谢产物含量的变化，对疾病的诊断、治疗及病情观察将起到十分重要的作用。本章重点讲述甲状腺及肾上腺功能的测定。

第一节　概　　述

一、激素的概念、分类及作用机制

（一）激素的概念

激素（hormone）是由机体的内分泌腺或内分泌细胞合成并分泌的生物活性物质，经血液循环或体液运送至全身，对特定的靶器官、靶细胞产生特定的生物学效应。广义概念的激素包括原经典的激素、生长因子、细胞因子、神经肽和神经递质。不同的激素种类、成分不同，功能也不同。

（二）激素的分类

目前，已知的激素和化学介质已达150多种，其分类和名称各异，按其化学性质的不同，激素分为四类。①氨基酸类，如甲状腺素、三碘甲腺原氨酸、肾上腺髓质激素、松果体激素等。②多肽及蛋白质类，如下丘脑激素、垂体激素、甲状旁腺激素、降钙素、心肌激素、胃肠道激素及某些胎盘激素等。③类固醇类，如肾上腺皮质激素、性激素等。④脂肪酸衍生物类，如前列腺素等。

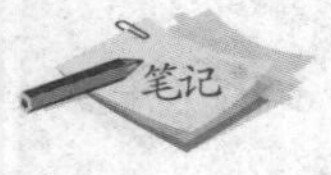

多肽或蛋白质类激素溶于血浆，易被消化酶水解；类固醇激素水溶性较差，必须与特殊的血浆蛋白质结合而运输。

（三）激素的作用机制

激素通过与相应靶细胞的特异性受体(receptor)结合而发挥作用。激素发挥作用的程度取决于激素的浓度、受体的数量及与激素的亲和性。受体可将激素作用的信息转化为启动细胞内一系列化学反应的信号,最终表现出激素的生物学效应。激素与受体的结合具有高度特异性和亲和性。根据激素受体在细胞的定位不同,激素的作用机制分为两种:一种是通过细胞膜受体起作用的亲水性激素,主要为蛋白质类、多肽类和氨基酸衍生物类激素;另一种是通过细胞内受体起作用的脂溶性激素,主要为类固醇激素、甲状腺激素等。

二、激素分泌的调节

体内的各种激素在神经系统的参与下,通过复杂而精细的调节,保持在与机体各发育阶段和功能状态相适应的水平。激素的分泌调节主要通过下丘脑-垂体-内分泌腺/内分泌细胞-激素系统进行调节(图 17-1),其中任何一个环节出现异常,都会导致激素水平发生紊乱,从而引发相应的内分泌疾病。

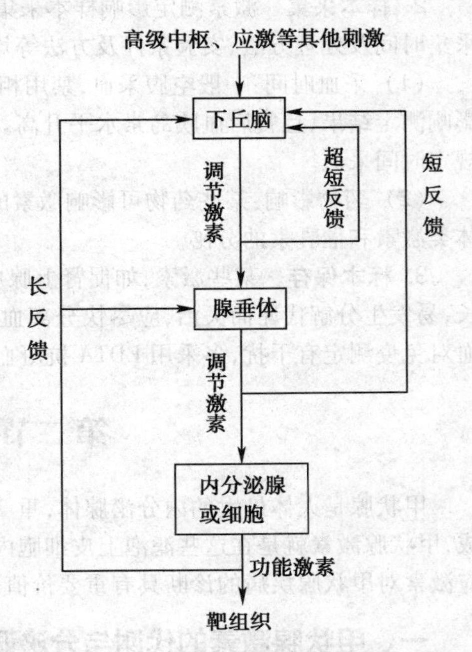

图 17-1 下丘脑-垂体-内分泌腺/内分泌细胞-激素系统调节轴示意图

三、内分泌疾病的临床生化诊断方法

内分泌疾病的实验诊断很重要,其目的要明确:受检者是否存在内分泌紊乱;进一步确定紊乱的部位和性质。

（一）内分泌疾病常用的生化检验方法

诊断内分泌疾病的主要临床生化检验方法:

1. 激素定量测定　直接检验血液或体液中某些激素的含量,为确定是否存在内分泌紊乱及紊乱程度提供直接的客观依据,方法简便,目前应用最多。常用的测定方法有生物化学方法(如高效液相色谱)及免疫学方法(如放射免疫分析、电化学发光分析等),尤其适用于亚临床甲状腺功能异常的诊断。

2. 代谢紊乱检验　对某些内分泌腺特有或激素调节的生理、生化过程进行检验,如甲状腺功能紊乱的碘摄取试验或基础代谢率测定,甲状旁腺功能紊乱的血钙测定。有助于判断某些内分泌功能是否异常,其特异性不强,只起辅助作用。

3. 动态功能测定　用刺激性或抑制性药物作用于调节系统的某一环节,测定用药前后激素水平的变化,有助于确定内分泌紊乱的病变部位和性质,主要有兴奋试验和抑制试验两类。兴奋试验多适用于分泌功能减退的检查,可估计激素的储备功能,用促激素探测靶腺的反应。抑制试验多适用于分泌功能亢进的检查,观察反馈调节是否消失,有无自主性分泌过多,是否存在功能性肿瘤。

动态监测比单次测定结果更可靠,联合检查比单项检查阳性率更高。因此,在诊断内分泌疾病时,实验室检查结果应根据临床症状和体征,结合病理、病因诊断结果进行综合分析判断。

（二）激素的测定方法及影响因素

激素在体内的含量很低,一般化学方法难以准确测定,临床多采用免疫分析法。放射免疫分析法(RIA)和酶联免疫吸附法(ELISA)曾经是激素测定的主要技术。随着免疫技术的发展,比 RIA 更快的免疫分析法,如时间分辨荧光免疫测定(TrFIA)、化学发光免疫分析法(CLIA)和电化学发光免疫分析法(ECLIA)相继诞生,能敏感、特异、快速、准确地测定血液中各种激素的含量,不仅避免了放射性核素的污染,还能进行自动化分析,已广泛用于激素、药物和特种蛋白质的测定,ECLIA 是目前首选的方法,临床广为普及,因 TrFIA 成本较低,适用于批量测定。

激素的测定易受生理因素、标本采集等因素的影响。

1. 生理因素

（1）生物节律：某些激素的分泌具有明显的节律性。如生长激素、肾上腺皮质激素和垂体促甲状腺激素等，生育期妇女垂体促性腺激素和卵巢分泌的甾体类激素随月经周期而变化，这对选择标本采集时间和结果判断都有重要意义。

（2）年龄：不同年龄激素的分泌水平不同，如甲状腺激素、垂体激素、甾体激素等在青春期、老年期和绝经期妇女有差异，直接影响疾病的诊断和治疗。

（3）体位：与血压有关的激素受体位影响较大，如肾素和血管紧张素等，在立位和卧位有很大差别，应在静息状态下采取规定的体位采集标本。

（4）妊娠：妊娠期的胎盘是一个巨大的内分泌器官，妊娠期妇女各种激素的正常范围和临界值与非妊娠期妇女不同。

2. 样本采集　激素测定影响样本采集的因素较多，如运动或静息状态、饮食和生活习惯、标本的采集时间及处理方法、实验条件及方法等均可影响检验结果，尤其要注意以下两个方面：

（1）采血时间：一般空腹采血，禁用相关药物3d后采血为宜。高脂饮食可干扰某些免疫学方法，影响测定结果，且餐后血胰岛素水平升高。某些激素，如生长激素、皮质醇等日间波动较大，要严格按规定时间采血。

（2）药物影响：某些药物可影响激素的分泌，如口服避孕药和抗精神病、神经病药物等，可影响甾体类激素和催乳素的分泌。

3. 标本保存　某些激素，如促肾上腺皮质激素（ACTH）、儿茶酚胺、肾素等，随标本存放时间的延长，易发生分解代谢而失活，应尽快分离血浆，及时测定。可于-20℃保存，避免反复冻融。肝素抗凝血对免疫测定有干扰，多采用EDTA抗凝血。

第二节　甲状腺功能测定

甲状腺是人体最大的内分泌腺体，重20~25g。甲状腺分许多小叶，小叶又由无数囊状的滤泡构成，甲状腺激素就是在这些滤泡上皮细胞内合成的。甲状腺功能紊乱是最常见的内分泌疾病，测定相应激素对甲状腺疾病的诊断具有重要价值。

一、甲状腺激素的代谢与分泌调节

（一）甲状腺激素的代谢

1. 甲状腺激素（thyroid hormones，TH）的化学结构　包括甲状腺素（thyroxine，T_4）又称四碘甲腺原氨酸（3,5,3′,5′-triiodothyronine，T_4），以及三碘甲腺原氨酸（3,5,3′-triiodothyronine，T_3）。它们都是酪氨酸的碘化物（图17-2）。

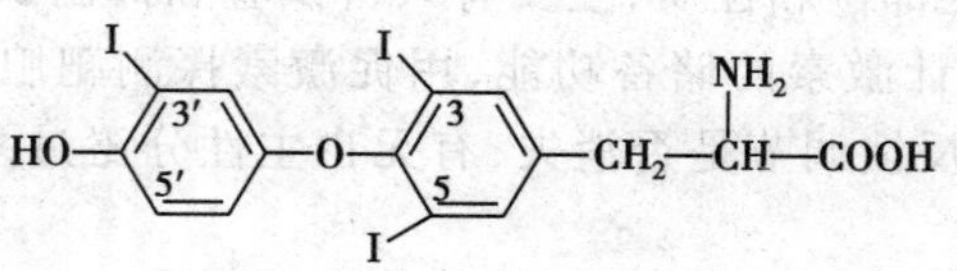

3,5,3′-三碘甲腺原氨酸（T_3）

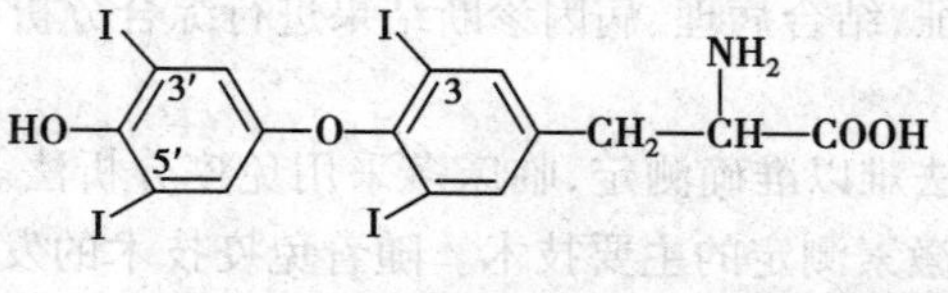

甲状腺素（T_4）

图17-2　甲状腺激素化学结构示意图

2. TH的合成　在甲状腺滤泡上皮细胞内完成，其合成原料有碘和甲状腺球蛋白，合成过程包括三步，即甲状腺对碘的摄取、碘的活化和甲状腺球蛋白的碘化。

（1）碘的摄取：碘是合成TH必需的元素，甲状腺是体内吸收和浓缩碘能力最强的器官。食物中

的碘在消化道被还原为离子碘(I^-)吸收入血,通过甲状腺上皮细胞膜上的“碘泵”主动摄取血浆中的碘(I^-)。正常情况下,甲状腺中碘的含量约为血浆的数十倍,占人体碘总量的70%~80%。利用甲状腺吸聚碘的能力(摄碘率)可诊断和治疗甲状腺疾病。

(2)碘的活化:经甲状腺摄取的碘与细胞内过氧化物酶作用,I^-转变成活性碘。

$$I^- + H_2O_2 \longrightarrow \text{活性碘}$$

(3)甲状腺球蛋白的碘化:甲状腺球蛋白(thyroglobulin,Tg)是存在于甲状腺滤泡上皮细胞内的一种糖蛋白,每分子Tg约含120个酪氨酸残基,其中的20%可被碘化。活性碘与酪氨酸残基结合生成一碘酪氨酸(mono-iodotyrosine,MIT)和二碘酪氨酸(diiodotyrosine,DIT)。在过氧化物酶催化下,1分子MIT和1分子DIT缩合成1分子T_3,2分子DIT缩合成1分子T_4(图17-3),还能合成极少量的反T_3(rT_3)。含有T_3和T_4的甲状腺球蛋白经分泌进入滤泡腔内储存。

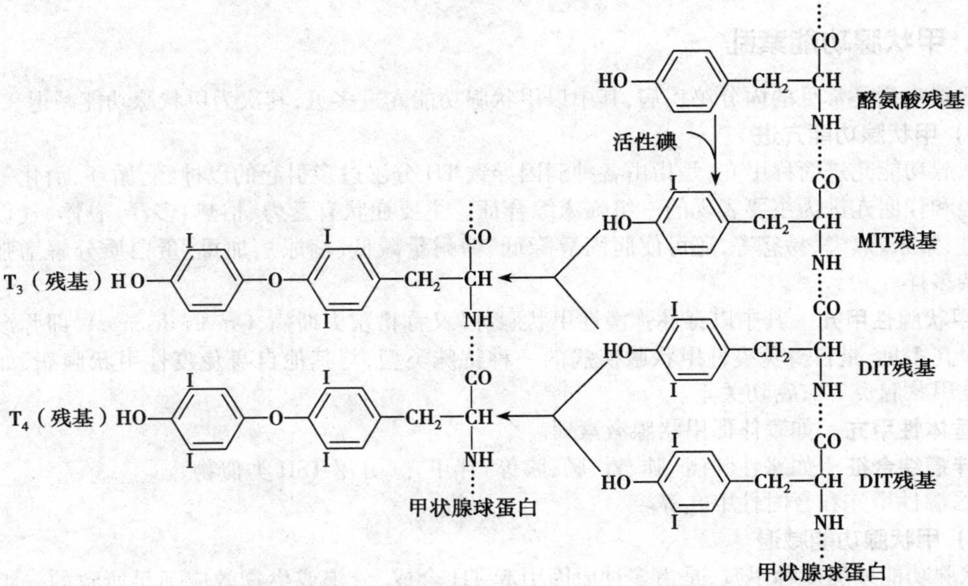

图17-3 甲状腺激素的合成

3. 甲状腺激素的分泌、运输与降解

(1)分泌:在垂体分泌的促甲状腺激素作用下,经过一系列变化,T_3、T_4由甲状腺滤泡上皮细胞合成、分泌,并释放入血,同时释放的MIT和DIT脱碘,再用于TH的合成。

(2)运输:血液中98%的TH为T_4,T_3仅2%,但T_3的生理活性比T_4大很多,且TH总活性的2/3由T_3体现。T_3主要来源于周围组织中T_4脱碘后生成。

血液中99%以上的T_3、T_4与血浆蛋白质可逆性结合,其中主要与甲状腺素结合球蛋白(thyroxine-binding globulin,TBG)结合,还有少量的与前清蛋白、清蛋白结合。仅约占血浆总量0.4%的T_3和0.04%的T_4为游离型,只有游离型的T_3、T_4才能进入靶细胞发挥生物学作用。与蛋白结合的部分对游离的T_3、T_4起调节、稳定作用。因游离T_3含量明显高于T_4,故T_3比T_4的作用迅速而强大。

(3)降解:甲状腺激素的分解代谢包括脱碘、脱氨或脱羧和结合等反应。其中以脱碘反应为主,该反应受肝、肾和其他组织特异性脱碘酶的催化。T_4在5'位脱碘生成T_3,再脱碘后失去生物活性。在T_4的5位脱碘,生成反T_3(reverse triiodothyronine,rT_3),基本无TH的生理活性,但在甲状腺疾病和许多非甲状腺疾病时有临床意义的变化。

甲状腺激素在肝与葡糖醛酸结合形成葡糖醛酸苷,经胆汁排入肠腔,或者在周围组织经脱氨、脱羧、氧化等产生无生理活性的代谢产物排出体外。

(二)甲状腺激素分泌的调节

甲状腺激素的合成与分泌主要受下丘脑-垂体-甲状腺轴的调节,也受血浆TBG的影响。

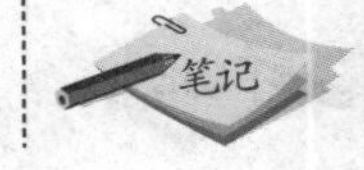

1. 下丘脑-垂体-甲状腺轴的调节 TH的分泌直接受垂体分泌的促甲状腺激素(thyroid stimulating hormone, TSH)的调节。TSH 作用于甲状腺细胞膜上的受体,激活腺苷酸环化酶,促使 TH 分泌增加,并通过促进细胞对碘的摄入及 Tg 的碘化,使 TH 的合成增加;TSH 还可促进甲状腺核酸及蛋白质的合成,使腺体增大。TSH 的分泌受下丘脑分泌的促甲状腺激素释放激素(thyrotropin releasing hormone, TRH)的控制。TH 的负反馈调节也可通过抑制 TRH 的分泌,使 TSH 分泌减少,进而抑制 TH 的分泌。血液中游离 T_3、T_4 的变化,负反馈引起下丘脑释放 TRH 和垂体释放 TSH 的增加或减少,对维持下丘脑-垂体-甲状腺轴的动态平衡具有重要的生理意义。

2. 血浆 TBG 的影响　血浆 TBG 正常时 T_4、T_3 的改变,可引起游离 T_4、T_3 的变化,导致疾病的发生。血浆 TBG 浓度的变化,也可导致 TH 结合形式动态平衡的变化,从而引起甲状腺分泌功能的改变。

(三)甲状腺激素的生理功能

甲状腺激素对机体的生理作用广泛而强烈。其主要生理功能:促进糖、蛋白质和脂肪三大营养物质代谢,调节生长发育过程;提高大多数组织的耗氧量,促进能量代谢,增加产热和提高基础代谢率。甲状腺激素对糖、脂肪和蛋白质的作用各不相同,其机制复杂。体内甲状腺激素的增多或减少都会引起疾病。

二、甲状腺功能紊乱

甲状腺疾病是常见的内分泌疾病,其中以甲状腺功能亢进多见,其次为甲状腺功能减退。

(一)甲状腺功能亢进

甲状腺功能亢进简称甲亢,是指由各种病因导致 TH 分泌过多引起的以神经、循环、消化等系统兴奋性增强和代谢亢进为主要表现的一组临床综合征。主要症状有乏力、怕热、多汗、心悸、气促、消瘦、食欲亢进、紧张、焦虑、易怒等,还可使胆固醇降低、糖耐量减低、糖尿病加重、蛋白质分解增强等。其病因复杂多样。

1. 甲状腺性甲亢　其中以毒性弥漫性甲状腺肿(又称格雷夫斯病,Graves disease),即弥漫性甲状腺肿伴甲亢多见,是自身免疫性甲状腺疾病的一种特殊类型,与其他自身免疫性甲状腺病,如慢性淋巴细胞性甲状腺炎等有密切关系。

2. 垂体性甲亢　如垂体促甲状腺激素瘤。

3. 伴瘤综合征　如恶性肿瘤(肺、胃、肠、胰等)伴甲亢(分泌 TSH 类似物)。

4. 医源性甲亢和暂时性甲亢等。

(二)甲状腺功能减退

甲状腺功能减退简称甲减,是由多种原因引起 TH 合成、分泌或生物效应不足所致的一组内分泌疾病。按起病年龄分为三型:起病于胎儿、新生儿者为呆小型甲减(又称克汀病);起病于性发育前儿童者为幼年型甲减;起病于成年者为成年型甲减。按照甲减的程度,分为临床甲减和亚临床甲减。

甲减的临床表现取决于起病时间。成人主要表现为低代谢,如基础代谢率降低,畏寒、乏力,精神迟钝,情绪低下,心功能抑制,性腺及肾上腺皮质功能减退等。胎儿及新生儿甲减,除全身代谢减低外,骨骼和神经系统生长发育也受影响,出现体格及智力发育障碍,各型后期重症者均可表现为黏液性水肿。

引起甲减的病因:原发性,又分为获得性(甲状腺受损或 TH 合成障碍等)和先天性(孕妇缺碘或口服过量抗甲状腺药、胎儿甲状腺素酶系异常、先天性甲状腺发育不全等);继发性或下丘脑-垂体性甲减,包括垂体肿瘤、垂体手术或放疗后出血性垂体坏死,以及 TSH 合成障碍等;TSH 或甲状腺素不敏感综合征,如 TSH 受体缺陷全身性甲状腺素不敏感型等。

三、甲状腺激素的测定

血液中 99%以上的 T_3、T_4 与 TBG 等血浆蛋白质结合,游离者更能可靠地反映 TH 的生物活性,因此,血清 TH 测定包括总 T_3(total T_3, TT_3)、总 T_4(total T_4, TT_4)、游离 T_3(free T_3, FT_3)、游离 T_4(free T_4, FT_4)和反 T_3(rT_3)等。

TH 的测定方法主要有 CLIA、ECLIA 和 TrFIA。

(一)血清总甲状腺素和总三碘甲腺原氨酸测定

1. 血清总甲状腺素(TT_4)　是判定甲状腺功能基本的筛选试验,是诊断甲减可靠而敏感的指标。血清中 99.95%以上的 T_4 与蛋白结合,其中 80%~90%与 TBG 结合。TT_4 包含了与蛋白结合部分的总量,其测定易受 TBG 等结合蛋白含量和结合能力的影响。高雌激素状态,如妊娠期、应用雌激素治疗、口服避孕药的妇女 TBG 均升高。低白蛋白血症(如肝硬化和肾病)、服用地西泮、睾酮等药物和先天性

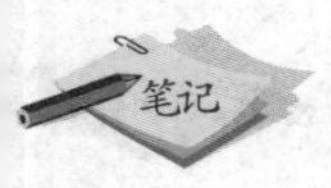

低 TBG 患者 TT_4 降低。TBG 含量异常时测定 FT_4 和 FT_3，才能有效地评价甲状腺功能。TT_4 测定最好用血清，并尽量避免溶血，减少对样品的稀释。

【参考区间】

TrFIA 69～141nmol/L。

CLIA 78.4～157.4nmol/L。

ECLIA 66～181nmol/L。

2. 血清总三碘甲腺原氨酸（TT_3）　是诊断甲亢最可靠、灵敏的指标，尤其对 T_3 型甲亢的诊断有特殊意义，后者血清 TT_4 不高，但 TT_3 显著升高。血液中 T_3 与蛋白质的结合率达 99.5%以上，故 TT_3 测定也受 TBG 影响，TT_3 的变化常与 TT_4 平行。

【参考区间】

TrFIA 1.3～2.5nmol/L。

CLIA 1.34～2.73nmol/L。

ECLIA 1.3～3.1nmol/L。

【临床意义】

格雷夫斯病

1. 血清 TT_3 与 TT_4 升高　主要见于甲亢，与 FT_3、FT_4 联合测定可用于甲亢的诊断、病情观察和疗效监测。但在甲亢初期与复发早期 TT_3 一般明显上升，约 4 倍于正常值；TT_4 上升缓慢，仅为正常值的 2.5 倍，故 TT_3 是早期格雷夫斯病疗效观察及停药后复发的敏感指标。TT_3 与 TT_4 升高还见于活动性肝炎、妊娠等。

2. 血清 TT_3、TT_4 降低　主要见于甲减，其 TT_4 或 FT_4 的降低早于 TT_3 或 FT_3，血 TT_3 或 FT_3 降低仅见于疾病后期或重症者。TT_3、TT_4 降低还见于垂体功能低下、营养不良、肾病综合征、肾衰竭、严重的全身性疾病等。

（二）血清游离甲状腺素和游离三碘甲腺原氨酸测定

正常情况下，血液中结合型和游离型甲状腺激素含量维持着动态平衡，且只有游离型才具有生理活性，所以血清游离甲状腺素（FT_4）和游离三碘甲腺原氨酸（FT_3）的水平更能真实地反映甲状腺的功能状况。血清 FT_3、FT_4 不受 TBG 影响，其敏感性和特异性明显高于 TT_3 和 TT_4，能直接反映甲状腺功能状态，因为只有游离的激素才能确切反映甲状腺功能，尤其是在妊娠、雌激素治疗、家族性 TGB 增高或缺乏症等 TGB 变化较大时更为重要。目前认为联合进行 FT_3、FT_4 和超敏 TSH 测定，是评价甲状腺功能的首选方案和第一线指标。

FT_4 和 FT_3 测定采用 TrFIA、CLIA 和 ECLIA。

【参考区间】

TrFIA FT_4 8.7～17.3pmol/L；FT_3 4.7～7.8pmol/L。

CLIA FT_4 2.8～7.1pmol/L；FT_3 66～181pmol/L。

ECLIA FT_4 12～22pmol/L；FT_3 2.8～7.1pmol/L。

【临床意义】

FT_4 和 FT_3 测定的临床意义与 TT_4 和 TT_3 相同，但因不受血清 TBG 影响，且代表具有生物活性 TH 的含量，因而具有更重要的临床价值。

1. 甲亢　对甲亢的诊断，FT_4、FT_3 增高较 TT_4、TT_3 灵敏，尤其对 TT_4、TT_3 正常或轻度升高甲亢的诊断更有意义。观察甲亢疗效，FT_4、FT_3 变化更明显。

2. 甲减　TT_4 或 FT_4 降低先于 TT_3 或 FT_3 变化。大多数口服 T_4 治疗的患者，于服药后 1～6h 血中 FT_4 浓度达到高峰，其升高程度与用药剂量有关。FT_4 是甲状腺素替代性治疗的有效指标。

3. 妊娠　妊娠期妇女 TBG 明显升高，故 FT_4、FT_3 检验结果较 TT_4、TT_3 更准确。

4. 药物影响　肝素可使 FT_4、FT_3 测定结果偏高。

（三）血清反 T_3 测定

血清反 T_3（rT_3）与 T_3 结构基本相同，仅是 3 个碘原子在 3、3'、5'位，主要来源于外周组织（如肝、肾等）中的 T_4 经 5-脱碘酶作用生成。rT_3 也是反映甲状腺功能的一个指标。血液中 T_4、T_3 和 rT_3 维持一定比例，可反映 TH 的体内代谢情况。

血清 rT3 测定常采用 CLIA。

笔记

【参考区间】

血清 rT_3 0.15~0.45nmol/L。

【临床意义】

rT_3 和 T_3 在化学结构上属于异构体，T_3 是参与机体代谢的重要激素，该过程耗氧，而 rT_3 几乎无生理活性。rT_3 增高，T_3 减少，可降低机体氧和能量的消耗，是机体的一种保护性机制。

1. 甲亢 血清 rT_3 增加，与血清 T_4、T_3 变化基本一致，而部分甲亢初期或复发早期仅 rT_3 升高。治疗后下降较 T_3 慢，与 T_4 均低于正常提示用药过量。

2. 甲减 血清 rT_3 降低，可用于甲减和非甲状腺疾病功能异常的鉴别。

3. 非甲状腺疾病 如心肌梗死、肝硬化、糖尿病、尿毒症、脑血管病和某些肿瘤，血清 rT_3 增加，T_3/rT_3 比值降低，该指标对判断上述疾病的程度、观察疗效及预后估计均有重要意义。

4. 羊水 rT_3 水平可判断胎儿的成熟程度，rT_3 降低，有助于先天性甲低的宫内诊断。

（四）甲状腺摄 ^{131}I 率试验

利用甲状腺的摄碘功能，给受试者一定剂量 ^{131}I，连续观察甲状腺区的放射性强度变化，以甲状腺摄 ^{131}I 的速度（峰时间）和量（摄取率），间接反映甲状腺合成、分泌 T_3、T_4 的能力。甲亢患者摄 ^{131}I 的速度快（峰前移）、量多（摄取 ^{131}I 率增加），诊断甲亢的符合率达90%。缺碘性甲状腺肿也升高，但无峰前移。本试验可鉴别不同原因的甲亢，但不能观察病情变化。甲减患者峰平坦，摄 ^{131}I 率下降。本试验易受含碘食物和药物的影响，试验前应按规定时间停用；还受某些疾病的影响，如肾病综合征增高，应激状态、腹泻、吸收不良综合征等降低。

【参考区间】

摄 ^{131}I 率：3h 5%~25%；24h 20%~45%；高峰出现在24h（盖革计数管法）。

【临床意义】

摄 ^{131}I 量增加和峰值前移见于甲亢型甲状腺毒症，而非甲状腺功能亢进型甲状腺毒症摄 ^{131}I 率降低，摄 ^{131}I 率试验是诊断甲亢的传统方法，目前已经被 TSH 测定替代。

四、其他指标

（一）甲状腺球蛋白

甲状腺球蛋白（Tg）是存在于甲状腺滤泡腔内的一种大分子糖蛋白，其分子内的酪氨酸残基经碘化，在 Tg 基质上进一步偶联形成 T_3、T_4。血液中 Tg 含量较少。Tg 测定主要采用 CLIA 和 ECLIA（参考区间引自商品化试剂说明书）。

【参考区间】

CLIA：Tg 1.15~130.77μg/L。

ECLIA：Tg 1.4~78μg/L。

【临床意义】

各种类型的甲亢患者 Tg 均升高，有助于内源性和外源性（医源性或人为）甲亢的鉴别诊断。良性甲状腺结节和甲状腺癌患者 Tg 均明显升高。

术后 Tg 显著下降有助于判断疗效和有无转移。初发甲亢、复发或治疗未缓解者血清 Tg 升高，治疗后 Tg 仍不下降，复发的可能性很大。还有助于鉴别甲状腺完全缺失、发育不全或其他病理状况，以及亚急性甲状腺炎和假性甲状腺毒症的鉴别诊断，后者因 TSH 的抑制作用使 Tg 含量降低。血清 Tg 增高还是判断亚急性甲状腺炎活动度的参考指标，炎症控制后 Tg 降至正常。

（二）甲状腺素结合球蛋白

TBG 是肝细胞合成的一种糖蛋白，是 TH 的主要转运蛋白，进入血液后与 TH 结合。在血液中约60%的 T_4 与 TBG 结合。血清中 TBG 测定多采用 RIA 和 CLIA。

【参考区间】

血清 TBG 11.4~33.9mg/L。

【临床意义】

甲亢患者血清 TBG 降低，治疗后逐步恢复正常；甲低则相反。非甲状腺疾病，如肝炎、妊娠、服用

避孕药等血清 TBG 增加。血清 TBG 升高可导致 T_3、T_4 假性升高，而 TSH 正常，通过计算 T_4(μg/L)/TBG(mg/L)比值可消除因 TBG 升高导致 T_4 的假性升高，该比值介于 3.1~4.5 提示甲状腺功能正常，介于 0.2~2.0 考虑甲减，介于 7.6~14.8 考虑甲亢。严重感染、重症营养不良和糖尿病、恶性肿瘤、急性肾衰竭、呼吸衰竭及肢端肥大症等血清 TBG 降低。

（三）甲状腺自身抗体

甲状腺球蛋白抗体(Tg-Ab)和甲状腺过氧化物酶抗体(TPO-Ab)是机体针对 Tg 和 TPO 产生的自身抗体，主要存在于自身免疫性甲状腺疾病和非甲状腺自身免疫性疾病患者体内，部分健康人，尤其是老年人也可以检测到，且老年女性的阳性率明显高于老年男性。动态监测有助于自身免疫性甲状腺疾病的诊断和病情监测。甲状腺自身抗体测定主要用 CLIA 和 ECLIA。

【参考区间】

Tg-Ab：CLIA<4IU/ml，ECLIA<115IU/ml。

TPO-Ab：CLIA 法<9IU/ml，ECLIA<34IU/ml。

【临床意义】

自身抗体测定有助于明确内分泌疾病的性质及自身免疫性疾病的发病机制，还可作为早期诊断和长期随访的依据。自身抗体阳性主要用于自身免疫性甲状腺疾病的诊断，如慢性淋巴细胞浸润甲状腺炎 Tg-Ab 的阳性率高达 70%~80%，格雷夫斯病患者的阳性率约 30%，约 1/4 的甲状腺癌和部分非甲状腺疾病，如红斑狼疮、糖尿病等，TG-Ab 的阳性率也升高。约 2/3 的格雷夫斯病、95%的桥本甲状腺炎、70%的突眼性甲状腺肿患者 TPO-Ab 升高。

TPO-Ab 和 Tg-Ab 是确定原发性甲减的重要指标和诊断自身免疫性甲状腺炎的主要指标，以 TPO-Ab 的意义更大。初访时 TPO-Ab>50IU/ml 和 Tg-Ab>40IU/ml，甲减和亚临床甲减的发生率明显增加。

五、甲状腺分泌调节功能测定

（一）血清促甲状腺激素测定

促甲状腺激素(TSH)是腺垂体嗜碱性细胞释放的一种糖蛋白，分子量 25 000~28 000，由 α 和 β 亚基组成，其生理功能是刺激甲状腺的发育、合成和促进分泌甲状腺激素。血清 TSH 水平测定是甲状腺功能紊乱的常规检验指标。TSH 的分泌受下丘脑促甲状腺激素释放激素(TRH)兴奋性的影响，其水平不受血 TBG 浓度影响，单独测定 TSH 或配合甲状腺激素测定，对甲状腺功能紊乱的诊断及病变部位的判断很有价值。TSH 分泌有明显节律性，2:00~4:00 最高，18:00~20:00 最低，以清晨起床前采血为宜，紧张、恐惧、寒冷、运动等应激状态可通过大脑皮质等途径导致 TSH 分泌显著增加。TSH 测定采用血清样本，4℃稳定 5d，不宜使用明显溶血或脂血标本。TSH 测定采用 CLIA 和 ECLIA。

【参考区间】

成人 TSH：CLIA 0.34~5.60mIU/L；ECLIA 0.27~4.20mIU/L。

【临床意义】

TSH 测定是反映下丘脑-垂体-甲状腺轴功能的敏感指标，在甲状腺功能紊乱时 TSH 变化较 T_3、T_4 更迅速、显著，超敏 TSH 测定有助于亚临床甲亢和亚临床甲减的诊断。

TSH 增高见于原发性甲减、甲状腺激素抵抗综合征、异位 TSH 综合征、TSH 分泌肿瘤，以及应用多巴胺拮抗剂和含碘药物等。TSH 降低见于甲亢、亚临床甲亢、库欣病、肢端肥大症、过量应用糖皮质醇和抗甲状腺药物。依据 THS 测定结果，可作为原发性甲状腺功能减退患者接受 T_4 替代疗法调节用量的参考。

（二）甲状腺功能动态试验

1. **T_3 抑制试验**　先测基础摄 ^{131}I 率，然后连续 6d 口服 T_3，再次测摄 ^{131}I 率。比较服药前后的结果，正常人及单纯甲状腺肿者摄 ^{131}I 率下降 50%以上，甲亢患者不能被抑制，故摄 ^{131}I 率下降小于 50%。有冠心病、甲亢心脏病或严重甲亢者禁用本试验。

2. **TRH 兴奋试验**　试验时先采血，然后静脉注射 TRH 200~500μg，分别于 15min、30min、60min 和 120min 采血，测定 5 次标本的 TRH 值。正常时，注射 15~30min 后达峰值，其 TSH 水平较基础值增加 1~20mU/L(RIA)，60min 恢复至基础水平。女性反应高于男性。

【临床意义】

TRH 兴奋试验可反映 TSH 的贮存能力，主要用于垂体性甲状腺疾病和下丘脑性甲状腺疾病的鉴别。垂体性病变，TSH 基础值低，对 TRH 无反应；而下丘脑病变时，TSH 基础值低，但对 TRH 有延迟性反应，注射 TRH 后 TSH 的峰值在 60~90min。甲状腺性甲亢患者不但 TSH 基础值低，而且垂体 TSH 贮存少，注射 TRH 后血清 TSH 无明显升高。垂体瘤性甲亢，TSH 基础值高，TRH 兴奋试验呈阳性。

第三节　肾上腺功能测定

肾上腺是位于两侧肾上方的三角形垂体，由中心部的髓质和周边部的皮质两个独立的组织组成。肾上腺皮质和髓质各分泌化学结构、性质、生理作用完全不同的激素，统称为肾上腺激素。其包括肾上腺皮质激素和肾上腺髓质激素。

一、肾上腺激素的代谢与分泌调节

（一）肾上腺皮质激素

肾上腺皮质由外向内可分为三带：球状带、束状带和网状带。球状带分泌盐皮质激素，主要为醛固酮（aldosterone，Ald）；束状带分泌糖皮质激素，主要是皮质醇（cortisol）和少量的皮质酮；网状带分泌雄激素和少量雌激素。这三类激素和性腺合成的性激素的前体均为胆固醇，是由 17 个碳原子组成的四环烷，都是胆固醇的衍生物，故称类固醇激素。C_{17} 位有酮基者称 17-酮类固醇（17-KS），C_{17} 位有羟基者称 17-羟类固醇（17-OHCS）。类固醇激素的合成取决于特殊的酶系统，经过一系列酶促反应合成。

1. 肾上腺皮质激素的代谢

（1）皮质激素的生物合成：合成皮质激素的基本原料是胆固醇，27C 的胆固醇经羟化裂解，在 C_{20} 处脱去侧链的 6C 片段，形成重要的中间产物孕烯醇酮，后者经不同位置羟化、脱氢等过程，分别转变成皮质醇、醛固酮、睾酮和雌二醇等主要类固醇激素，合成过程见图 17-4。

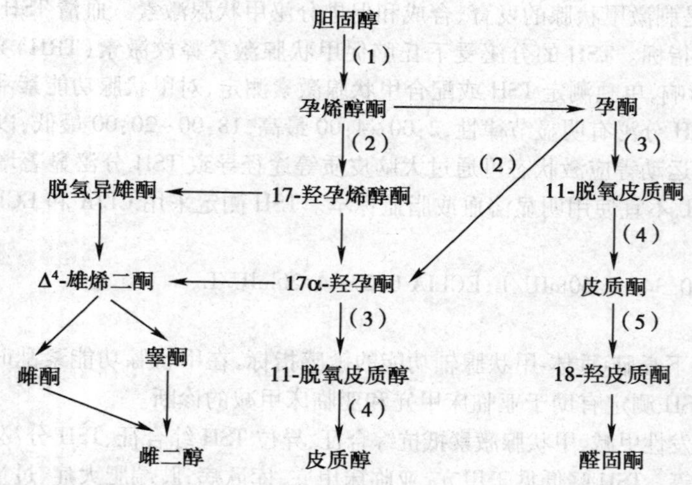

（1）C_{20}~C_{22} 裂解酶系；（2）17α-羟化酶；（3）21-羟化酶；（4）11β-羟化酶；（5）18-羟化酶。

图 17-4　皮质类固醇激素的合成

（2）皮质激素的运输、失活和排泄：释放入血的糖皮质激素主要与血浆中的皮质素结合球蛋白（corticosteroid-binding globulin，CBG）可逆结合而运输。CBG 是一种由肝细胞合成的 α_2 球蛋白，对皮质醇有高度的亲和力。只有游离形式的皮质激素才能进入靶细胞发挥生理作用。

皮质激素的灭活、降解过程主要在肝完成。经过加氢、结合、还原等反应，生成四氢皮质醇、四氢皮质酮和四氢醛固酮等，最后通过肾和肠道排出体外。

2. 皮质激素对物质代谢的作用

（1）糖皮质激素：作用十分广泛，体内大多数组织的物质代谢都受它的调节。如抑制糖的氧化，促进糖的异生，增加肝蛋白质的合成，抑制外周组织蛋白质与脂肪的合成，促进其分解。糖皮质激素还具有减轻炎症和过敏反应，抑制创伤后的血管扩张等生理、药理作用。

（2）盐皮质激素：可促进肾保钠排钾，增加细胞外液容量，在维持机体水和电解质平衡等方面起重要作用。

（3）性激素：主要由性腺分泌，肾上腺皮质可合成少量性激素，包括雄激素和雌激素，后者又可分为雌激素和孕激素。

雄激素以睾酮为主，除对生殖系统作用（促进男性副性器官发育、促进维持副性征）之外，对全身代谢也有明显的促进作用，如促进蛋白质合成，促进骨骼生长，刺激红细胞生成等。

肾上腺皮质各部位所含酶类不同，故生成不同的皮质类固醇激素，如球状带含有18-羟化酶，可合成含18-羟醛固酮；束状带含有17α-羟化酶，能生成17-羟皮质醇；性腺内含有17-α羟化酶，但缺乏21-羟化酶，只能合成性激素而不能产生皮质激素。

雌激素主要为雌二醇，其生理功能除促进女性副性器官发育，促进和维持女性副性征之外，还可促进蛋白质合成，降低血胆固醇水平，降低血管渗透性和脆性，促进肾对水、钠重吸收。

孕激素主要指孕酮，其生理功能主要是保证受精卵着床和维持妊娠，对组织代谢也有影响，如促进周围组织蛋白质分解、拮抗盐皮质激素作用等。

3. 肾上腺皮质激素的分泌调节　与甲状腺激素的分泌调节相似，肾上腺皮质激素（主要是糖皮质激素）的合成和分泌主要受下丘脑-垂体-内分泌腺调节轴的控制。

垂体分泌、释放的促肾上腺皮质激素（adrenocorticotropic hormone，ACTH）作用于肾上腺皮质束状带、网状带细胞膜上的ACTH受体，促进细胞增殖，使糖皮质激素、性激素合成和分泌增多。ACTH持续增高，在早期可一过性地引起盐皮质激素分泌增加，但无持久影响。

下丘脑分泌、释放的促肾上腺皮质激素释放激素（corticotropin releasing hormone，CRH），可选择性地促进腺垂体分泌ACTH。

血液中游离的糖皮质激素对CRH和ACTH分泌和释放的负反馈调节非常重要。ACTH和糖皮质激素的分泌存在着明显的昼夜规律。分泌高峰在6∶00~8∶00，低谷在22∶00~24∶00。此外，应激及其他伤害性刺激均可通过调节轴，促进糖皮质激素的分泌。

4. 肾上腺皮质功能紊乱

（1）肾上腺皮质功能亢进（皮质醇增多）：各种原因引起肾上腺分泌过多的糖皮质激素（主要为皮质醇）所致的综合征总称为库欣综合征（Cushing syndrome），它是肾上腺皮质的主要疾病。

1）依赖ACTH的库欣综合征病因：①库欣病，由垂体ACTH分泌亢进引起的临床类型称为库欣病，常伴有肾上腺皮质增生，垂体多有微腺瘤，少数为大腺瘤。②异位ACTH综合征，系垂体以外肿瘤分泌大量ACTH，伴有肾上腺皮质增生，见于肺癌、胸腺癌、胰岛细胞癌、类癌等。

2）不依赖ACTH的库欣综合征病因：肾上腺皮质腺瘤、双侧肾上腺结节性增生等。

（2）肾上腺皮质功能减退：指慢性肾上腺皮质分泌糖皮质激素不足产生的综合征，临床较少见。按病因分类：①原发性慢性肾上腺皮质功能减退症（chronic primary adrenal insufficiency），又称艾迪生病（Addison disease），是由于自身免疫、结核、真菌感染、肿瘤或白血病等破坏了双侧肾上腺的绝大部分，引起肾上腺皮质激素分泌不足。②继发性肾上腺皮质功能减退症，是指丘脑-垂体病变引起ACTH分泌不足所致。

肾上腺皮质功能减退多见于成年人，老年人和幼年较少见；结核所致男性多于女性，而自身免疫所致者，女性多于男性。该病临床表现为心血管系统、消化系统、神经系统、生殖系统等功能低下。由于血中糖皮质激素水平降低，负反馈引起垂体ACTH分泌增多。

（二）肾上腺髓质激素

肾上腺髓质位于肾上腺中央部，组织学上可看作是节后神经元转化为内分泌细胞（嗜铬细胞）的交感神经节，主要分泌肾上腺素（epineophrine，E）、去甲肾上腺素（norepinephrine，NE）、多巴胺（dopamine，DA），三者在化学结构上均为儿茶酚胺类，故统称为儿茶酚胺。肾上腺释放的肾上腺素约为去甲

肾上腺素的4倍,仅分泌微量的多巴胺。血液和尿液中的肾上腺素几乎全部由肾上腺髓质分泌。去甲肾上腺素、多巴胺也可来自其他组织中的嗜铬细胞。

血中儿茶酚胺的含量很低(10~300pg/ml),化学性质不稳定,目前尚无准确可靠的测定方法。尿香草扁桃酸(vanillylmandelic acid,VMA)是儿茶酚胺的代谢终产物,占体内肾上腺素、去甲肾上腺素代谢产物的60%,其化学性质较儿茶酚胺稳定。约63%的VMA随尿排出,故检验尿液中VMA含量可了解肾上腺髓质的分泌功能。

1. **儿茶酚胺的代谢**

(1) 儿茶酚胺的合成:儿茶酚胺合成的基本原料是酪氨酸,主要来源于蛋白质分解,也可由苯丙氨酸转化。其合成步骤:酪氨酸经酪氨酸羟化酶催化,生成二羟苯丙氨酸(多巴),后者经多巴脱羧酶催化,生成多巴胺,再经羟化酶催化,生成去甲肾上腺素,去甲肾上腺素经甲基化生成肾上腺素。催化此反应的苯乙醇胺*N*-甲基转移酶在肾上腺髓质活性最高,因此,肾上腺髓质是产生肾上腺素的主要场所。合成的儿茶酚胺储存于嗜铬细胞的囊泡内。

(2) 儿茶酚胺的降解:肝是分解儿茶酚胺的主要场所。参与其分解代谢的酶主要有MAO和儿茶酚-O-甲基转移酶(catechol-O-transmethy-lase,COMT)。MAO催化单胺类物质(儿茶酚胺、5-羟色胺等)氧化脱氨基,COMT主要催化儿茶酚胺的羟基进行O-甲基化。在MAO、COMT及其他酶的共同作用下,儿茶酚胺转变成多种醇类和醛类的中间产物,并进一步生成以有机酸为主的终末产物。肾上腺素和去甲肾上腺素的主要终产物是3-甲氧基-4-羟苦杏仁酸,即香草扁桃酸(VMA)。多巴胺的主要终产物为3-甲氧-4-羟基乙酸,即高香草酸(HVA)。体内大部分VMA和HVA与葡糖醛酸或硫酸结合后,随尿排出体外(图17-5)。

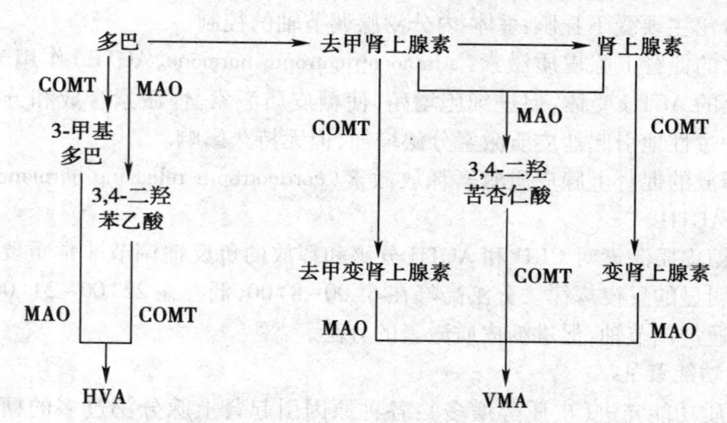

图17-5 儿茶酚胺的代谢

2. **儿茶酚胺的生理功能** 儿茶酚胺既是肾上腺髓质分泌的激素,又是肾上腺素能神经元释放的神经递质,故生理功能广泛而复杂。肾上腺素和去甲肾上腺素均可直接作用于心脏,使心肌收缩力增强,心跳加快,心搏量增加;去甲肾上腺素对血管的收缩作用较为广泛;多巴胺在增加内脏和肾血流量的同时,使血压下降。肾上腺素对代谢作用的影响比去甲肾上腺素明显,可促进肝糖原的分解及糖异生,使血糖增加,加速脂肪动员,加强能量的利用和产热,使机体处于能量的动员状态。

3. **儿茶酚胺代谢异常** 主要见于嗜铬细胞瘤(pheochromocytoma),因细胞内的嗜铬颗粒遇重嗜酸盐被染成褐色而得名,约90%的发生于肾上腺髓质,多为良性。临床表现主要为高血压综合征,为阵发性或持续性高血压。病程长者可有左心室肥大、心力衰竭、冠状动脉硬化、肾小动脉硬化、脑出血、血栓形成等。患者基础代谢率增加,产热增多,体温升高。另外,肾上腺素有拮抗胰岛素的作用,可出现血糖过高,糖耐量降低。

二、肾上腺皮质功能测定

(一) 血、尿糖皮质激素及其代谢产物测定

血液中的皮质醇浓度可直接反映肾上腺糖皮质激素分泌水平,已被推荐为肾上腺皮质功能紊乱

首选的生化检查项目。血皮质醇测定可检验皮质醇的总浓度，包括与血浆蛋白质结合的及游离的皮质醇，不能排除CBG、清蛋白浓度改变等各种影响皮质醇蛋白结合率的因素对游离皮质醇浓度的影响，因此其浓度不一定和游离皮质醇浓度平行。

尿中皮质醇来源于血液游离型皮质醇经肾小球的滤过，可反映血液中有生物活性的糖皮质激素水平。24h尿皮质醇测定不受昼夜节律的影响，且均为游离型，更能可靠地反映皮质醇的浓度。

【参考区间】

不同测定方法，结果差异较大，见表17-1。

表17-1 血、尿糖皮质激素测定参考区间

方法	项目	参考区间	
CLIA	血浆（清）皮质醇 尿液皮质醇	6.7~22.6μg/dl（8:00） 21~111μg/24h（经提取）	<10μg/dl（16:00） 58~403μg/24h（未经提取）
ECLIA	血浆（清）皮质醇 唾液皮质醇 尿液皮质醇	6.2~19.4μg/dl（8:00） <0.69μg/dl（8:00） 36~137μg/24h	2.3~11.9μg/dl（16:00） <0.43μg/dl（16:00）

注：24h尿液样本可直接上机测定，亦可用乙酸乙酯抽提后测定。

【临床意义】

正常人皮质醇的分泌存在昼夜节律，早8:00~10:00含量最高，晚22:00~24:00含量最低，皮质醇增多症者昼夜节律消失，为诊断依据之一。

血皮质醇浓度增高主要见于肾上腺皮质功能亢进、肾上腺肿瘤、应激、妊娠、口服避孕药、长期服用糖皮质激素药物等。降低主要见于肾上腺皮质功能减退、格雷夫斯病、垂体功能减退等。

皮质醇测定还用于地塞米松抑制治疗库欣综合征，或者使用激素替代治疗的疗效监测原发性肾上腺皮质功能减退。

有研究认为，测定夜间唾液皮质醇比尿液游离皮质醇含量，更适用于儿童、精神病患者及因压力影响肾上腺皮质过度分泌者。

（二）类固醇激素及其代谢产物测定

1. 尿17-酮类固醇 类固醇激素及其代谢产物中，凡在C_{17}上没有侧链而仅有一个酮基者，称为17-酮类固醇（17-ketosteroid，17-KS），包括睾丸和肾上腺产生的雄激素（不包括睾酮）及其代谢产物。少量的皮质醇在C_{17}发生羟基的脱氢、氧化生成17-KS。成年男性1/3的17-KS来自睾丸，2/3来自肾上腺皮质。女性17-KS几乎全部来自肾上腺皮质。因此，尿17-KS在女性青春期前可较粗略地代表肾上腺皮质的内分泌功能，男性则反映了肾上腺皮质和睾丸二者的分泌功能状态。17-KS测定主要用于检验雄激素的产生，尤其肾上腺分泌的部分，筛检有无肾上腺和卵巢功能的分泌紊乱。测定的17-KS包括雄酮、异雄酮、脱氢异雄酮等及其代谢物。

常规17-KS测定采用的是Zimmermann比色法，其原理是尿中17-KS多以葡糖醛酸酯或硫酸酯的结合形式存在，取24h尿液加酸水解，释放游离的17-KS；用有机溶剂提取后，在碱性介质中17-KS中的酮-亚甲基（$—CO—CH_2—$）与间-二硝基苯作用，生成紫色的化合物，于520nm处比色测定。测定结果易受多种因素影响，应严格按照操作规程进行。尿样采用浓盐酸（5ml）防腐。测定前患者应停服中药、四环素和维生素B_2等含色素的药物。某些降压药、镇痛药对测定也有影响。该法具有较好的精密度，但不够灵敏，操作较费时。

【参考区间】

男性28.5~61.8μmol/24h尿（8.2~17.8mg/24h）。

女性20.8~52.1μmol/24h尿（6.0~15.0mg/24h）。

【临床意义】

尿17-KS测定主要反映睾丸和肾上腺皮质的分泌功能。17-KS增高见于肾上腺皮质功能亢进、垂体前叶功能亢进、睾丸间质细胞瘤、甲亢、多毛症，以及应用ACTH、雄激素和皮质激素等。尿17-KS降低见于肾上腺皮质功能减退、腺垂体功能减退、睾丸功能减退、甲减，以及服用雌激素、避孕药等。

2. 尿17-羟类固醇（17-hydroxycorticosteroids，17-OHCS） 包括尿中所有C_{17}上有羟基的类固

醇物质，主要是肾上腺皮质分泌的糖皮质激素及其代谢产物，包括皮质醇、皮质酮、17-羟黄体酮、11-脱氧皮质醇等。尿液中80%的17-OHCS来自皮质醇产生。因此，17-OHCS浓度可反映血中皮质醇的含量，但特异性较差。

17-OHCS测定采用Porter-Silber比色法。测定时先加酸，将结合型17-OHCS转变为游离型，在氯仿：正丁醇抽提液中，加入盐酸苯肼和硫酸，使17-OHCS与苯肼反应，生成黄色的苯腙复合物，即为Porter-Silber显色反应，以氢化可的松作为标准液，在410nm测定吸光度，计算尿17-OHCS的含量。

收集24h尿液，并记录尿量，于容器内加入5~10ml浓盐酸防腐。留尿前应停用中草药、四环素和维生素B_2等药物，以防干扰。本试验的影响因素较多，如应激状态、营养不良、慢性消耗性疾病、肝硬化、肾功能不良，以及多种药物（如泼尼松、地塞米松等）和食物可以干扰试验，应予以注意。本法所需条件简单，但特异性较差。

【参考区间】

男性21.28~34.48μmol/24h尿（7.7~12.50mg/24h）。

女性19.27~28.21μmol/24h尿（6.98~10.22mg/24h）。

【临床意义】

17-OHCS主要反映肾上腺皮质的分泌功能。17-OHCS增高见于肾上腺皮质功能亢进，如库欣病、肾上腺皮质瘤、双侧肾上腺增生性疾病；甲亢、应激、肥胖病、胰腺炎等也可增高。17-OHCS减少见于肾上腺皮质功能减退、垂体前叶功能低下、肾上腺切除术后及甲减等。应用ACTH治疗时，皮质腺癌、双侧肾上腺增生患者尿17-OHCS显著升高，而肾上腺皮质功能减退和肾上腺癌患者变化不明显。

（三）下丘脑-垂体-肾上腺皮质轴功能测定

下丘脑-垂体-肾上腺皮质轴功能检验及必要的动态功能试验，有助于肾上腺皮质功能紊乱的病变部位及性质的确定。

ACTH是由39个氨基酸组成的多肽类激素，由脑垂前叶分泌，在下丘脑-垂体-肾上腺皮质轴中至关重要。腺垂体的促肾上腺皮质激素细胞受下丘脑释放的CRH刺激后，分泌和释放ACTH，后者作用于肾上腺皮质束状带，刺激糖皮质类固醇的合成与分泌。血液中高浓度的糖皮质激素又可通过负反馈调节机制，抑制CRH和ACTH的分泌。

血ACTH的测定主要采用ECLIA，标本用EDTA抗凝血浆。

1. 血浆ACTH测定　ACTH是腺垂体分泌的微量多肽激素。正常ACTH分泌存在着与皮质醇相同的昼夜节律，表现为清晨浓度高，夜间浓度低。肾上腺皮质功能紊乱时，ACTH分泌的节律大多消失。

【参考区间】

成人7.2~63.3ng/L（7:00~10:00）。

【临床意义】

血浆ACTH测定一般不作为肾上腺皮质功能紊乱的首选筛检项目。先天性肾上腺皮质增多、下丘脑及垂体性皮质醇增多症患者，午夜ACTH明显增多，昼夜节律消失。继发性肾上腺皮质功能减退症、原发性皮质醇增多症患者，8:00血浆ACTH明显降低，昼夜节律也消失。血浆ACTH和皮质醇联合测定可用于诊断肾上腺皮质功能紊乱的种类和病变部位，二者同时升高，提示下丘脑、垂体病变或异源性ACTH综合征所致的肾上腺皮质功能亢进。ACTH兴奋试验适用于诊断原发性或继发性肾上腺皮质功能减退。

2. ACTH兴奋试验　ACTH可刺激肾上腺皮质合成和释放皮质醇。用0.25mg合成的ACTH肌内或静脉注射，分别于注射前后，测定血浆皮质醇浓度变化。本试验有多种方法，如一次肌内注射、连续48h静脉注射、2d静脉滴注和5d静脉滴注。目前常采用后两种方法，肾上腺皮质功能亢进可用2d静脉滴注，肾上腺皮质功能减退可用5d静脉滴注。

（1）2d静脉滴注：①试验前1d、2d留24h尿液测定17-OHCS、17-KS，或者抽取静脉血测皮质醇，进行外周血嗜酸性粒细胞计数作为对照，可根据当地实验室条件选择。②试验当日8:00排空膀胱，将25U的ACTH溶于5%葡萄糖溶液500~1 000ml中，控制速度，于8h静脉滴注完毕，连续2d。③同时收集24h尿液测定17-OHCS、17-KS含量，或者于滴注完抽血测血浆皮质醇和嗜酸性粒细胞。

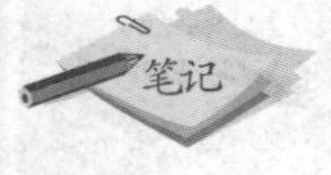

（2）5d 静脉滴注；试验前的准备和测定指标同 2d 静脉滴注，时间延长到 5d。

【临床意义】

正常人 ACTH 兴奋试验，于第一日尿 17-OHCS、17-KS 排泄量高于对照的 1～2 倍；第二日比对照升高 2～3 倍，第三日比对照升高 3～4 倍。血浆皮质醇较对照升高 2～4 倍，嗜酸性粒细胞下降 50%～80%。原发性肾上腺皮质功能减退患者，皮质醇基础值低，对 ACTH 刺激无反应；继发性肾上腺皮质功能减退者，皮质醇基础值也低，但对 ACTH 有延迟性反应；肾上腺肿瘤患者，皮质醇基础值升高，但对 ACTH 刺激多无反应；垂体性皮质醇增多症可出现强阳性反应。

3. 地塞米松抑制试验　地塞米松是人工合成的强效糖皮质激素类药物，对下丘脑-垂体-肾上腺皮质轴有强烈的皮质醇样抑制作用，主要是抑制腺垂体释放 ACTH，从而抑制肾上腺皮质激素的合成和释放，用于判断病变部位。

目前多采用 48h 小剂量地塞米松抑制试验。先收集 24h 尿液 2d，测定 17-OHCS 浓度，取均值为基础对照。于第 3d 口服地塞米松 0. 5mg/6h，连续 2d，再分别收集 24h 尿液，测定尿 17-OHCS 含量。也可于服药前 8:00 和服后 24h、48h，取血测定血浆皮质醇浓度。

长时间服用有肝酶诱导作用的药物，如苯妥英钠、苯巴比妥、利福平等，可加速地塞米松的灭活，产生假阴性。近期较长时间使用糖皮质激素类药物者，不宜进行本试验。机体处于任何原因引起的应激状态，也可干扰本试验。

【临床意义】

肾上腺皮质功能正常者，服药日的 24h 尿 17-OHCS 排泄量由服药前的基础值降至 50%以下，血浆皮质醇<140nmol/L。肾上腺皮质功能亢进者不被抑制，服药后 2d 的 24h 尿 17-OHCS 含量可用于观察抑制的恢复情况或是否有延迟反应存在。

三、肾上腺髓质功能测定

检验儿茶酚胺的主要标本是血浆（血清）和尿液。患者应处于情绪稳定和安静状态采血。收集的尿液应及时检验或加防腐剂置冰箱保存。试验前 2d 应限饮茶和咖啡等。

（一）甲氧基肾上腺素和甲氧基去甲肾上腺素测定

目前主要采用高效液相色谱法（HPLC）和液相串联质谱技术（LC-MS）测定血液中肾上腺素和去甲肾上腺素含量，具有高灵敏度、高特异性和干扰因素少等特点。

【参考区间】

甲氧基肾上腺素≤96. 6pg/ml。

甲氧基去甲肾上腺素≤163. 0pg/ml。

【临床意义】

嗜铬细胞瘤患者，二者均明显升高。如甲氧基肾上腺素较甲氧基去甲肾上腺素升高显著，提示可能为肾上腺髓质嗜铬细胞瘤。动态监测二者水平对评估术后效果和早期复发、转移可能有预测价值。原发性高血压、甲减、交感神经母细胞瘤等也可升高。降低见于甲亢、原发性肾上腺皮质功能减退等。

（二）尿儿茶酚胺测定

利用 HPLC 法可测定尿中游离的儿茶酚胺。尿液经去蛋白和阳离子交换树脂处理后，在 pH 6. 5 条件下，游离型儿茶酚胺选择性吸附于层析柱上。改变洗脱条件，可将其洗脱下来。经电化学检验器测定，与标准物（二羟苯胺）比较，根据各洗脱峰的保留时间和峰高，对儿茶酚胺进行定性、定量分析。

【参考区间】

肾上腺素 2. 7～108. 7nmol/24h 尿。

去甲肾上腺素 82. 4～470. 6nmol/24h 尿。

多巴胺 420～2 600nmol/24h 尿。

（三）尿香草扁桃酸测定

香草扁桃酸（VMA）是儿茶酚胺主要的代谢产物，尿液 VMA 测定是内分泌试验的常规项目，因为标本来源方便，故一般实验室容易开展。VMA 测定有分光光度法、重氮化对硝基苯胺显色法和 HPLC

法。由于 HPLC 操作繁杂，临床多采用分光光度法，但分光光度法易受食物和某些药物的干扰。巧克力、咖啡、茶、香蕉、柠檬、多种拟肾上腺素药品，以及含多巴胺成分的药品均可导致假阳性，芬氟拉明可致假阴性。测定前应对上述饮食和药物加以限制。VMA 分光光度法测定操作步骤多，需严格遵守操作程序。

由于 VMA 的分泌有昼夜节律性，建议收集 24h 尿液送检。用一个大的具塞洁净玻璃瓶收集尿液，加入 6mol/L 盐酸 10ml 防腐。整个留尿过程中，留尿器须置冰箱内。送检尿液须放 4℃ 冰箱或冰冻保存。

【参考区间】

尿 VMA 10~35μmol/24h 尿。

【临床意义】

尿 VMA 测定可帮助了解体内儿茶酚胺的水平。主要用于嗜铬细胞瘤的诊断和高血压的鉴别诊断。增高见于嗜铬细胞瘤、交感神经节细胞瘤、神经母细胞瘤、原发性高血压、甲状腺功能减退等；降低见于家族性自主神经功能障碍、甲亢、原发性慢性肾上腺皮质功能减退等。

第四节　性激素测定

性腺是主要的生殖腺，包括男性的睾丸和女性的卵巢，其主要功能是形成生殖细胞，并分泌激素。性激素（sex hormone）指由性腺、胎盘、肾上腺皮质网状带等组织合成的甾体类激素，包括雄激素、雌激素和孕激素（孕酮），后二者合称雌激素。雄激素主要为睾酮及少量的脱氢异雄酮（DHEA）和雄烯二酮。性激素具有促进性器官成熟、副性征发育及维持性功能等作用。卵巢主要分泌雌激素和孕激素，睾丸主要分泌以睾酮为主的雄激素。血液中 90%以上的性激素与血浆蛋白质进行可逆性结合运输，在肝中代谢，并由尿和胆汁排泄。所有性激素都是类固醇激素。

一、性激素代谢与分泌调节

雌激素（estrogen，E）包括雌酮、雌二醇等，以卵巢中成熟的卵泡和黄体细胞分泌为主，肾上腺皮质和睾丸也少量产生。雌二醇（estradiol，E_2）在血浆中主要与性激素结合球蛋白（sex hormone binding globulin，SHBG）或清蛋白结合运输，在肝中降解，产物为雌三醇（estriol，E_3）。后者除孕期胎盘直接分泌外，均为 E_2 的代谢产物。孕酮（progesterone，P）是类固醇激素合成的中间产物，为人体内最重要的孕激素，主要由卵巢的黄体分泌，肾上腺、睾丸及胎盘也可分泌，孕酮入血后主要与皮质醇结合球蛋白结合，在肝灭活。孕激素的主要作用是保证受精卵着床和维持妊娠。

性激素的分泌受垂体卵泡刺激素（follicle stimulating hormone，FSH）和黄体生成素（luteinizing hormone，LH）的调节。女性 FSH 刺激卵巢滤泡生长和成熟，从而产生雌激素并作用于子宫内膜维持其生长。在滤泡后期，LH 在 FSH 协同下，最后形成黄体。黄体的维持和分泌孕酮受 LH 的控制。FSH 和 LH 同时也受卵巢甾体激素的反馈调节。在男性，FSH 引起精小管的生长并维持精子发生，LH 可促进睾丸间质细胞发育，并分泌睾酮，而精子的成熟则还需要雄激素的存在。

育龄女性每月雌激素、孕激素，以及 FSH、LH 的分泌具有周期性，并由此导致子宫内膜的周期性改变而形成月经。

睾酮（testosterone，T）又称睾丸素、睾丸酮或睾甾酮，是一种类固醇激素，由男性的睾丸或女性的卵巢分泌，肾上腺亦分泌少量睾酮。睾酮是男性体内主要的和唯一具有临床意义的雄激素（androgen）。青春期睾酮分泌增加，其高水平一直持续到 40 岁，然后随年龄缓慢下降。血浆中 90%睾酮是与 SHBG 结合，在肝中代谢，具有维持肌肉强度及质量、维持骨质密度及强度、提神及提升体能等作用。

二、性激素的测定

（一）血清性激素测定

性激素测定主要包括雌二醇、孕酮、睾酮、FSH、LH 等。其测定方法一般采用 CLIA 和 ECLIA，由于

各厂商的产品不同，以及各实验室差异，且不同性别、年龄，以及女性不同的月经周期差异较大，应建立自己的参考区间。

1. 血清睾酮（T） 男性睾酮由睾丸间质细胞合成并分泌入血，16 岁后明显升高，40 岁后逐渐下降。睾酮的分泌有昼夜节律，分泌高峰约在 8:00，随年龄增加，其分泌节律性消失。女性血液睾酮半数以上由雄烯二酮转化，卵巢分泌少量。测定清晨的睾酮可评价男性睾酮水平下降的程度。血液循环中游离睾酮低于总睾酮的 2%。男性体内游离睾酮含量可代表生物活性睾酮的水平。

血清睾酮测定可用于男性性功能减退或睾酮分泌不足的诊断，是评价男性不育症的方法之一。

【临床意义】

（1）血清睾酮增高：见于睾丸良性间质细胞瘤、先天性肾上腺增生症、女性皮质醇增多症、雄激素综合征、女性多毛症、多囊卵巢综合征。中晚期孕妇和肥胖症也增高。

（2）血清睾酮降低：见于原发性睾丸发育不全、垂体功能减退、垂体性侏儒、甲状腺功能减退等。

2. 雌二醇（E_2） 是生物活性最强的一种雌激素，主要由卵巢滤泡、黄体及妊娠时胎盘产生，极少量由睾丸合成或为睾酮的代谢物。E_2 是女性青春期外生殖器、输卵管和子宫等生长发育的重要激素，并维持和促进女性特征的发育，也是男性雌激素的主要来源。E_2 的浓度随月经周期的时相变化较大。绝经后女性，E_2 来源于雄激素在性腺外的转化，循环中的浓度低，且不呈现周期性。青春期前的儿童及男性，循环中的浓度亦低，不呈现出周期性。

【临床意义】

血清雌二醇测定主要用于青春期前内分泌疾病的鉴别诊断，在闭经或月经异常时判断卵巢功能。

（1）增高：主要见于肾上腺皮质增生或肿瘤，卵巢癌、性早熟、无排卵功能性子宫出血、男性女性化、多胎妊娠，肝硬化、心肌梗死等也增高。

（2）降低：见于垂体卵巢性闭经、原发性或继发性卵巢功能减退、无排卵性月经、皮质醇增多症、水泡状胎块（俗称葡萄胎）、无脑儿、重度妊娠高血压综合征等。显著降低，提示胎儿宫内死亡。治疗不孕症，尤其应用诱发排卵药时，连续监测对判断卵泡成熟、预测排卵时间、指导用药和防止卵巢过激综合征有重要意义。

3. 孕酮 是由正常月经周期后半期黄体分泌的，月经周期不同时相的变化很大，怀孕后其浓度又受胎盘合成的影响。孕酮检验广泛用于确证排卵，以及对妊娠头三个月的妊娠意外（如先兆流产、异位妊娠）的处理参考。

【临床意义】

（1）增高：见于葡萄胎、轻度妊娠高血压综合征、多胎妊娠、多发性排卵、原发性高血压、先天性 17α-羟化酶缺乏症、先天性肾上腺皮质醇增生、卵巢脂肪样瘤等。绝经后如血清孕酮增高，应注意卵巢内分泌肿瘤的发生。

（2）降低：见于垂体功能减退、黄体功能不全、卵巢功能减退、无排卵性月经或闭经、胎盘发育不良、胎儿发育迟缓、先兆流产或宫内死胎等。

4. 卵泡刺激素（FSH） 女性的 FSH 可通过直接作用于颗粒细胞上的受体刺激卵泡的生长和成熟。与 LH 一样，FSH 滴度升高预示卵泡即将破裂，用于排卵异常的诊断，预测排卵及对超排卵药物的反应等。

5. 黄体生成素（LH） 可以预测排卵。在女性，LH、FSH 和雌二醇的相互作用下，可促进卵巢激素的合成。LH 测定可预测排卵和排卵异常的诊断，但口服避孕药、超排卵药、激素替代治疗和卵巢切除术等也可影响 LH 的水平。

【临床意义】

因性激素分泌有时间节律性，通常清晨高于下午，青春期的波动更明显，故早 8:00 抽血便于比较。性激素在不同发育阶段及女性月经周期的不同时期差异较大，故动态监测比单次测定更有意义。此外，也要注意其他因素的影响：如甲亢、肝硬化患者肝合成性激素结合球蛋白（SHBG）增多，血睾酮、雌二醇浓度升高，但能发挥作用的游离部分变化不大；甲状腺功能减退、极度营养不良可减少 SHBG 的合成，结果相反。用避孕药也会影响性激素的变化。

（二）性腺内分泌功能动态试验

1. GnRH 兴奋试验 GnRH 为下丘脑的一种调节素，可迅速促进腺垂体释放贮存的 LH 和 FSH，并刺激 LH、FSH 的合成。本试验主要用于检验腺垂体促性腺的贮备功能。

2. hCG 兴奋试验 利用其可能促进睾丸间质细胞合成及释放睾酮的作用，了解睾丸间质细胞合成并贮存睾酮的功能。

3. 雌激素-孕激素试验 通过应用雌激素和孕激素类药物，人工造成近似于月经周期中性激素水平的变化，观察有无月经出现，协助诊断育龄期女性闭经的原因。有月经出现，提示闭经是子宫外原因，无月经则可能是子宫内膜病变。

动态功能试验的正确合理使用，有助于判断性腺内分泌功能紊乱的原因、确定病变部位。

本章小结

内分泌系统是由内分泌腺和分布于全身不同器官和组织的内分泌细胞组成的复杂系统，由该系统分泌的具有生物活性的化学物质称为激素，由细胞分泌到血液或细胞外液中，作为信号传递作用于靶细胞并影响其功能。本章首先概述了激素的概念、分类、作用机制及其调节，然后重点介绍了甲状腺、肾上腺和性腺功能紊乱及相关疾病和实验室检验指标。由于人体内激素含量甚微，一般的化学方法难以准确测定，临床实验室多采用各种免疫学技术，尤其是电化学免疫测定，能准确、快速地进行自动化分析，为内分泌疾病的诊断提供重要依据。

甲状腺功能紊乱（甲亢、甲减等）常用检验指标为 T_3、T_4、rT_3 和 TSH；TSH 水平不受血清 TBG 浓度的影响，对甲状腺功能紊乱的诊断及病变部位的判断很有价值。

嗜铬细胞瘤的早期诊断指标为血、尿儿茶酚胺及尿中主要代谢物的测定；肾上腺皮质功能紊乱（库欣综合征、原发性慢性肾上腺皮质功能减退症等）的诊断指标包括血、尿皮质醇及血 ACTH 测定，地塞米松抑制试验可帮助确定病变部位。

性腺功能紊乱检验指标包括睾酮、雌二醇、孕酮等，还有垂体分泌的 FSH 和 LH。

（侯振江 王凤玲）

扫一扫，测一测

思考题

1. 简述甲亢和甲减的生物化学诊断指标变化及其意义。
2. 简述儿茶酚胺的组成成分及其临床意义。

笔记

第十八章 骨骼疾病的生物化学检验

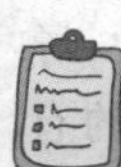

学习目标

1. 掌握骨代谢疾病常用的生物化学标志物及检验方法。
2. 熟悉骨代谢疾病的临床表现、骨代谢疾病常用的生物化学标志物的临床意义。
3. 了解骨的组成，骨的溶骨与成骨作用。
4. 能结合患者临床表现，对骨疾病的生化检验结果进行正确分析。
5. 具有对骨代谢疾病常用标志物测定的操作技术能力。

骨的主要成分是无机物、有机基质和骨组织。位于骨表面的成骨细胞和破骨细胞是最主要的两大类骨组织细胞，分别调节骨的形成和吸收。人体内甲状旁腺素、降钙素、活性维生素D等参与血液中钙、磷、镁的调节，共同协调成骨细胞与破骨细胞的功能，进而影响骨的形成和溶解。与骨代谢有关的矿物质、激素、酶、胶原标志物等的检验，可以从不同侧面为临床诊断、治疗骨代谢疾病提供可靠的实验室依据。

第一节 骨的生物化学

一、骨的代谢

（一）骨的组成

骨的主要成分是无机物、有机基质和骨组织。骨的无机物包括矿物质和骨盐，占骨干重量的65%。矿物质主要有钙、磷、钠、镁、铁、氟等，其中钙含量最多，其次为磷。骨骼中矿物质含量越多，骨量就越高，骨密度也就越高。骨盐主要由羟磷灰石结晶和无定形的磷酸氢钙组成，有机基质主要是蛋白质、I型胶原、多糖类物质、脂类和糖蛋白复合体，如骨连接蛋白（osteonectin）、骨钙素和骨磷酸蛋白等。这些物质参与了骨小梁和骨基质的形成，促进骨的生长、修复，供给骨生长所需要的营养，联结和支持骨细胞，并参与骨骼的新陈代谢。骨组织由骨组织细胞和骨纤维组成。骨组织细胞主要由骨细胞、成骨细胞和破骨细胞组成。

（二）骨的代谢

骨的功能是为机体提供机械支撑，为肌肉收缩提供着力点，保护内脏及参与钙、磷、镁等的储存和代谢调节。一般认为骨在细胞水平上是不活跃的，而事实上骨的细胞在不停地进行着代谢，以进行骨的改建和重建。成骨细胞和破骨细胞在骨代谢中起着重要的作用，成骨细胞的主要功能是生成骨组织的纤维和有机基质，破骨细胞的主要功能则是促进骨盐溶解。两种细胞协调作用，共同维护骨的正

常代谢。

1. **成骨作用(osteogenesis)**　又称骨形成,包括两个过程,即骨的有机基质形成和骨盐沉积。骨的有机基质形成是成骨细胞分泌蛋白多糖和胶原,由胶原聚合成胶原纤维作为骨盐沉积的骨架,成骨细胞被埋在骨的有机基质中成为骨细胞;骨盐沉积于胶原纤维表面,先形成无定形骨盐(如磷酸氢钙等),继而形成羟磷灰石结晶。在骨盐沉积的同时,成骨细胞内和骨有机基质中的 ALP 活性增高,磷酸酯水解作用加强,提高局部磷酸盐的浓度,同时该酶还可使焦磷酸水解,减少对骨盐沉积的抑制,有利于成骨作用。因此,患佝偻病、骨软化症、甲亢及骨折的患者,其血清 ALP 活性会增高。

2. **溶骨作用(osteolysis)**　又称骨吸收,是破骨细胞释放溶酶体中的蛋白水解酶,使骨的有机基质(胶原)水解,同时破骨细胞还释放出一些酸性物质,如乳酸、柠檬酸和碳酸等,使局部酸性物质增加,促进骨盐溶解。

正常成人体内的成骨作用和溶骨作用保持着动态平衡,不仅保证了骨的正常生长,还维持了钙、磷的动态平衡,这种作用称为骨的更新作用。

二、骨疾病的代谢变化

骨代谢疾病是指由多种因素引起骨组织中钙、磷等矿物质、成骨细胞和/或破骨细胞功能异常,导致骨形成和骨吸收二者之间的转换异常,骨矿化缺乏、不足或沉积过多的全身性骨骼疾病。常见的有骨质疏松症、骨软化症、佝偻病、派杰氏病或湿疹样癌等疾病,其中骨质疏松症是最为常见的骨代谢疾病。

(一)骨质疏松症

骨质疏松症(osteoporosis)是因多种原因引起的骨组织显微结构受损,骨矿成分和骨基质等成比例地不断减少,骨质变薄,骨小梁数量减少,骨脆性增加,使骨折危险度升高的一种全身性代谢性疾病。骨质疏松症一般同时有密度骨(皮质骨)和松质骨(小梁骨)的骨质减少。

骨质疏松症老年人患病率高,男性为 60.72%,女性为 90.47%。随着年龄的增加,伴随而来的腰酸、背痛、弯腰、驼背等问题都与骨质疏松症有关。

1. **病因**　骨质疏松症不仅是一个骨密度和骨质量下降的问题,还存在骨结构的受损及骨外因素造成的骨质疏松性骨折。这些病因包括生长发育期钙和维生素 D 的摄入不足而未达到骨量峰值;绝经后妇女雌激素的急剧下降和老年男性性激素的缓慢降低;维生素 D 代谢异常使 $1,25\text{-}(OH)_2D_3$ 合成不足;患有可能影响骨代谢的其他疾病(如多发性骨髓瘤),服用药物(如长期用糖皮质激素)。

2. **临床表现**　骨质疏松症的主要临床表现是骨骼疼痛、不适和易骨折。不伴骨折的骨质疏松几乎无症状,有些患者即使已有腰椎压缩性骨折也常无症状。骨质疏松的症状主要有两种类型:一种是在经受轻微外伤或用力时发生压缩性骨折,并立即出现局部锐痛,这一般在 4~6 周内缓解;另一种则表现为腰背部广泛性钝痛。腰椎骨折多伴有身体外观改变,身高下降,脊柱后突,胸廓畸形等。骨折也可见于近端股骨和远端桡骨。

3. **实验室检查**　疑有骨折的患者应对该部位进行 X 线片,对所有疑诊者均应检验骨密度。WHO 建议按骨密度测量结果分为骨量正常、骨量减少、骨质疏松、严重骨质疏松四种,即骨密度(以 T 值表示)在成人骨量峰值 1s 以内为正常,在(−2.5~−1)s 内为骨量减少,在−2.5s 以下为骨质疏松,若同时伴有骨折为严重骨质疏松。《中国人原发性骨质疏松症诊断标准(试行)》建议将 WHO 标准中的 2.5 个 s 改为 2.0 个 s,使之更符合我国国情。

Ⅰ型骨质疏松症,血清钙、磷、碱性磷酸酶一般均在正常范围以内,但骨形成和骨吸收的生化指标有所增高。患者与绝经前妇女比较,血清骨钙素、总碱性磷酸酶、抗酒石酸酸性磷酸酶及 $25\text{-}(OH)D_3$、尿Ⅰ型胶原 N 端肽/肌酐比值明显增高,表现为骨代谢呈现高转换状态,对鉴别诊断骨质疏松有一定的意义。

Ⅱ型骨质疏松症,血清钙、磷、碱性磷酸酶一般在正常范围内,骨形成与骨吸收的生化指标均有降低趋势,血清 $1,25\text{-}(OH)_2D_3$ 和 $25\text{-}(OH)D_3$ 明显下降,血清甲状旁腺激素有升高的趋势,性激素如女性雌二醇和男性睾酮均下降。

(二)佝偻病和骨软化症

骨软化症(osteomalacia)多继发于骨质疏松症,是骨矿化障碍造成的慢性全身性疾病,表现为骨组

织内类骨组织(即非矿化骨)增加。病变如发生在生长中的骨骼,称为佝偻病(rickets),多见于婴幼儿,称为婴幼儿佝偻病;发生在年龄较大的儿童者,称为晚期佝偻病,较为少见。病变如发生在成年人,此时骨的生长已停止,则称为骨软化症。佝偻病和骨软化症在病因及病变方面基本相同。

1. 病因　佝偻病和骨软化症主要由维生素D缺乏/抵抗、磷酸盐缺乏引起。

(1) 维生素D缺乏/抵抗:维生素D缺乏性佝偻病,是以维生素D缺乏所致的钙、磷代谢紊乱和以骨骼的钙化障碍为主要临床特征的一种慢性营养缺乏性疾病,主要病因有日光照射不足、维生素D摄入不足、维生素D吸收障碍等;维生素D依赖性佝偻病为常染色体隐性遗传性疾病,临床特征与典型维生素D缺乏性佝偻病相似,故亦称之为假性维生素D缺乏性佝偻病。维生素D依赖性佝偻病分为Ⅰ型和Ⅱ型,Ⅰ型以缺乏1,25-$(OH)_2D_3$羟化酶为特征;Ⅱ型以血清中1,25-$(OH)_2D_3$异常升高为特征,与受体结合的亲和力缺乏,出现维生素D抵抗。

(2) 磷酸盐缺乏:低磷血症佝偻病,又称低磷血症维生素D抵抗性佝偻病或维生素D抵抗性佝偻病,为X连锁显性遗传病,该病主要是由于位于X染色体上的*PHEX*基因的突变,导致肾小管重吸收磷减少所致。以肾小管磷酸盐转运缺陷、大量排泄磷酸盐为特征。肾小管的磷酸盐丢失也偶见于如范科尼综合征和肾间质性肿瘤的患者。

2. 临床表现　该病在生长发育期的儿童表现为佝偻病,其临床表现包括肌无力和张力过低,承重功能减弱使肢体弯曲,呈O形腿或X形腿,身材矮小;肋骨、肋软骨的连接处肿胀形成串珠,方颅等。成年人常发生假性骨折;骨骼生长发育完全后,骨痛是最普遍的症状,可发生应力性骨折,X光片显示长骨的骨骺和骨干杯形末端和磨损的典型佝偻病改变。

3. 实验室检查　佝偻病、骨软化症的实验室异常主要是血钙正常或轻度下降,血磷明显下降、尿钙降低、血清骨性碱性磷酸酶升高、活性维生素D降低、甲状旁腺激素增高。

第二节　骨疾病的生物化学检验

一、骨形成标志物检验

骨形成是指骨的生长、修复或重建过程,反映骨形成的标志物主要有骨钙素、总碱性磷酸酶、骨性碱性磷酸酶、Ⅰ型胶原前肽。

(一) 骨钙素

骨钙素(osteocalcin,OC)又称骨谷氨酰基蛋白(bone glutamyl protein,BGP),是由成骨细胞、增生的软骨细胞合成和分泌的一种活性多肽,含有49个氨基酸残基,分子量5 669,为骨基质中最重要的一种特异性非胶原酸性糖蛋白,与羟磷灰石有较强的亲和力是一种维生素K依赖性钙结合蛋白。骨钙素产生后约50%沉积于骨基质,其余50%则释放进入血液循环。骨钙素释放入血液后,被肾迅速清除,循环中的骨钙素半衰期约为5min,故血清骨钙素水平基本上能够反映近期骨细胞合成骨钙素和骨形成的情况,是反映骨代谢状态的一项特异、灵敏新的生化指标,对骨质疏松综合征、钙代谢异常等疾病诊断有重要价值。

测定BGP的方法主要有放射免疫法、双位免疫放射法、酶联免疫法、亲和素-生物素酶免疫测定法、化学发光免疫分析法、免疫荧光分析法等。目前应用最多的是放射免疫法和化学发光免疫分析法。

1. 放射免疫法　用^{125}I标记骨钙素和血清中未标记的骨钙素对限量的特异性抗体竞争结合反应。

2. 化学发光免疫分析法　采用双抗体夹心法原理,将标本、生物素化的抗N-MID骨钙素单克隆抗体和发光物质标记的抗N-MID骨钙素单克隆抗体混匀,形成夹心复合物。加入链霉素亲和素包被的微粒,使形成的复合物结合到微粒上。经过孵育后形成抗原-抗体复合物,经洗涤分离复合物与游离物,复合物在激发发光剂的作用下分解发光,测定复合物的发光强度,得到BGP的浓度。

【方法学评价】

1. 放射免疫法　灵敏度<1μg/L,线性范围1~16μg/L,不足之处是不能鉴别所测定的降钙素是否具有生物学活性。

2. **化学发光免疫分析法** 灵敏度0.5μg/L，线性范围0.5~300μg/L，该方法受溶血干扰，血细胞含有的蛋白酶可分解骨钙素，不受黄疸干扰。采血前避免大量饮酒，血液中的酒精成分会直接影响检验结果。

【参考区间】

放射免疫法：成人(4.75±1.33)μg/L。

化学发光免疫分析法：成年男性14.0~70.0μg/L；女性绝经前11.0~43.0μg/L，绝经后15.0~46.0μg/L。

【临床意义】

1. **增高** 见于生长期儿童、肾性骨营养不良、畸形性骨炎（佩吉特病，Paget disease）、甲状旁腺功能亢进、甲状腺功能亢进、骨折、骨转移癌、低磷血症、肾功能不全等。老年性骨质疏松症可有轻度升高，高转换型骨质疏松症、绝经后骨质疏松症BGP升高明显，雌激素治疗2~8周后BGP下降50%以上。

2. **降低** 见于甲状旁腺功能减退、甲状腺功能减退、肝病、长期应用肾上腺皮质激素治疗等。

（二）骨性碱性磷酸酶

碱性磷酸酶（ALP）是一种含锌的糖蛋白，广泛存在于人体各器官组织中，以肝最多，其次是肾、胎盘、小肠、骨骼等。由成骨细胞产生的ALP称为骨性碱性磷酸酶（bone alkaline phosphatase，B-ALP），约占血清总量的一半，另外50%主要来源于肝和其他组织。B-ALP在反映成骨细胞活性和骨形成上有较高的特异性，优于骨钙素。B-ALP在血清中比骨钙素更稳定，半衰期为1~2d，并且不受昼夜节律变化的影响，标本不需要特殊处理。

骨源性碱性磷酸酶是由骨质中分泌出来，当骨中钙盐沉淀不足时，该酶分泌增多，骨中钙盐充足时分泌减少，所以用来帮助检查有无钙吸收不足。

测定B-ALP的主要设计原理是采用物理、化学或生物学方法先识别或分离出B-ALP，再测定其活性。热失活法、化学抑制法、电泳法、等电聚焦法、麦胚凝集素法（wheat germ agglutinin，WGA），以及高效液相色谱法都可用于检验B-ALP。B-ALP特异性很强的单克隆抗体免疫分析法，具有高度的特异性和敏感性，而且操作简便，是目前检验B-ALP的最佳方法。

1. **免疫活性测定法** 将抗B-ALP包被在固相载体上，加入被检标本，抗原ALP与抗体特异性结合，洗涤其他ALP同工酶，与抗体结合的B-ALP催化对硝基酚磷酸二钠生成对硝基酚，用酶标仪405nm比色检验对硝基酚的生成量，查标准曲线即可求得B-ALP的活性。

2. **酶联免疫法** 血清中的B-ALP与结合物（含有生物素标记的特异性骨性碱性磷酸酶单克隆抗体）结合，此结合物同时又与包被在孔壁上的链霉素亲和素反应，形成链霉素亲和素-生物素标记的特异性骨性碱性磷酸酶单克隆抗体—B-ALP复合物。经洗涤除去未能形成复合物的其他物质，再加入酶作用的底物。底物的消耗量与B-ALP的含量成正比，通过与同样处理的标准品进行比较即可求出血清中B-ALP的含量。

【方法学评价】

免疫分析法具有简便、快速、特异、敏感等优点、重复性好，易于在临床实验室推广。主要不足是抗B-ALP抗体特异性不够高，与肝性ALP存在5%~20%的交叉反应。

【参考区间】

免疫活性测定法：成年男性(24.9±7.0)U/L；成年女性(19.7±5.6)U/L。

酶联免疫法：成年男性(12.3±4.3)μg/L；女性绝经前(8.7±2.9)μg/L，绝经后(13.2±4.7)μg/L。

【临床意义】

1. **增高** 见于甲状腺功能亢进、甲状旁腺功能亢进、骨转移癌、佝偻病、骨软化症、骨折、畸形性骨炎、氟骨症、高转换型骨质疏松症。骨性碱性磷酸酶也可用于骨转移癌患者的病程及治疗效果的监测。小儿骨源性碱性磷酸酶的检验，对早期发现佝偻病提供了科学的诊断依据，对指导临床治疗有很大临床意义。

2. **降低** 极为少见。

（三）Ⅰ型胶原前肽

Ⅰ型胶原是骨组织中唯一的胶原，占骨基质的90%以上。Ⅰ型胶原前肽（procollagen peptide Ⅰ）是由成骨细胞的前体细胞合成，含 N 端（氨基端）和 C 端（羧基端）两个延伸段，延伸段又称为前肽，在形成纤维和释放入血时从Ⅰ型胶原上氨基和羧基端分别断裂下来 1 个肽分子，分别称为Ⅰ型前胶原羧基端前肽（procollagen type Ⅰ carboxy-terminal procollagen，PICP）和Ⅰ型前胶原氨基端前肽（procollagen type Ⅰ N-terminal propeptide，PINP），并以等摩尔浓度释放入血，它们均可作为评价骨形成的指标。Ⅰ型胶原也是其他组织的主要基质，因此敏感性和特异性不如骨钙素和 B-ALP，同时它们分别通过与肝上皮细胞甘露糖受体和清除剂受体结合而被清除，所以易受肝功能的影响。血清中Ⅰ型胶原前肽水平在一定范围内是反映成骨细胞活动、骨形成及Ⅰ型胶原合成速度的一项特异性指标。PINP 与骨形成标志物骨性碱性磷酸酶和骨钙素水平呈高度正相关，目前多以测定血清 PINP 水平为主。

1. 放射免疫法　目前市售的放射免疫试剂盒，均是针对 PINPα_1 链的特异性抗体，只能检验 PINP 的高分子量型，原理同骨钙素放射免疫法测定。

2. 化学发光免疫分析法　原理同骨钙素化学发光免疫法测定。

【方法学评价】

1. 放射免疫法　精密度：批内 *CV* 3.1%，批间 *CV* 3.9%，平均回收率 106.1%，灵敏度 2μg/L。

2. 化学发光免疫分析法　检验结果不受黄疸、溶血、脂血的影响。回收率 100%±10%。灵敏度 <5μg/L，检验线性范围 5～1 200μg/L。

【参考区间】

放射免疫法：男性 38～202μg/L；女性 50～170μg/L。

化学发光免疫分析法：成年男性 20～40μg/L；女性绝经前 20～40μg/L，绝经后 20～70μg/L。

【临床意义】

1. 增高　见于：①儿童发育期，正常儿童血清 PINP 含量平均为正常成人的 2 倍。②妊娠最后 3 个月。③骨肿瘤和肿瘤的骨转移，特别是前列腺癌骨转移、乳腺癌骨转移。④其他，如畸形性骨炎、酒精性肝炎、肺纤维化等。

2. 降低　见于绝经期后骨质疏松患者，经雌激素治疗半年后 PINP 可降低 30%，雌激素对骨代谢的影响可通过测定 PINP 浓度进行评价，其降低的机制目前尚不清楚。

二、骨吸收标志物检验

骨吸收是指骨有机基质的分解和骨盐的溶解，主要过程是由破骨细胞引起的脱钙过程。反映骨吸收的标志物主要有吡啶酚和脱氧吡啶酚、Ⅰ型胶原羟基端肽 β 降解产物、抗酒石酸酸性磷酸酶、尿羟脯氨酸。

（一）吡啶酚和脱氧吡啶酚

吡啶酚（pyridinoline，Pyr）存在于软骨，而脱氧吡啶酚（deoxypyridinoline，D-Pyr）存在于骨、韧带、主动脉，它们是Ⅰ型胶原分子之间构成胶原纤维的交联物，起稳定胶原链的作用。骨吸收时Ⅰ型胶原被水解，生成的吡啶酚和脱氧吡啶酚交联释放入血，并随尿液排出体外，故可作为反映骨吸收的指标。尿中 Pyr 和 D-Pyr 的浓度不受饮食和体力活动的影响，是反映骨胶原降解和骨吸收的最灵敏、最特异的生化指标之一，后者有更高的特异性和灵敏度，因为 D-Pyr 成为降解产物即释放到血液循环中，不经肝进一步降解而直接排泄到尿中。尿中 D-Pyr 的含量通常以尿肌酐来校正，因此受肌酐水平的影响。

吡啶酚和脱氧吡啶酚的测定方法有纸层析法、高效液相色谱法、酶联免疫法、化学发光免疫分析法和放射免疫法。

酶联免疫法：用纯化的单克隆抗体包被微孔板，制成固相载体，加入标本、辣根过氧化物酶标记的亲和素，经过彻底洗涤后用底物 TMB 显色。用酶标仪在 450nm 波长处测定吸光度，计算样品浓度。

【方法学评价】

Pyr：批内 *CV* 4.4%～7%，批间 *CV* 4.6%～10.8%，回收率 94.8%～99.6%。

D-Pyr：批内 *CV* 4.4%～7%，批间 *CV* 4.6%～10.8%，回收率 96%～106%。

【参考区间】

Pyr/Cr：男性 13.6～25.8nmol/mmol Cr；女性（绝经前）16.3～31.9nmol/mmol Cr。

D-Pyr/Cr：男性 22.0～38.5nmol/mmol Cr；女性 3.0～7.4nmol/mmol Cr。

【临床意义】

吡啶酚水平评价已用于骨质疏松症、畸形性骨炎、原发性甲状旁腺功能亢进、甲状腺功能亢进及其他伴有骨吸收增加性疾病的诊断、治疗及病情评价。绝经后妇女与绝经前比较，Pyr和D-Pyr通常比其他吸收和形成标志物增高明显。如果绝经后妇女或骨质疏松症患者用二磷酸盐或雌激素治疗，Pyr和D-Pyr会降低。

（二）Ⅰ型胶原羟基端肽β降解产物测定

骨基质的有机成分中，Ⅰ型胶原的含量超过90%，也存在合成和分解的更新过程。在骨代谢的过程中，成熟的Ⅰ型胶原被降解成小分子片段（主要是羧基端肽，CTX）进入血液循环，通过肾随尿排泄。生理或病理性骨吸收增强时，Ⅰ型胶原降解增多，血中含量也相应升高。血清CTX的变化与骨形态计量学骨吸收参数呈显著正相关，并与其他骨吸收生化指标如Pyr和D-Pyr成正相关。因此血清CTX水平是破骨细胞性胶原降解的灵敏指标。测定CTX的方法有高效液相色谱法、化学发光免疫分析法、酶联免疫法和放射免疫法。

【方法学评价】

批内 *CV* 4.4%，批间 *CV* 5.3%。线性范围25~800μg/L。

【参考区间】

实验室应建立自己的参考区间。

【临床意义】

血清CTX水平增高表明患者的骨吸收程度增加，骨吸收抑制治疗后血清CTX水平会恢复正常。CTX水平可用于骨质疏松症、畸形性骨炎、原发性甲状旁腺功能亢进、甲状腺功能亢进及其他伴有骨吸收增加性疾病的诊断、治疗及病情评价。

（三）抗酒石酸酸性磷酸酶

酸性磷酸酶（acid phosphatase，ACP）主要存在于骨、前列腺、红细胞、血小板和脾脏中。血浆抗酒石酸酸性磷酸酶（tartrate resistant acid phosphatase，TRAP）是由破骨细胞产生和分泌的。当骨吸收时，TRAP释放入血液循环，故认为血浆中TRAP水平是一项评价骨吸收的生化指标，主要反映破骨细胞活性和骨吸收状态。

测定抗酒石酸酸性磷酸酶的方法有酶动力学法、电泳法、化学发光免疫分析法、酶联免疫法和放射免疫法。

1. **酶动力学法**　以L-酒石酸钠作为抑制剂，以4-硝基苯磷酸盐为底物，测定酶的活性。

2. **酶联免疫法**　用纯化的TRAP抗体包被微孔板，制成固相载体，向微孔中依次加入标本或标准品和质控品，TRAP与孔内包被的抗TRAP单克隆抗体结合。加入底物pNPP温育，颜色的深浅和样品中的TRAP呈正相关。用酶标仪在405nm处测定吸光度，计算样品浓度。

【方法学评价】

1. **酶动力学法**　灵敏度0.1U/L，批内 *CV*<6.5%，批间 *CV*<8%。

2. **酶联免疫法**　灵敏度0.5~10U/L，批内 *CV* 6.0%，批间 *CV* 9.2%。回收率100.9%。高浓度脂血有可能降低吸光度，干扰检验结果。纯化的TRAP抗体不能完全识别骨性TRAP，因此敏感性受到影响。

【参考区间】

酶动力学法：成人血浆3.1~5.4U/L。

酶联免疫法：男性22~54U/L；女性（绝经前）22~54U/L；健康老人55~79U/L。

【临床意义】

1. **增高**　见于原发性甲状旁腺功能亢进、慢性肾功能不全、畸形性骨炎、骨转移癌、卵巢切除术后、高转换型骨质疏松症。老年性骨质疏松症TRAP增高不显著。

2. **降低**　见于骨吸收降低的疾病，如甲状旁腺功能降低。

（四）尿羟脯氨酸

尿羟脯氨酸（hydroxyproline，HOP）是体内胶原代谢的终产物之一，尿中HOP 50%来自骨，还有一部分来自骨以外的各种胶原组织及饮食中胶原的破坏。尿中HOP排出的量可以反映骨吸收和骨转换

程度，但受饮食影响较大，特异性差，收集24h尿之前，应素食2~3d。此外，尿HOP也缺乏灵敏性，因HOP在排入尿液前大部分已经降解。

氯胺T化学法：尿中与肽结合的羟脯氨酸，经酸水解后释出。用氯胺T(N-氯-对甲基苯磺酰胺钠)将羟脯氨酸氧化，使其形成含吡咯环的氧化物。再用过氯酸破坏多余的氯胺T，终止氧化过程。同时，使氧化物与对二甲氨基苯甲醛反应，生成红色化合物进行比色定量。

【参考区间】

清晨第二次空腹晨尿，尿羟脯氨酸与肌酐的比值(HOP/Cr)的参考区间0.06~0.016。

24h尿HOP测定的参考区间114~300μmol/24h尿。

【临床意义】

1. 增高　见于儿童生长期、甲状旁腺功能亢进、甲状腺功能亢进、骨转移癌、慢性肾功能不全、畸形性骨炎、佝偻病和骨软化症、高转换型骨质疏松症、绝经后骨质疏松症等，严重骨折患者尿HOP中也可增加。

2. 降低　见于甲状腺功能低下、侏儒症等。

三、骨代谢调节激素的测定

（一）甲状旁腺激素测定

PTH在血液中的存在形式为完整PTH、PTH-C端、PTH-中段(PTH-M)和PTH-N端，目前应用最广的测定是前三者。由于血清PTH片段组成不均一，采用哪种方法，需要根据不同疾病状态及PTH片段的性质、分布和水平而定。目前PTH测定方法主要有放射免疫法、免疫放射法、酶联免疫法、化学发光免疫分析法。后者是最近发展起来的方法，具有快速、灵敏、无放射性核素污染的优点，在激素等微量物质测定中应用较广泛。

1. 放射免疫法　采用竞争性放射免疫法，^{125}I标记PTH-H和PTH-C与患者样本中的PTH-M和PTH-C竞争抗体结合位点。当反应达到动态平衡后进行结合物与游离物分离，测定结合部分的放射活度，最后从标准曲线中查得样本中的PTH-M和PTH-C的浓度。

2. 化学发光免疫分析法　是将发光物质(或接触发光的物质)直接标记在PTH抗体上，与标本中的PTH进行免疫结合反应，经过孵育后形成抗原-抗体复合物，经洗涤分离复合物与游离物，复合物在激发发光剂的作用下，测定复合物发光的强度，得到PTH的浓度。

【方法学评价】

1. 放射免疫法　方法简便，但核素有污染。灵敏度10~12ng/L，批内*CV*<6%，批间*CV*<11.7%，回收率97%~104%，线性范围7.4~973ng/L。

2. 化学发光免疫分析法　灵敏度高，稳定性好，方便、简单、快速，无放射性核素污染，无毒性。溶血标本血红蛋白1.5g/L有干扰。批内*CV* 1.1%~2.8%，批间*CV* 1.8%~3.4%，线性范围1.2~5 000ng/L。

【参考区间】

RIA：成人PTH-M 50~330ng/L；PTH-C(286±93)ng/L(仅供参考)。

化学发光免疫分析法：成人PTH 15~65ng/L。

【临床意义】

1. 增高　见于原发性和继发性甲状旁腺功能亢进、甲状旁腺瘤、佝偻病、骨软化症、骨质疏松症等。

2. 降低　见于甲状旁腺功能减退、先天性甲状旁腺和胸腺发育不全等。

（二）活性维生素D测定

维生素D(vitamin D)在体内的活性形式有25-$(OH)D_3$、1,25-$(OH)_2D_3$、24,25-$(OH)_2D_3$等。其中25-$(OH)D_3$为主要形式，浓度比1,25-$(OH)_2D_3$高500~1 000倍，并且半衰期最长(15~45d)，是反映皮肤合成和食物摄取维生素D营养状态的理想指标，也是指导维生素D用量的最适指标。

25-$(OH)D_3$或1,25-$(OH)_2D_3$的测定目前还没有标准的参考方法，主要采用放射竞争性蛋白结合法、高效液相色谱法、放射免疫法、放射受体法。目前以放射受体法和放射免疫法最为普遍。

1. 25-(OH)D_3 测定

（1）放射免疫法：采用佝偻病大鼠血清中维生素D结合蛋白作为特异性的结合剂。血清经有机溶剂提取和纯化，样品中的25-(OH)D_3 和^3H或^{125}I标记物共同竞争性地与结合蛋白结合，反应平衡后加炭末分离游离型和结合型标记物，在液体闪烁测量仪上测放射性。标准曲线上查出血清中25-(OH)D_3 浓度。该方法简便，结合蛋白较稳定，但测定前需要对25-(OH)D_3 进行提前纯化。

（2）酶联免疫法：应用双抗体夹心法测定标本中25-(OH)D_3 水平。

【参考区间】

成人：放射免疫法 11~70μg/L；酶联免疫法 47.7~144nmol/L。

【临床意义】

①生理性变化，血清25-(OH)D_3 有随季节变化的特点，夏秋季高于冬春季，有随年龄增高而后下降的趋势。②病理性变化，升高见于维生素D中毒症；降低见于维生素D缺乏性佝偻病、骨软化症、手足搐搦症、肾疾病、乳儿肝炎、骨肿瘤等。

2. 1,25-$(OH)_2D_3$ 测定

酶联免疫法：采用人类血清或血浆中的1,25-$(OH)_2D_3$ 阳离子从高度特异性单克隆抗1,25-$(OH)_2D_3$ 的电势交叉反应孵育中萃取，然后用酶联免疫分析方法进行定量分析。

【参考区间】

成人：39~193pmol/L。

【临床意义】

①升高，见于妊娠期、原发性甲状旁腺功能亢进、维生素D依赖性佝偻病Ⅱ型、高钙血症性类肉瘤等。②降低，见于尿毒症、骨质疏松症、甲状旁腺功能减退、维生素D缺乏性佝偻病、维生素D依赖性佝偻病Ⅰ型等。

（三）降钙素测定

降钙素在血中的含量甚微，到目前为止，降钙素的测定方法主要有放射免疫测定法、化学发光免疫分析法。

放射免疫测定法是利用液相竞争抑制原理，先将待测样品或标准品与限量的抗血清加在一起反应一段时间后，再加入^{125}I标记的降钙素抗原进行竞争性结合反应，反应完全后，加入免疫分离剂，分离出抗原-抗体复合物，测定复合物的放射性(B)，计算各标准管的结合率($B/B_0\%$)，做标准曲线。查标准曲线可得出样品浓度。

本法灵敏度高，能准确且较快速地分析大量的样品，曾为临床上常用的测定方法。但本法有放射性核素污染，逐渐被无污染的化学发光免疫分析法所取代。

【参考区间】

放射免疫法：成人降钙素(95.9±26.0)ng/L。

【临床意义】

1. 增高　见于孕妇、儿童、甲状旁腺功能亢进、血胃泌素过多、肾衰竭、慢性炎症、泌尿系统感染、急性肺损伤、甲状腺降钙素分泌细胞癌、白血病、骨髓增殖症、肺癌、食管癌、乳腺癌。

2. 降低　见于甲状腺先天发育不全、甲状腺全切患者、妇女停经后、低血钙、老年性骨质疏松症等。

本章小结

骨由无机物、有机基质和骨组织组成。骨代谢包括成骨和溶骨两个过程，正常人体内的成骨和溶骨作用保持动态平衡。常见的骨代谢异常的疾病有骨质疏松症、骨软化症、佝偻病等。

反映骨形成的标志物主要有骨钙素、骨性碱性磷酸酶、Ⅰ型胶原前肽。反映骨吸收的标志物主要有吡啶酚和脱氧吡啶酚、Ⅰ型胶原C端肽和N端肽、抗酒石酸酸性磷酸酶、尿羟脯氨酸。反映骨代谢的相关激素主要有甲状旁腺激素、活性维生素D、降钙素等。骨形成和骨吸收标志物检验对骨代谢疾病的诊断、治疗有重要意义。

（王辅明）

病例讨论

患儿，男，9个月，约2个月前出现睡眠不安，经常夜间醒来哭闹；白天烦躁、不易安慰；爱出汗，夜间加重。患儿为母乳喂养，从未添加辅食，未服鱼肝油及钙片，户外活动少。查体：T 36.9℃，P 118次/min，R 28次/min，BP 90/60mmHg，HR 135次/min，律齐，双肺呼吸音清，前囟2.5cm×2.5cm，方颅，下肢轻度O形腿。实验室检查：血清 Ca^{2+} 2.16mmol/L，P 0.98mmol/L，B-ALP 300U/L，25-(OH)D_3 4μg/L，PTH 205ng/L。

请讨论：

1. 根据患者情况，高度怀疑的临床诊断是什么？
2. 临床诊断依据是什么？

1801

病例讨论分析

扫一扫，测一测

思考题

1. 骨的主要成分有哪些？什么是成骨作用？什么是破骨作用？
2. 简述骨软化、佝偻病的定义。佝偻病、骨软化症的实验室异常主要有哪些变化？
3. 骨代谢调节激素测定的常见指标有哪些？分别简述其临床意义。

笔记

第十九章　妊娠期妇女和新生儿的生物化学检验

1. 掌握常用妊娠生物化学检验项目及其临床意义；胎儿先天缺陷常用筛检指标及其产前诊断。

2. 熟悉妊娠期母体生物化学变化特征、内分泌变化特点；常见新生儿先天性代谢性疾病的发病机制、筛检方法。

3. 了解胎儿的主要生物化学变化；常用妊娠生物化学检验项目的检验方法。

4. 能准确地检测妊娠期妇女及新生儿相关疾病的常用指标；能正确分析妊娠期妇女及新生儿常用项目检查结果。

5. 具有选择妊娠期妇女及新生儿相关疾病相应检查项目的能力；对常用实验室检查项目的临床应用有充分的了解。

妊娠(pregnancy)是胚胎和胎儿在母体内发育成长的过程，是从卵子受精开始，到胎儿及其附属物自母体内排出的整个过程。自胎儿娩出到出生后28d，称为新生儿期。临床实验室通过对孕妇血液、尿液、羊水，以及新生儿血液、尿液等标本的检验，为早孕诊断、胎儿宫内发育状况监测、妊娠并发症的诊治、遗传病的早期发现等优生优育方面提供重要依据。

第一节　妊娠的生物化学

一、妊娠期生物化学特征

（一）正常妊娠概述

1. 胎儿的发育　从末次月经第一天开始算起，妊娠期平均约40周，通常分为3个时期(或3个3个月期)：妊娠12周以前为早期妊娠，是胚胎形成、分化和发育成胎儿，以及组织器官形成的关键时期；13~27周为中期妊娠，此期的胎儿生长非常迅速，许多重要的器官开始成熟，在此期末胎儿重约700g，长约30cm；28周以后为晚期妊娠，是胎儿器官完全成熟的时期，此期胎儿生长速度减缓，在该期的最后阶段，胎儿重约3 200g，长约50cm。正常的分娩发生于37~42周这段时期内。

2. 胎盘　是介于胎儿与母体之间的，维持胎儿在宫内营养、发育的重要器官。由羊膜、叶状绒毛膜和底蜕膜构成。胎盘与胎儿共同组成的胎儿-胎盘复合体可合成某些激素、妊娠相关蛋白及某些酶。胎盘具有气体交换、营养物质供应、排出废物、防御、内分泌及免疫等多种功能。母体血液循环中的可溶性物质必须通过滋养层和多层生物膜才能进入胎儿血液循环，透过与否、多少取决于二者血液中物

质的浓度梯度、血液中结合蛋白的浓度、物质在血液中的溶解度和相应的转运系统等，如母体 IgG 可通过受体介导的细胞摄取作用进入胎儿体内。胎盘能有效地阻挡大分子蛋白，以及能与血浆蛋白质结合的疏水性化合物透过，从而对胎儿具有保护作用。

3. 羊水(amniotic fluid) 是充满于羊膜腔内的液体，为胎儿在子宫内生活的环境，可保护胎儿免受各种外部力量的冲击和震荡，减少胎动引起的母体不适感。妊娠 10 周时羊水量约 30ml，随着胎儿的发育，羊水逐渐增多，20 周时约 400ml，38 周时达到最高峰，约 1 000ml，此后羊水逐渐下降，足月时约 800ml。

羊水在妊娠 16 周前主要是母体血浆通过胎膜进入羊膜腔的透析液，为澄清液体，成分基本上与母体血浆相似，只是蛋白质含量低，但 AFP 含量较高。随着胎儿吞咽、呼吸及排尿功能的建立，羊水成分逐渐发生变化。妊娠 16~18 周以后，胎儿尿液可能成为羊水的重要来源，之后胎儿的代谢物、分泌物、各器官的脱落细胞等进入其中，尤其在妊娠后期，胎儿肾和肺对羊水的形成起着重要的作用，此时羊水成分较为复杂。

(二) 妊娠期母体的生物化学变化

妊娠期涉及胚胎与母体的相互作用及胎儿的发育，因此，为适应胎儿的生长发育，妊娠期妇女体内会产生一系列复杂的适应性变化。在胎盘产生的大量激素和神经内分泌的影响下，母体的物质代谢及各系统的功能会发生明显变化。故妊娠期某些实验室检查指标的参考区间与非妊娠期妇女不同。

1. 脂类代谢变化 妊娠期由于激素水平变化，血脂成分逐渐升高，尤其在妊娠中、晚期达到最大浓度值，致使妊娠期妇女发生动脉粥样硬化及血栓栓塞的风险增加。其中 TG 升高最为明显，LDL 比 HDL 升高明显，血清 HDL/LDL 比值则逐渐下降。分娩后，血清脂质恢复到妊娠前水平，但 HDL 水平在妊娠结束 1 年后仍处于低水平状态。

2. 糖代谢变化 妊娠期胰岛素分泌增加，但随着妊娠周数增加，组织抗胰岛素作用加强，敏感性降低。妊娠期血糖变化的特点是空腹血糖浓度的基线值下降，餐后血糖呈持续性升高。糖耐量试验有两种变化：一是高峰迟缓现象，即血糖浓度的达峰时间推迟；二是血糖峰值高于非妊娠期妇女。

糖代谢变化使母体能源源不断地为胎儿供给足够的葡萄糖，但妊娠期妇女可因此导致已患有的糖尿病加重，或者因此出现妊娠糖尿病。目前，对妊娠妇女进行糖尿病筛检已成为常规检查，以便更好地控制血糖水平，有效降低与妊娠期高血糖症相关的围产期不良事件的发生。

3. 蛋白质代谢变化 妊娠期母体蛋白质的需要量增加，一是要满足胎儿的生长及发育，二是用于子宫、胎盘、乳房组织的增长。另外，由于血容量增加引起的稀释作用，血清蛋白质的表现是总蛋白下降，这其中主要为清蛋白下降。

妊娠时由于母体雌激素增加，肝合成转运蛋白增多，因此血浆中起运输作用的球蛋白增加，包括皮质醇结合球蛋白、甲状腺素结合球蛋白、性激素结合球蛋白等。肝在高水平雌激素的作用下，大部分凝血因子合成增加，碱性磷酸酶升高可达 2 倍多，这主要是由于胎盘产生的碱性磷酸酶同工酶升高所致。胎盘型碱性磷酸酶不同于来源于肝、骨及肠的碱性磷酸酶，具有耐热性(65℃加热 30min，活性不受影响)，故又称耐热性碱性磷酸酶(heat-stable alkaline phosphatase，HSAP)，动态监测其浓度，可作为胎盘功能检查的一项指标。

4. 肾功能的改变 妊娠时随着血容量增加，妊娠期妇女及胎儿代谢产物随之也增加，肾负担加重，肾血浆流量(RPF)及肾小球滤过率(GFR)增加。RPF 约增加 35%，GFR 增加 50%，使肾对尿素、肌酐和尿酸的清除增加。多数妊娠期妇女这 3 种物质血清浓度会轻微下降，但是在妊娠最后 4 周，尿素及肌酐浓度将轻度增加，同时因肾小管对尿酸的重吸收明显增加，血清尿酸浓度高于非妊娠期。分娩后 GFR 逐渐回复到妊娠前的情况。

5. 血液学的变化 母体在妊娠期的血容量平均增加 45%，红细胞增加 20%，由于血容量的增加多于红细胞的增加，尽管红细胞的生成增加，但血红蛋白、红细胞计数和红细胞比容在正常妊娠时反而下降。血红蛋白浓度在妊娠期平均为 126g/L，非妊娠期时则为 133g/L。白细胞计数在妊娠期变化范围较大，为$(4.0\sim13.0)\times10^9$/L，在分娩时和产后可明显增加。

6. 水、无机盐代谢 妊娠期电解质基本不发生明显变化，但对有些成分需求增多。妊娠期机体总

体水增加平均约7L，虽易致水钠潴留，但通常能与排泄形成适当比例而不引起水肿，妊娠末期组织间液可增加1~2L。妊娠期血容量增加，造血功能活跃及胎儿生长发育等都需要无机盐，妊娠期妇女对钠、钾、钙、磷及铁的需要量增加。胎儿骨骼及胎盘的形成需要较多的钙和磷，妊娠末期胎儿体内约含钙25g、磷14g，绝大多数是妊娠最后2个月内的积累，所以早产儿易发生缺钙。铁是血红蛋白、肌红蛋白、细胞色素酶类，以及多种氧化酶的组成成分，与血液中氧的运输和细胞内生物氧化过程有着密切的联系，胎儿造血及酶的合成需要较多的铁。因此妊娠期妇女需补充铁剂，否则会因铁缺乏导致缺铁性贫血。

（三）胎儿的生物化学变化

随着胎儿的发育，会发生一系列的生物化学变化，主要包括肾功能、肝功能、肺功能、血胆红素等代谢变化。

1. 肾功能 随着胎儿的发育和肾功能的逐渐成熟，导致羊水中尿素、肌酐和尿酸浓度增加，在妊娠37周羊水中尿素及肌酐浓度为正常人血清浓度的2~3倍。胎儿的水、电解质平衡主要靠胎盘完成，所以胎儿肾功能虽不完善，也不会出现水、电解质紊乱。

2. 肝功能 妊娠早期，胎儿的肝是主要的造血器官，妊娠22~24周，骨髓则成为主要的造血器官。胚胎卵黄囊及胎儿肝产生的甲胎蛋白（AFP）进入胎儿血液循环后，通过尿液排入羊水，胎儿内吞进入母体循环，以清除羊水AFP。临床上测定母体血中AFP浓度可作为神经管缺陷的过筛试验。由于刚出生的新生儿肝发育不成熟，肝对胆红素的处理能力低下，新生儿可出现生理性黄疸。

3. 肺功能 胎儿出生后1~2min，肺就开始发挥气体交换功能，但新生儿肺功能的正常发挥有赖于肺是否发育成熟。胎儿肺脏发育包含两个方面：一是胎儿肺脏的形态学发育；二是肺表面活性物质的合成、储存和释放。肺脏发育应形成具有充足表面积的肺泡，并充分血管化，以利于气体交换，同时必须获得足够的表面活性物质以支持通气活动。表面活性物可避免末端呼吸树的塌陷而维持肺泡的稳定性，同时减少呼吸起始相时肺扩张所需的压力。婴儿发生呼吸窘迫综合征即是由于肺表面活性物缺乏而导致肺泡气-液界面表面张力过大所致。

肺表面活性物质主要由含有高饱和脂肪酸残基的磷脂组成，包括高饱和脂肪酸卵磷脂、磷脂酰甘油及表面活性蛋白等。表面活性蛋白可加速表面活性物质在肺泡气-液界面形成单分子层。表面活性物质由Ⅱ型肺泡上皮细胞产生，在妊娠24~28周，胎儿开始合成及储存表面活性物质，在妊娠大约32周后Ⅱ型肺泡细胞以薄层小体的结构形式释放表面活性物。一旦薄层小体进入肺泡气腔，就形成管状髓磷脂，随呼吸运动以单分子层或多分子层的形式吸附在肺泡气-液界面，发挥降低表面张力的生理功能。羊水脂类中最重要的是磷脂，其种类和浓度可反映胎儿肺成熟度。

4. 血胆红素 正常胎儿血胆红素浓度较低，在母体与胎儿血型不合时可能导致大量红细胞破坏而产生胆红素增多的情况下，脐带血胆红素浓度也极少超过50mg/L。这说明存在快速有效的跨胎盘胆红素转运机制。出生后，由于新生儿不再具有胎盘的处理机制，可导致未结合胆红素在循环中的蓄积，同时由于不成熟的肝对胆红素的摄取、转化、分泌等功能不完善，而易导致新生儿生理性黄疸的发生。

二、妊娠期内分泌特点

妊娠时，母体血液中各种激素水平变化较大且复杂。妊娠期激素可来自母体的内分泌腺体，但主要来源是胎盘。因许多激素的合成与代谢必须依赖胎儿与胎盘的共同参与，因此常将胎儿、胎盘视为一个完整的功能单位，即胎儿-胎盘复合体。变化较明显的主要有以下几种激素：

（一）人绒毛膜促性腺激素

人绒毛膜促性腺激素（human chorionic gonadotropin，hCG）是由胎盘合体滋养层细胞合成的糖蛋白激素，分子量约为37.9kD，由α与β两个亚基构成异二聚体。α-亚基含92个氨基酸，分子量为14.9kD，含糖量约40%，hCG的α-亚基与黄体生成素（LH）、卵泡刺激素（FSH）及促甲状腺激素（TSH）的α-亚基均由同一基因编码，结构大致相同，可导致交叉免疫反应。这4种激素的区别仅在于β-亚基结构不同。其中β-亚基前115个氨基酸残基有80%相同，差别在于β-亚基的后30个氨基酸残基，这一特性可作为检验hCG的理论基础。

笔记

妊娠期间hCG以多种形式存在于母体的血液、尿液及其他分泌液中，有完整的hCG（intact hCG）、游离的α-亚基(fhCGα)、游离的β-亚基(fhCGβ)及各种不同的残缺hCG(nicked hCG)。hCG的清除在肝和肾进行,hCG、fhCGα和fhCGβ在妊娠末期都会消失。hCG约从受精后的6~8d开始分泌,妊娠期的前8周,母体血清hCG浓度呈对数上升,妊娠8~10周时血清hCG浓度出现第一个高峰。持续1~2周后迅速下降,在妊娠的中晚期hCG浓度为峰值的10%,37周时出现第二个高峰,分娩前又稍下降。妊娠期血清β-hCG的水平也呈双峰曲线,第一峰于妊娠12周前后,妊娠15周后出现生理性下降,26周时达最低值。第二峰于妊娠37周时,浓度低于第一峰。

妊娠期孕妇血清hCG浓度变化

hCG的主要功能是妊娠前几周刺激卵巢黄体分泌孕酮,以维持早期胚胎发育的需要。α-hCG亚基的生成随妊娠期持续增加,可作为妊娠期衡量胎盘质量的一个指标。β-hCG亚基由合体滋养层细胞产生,处于细胞滋养层产生的促性腺激素释放激素(CnRH)的调控之下。β-hCG峰值出现的时间和滋养层细胞数目的峰值基本一致。

(二)人绒毛膜生长激素

人绒毛膜生长激素(human chorionic somatomammotrophin,hCS)又称人胎盘催乳素(human placental lactogen,hPL)。hPL为一条单链多肽,分子量22.28kD,含191个氨基酸,其结构与生长激素有96%同源性,与催乳素有67%同源性,所以hPL具有很强的促进生长和催乳作用。hPL由胎盘合体滋养层细胞分泌。随妊娠期发展,母体血清hPL浓度增高,其浓度增加与胎盘组织的增大和合体滋养层组织的功能相关。在分娩前胎盘分泌hPL量达1~2g/24h,是所有已知人类激素分泌量最高的激素。故测定母血的hPL浓度可直接、迅速地反映胎盘功能状况。hPL的半衰期约为22min,产后7h母血中即不能检出。

hPL的主要生理功能是直接或与催乳素协同发挥作用,具有多种生理活性,如催乳、代谢调节、促进生长、促黄体生成、促红细胞生成和刺激醛固酮分泌等。

(三)孕酮

孕激素主要有孕酮(progesterone,P)及其代谢产物孕烷二醇,为卵巢和胎盘利用母体的胆固醇合成的类固醇激素。正常的月经周期孕酮的含量存在周期性变化,卵泡期极低(2mg/d);排卵后卵巢黄体产生大量孕酮(25mg/d)。早期妊娠卵巢黄体在hCG的刺激下分泌足量的孕酮(30~50mg/d)来维持妊娠,3个月后黄体分泌孕酮的功能基本消失,主要由胎盘供应孕酮。胎盘能利用母血中的胆固醇合成孕酮,也能从母血中获取孕酮的前身物孕烯醇酮合成孕酮。从妊娠36d起胎盘即能生产足够孕酮。非孕妇血浆孕酮值在0~46.8nmol/L,孕妇于妊娠第7周时血清中的浓度为(76.4±23.7)nmol/L,孕32周时增高到(390.0±115)nmol/L,孕37周达到最高峰(630.2±146.6)nmol/L,一直保持到临产前稍降。待胎盘娩出后迅速降至31~62nmol/L。

妊娠期孕酮的主要作用是促进子宫内膜增厚,使其中的血管和腺体增生,对受精卵的着床和为早期胚胎提供营养有重要意义,且能抑制子宫收缩防止流产。若妊娠3个月胎盘还不能分泌足够的孕酮,会发生母体对胎儿的免疫排斥反应,有早期流产的危险。

(四)雌激素

雌激素包括雌酮(estrone,E_1)、雌二醇(estradiol,E_2)和雌三醇(estriol,E_3),都必须从中间产物17-羟孕酮合成。来自胎儿和母体肾上腺的硫酸脱氢表雄酮(DHEAS)是制造胎盘雌酮和雌二醇的主要前体物质,而由胎儿肝利用DHEAS产生的16α-OH-DHEAS是雌三醇的主要前体物质。在非妊娠期妇女卵巢分泌雌激素以雌二醇为主,约为100~600μg/d,其中10%代谢为雌三醇。在晚期妊娠,雌激素以雌三醇为主,胎盘雌三醇产量为50~150mg/d,雌二醇和雌酮产量为15~20mg/d。雌激素和孕酮在妊娠过程中维持子宫内膜的正常形态和功能、充足血供,并为分娩做准备。

(五)肾上腺皮质激素

妊娠时由于皮质醇结合球蛋白增加和皮质醇代谢清除率降低,硫酸脱氢表雄酮(DHEAS)的生成增多等,引起血浆皮质醇增加,使妊娠期总皮质醇绝对量为平常的几倍,其中10%为有活性的游离血皮质醇,使妊娠期妇女有肾上腺皮质功能亢进的表现,但皮质醇分泌的昼夜节律性仍存在。肾上腺皮质外层球状带分泌的醛固酮每天分泌量由非妊娠时的139~695mmol(50~250μg)上升为足月时的2 780mmol(1mg)左右,是原来的4倍以上。

醛固酮与肾素、血管紧张素一起,调节血容量及血压,维持血钠、血钾平衡。肾上腺皮质内层的网状

带分泌的性激素睾酮也略增加。而妊娠期肾上腺髓质所产生的肾上腺素和去甲肾上腺素却无改变。

（六）甲状旁腺素

随着妊娠的进展，由于妊娠期妇女血容量和肾小球滤过率的增加及胎儿对钙的需求增加，导致孕妇血钙浓度降低，血浆中PTH的浓度在妊娠中、晚期逐渐升高，促进钙、磷的吸收和利用，以满足妊娠期妇女及胎儿对钙质的需要。

（七）甲状腺激素

妊娠期甲状腺组织增生、肥大，使甲状腺激素合成和分泌增加，致使以下变化：①基础代谢率（BMR）由非妊娠时的-10%～15%增加至20%～30%。②血浆蛋白质结合碘（PBI）由非妊娠时的276～630nmol/L增至946～1 103nmol/L。③受大量雌激素的影响，肝产生大量的甲状腺素结合球蛋白（TBG），血清TBG浓度由130～250μg/L增至300～500μg/L，为非孕时的25倍。且TBG与T_4和T_3的结合力增加，故血浆中结合型的T_3、T_4量增多。虽然TT_3、TT_4量增多但游离型的T_3、T_4并未增多，故孕妇很少发生甲状腺功能亢进和甲状腺功能低下。

另外，整个妊娠期因雌激素水平增加使垂体催乳素（PRL）分泌增加，为非妊娠时的10倍，并抑制促性腺激素卵泡刺激素（FSH）和黄体生成素（LH）的分泌，使二者的浓度低于检出限。其他垂体激素，如促甲状腺素（TSH）基本维持不变，但是生长激素（GH）对刺激的反应减弱。

抑制素A

抑制素是由α和β亚基通过二硫键组成的异源二聚体蛋白类激素。各种抑制素均含有α亚基，而β亚基不同，可根据β亚基将其分为抑制素A和抑制素B，二者均为生物活性形式。抑制素B来源于男性睾丸分泌，但睾丸不分泌抑制素A。抑制素A（inhibin A，InhA）是由母体卵巢和胎儿胎盘分泌的一种蛋白类激素。妊娠早期，母体血清中抑制素A逐渐上升，至8～10周达峰值，之后下降，15～25周水平比较稳定。目前认为，胎儿胎盘是使其升高的主要来源。妊娠早期检验抑制素A，升高表明妊娠成功。另外，临床上抑制素A还可以预测先兆子痫和进行唐氏综合征的筛检。在唐氏综合征的筛检标志物组合中加入抑制素A，可明显提高其检出率。

三、妊娠的生物化学检验

（一）人绒毛膜促性腺激素测定

hCG的检验已有80余年的历史。随着现代检验学技术的不断进步和发展，已有多种hCG的测定方法。但基本上都是采用免疫学方法对hCG进行定性或定量测定。

1. hCG定性试验　目前应用最广泛的定性试验方法是胶体金免疫层析测定法，即金标抗体法。金标抗体法有两种抗人β-hCG单克隆抗体，一种抗体吸附于硝酸纤维膜（NC膜）上，另一种抗体结合于金溶胶颗粒表面（即金标抗体）。尿液中hCG先与NC膜上的抗体结合，然后再与金标单抗溶液反应，于是形成抗体-hCG-金标抗体夹心式复合物，显现出红色的金斑点或线条。胶体金免疫层析测定法具有快速、敏感和操作简便的特点，可作为家庭监测受孕应用，目前作为尿液hCG的首选检验方法。但缺点是容易出现假阳性和假阴性结果，不易开展质量控制。

2. hCG定量检验　主要有RIA、ELISA、ECLIA、免疫荧光测定（FIA）等。RIA和ELISA有很高的灵敏度、精密度和准确度，但ELISA的酶促反应受温度、时间、pH、底物浓度、酶浓度及质量等因素的影响，RIA存在放射性核素污染问题，其使用受到一定的限制，不适应于临床常规检验。ECLIA灵敏、特异、快速和准确地测定血液中各种激素的浓度，不但无核素污染，而且可应用于自动分析仪进行批量测定，是目前较为理想的测定方法。

【参考区间】

女性：绝经前0～5.3U/L，绝经后0～8.3U/L（ECLIA）。

妊娠期妇女血清hCG浓度随孕周增加而变化。

男性:0~2.6U/L(ECLIA)。

【临床意义】

hCG 的检查对早期妊娠诊断有重要意义,对于妊娠相关疾病、滋养细胞肿瘤等疾病的诊断、鉴别和病程观察等有一定价值。

1. 妊娠诊断　定量测定血液或尿中的 hCG 是诊断妊娠的最重要标志。非妊娠期妇女<25U/L,当妊娠 1~2.5 周时,血清和尿中的 hCG 水平即可迅速升高,在妊娠 8~10 周达到高峰,至妊娠期第 4 个月始降至中等水平,并一直维持到妊娠末期。妊娠后 35~50d hCG 可升至大于 2 500U/L。60~70d 可达 80 000U/L,多胎妊娠期妇女尿 hCG 常高于一胎妊娠。

2. 异位妊娠与流产　异位妊娠时 hCG 水平较低,只有 60%的异位妊娠期妇女尿妊娠实验为阳性。因此,尿妊娠实验阴性并不能排除异位妊娠的可能性。尿中 hCG 持续维持高水平多不会发生流产。如 hCG 在 2 500U/L 以下,并逐渐下降,则有流产或死胎的可能,当降至 600U/L 则难免流产。在保胎治疗中,如 hCG 仍继续下降说明保胎无效;如 hCG 不断上升,说明保胎成功。不完全流产者如子宫内尚有胎盘组织残存,hCG 检查仍可呈阳性;完全流产或死胎时 hCG 由阳性转阴性,因此可作为保胎或吸宫治疗的参考依据。

3. 滋养细胞肿瘤诊断与治疗监测　①葡萄胎、恶性葡萄胎、绒毛膜上皮癌及睾丸畸胎瘤等患者尿中 hCG 显著升高,可达每升 10 万至数百万单位,可用稀释试验诊断。如妊娠 12 周以前 1∶500 稀释尿液呈阳性,妊娠 12 周以后 1∶250 稀释尿液呈阳性,对葡萄胎诊断有价值。1∶100~1∶500 稀释尿液呈阳性对绒毛膜癌也有诊断价值,如男性尿中 hCG 升高,要考虑睾丸肿瘤如精原细胞癌、畸形及异位 hCG 瘤等。②滋养层细胞肿瘤患者术后 3 周后尿 hCG 应<50U/L,8~12 周呈阴性;如 hCG 不下降或不转阴,提示可能有残留病变。

(二)血清胎盘催乳素测定

hPL 测定方法主要有固相酶联免疫法、RIA、CLIA、ID-MS 等。

【参考区间】

非妊娠期时:<0.5mg/L。

妊娠 22 周:1.0~3.8mg/L;妊娠 30 周:2.8~5.8mg/L;妊娠 42 周:2.8~5.8mg/L。

【临床意义】

1. 诊断滋养叶细胞疾病　葡萄胎患者血中 hPL 值较正常妊娠值低,但 hCG 值反而增高。所以 hCG/hPL 比值比正常妊娠时高 100 倍。

2. 早孕监测　如连续测定 hPL 可预测先兆流产,此时 hPL 值偏低或呈下降趋势。

3. 高危妊娠的监护　妊娠 35 周后妊娠期妇女血浆 hPL 值低于 4.0mg/L 提示有先兆子痫、胎盘功能不良或胎儿宫内窒息等情况。

(三)雌激素的测定

雌激素的测定项目主要为 E_3,测定方法由最初的比色法发展到现在的放射性免疫法、酶联免疫吸附法、化学发光免疫分析法及荧光免疫分析法等,使 E_3 的测定更加灵敏、准确和简便。

血、尿、唾液及羊水均可作为检验雌激素的标本,检验妊娠期妇女不同体液及排泄物中 E_3 含量已成为临床产前监护胎儿-胎盘单位功能的有效手段之一。因妊娠期妇女尿 E_3 排泄量在 24h 中有一定的波动,因此一般不主张测定妊娠期妇女尿中 E_3 含量,可用随机尿雌激素/肌酐比值(E_3/Cr)替代。血中 E_3 亦有阵发性波动,多主张连续采血测 3 次取平均值,在动态观察时要求每天均在同一时间采样。

【参考区间】

各实验室应确立本实验室的参考区间,以确保能正确地反映某一特定人群的情况。

【临床意义】

妊娠期 E_3 水平的检验是胎盘完善性的监测指标,对观察胎儿宫内状况、高危妊娠的处理及病理妊娠的诊断具有十分重要的意义。母体血清或尿 E_3 水平超过参考区间的上限提示双胞胎的可能;下降多见于胎儿先天性肾上腺发育不全或胎儿畸形(如无脑儿)而影响肾上腺功能者,E_3 值仅为正常量的 1/10;胎儿宫内生长迟缓、妊娠期营养不良、吸烟过多而影响胎儿发育者,E_3 值下降;胎盘功能不良、死胎、妊娠高血压综合征、糖尿病合并妊娠等患者,E_3 值呈显著下降;过期妊娠 E_3 值逐步下降,明显降

低则为胎儿窘迫的表现。

（四）孕酮的测定

孕酮也是维持妊娠所必需的一种激素，孕酮的测定主要用于早期妊娠状况的评价。孕酮的检验通常采用 RIA 和 CLIA、ECLIA 等方法。

【参考区间】

女性：卵泡期 0.6～4.7nmol/L；排卵期 2.4～9.4nmol/L；黄体期 5.3～86.0nmol/L；绝经后 0.3～2.5nmol/L（ECLIA）。

男性：0.7～4.3nmol/L（ECLIA）。

【临床意义】

妊娠期孕酮主要来源于胎盘，血浆孕酮水平监测可用来观察胎盘功能，评价妊娠状况。异位妊娠时孕酮水平较低，如孕酮>78nmol/L 时，基本可排除异位妊娠；先兆流产、胎儿发育迟缓、死胎、重度妊娠高血压综合征等患者血中孕酮水平降低，单次血清孕酮水平≤15.6nmol/L，提示死胎、先兆流产时，孕酮持续下降常提示有流产可能。孕酮增高可见于轻度妊娠高血压综合征、糖尿病、多胎妊娠、葡萄胎等。

（五）羊水胆红素测定

母体血清抗 Rh 抗体滴度为 1∶8或以上，或者有既往胎儿溶血史，均应监测胎儿发生溶血性疾病的可能性。可通过间断性测定羊水胆红素来监测胎儿是否有溶血。在 450nm 波长下测定羊水的吸光度，吸光度的增加幅度（ΔA_{450}，相对于基线吸光度值）与孕周及溶血性疾病的程度具有较好的相关性。在孕周相同的情况下，ΔA_{450} 升高幅度越大，溶血的程度就越高。ΔA_{450} 升高后，若持续下降表明预后良好，即胎儿可幸存；若继续升高或不变提示可能存在严重的胎儿成熟红细胞增多症。羊水过多可导致假阴性结果，母体高胆红素血症或镰状细胞疾病也可导致羊水胆红素升高。

（六）羊水 AFP 测定

检验羊水中 AFP 可用于发现胎儿先天性缺陷。当 AFP 高于正常时预示胎儿神经管缺损（NTDs）发生的风险性增加，可能存在脊柱裂、无脑儿、脑膨出、腹裂、脐膨出等，羊水与母体血清 AFP 已被认为是产前诊断的指标。当 AFP 降低时预示唐氏综合征的风险较高。

（七）胎儿纤维连接蛋白

胎儿纤维连接蛋白（fetal fibronectin，fFN），是子宫绒毛膜细胞外的基质成分，存在于绒毛膜与蜕膜之间，主要由滋养层细胞产生，是一种对绒毛膜和蜕膜起连接和黏附作用的糖蛋白。妊娠早期，阴道分泌物可检验到 fFN。孕 24 周以后，绒毛膜与蜕膜的融合阻止了 fFN 的释放，宫颈阴道分泌物无法检验到 fFN。只有在绒毛膜与蜕膜分离、绒毛膜与蜕膜界面的细胞外基质遭到机械损伤或蛋白水解酶的降解时，fFN 才可见于宫颈阴道分泌物中。因此，在孕 24～35 周，宫颈阴道分泌物中 fFN 的水平可反映羊膜的完整性，与是否发生早产有很大的相关性。

（八）胎儿肺成熟度测定

胎儿肺成熟度（fetal lung maturity，FLM）能帮助判断围产期胎儿是否能获得最佳生存，对选择分娩时机，降低新生儿特发性呼吸窘迫综合征（neo-natal idiopathic respiratory distress syndrome，NIRDS），提高早产儿生存率十分重要。常用于：①预产期不确定，需进行剖宫产前。②内科或妇科检查有提早分娩迹象，如早产、羊膜早破、母体有严重高血压或肾疾病、胎儿呼吸窘迫等。

1. 卵磷脂和鞘磷脂比值（lecithin/sphingomyelin ratio，L/S） 是检验胎儿肺成熟度的常用指标。肺表面活性物质中最具表面活性作用的脂质主要是卵磷脂（lecithin，L），其次是磷脂酰甘油，以及少量的磷脂酰肌醇、磷脂酰乙醇胺、磷脂酰丝氨酸、溶血卵磷脂及鞘磷脂（sphingomyelin，S）。羊水绝大部分卵磷脂及全部鞘磷脂来自胎儿肺。妊娠早期，羊水中卵磷脂水平较低，在孕 20 周时，卵磷脂仅占总脂质的 21%，鞘磷脂占 51%。随着孕周的增加，卵磷脂水平逐渐增加，且在 35 周后出现显著升高，在肺成熟时卵磷脂可占总表面活性脂质的 50%～80%；而鞘磷脂保持恒定，因此可作为参照，计算 L/S 可准确反映出羊水中卵磷脂的水平。L/S 不是匀速地逐渐增加，而是在 34～36 周突然增加的，这与胎儿的肺成熟度密切相关。

【临床意义】

一般将 L/S≥2.0 作为胎儿肺成熟的判断值。①当 L/S≥2.0，L/S 预测胎儿肺成熟，符合率达

97%~98%，但预报肺不成熟度时不可靠；L/S在1.5~2.0时，约有半数新生儿不会发生IRDS；L/S<2.0时表明胎儿肺未发育成熟。②如母亲有糖尿病，胎儿L/S>2.0，发生IRDS的频率仍会增大，应将L/S定为3.0。③多胎妊娠，每个胎儿羊膜腔均应取样，双胞胎体重较轻的一个易发生IRDS。

2. 羊水泡沫试验　当羊水中表面活性物质达足够浓度时，能够形成一个高度稳定的膜以支撑泡沫的构架。羊水中其他物质，包括蛋白质、胆盐、游离脂肪酸盐等也支持泡沫的稳定，但乙醇能将此类物质从膜中除去。一般采用双试管法，两支试管中羊水与乙醇（95%）的比例分别为1∶1、1∶2，振荡15~20s后，静置15min观察结果。结果判断：①两管液面均有完整的泡沫环为阳性，意味着L/S≥2.0，提示胎儿肺成熟。②若第1管液面有完整的泡沫环，而第2管无，则为临界值，提示L/S<2.0。③若两管均无泡沫环为阴性，提示胎儿肺未发育成熟。

测定泡沫稳定性指数（foam stability index，FSI）也可间接反映羊水中肺表面活性物质的含量。FSI是在固定体积的未稀释羊水中逐渐增加乙醇量并混合，在羊水支撑泡沫稳定的情况下，记录所需乙醇的最大体积。FSI>0.47为肺成熟。此法预测肺成熟误差<1%，预测肺不成熟度误差为66%。实验温度必须在20~25℃，过高或过低均影响泡沫的稳定性。含血液和胎粪的标本会出现假性成熟结果。

3. 羊水吸光度（*A*）　是以羊水中磷脂类物质的含量与其浊度之间的关系为基础。测定的是波长为650nm处羊水的吸光度值。当A_{650nm}>0.75时为阳性，表明肺成熟；当A_{650nm}<0.05时为阴性，表明胎儿肺未成熟。

4. 肺泡表面活性物质测定　荧光偏振分析（fluorescence polarization assay，FPA）是目前最普遍使用的定量方法，比测定L/S比率更加精确。荧光染料NBD-磷脂酰胆碱（NBD-phosphatidylcholine，NBD-PC）或PC-16（一种商品试剂盒中的荧光染料代号）加入到羊水中后，会结合到磷脂等表面活性物质或清蛋白上，具有不同的偏振光。具有表面活性的磷脂含量越多，荧光偏振值越低，测得的偏振光值为表面活性物质/清蛋白的函数（羊水中清蛋白含量较为恒定，可作为参照）。也可直接用表面活性物质mg/g清蛋白表示，大多数利用FPA法测定表面活性物质的实验室都用这种方法报告。荧光偏振值<260mP提示肺明显成熟。在260~290mP说明肺正向成熟过渡；>290mP提示肺不成熟；或表面活性物质>70mg/g清蛋白为肺成熟。

5. 薄层小体计数　薄层小体（lamellar body，LB）是肺泡Ⅱ细胞胞质中的特殊结构，是肺表面活性物质在细胞内存储的地方，通过胞吐作用到达肺泡表面，可进入到羊水中。因此检验其在羊水中的含量，可用于评价胎儿肺成熟度。使用标准的血小板计数仪的血小板通道，可以对羊水中的薄层小体微粒直接进行计数测定。这些表面活性物质颗粒从2~20fl不等，用全血细胞的血小板计数和血小板大小测定的方法可对这些颗粒进行定量检验。该法性价比好，结果可靠，许多研究者主张用该法快速测定胎儿肺成熟度。参考值为薄层小体计数≥50 000/μl（离心标本）。

在评价诸多检验项目时，临床实验室应该至少建立一种快速指标如FPA、PG或泡沫试验的常规或急诊检验，对于参考实验室和有条件的实验室应做L/S及肺泡表面活性物质的测定。

（九）胎儿先天性缺陷筛查

常见的胎儿先天性缺陷主要有神经管缺陷（neural tube defect，NTD）、21三体综合征又称唐氏综合征（Down syndrome）、18三体综合征。测定母体血清AFP、hCG、游离E_3是胎儿先天性缺陷筛检最常用的3个指标，根据3种物质浓度计算胎儿先天性缺陷的危险性。85%~95%的开放性神经管缺陷时母血AFP浓度升高，21三体综合征中母体血清AFP及游离E_3水平较低，而hCG水平则较高。母体血清三联筛检诊断的准确性为60%，假阳性率为5%。为提高阳性率，还可增加抑制素A等指标。

为早期发现21三体综合征，提高检出率及准确性，妊娠早期筛检21三体综合征可通过测定母体血清hCG（或βhCG）、妊娠相关蛋白A（pregnancy associated plasma protein，PAPP-A），或者通过超声波监测胎儿颈后透明带厚度（nuchal translucency，NT）。PAPP-A是主要由胎盘合体滋养层细胞分泌的一种高分子糖蛋白，妊娠期间在母体血液中逐渐增多，在妊娠4~5周即可检出，足月时可达峰值。妊娠早期PAPP-A低水平与21三体综合征、早产、死胎、胎儿发育迟缓、妊娠高血压综合征等有关，因此可

作为妊娠早期筛检指标。

上述的生物化学检查项目对胎儿先天性缺陷仅为早期筛检或风险评估指标，为便于不同实验室之间结果能相互比较，通常将某妊娠期妇女实际检验结果与正常妊娠期妇女同孕周测定值的中位数(multiple of normal median，MoM)比对，得出实际检验结果相当于中位数的倍数，即MoM值，计算出指标的发病似然比，并结合妊娠期妇女年龄、体重、种族、胎儿数等因素，运用风险计算软件，估算出这些先天性缺陷的风险。如果高风险还需要进一步确诊。神经管缺陷的确诊需依靠影像学检查，21三体综合征及18三体综合征通过羊水细胞染色体检查可获确诊。

优生优育检查

目前妊娠前咨询检查和产前检查已成为优生优育的常规工作，必要时进行遗传咨询、产前诊断性试验。妊娠前检查包括全身一般检查、内科、妇科、实验室检查、口腔科等，实验室检查有血常规、尿常规、ABO血型、Rh血型、血糖、肝功能、肾功能、甲状腺功能、乙肝表面抗原检查、致畸微生物感染筛检、梅毒螺旋体、淋病奈瑟氏菌、衣原体检查等。对于高危人群还应做肝炎病毒、人类免疫缺陷病毒检查等。

产前检查包括血压、体重等一般检查，以及血常规、尿常规、血液生化项目、B超、糖尿病筛查、21三体综合征筛检等，必要时做先天性缺陷的筛检和染色体核型分析，以及胎儿、胎盘功能监测指标。产前诊断即出生前诊断，又称宫内诊断，指在胎儿出生前采用影像学、生物化学、细胞遗传学、分子生物学等技术，通过观察宫内胎儿外形、染色体核型分析、检验羊水成分和胎儿基因等，判断胎儿是否患有先天性遗传性疾病。

第二节 新生儿代谢性疾病

患儿，男，2岁。出生时无异常，3个月后皮肤和头发色泽逐渐变浅，易惊厥。目前不会独自站立，不会说话，偶有抽搐，身上有类似鼠尿臭味的怪味。

请思考：

1. 初步判断患儿可能患有何种疾病？
2. 还需要做哪些检查以助患儿的诊断？

一、新生儿代谢性疾病概述

遗传代谢性疾病(inherited metabolic disorders，IMD)又称先天性代谢性疾病(congenital metabolic disorders)，指维持机体正常代谢的酶或蛋白质的编码基因发生突变或表达调控紊乱而导致酶或蛋白的生物合成、结构及功能的改变，进而引起物质代谢紊乱的一系列代谢缺陷病。早在1908年，Garrod将这类遗传性疾病称之为先天性代谢缺陷(inborn error of metabolism)，至今已确定约4 000多种。虽然单一病种的患病率均不高，但总体发病并不少见，且大多缺乏根治方法，给社会带来极大的负担。

遗传代谢性疾病的种类繁多，涉及多种物质在体内的合成、代谢、转运和储存等方面的先天性缺陷，根据所累及代谢物的不同，可分为以下几类：

1. 糖代谢缺陷 半乳糖血症、糖原累积病、果糖不耐症、蔗糖和异麦芽糖不耐症、乳酸及丙酮酸中毒等。

2. 氨基酸代谢缺陷 苯丙酮尿症、酪氨酸血症、黑酸尿症、白化病、支链酮酸尿症(枫糖尿症)、同

型胱氨酸尿症、先天性高氨血症、高甘氨酸血症等。

3. 脂类代谢缺陷　如家族性脂蛋白缺乏症、GM1 神经节苷脂病、GM2 神经节苷脂病、尼曼-皮克病(鞘磷脂沉积病)和戈谢病等。

4. 金属代谢病　如肝豆状核变性等。

5. 其他代谢病　有机酸代谢缺陷(如异戊酸血症等)、卟啉代谢病、核酸代谢异常(如次黄嘌呤鸟嘌呤磷酸核糖转移酶缺陷症等)、酶蛋白/蛋白质代谢异常(如戈谢病等)、类固醇代谢病(如先天性肾上腺增生症)等。

二、新生儿代谢性疾病的筛选

代谢性疾病大多为单基因病,多数属于常染色体隐性遗传。此类疾病误诊率高,医治难度大,早期易累及神经系统并留下后遗症,甚至危及生命。目前许多国家制订了新生儿代谢性疾病的筛检计划,国内对其中少数可以治疗的代谢性疾病,如苯丙酮尿症、先天性甲状腺功能减退等,已广泛进行新生儿筛检。某些地区还增加葡糖-6-磷酸脱氢酶缺乏症、先天性肾上腺皮质增生症、半乳糖血症、地中海贫血等遗传代谢病的筛检。目前以液相串联质谱技术为核心的新生儿筛检技术体系已经较为成熟,可以高通量地检验氨基酸、有机酸、脂肪酸等上百项代谢产物,结合氨基酸分析仪,能对 100 多种遗传代谢病进行筛检,同时借助信息化技术,我国已形成遗传代谢性疾病的检验网络和数据库,大大地提高了新生儿代谢性疾病的筛检质量。

(一)先天性甲状腺功能减退症

先天性甲状腺功能减退症(congenital hypothyroidism,CH),简称先天性甲减,是因为先天性甲状腺发育不良或因甲状腺激素合成途径中酶缺陷所造成,大多数为散发,少数有家族史,国内发病率约为 1/5 000,是遗传代谢性疾病中发病率最高的。

1. 病因和发病机制

(1) 甲状腺不发育或发育不全:亦称原发性甲低,约 90%先天性甲状腺功能低下症是由于甲状腺发育障碍所致,多见于女孩,1/3 病例甲状腺完全缺如。患儿甲状腺可在宫内阶段即发育不全;或在下移过程中形成异位甲状腺。这类发育不全的甲状腺大都部分或完全丧失其分泌功能,多数患儿在出生时即存在甲状腺激素缺乏。发生原因可能与相关遗传基因缺陷有关。

(2) 甲状腺激素合成途径缺陷:亦称为家族性甲状腺激素生成障碍,其发病率仅次于甲状腺发育缺陷,多为常染色体隐性遗传。甲状腺激素的合成需多种酶参与(如过氧化物酶、偶联酶、脱碘酶及甲状腺球蛋白合成酶等),任何酶缺乏均可引起先天性甲状腺激素水平低下。

(3) 促甲状腺激素(TSH)缺乏:因垂体分泌 TSH 障碍而造成的甲状腺功能低下症,常见于特发性垂体功能低下或下丘脑、垂体发育缺陷,其中因 TRH 分泌不足引起的较为多见。TSH 缺乏常与 GH、LH 等其他垂体激素缺乏并存,单一缺乏者甚为少见。

(4) 甲状腺或靶器官反应性低下:前者是指甲状腺细胞膜上 GSα 蛋白缺陷,使 cAMP 生成障碍而对 TSH 不敏感,与促甲状腺素受体(TSH-R)基因缺陷有关;后者是甲状腺激素靶器官对 T_3、T_4 不敏感所致,与 β-甲状腺素受体基因缺陷有关。

(5) 新生儿暂时性甲状腺功能减退症:这是由于母体内的促甲状腺素受体阻断抗体通过胎盘进入胎儿所造成,这种抗体的半衰期为 6.5d,通常在 3 个月内消失。

2. 实验室检查

由于先天性甲状腺功能减退症在生命早期即严重损害小儿的神经系统功能,而该病治疗容易且疗效颇佳,因此早期确诊甚为重要。

(1) 新生儿筛检:目前多采用出生后 2~3d 的新生儿外周毛细血管血至特制纸片检验 TSH 浓度作为初筛,TSH>20mU/L 时,再采集血清标本检验 T_4、TSH 以确诊。该法采集标本简便,假阳性和假阴性率较低,费用低廉,是早期确诊患儿、避免神经系统发育严重缺陷、减轻家庭和社会负担的极佳防治措施。

(2) 甲状腺功能检查:检验外周血 T_4、T_3 和 TSH。推荐方法为 ELISA、EFIA 和时间分辨免疫荧光分析法(Tr-FIA)。新生儿可采用滤纸血斑法,出生后的 2~3d 取足跟毛细血管血测定。

【参考区间】

TSH<10mU/L，T_4 38.6~154nmol/L。血TSH增高，FT_4降低，可诊断为先天性甲状腺功能减退症，包括永久性甲状腺功能减低症和暂时性甲状腺功能减低症。血TSH增高，FT_4正常者，为代偿性甲状腺功能减退症或高TSH血症，应定期随访。

（3）TRH刺激试验：若血清中T_4、TSH均低，则疑有TSH或TRH分泌不足，应进一步做TRH刺激试验：可按7μg/kg体重静注TRH，正常者在注射后20~30min出现TSH上升峰，90min后回至基础值。若不出现反应峰时应考虑垂体病变；相反，TSH反应峰很高或持续时间延长，则指示下丘脑病变。

（二）苯丙酮尿症

苯丙酮尿症（phenylketonuria，PKU）又称高苯丙氨酸血症（hyperphenylalaninemia，HPA），是一种较常见的遗传性氨基酸代谢病，是由于苯丙氨酸代谢异常导致苯丙氨酸及苯丙酮酸蓄积，并从尿中大量排出苯丙酮酸而得名。临床主要表现为智能低下，惊厥发作和色素减少。PKU是一种单基因遗传病，属常染色体隐性遗传，其发病率随种族而异。低苯丙氨酸饮食疗法是目前治疗经典型PKU的唯一方法，目的是预防脑损伤。对于非典型苯丙酮尿症的治疗除了饮食治疗以外，还应补充多种神经介质，如多巴、5-羟色胺、叶酸等。

1. 发病机制　正常人每天对苯丙氨酸需要的摄入量为200~500mg，其中1/3供合成蛋白，2/3则通过肝细胞中苯丙氨酸羟化酶（PAH）转化为酪氨酸，以合成甲状腺素、肾上腺素和黑色素等。苯丙氨酸转化为酪氨酸的过程中，除需PAH外，还必须有四氢生物蝶呤（BH4）作为辅酶参与。体内的BH4是由鸟苷三磷酸（GTP），经过鸟苷三磷酸环化水合酶（GTP-CH）、6-丙酮酸四氢蝶呤合成酶（6-PTS）和二氢生物蝶呤还原酶（DHPR）等一系列酶的催化而合成，PAH、GTP-CH、DHPR三种酶的编码基因分别定位于12q24.1、14q11、4p15.1~p16.1；上述任一编码基因的突变都有可能造成相关酶的活性缺陷，致使苯丙氨酸发生异常累积。由PAH基因突变引起的PAH缺乏为经典型PKU，较常见。苯丙酮尿症的发病机制见图19-1。

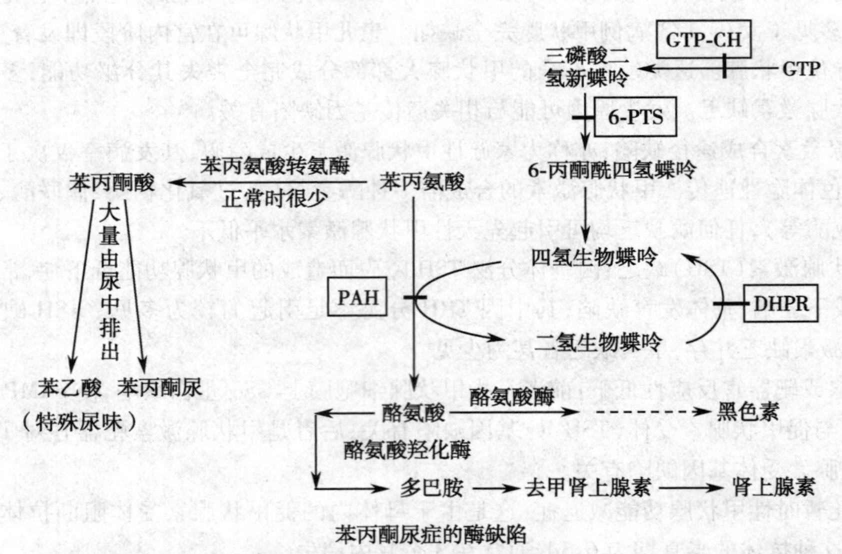

图19-1　苯丙酮尿症的发病机制

2. 实验室检查

（1）血苯丙氨酸浓度检查：新生儿充分喂奶3d后，采集足跟毛细血管血，吸收于特定滤纸上，采用细菌生长抑制试验半定量测定。原理是苯丙氨酸能促进已被抑制的枯草杆菌重新生长，以生长圈的范围测定血中苯丙氨酸的含量，亦可在苯丙氨酸脱氢酶的作用下进行比色定量测定，这些方法可用于苯丙酮尿症的筛检。血苯丙氨酸含量>0.12mmol/L（2mg/dl）可诊断为高苯丙氨酸血症。当苯丙氨

酸含量>0. 24mmol/L(4mg/dl)即两倍于正常参考值时,应复查或采静脉血定量测定苯丙氨酸和酪氨酸以进一步确诊。患儿血浆苯丙氨酸可高达 1. 2mmol/L(20mg/dl)以上。

(2) 尿三氯化铁试验:用于较大婴儿和儿童的筛检。将三氯化铁滴入尿液,如立即出现绿色反应,则为阳性,表明尿中苯丙氨酸浓度增高。此外,二硝基苯肼试验也可以测尿中苯丙氨酸,黄色沉淀为阳性。

(3) 血浆氨基酸和尿液有机酸分析:利用荧光分析法或串联质谱技术检验氨基酸、有机酸,可为本病提供生化诊断依据,同时,也可鉴别其他的氨基酸、有机酸代谢病。

(4) 尿蝶呤分析:应用高压液相层析(PHLC)测定尿液中新蝶呤和生物蝶呤的含量,用以鉴别各型 PKU。典型 PKU 患儿尿中蝶呤总排出量增高,新蝶呤与生物蝶呤比值正常。DHPR 缺乏的患儿蝶呤总排出量增加,四氢生物蝶呤减少,6-PTS 缺乏的患儿则新蝶呤排出量增加,其与生物蝶呤的比值增高,GTP-CH 缺乏的患儿其蝶呤总排出量减少。

(5) DNA 分析:目前对 PAH 和 DHPR 缺陷的基因分析方法主要有聚合酶链反应-短串连重复系列连锁分析(PCR-STR)、聚合酶链反应-单链构象多态性分析(PCR-SSCP)、聚合酶链反应-变性梯度凝胶电泳(PCR-DGGE)、双脱氧指纹图谱法、多重等位基因特异性聚合酶链反应(AS-PCR)、聚合酶链反应-等位基因特异的寡核苷酸斑点杂交(PCR-ASO)等,但 PCR-STR 和 PCR-SSCP 在实验室和临床上较为常用且检出率高。由于基因的多态性众多,分析结果务必谨慎。

(三) 半乳糖血症

半乳糖血症(galactosemia)是一种由于半乳糖代谢途径中的酶先天性缺陷而导致的糖代谢紊乱性疾病,属常染色体隐性遗传,其发病率大约为 1/60 000。临床表现多样化,新生儿出生时可正常,喂奶后的 2~3d 即出现呕吐、黄疸、肝大,在婴幼儿期逐渐呈现生长停滞、智力障碍、肝硬化和白内障等征象。某些病例可因肝功能衰竭在新生儿期内夭折。

1. 病因与发病机制

半乳糖代谢过程中所需的任何一种酶发生缺陷,相关的酶主要是半乳糖-1-磷酸尿苷酰转移酶(GALT),半乳糖激酶(GALK)和 UDP-半乳糖-4-差向异构酶(尿苷二磷酸-半乳糖-4-差向异构酶,EPIM)缺乏较少见,这些酶缺陷均可导致半乳糖的代谢障碍,直接引起血中半乳糖及半乳糖-1-磷酸浓度的升高。后者主要沉积于肝、肾、脑等组织,特别是高浓度的半乳糖沉积于晶状体内,在醛糖还原酶作用下变成半乳糖醇,认为是引起白内障和脑水肿的原因。半乳糖血症的发病机制见图 19-2。

2. 实验室检查

(1) 新生儿期筛检:喂奶后的 1h 内取血于特定滤纸上制备滤纸血片,可检验滤纸血片的半乳糖-1-磷酸尿苷酰转移酶活性(Beutler 试验)或滤纸血片上半乳糖和半乳糖-1-磷酸的含量(Paigen 试验),前者的缺点是假阳性率过高;后者优点是很少见假阳性,并且 3 种酶缺陷都可被检出,应用串联质谱

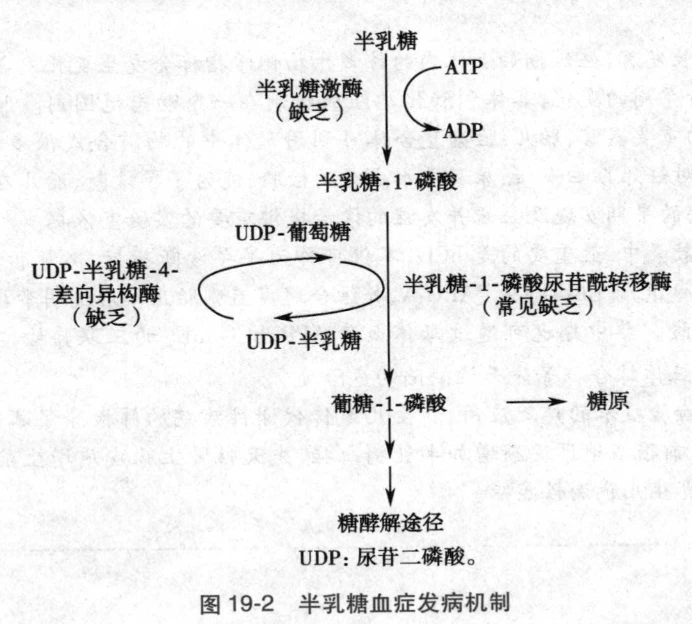

图 19-2 半乳糖血症发病机制

法进行筛检尤为便捷、准确。

（2）尿液中还原糖测定：喂奶后的1h用班氏试剂测定尿液还原糖，如果显示强阳性，葡糖氧化酶法测定尿葡萄糖为阴性，支持半乳糖血症的诊断。对定性试验阳性的患儿可进一步采用滤纸或薄层层析方法进行鉴定。

（3）酶活性测定：采用外周血红细胞、白细胞或培养皮肤成纤维细胞测定半乳糖-1-磷酸尿苷酰转移酶活性。

（4）DNA分析：取外周血白细胞DNA进行半乳糖-1-磷酸尿苷酰转移酶基因分析。

（四）先天性肾上腺皮质增生症

先天性肾上腺皮质增生症（congenital adrenal cortical hyperplasia，CAH）是由于肾上腺皮质激素生物合成酶系中一种或数种酶的先天性缺陷，使皮质醇等激素水平改变所致的一组疾病。属于常染色体隐性遗传。

1. 发病机制 因合成肾上腺皮质激素的酶缺陷，合成皮质醇减少，进而对垂体释放ACTH的负反馈抑制作用减弱，致ACTH分泌过多，后者使肾上腺皮质增生；酶缺乏致皮质激素合成终止于某一阶段而中间产物堆积，或者转向合成皮质酮、雄激素等，出现高血压、电解质紊乱，女性男性化或男性性早熟。其临床表现和生化改变取决于缺陷酶的种类和程度，但不论何种酶缺陷均可导致垂体ACTH代偿性分泌增加，使肾上腺皮质增生，出现肤色加深、皮肤皱褶和掌纹色深。常见的酶缺陷包括21-羟化酶、11β-羟化酶、3β-羟类固醇脱氢酶、17α-羟化酶缺陷等，其中21-羟化酶缺陷最为常见，其发病率大约为1/50 000 ～ 1/70 000，其他类型均为罕见。

2. 实验室检查

（1）新生儿期筛检：喂奶后取患儿毛细血管血于特定滤纸上制备滤纸血片，可通过检验滤纸血片上的17-羟孕酮的含量进行初步筛检。21-羟化酶缺陷可导致相应的前体物质17-羟孕酮和孕酮增多，因此常用的筛检指标为17-羟孕酮。

（2）水、电解质紊乱分析：如血清钾、钠测定。21-羟化酶缺陷严重时致醛固酮等盐皮质激素缺乏，导致"失盐"和低血压，血钠降低、血钾升高。

（3）肾上腺皮质功能检查：如血清17-羟孕酮、皮质醇、醛固酮、脱氢异雄酮、脱氧皮质酮及睾酮等肾上腺皮质激素及相关生化指标的测定，其中17-羟孕酮基础值升高是21-羟化酶缺乏的特异性指标。测定尿17-OHCS、尿17-KS等，前者是皮质醇的代谢产物，后者是反映肾上腺皮质分泌雄激素的重要指标。17-KS对本病的诊断价值优于17-OHCS，多数肾上腺皮质增生症患者17-KS明显升高。

（4）DNA分析：取外周血白细胞DNA进行21-羟化酶等缺乏酶的基因分析。

本章小结

随着胎儿的生长发育，妊娠期妇女体内的许多生物化学指标会发生变化。羊水是胎儿在子宫内生活的环境，随着孕周的变化，其体积和化学组成控制在一个动态范围内。胎盘是维持胎儿在子宫内营养、发育的重要器官，胎儿-胎盘复合体可利用母体中的物质合成很多激素、妊娠相关蛋白及某些酶。通过对妊娠期妇女血、尿和羊水成分的检验，能为早孕诊断、胎儿在宫内发育状态监测、遗传代谢性疾病的早期发现及妊娠并发症的诊治提供重要的实验室依据。

在胎盘合成的激素中，最重要的是hCG，不仅可作为早孕诊断指标、衡量胎盘功能的指标，妊娠早期检验母体血清hCG（βhCG）及PAPP-A，并结合超声监测胎儿颈后透明带厚度（NT），可评价21三体综合征的风险。孕中期也可通过母体血清AFP、hCG、uE_3的三联筛检，判断21三体综合征、神经管缺陷、18三体综合征等先天性缺陷的危险度。

随着许多先进检验技术的广泛应用，新生儿遗传代谢性疾病的筛检除了苯丙酮尿症、先天性甲状腺功能减退，目前很多地区逐渐增加半乳糖血症、先天性肾上腺皮质增生症等发病率虽较低但危害较大的一些新生儿代谢性疾病。

（李晶琴）

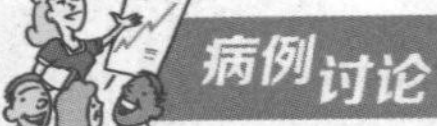

病例讨论

患者，孕妇，22岁，妊娠31周时因全身水肿和视物模糊就诊。患者妊娠12周时无明显水肿和视物模糊，当时血压为14.7/9.3kPa。目前患者有烦躁不安，头痛，恶心，饮食较差，排便正常，尿较少。入院查体：血压24.0/14.7kPa，发育正常，营养中等，全身凹陷性水肿(+++)，五官无畸形，双肺呼吸音清晰，未闻及干湿性啰音，HR 100次/min，律齐，闻及Ⅱ级收缩期杂音，腹部隆起，宫底位于脐上4指，胎心心率160次/min。眼底检查：视神经盘水肿，交叉压迹不明显，动静脉管径比为1∶3，毛细血管变白发亮。

请讨论：

1. 根据患者情况，高度怀疑的临床诊断是什么？
2. 临床诊断依据是什么？

病例讨论分析

扫一扫，测一测

思考题

1. 简述血液或尿液中hCG定量检验的临床意义。
2. 简述检验羊水中AFP的临床价值。
3. 简述胎盘功能及其分泌的主要激素。

笔记

第二十章 治疗药物浓度监测

1. 掌握药物在体内的基本过程,治疗药物浓度监测的意义,药物监测常用方法的优缺点及应用范围,需要进行治疗监测药物的种类。
2. 熟悉影响血药浓度的因素,药代动力学的概念。
3. 了解药物监测常用标本及处理要求。
4. 能解释药物浓度-时间曲线的意义,会进行常用药物浓度测定。

治疗药物监测(therapeutic drug monitoring,TDM)是通过灵敏可靠的方法,检验患者血液或其他体液中的药物浓度,获取有关药代动力学参数,并应用药代动力学理论,指导个体化用药方案的制订和调整,以保证药物治疗的有效性和安全性,从而达到满意的疗效及避免发生毒副反应,同时为药物过量中毒的诊断和处理提供有价值的实验室依据,将临床用药从传统的经验模式提高到比较科学的水平。随着我国医药事业的发展和医疗水平的不断提高,治疗药物浓度监测也随之快速发展,主要是监测药物的数量增加,范围进一步扩大,从对药物总浓度的监测,向药物活性代谢物、游离药物和对映体等监测发展。

第一节 概 述

如何制订有效且安全的个体化药物治疗方案,是长期以来困扰着临床医生的难题。临床医生曾尝试过按年龄、体重、体表面积等方法计算用药剂量,但由于影响药物体内代谢过程的因素众多,不同个体对药物的反应过程千差万别,因此不能很好地解决这一问题。TDM 工作的开展,有助于临床医生及时解释和处理用药方面出现的种种问题,帮助医生制订个体化的治疗方案,避免不合理用药、错误用药乃至滥用药物的倾向,从而保证医院药物治疗的高水平。

一、药物在体内的代谢过程

进入体内的药物(除血管直接给药)都要经过四个代谢过程,即吸收、分布、生物转化与排泄(图 20-1)。该过程与血药浓度维持时间、作用快慢及强弱均有密切关系。

(一)药物的吸收

吸收(absorption)指药物从给药部位进入血液的过程。血管内给药不存在吸收过程。

1. 皮下或肌内注射给药 药物主要通过毛细血管内皮细胞间隙,以滤过方式迅速进入血液。其吸收速度主要受注射部位血管丰富程度和药物分子大小影响。

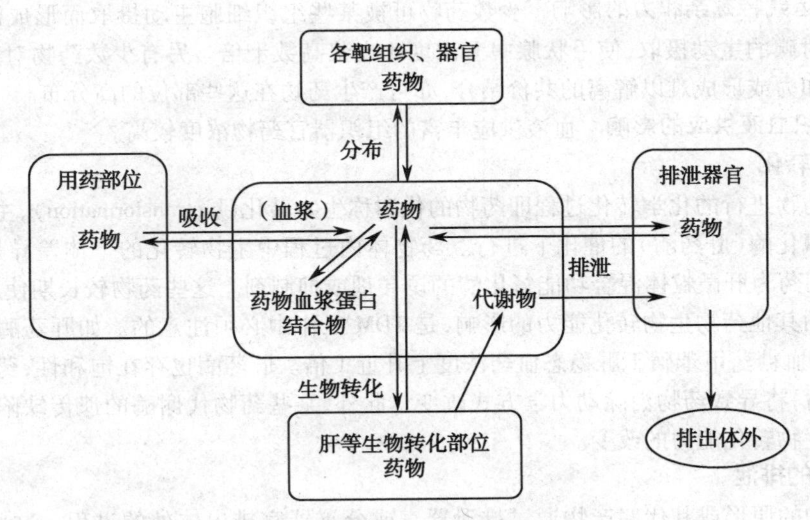

图 20-1　药物在体内的代谢过程

2. 口服给药　通过胃、肠道黏膜以被动扩散方式进行，主要吸收部位在小肠。影响口服药物吸收的因素主要与药物本身的脂溶性、分子大小等理化性质、药物制剂的崩解速度及溶解度、胃排空速度、肠蠕动等胃肠道功能状态，以及胃肠血流动力学状况等有关。某些药物口服后吸收过程中，在随肝门静脉血流经肝时，可有部分被肝细胞中的酶代谢失活，使进入体循环的药量减少，这一现象称首过消除（first pass elimination）。首过消除强的药物，相同口服剂量在不同个体的血药浓度可存在较大差异。

（二）药物的分布

药物分布是药物随血液循环输送至各器官、组织，并转运进入组织细胞内的过程。药物在体内的分布可以达到动态平衡，但大部分药物是不均匀（浓度相等）分布的。药物在体内的分布关系到药物的贮存和消除速度，关系到药物的疗效和毒性。

影响药物分布的主要因素：

1. 药物与血浆蛋白质的结合率　绝大多数药物都可不同程度地和血浆蛋白质迅速可逆的结合，并保持动态平衡。药物和血浆蛋白质的可逆性结合可以起到缓释作用，这是药物在体内的一种暂时贮存形式及调节方式。与蛋白质结合率高的药物代谢慢、作用时间长，但过于紧密的结合会严重降低甚至完全抑制药物的作用。因而，从药物动力学的角度而言，只有在游离药物分子的浓度一直高于其治疗浓度的前提下，药物与蛋白结合使药物在血液中的寿命延长才是有益的。

各种药物与血浆蛋白质结合位点不同，但理化性质相近的药物可在同一位点结合，产生竞争性抑制，使游离药物浓度发生改变，这在血浆蛋白质结合率高的药物尤其重要。如抗凝血药双香豆素的血浆蛋白质结合率高达99%，若同时服用竞争同一蛋白结合位点的消炎药保泰松，可使仅使双香豆素血浆蛋白质结合率降为98%，游离药物浓度增加了一倍，容易产生自发性出血等毒性反应。此外血浆蛋白质浓度的变化，亦将影响药物的血浆蛋白质结合率。基于上述种种原因，理想的TDM应直接测定血中游离部分的药物浓度。

2. 药物的理化性质（分子大小、p*K*a、溶解性）　分子小、脂溶性大、极性小、非解离型的药物易通过生物膜。分子大的药物其分布达到平衡的时间长，脂溶性药物在脂肪含量高的组织（脂肪、肝、神经组织）分布多，会造成蓄积，而水溶性强的药物则多停留在各种体液内，并很快随尿排出。

3. 组织器官的屏障作用　只有高度脂溶性的药物才能通过血脑（眼）屏障扩散进入脑脊液、脑组织和房水。胎盘屏障和一般生物膜没有明显的区别，在药物分布上几乎无影响，这也是孕妇用药必须考虑对胎儿影响的原因。

4. 细胞内外液 pH 差异　生理情况下细胞外液 pH 约为 7.4，细胞内液为 7.0，乳汁更低，约为 6.7。由于体液 pH 对药物解离的影响，弱酸性药将主要分布在血液等细胞外液中，而弱碱性药则在细胞内液和乳汁中分布高。根据这一原理，弱酸性药物苯巴比妥中毒时，可用碳酸氢钠碱化血液和尿液，促使脑组织中的药物向血浆转移，并减少肾小管的重吸收，加速从尿排泄。

5. 主动转运或特殊亲和力的影响　少数药物可被某些组织细胞主动摄取而形成浓集，如甲状腺滤泡上皮细胞对碘的主动摄取，使甲状腺中 I^- 浓度比血浆高数十倍。另有少数药物对某些组织、细胞成分具特殊亲和力或形成难以解离的共价结合，亦可产生药物在这些部位的高分布。

6. 器官组织血液供应的影响　血液供应丰富的组织器官药物浓度较高。

（三）生物转化

生物体对药物进行的化学转化过程即药物的代谢称生物转化（biotransformation），主要在肝细胞微粒体混合功能氧化酶（肝药酶）的催化下进行。药物体内过程中生物转化的个体差异是最大的，至少有200余种常用药为肝微粒体混合功能氧化酶的诱导剂或抑制剂。这些药物较长期使用时，对自身及与其同时使用的其他药物生物转化能力的影响，是TDM工作中必须注意的。如肝药酶抑制剂氯霉素使用2d，可使降血糖药甲苯磺丁脲稳态血药浓度上升近1倍。肝药酶也存在饱和性，药物浓度超过其最大转化能力时，将导致药物消除动力学方式改变。此外，某些药物代谢酶的遗传缺陷、吸烟、饮酒和茶等也可导致生物转化能力的改变。

（四）药物的排泄

排泄是药物的原形或其代谢产物通过排泄器官或分泌器官排出体外的过程。这些器官包括肾、肺、肝及腺体（乳腺、唾液腺）等，其中肾是药物排泄的主要器官。

二、影响血液药物浓度的因素

影响血液中药物浓度的因素很多，除了用药剂量外，患者是否合作、药物的吸收、分布、代谢转化及排泄等因素都可对血液中药物的浓度产生影响。

（一）患者依从性影响

患者应严格按照医生的医嘱服药，如果患者不遵照医嘱服药，忘记服药、不按规定时间服药、不遵守用药的注意事项等都会影响血液中药物的浓度。

（二）药物吸收的影响

静脉、皮下或肌内注射给药的血药浓度比较容易估计。口服用药的吸收受到药物的扩散和胃肠道pH的影响，有时难以对血药浓度作出估计。多数药物由高浓度向低浓度方向被动扩散，少数药物逆浓度差主动转运。胃液呈酸性，弱酸性药物如水杨酸和巴比妥可在胃中吸收，但胃吸收面积小，药物停留时间短，因此吸收量较少。小肠吸收面积大，通透性较胃黏膜好、血流充沛，肠腔pH 4.8~8.2（下段较上段pH偏高），弱酸性和弱碱性药物均易被溶解吸收，因此小肠是药物吸收的主要部位。一些胃肠道疾病对药物的吸收有重要影响。

（三）药物分布的影响

药物在体内的分布受许多因素的影响，其中最主要的因素是药物与血浆蛋白质的结合率、体液pH、药物的理化性质及其与组织的亲和力。

1. 药物与血浆蛋白质的结合　药物与血浆蛋白质的结合率是决定药物在体内分布的重要因素之一。不同的药物与血浆蛋白质的结合率及结合部位不一致。临床上应避免同时将几种与血浆蛋白质结合率高的药物同时使用，以免发生竞争置换，造成药效改变甚至产生毒性。

2. 体液pH　降低时药物与蛋白质的结合能力明显下降，游离型的药物比例增加，药效及毒性作用相应增强，因此用药剂量应酌减，以免出现中毒症状。

3. 药物的理化性质　药物的p*K*a值、解离度，以及脂溶性不同会影响其分布。

4. 药物与组织的亲和力　有些药物与某些组织有较强的亲和力，造成这些组织中的药物浓度特别高，如四环素与钙结合会沉积于骨骼和牙齿中，抑制儿童骨骼生长，使牙齿变黄。

（四）药物代谢的影响

药物代谢的快慢与血液中药物浓度的关系非常密切。药物代谢的主要影响因素：

1. 药物或毒物对生物转化的抑制作用　通过抑制生物转化的某些酶类使药物代谢转化减慢。如用保泰松、双香豆素可抑制 D_{860} 的代谢，增强其降血糖作用。

2. 药物或毒物对生物转化的诱导作用　一些药物可诱导生物转化的酶合成，使药物代谢速度加快。如苯巴比妥可诱导葡糖苷酸基转移酶的合成，增加游离胆红素的结合和排泄，因此苯巴比妥曾用

于治疗新生儿黄疸。

3. 年龄、种族、个体差异

(1) 新生儿生物转化的酶缺乏,如葡糖苷酸基转移酶在出生后逐渐生成,约8周后达到成人水平,因此,新生儿对药物敏感,毒副作用较大。

(2) 老年人的生物转化作用减弱,如对氨基比林、保泰松等的转化作用变弱,用药应慎重。

(3) 遗传因素使某些种族对药物敏感性增强。如长期服用异烟肼时可造成多发性神经炎,多见于白种人,这是由于白种人遗传性缺乏乙酰转移酶者较多,不能使异烟肼灭活而致。

(4) 个体差异可能与遗传有关,如双香豆素在人体内的半衰期差异为7~100h。

4. 食物成分　蛋白质、磷脂,以及维生素A、维生素C使生物转化酶活性升高,药效和毒性作用减弱,当营养状况不良的情况下,应注意用药剂量。

(五) 药物排泄

药物及其代谢产物排泄的主要途径是经过肾从尿液中排出。肾功能不全的患者,血药浓度显著升高,因此,任何损害肾功能的因素均不利于药物的排泄。

第二节　治疗药物监测

国内治疗药物监测(TDM)起于20世纪70年代,最初仅用于分析临床毒物,经过近50年的发展,如今已成为指导临床合理用药的重要工具。目前临床上开展TDM的药物涉及免疫抑制剂类药物、精神药物、抗肿瘤药物、心血管类药物、抗真菌药物及抗生素等数十种,为临床合理用药提供了重要依据。

一、治疗药物监测的常用范围

采用准确、敏感的方法测定患者的血药浓度对指导临床制订药物剂量及调整治疗方案,实现个体化用药、提高疗效、降低药物的毒副作用有重要的意义。并非所有药物都需要进行TDM,血药浓度只是药效的间接指标。当某种药物本身具有客观的、可量化的临床药效指标时,则不用TDM,一个良好的临床指标总是优于血药浓度监测。如降压药可监测血压,降糖药可测定血糖,抗凝血药可测定凝血酶原时间等。还有一些药物安全范围大,不易产生毒性反应的药物也不必进行TDM。

TDM在新药开发中的应用

临床药代动力学已列入新药的临床前试验中。通过建立体液中药物浓度的检验方法,测定血液或其他体液中的药物和/或代谢物浓度,了解该药在人体内的过程特点,建立药物代谢动力学模型和有关参数,并在此基础上确定药物的剂量和给药间隔是合理应用该药物的基础,是所有新药开发中必须进行的。从国外引进的新药也需要进行上述工作,以了解我国人群的药代动力学参数,科学制订出适合国人的剂量方案。

(一) 需进行TDM的药物应具备的基本条件

1. 血药浓度可以反映药物作用靶位的浓度。
2. 药效与药物浓度的相关性好,即治疗作用和毒性反应均呈现血药浓度依赖性。
3. 已知有效血药浓度范围和中毒浓度。
4. 建立了特异性强、灵敏度高和简便快速的检验方法。

在满足上述条件的前提下,存在下列情况的药物,可考虑进行TDM。

(二) 需进行TDM药物的指征

1. 治疗浓度范围窄、治疗指数低的药物　某些药物的治疗浓度与中毒浓度很接近,通过TDM才能保证其既有效,又安全,见表20-1。

表 20-1 某些药物的治疗浓度和中毒浓度

药物	治疗浓度	最小中毒浓度
氨茶碱	10~20μg/ml	20μg/ml
洋地黄毒苷	14~30ng/ml	30ng/ml
庆大霉素	0.5~10μg/ml	12μg/ml
地高辛	0.8~2.0ng/ml	2.0ng/ml
奎尼丁	2~5μg/ml	6μg/ml
普鲁卡因胺	10~30μg/ml	30μg/ml
环孢素 A	0.1~0.4μg/ml	0.6μg/ml

2. **长期用药** 患者依从性差，不按医嘱用药，从而导致治疗失败。许多药物是肝药酶诱导剂或抑制剂，较长期使用这些药物对自身及同时使用其他药物的生物转化将产生影响。因此，长期用药时定期进行 TDM，即可及时发现患者在治疗过程中是否停药、减量，也可发现任何改变药物体内过程的因素导致的血药浓度变化，及时调整用药剂量。

3. **需不同血药浓度达到不同治疗目的的药物** 如地高辛对慢性充血性心力衰竭的治疗浓度为 0.8~1.6ng/ml，治疗房颤浓度为 2.0ng/ml 左右或更高，而该浓度对慢性充血性心力衰竭者多数会出现心律失常，借助 TDM 可将血药浓度控制在治疗目的所需范围之内。

4. **疾病表现和中毒症状难以区分的药物** 多数药物中毒时有其特殊的临床症状，但少数药物的中毒表现与其疾病症状相似。如苯妥英钠治疗癫痫，过量中毒时也可导致抽搐；慢性心力衰竭常伴心律失常，强心苷中毒也可使心力衰竭加重并出现多种心律失常。因此，是剂量不足导致的疗效不佳，还是过量时所致的毒性反应，只能借助 TDM 才能正确诊断的客观依据。

5. **疾病影响体内药物过程的药物** 可影响药物体内过程的疾病：①胃肠道疾病影响口服药物的吸收。②肝功能不全，使用经肝代谢的药物消除变慢，血浆中药物结合蛋白减少。③肾功能不全的患者，使用经肾排泄的药物（氨基苷类抗生素等）排泄减少。如肾衰时，链霉素的半衰期由正常的 2~3h 增加到 50h 以上。④心力衰竭、休克时的血流动力学改变对药物体内过程将产生影响。

6. **首过消除强及生物利用度差异大的药物** 由于个体对药物的生物转化能力不同，可影响药物的生物利用度及血药浓度。如服用同剂量的普萘洛尔，不同个体间血药浓度差异可相差 20 倍。此外，药物的剂型、质量、胃肠功能及餐前或餐后给药均可影响药物的生物利用度（F），而改变血药浓度，因此，剂量与血药浓度不一定成正比关系。

7. **合并用药** 某些药物之间在血浆蛋白质结合、肾小管排泌等方面存在竞争性抑制，合并用药会导致药物的相互作用，而使药物的吸收、分布、生物转化和排泄发生改变，可通过测定血药浓度对剂量进行调整。如奎尼丁和地高辛合用时，奎尼丁抑制肾小管的分泌转运体 MDR1，引起地高辛的分泌减少，重吸收增高，血药浓度升高，引起中毒。

8. **药物治疗无效查找原因** 对于明确诊断、用药恰当，但患者未出现预期疗效时，进行 TDM，可排除患者是否按医嘱服药或因药品质量、个体差异等原因导致未达疗效浓度的情况，进行正确处理，改变传统的一律换药的作法。

9. **根据负荷剂量和维持剂量设计给药方案**

$$DL = D_M R$$

式中，DL 为负荷剂量，D_M 为稳态时每一给药间隔时间内消除的药量，R 为蓄积系数。如果给药时间间隔等于半衰期，则 $R=2$，$DL=2D_M$，首剂量加倍。

10. **辨别伪劣药品** 通过 TDM 可以准确地鉴定药物的种类、成分和数量，为鉴别伪劣药品提供了有力的依据。

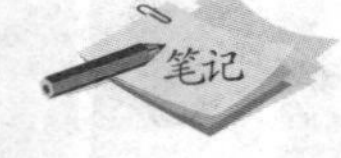

除以上原因外，当涉及与用药有关的法律、医疗差错、医疗纠纷中，进行 TDM 可提供有价值的鉴定依据。目前临床常开展 TDM 的主要药物见表 20-2。

表 20-2　临床常开展 TDM 的主要药物

分类	主要药物
强心苷	地高辛、洋地黄毒苷
抗癫痫药	苯妥因钠、苯巴比妥、卡马西平、扑米酮、丙戊酸钠、乙琥胺
抗心律失常药	利多卡因、普鲁卡因胺、奎尼丁、妥卡尼、丙吡胺等
β 受体阻断剂	普萘洛尔、阿替洛尔、美托洛尔等
平喘药	氨茶碱
抗抑郁药	丙米嗪、地昔帕明、阿米替林、多虑平等
抗精神病药	碳酸锂、氟哌啶醇、氟奋乃静、碳酸锂、多塞平、米帕明、地昔帕明、去甲替林
免疫抑制药	环孢素 A、他克莫司、西罗莫司、吗替麦考酚酯
抗生素	氨基苷类、万古霉素、氯霉素等、伏立康唑
抗真菌药	伏立康唑、伊曲康唑
抗病毒药	依非韦伦
抗恶性肿瘤药	甲氨蝶呤、环磷酰胺、阿霉素、氟脲嘧啶
中药	乌头

二、治疗药物监测与药动学

药代动力学(pharmacokinetics)简称药动学,从广义上讲,泛指研究药物的体内过程,即机体对药物的吸收、分布、生物转化和排泄过程及其量变规律。狭义的药动学是指以数学模型和公式,研究体内药物和代谢物水平随时间变化的规律。在 TDM 工作中,药动学主要用于:①建立监测个体的体内药物浓度随时间变化的数学表达式,并求算出有关药动学参数。②应用上述动力学模型、表达式和药动学参数,制订和调整个体化的用药方案,保证药物治疗的有效、安全和经济。如无药动学基础,当测得某种体液药物浓度,仅代表取样瞬间该体液中的药物浓度。在药动学理论指导下,则可确定取样时间,并根据测定的药物浓度确定取样前后的变化规律,调整剂量。因此,药动学是进行 TDM 必备的理论基础。

(一)药动学基本概念和应用

1. 半衰期(half life)　指血浆药物浓度下降一半所需要的时间,一般用 $t_{1/2}$ 表示。每种药物的半衰期不同,需用实验方法测定。临床上可根据需要,参考药物半衰期长短确定给药时间间隔,以维持有效血药浓度,以免发生积蓄中毒。

2. 血药浓度-时间曲线(concentration-time curve,*c-t*)　以纵坐标为血药浓度,横坐标为药后时间,记录体内药量随时间变化的关系(时量关系)曲线,又称药-时曲线(图 20-2)。

口服单剂量药物后药时曲线可分为三期:从用药后到开始显现疗效的这段时间称潜伏期;药物保持有效浓度或基本疗效的这段时间称持续期,时间长短取决于消除速率。持续期血药浓度达到最高点时为峰浓度,该时间为峰时间(多为 1.5h),此时的吸收速率与消除速率相等,峰浓度与药物剂量成正比;当药物浓度降到有效浓度以下至未完全消除的这段时间称残留期,残留期长的药物反复应用易蓄积中毒。

药物在体内的吸收、分布、代谢及排泄是一个连续变化的动态过程。吸收使血药浓度上升;分布、代谢、排泄使血药浓度下降。曲线上升支主要反映吸收、分布状态,斜率大,表示吸收快、分布慢;下降支主要反映代谢、排泄状态,斜率大,表示消除快;药-时曲线的形态受给药途径、剂型、剂量、分布等因素影响。

3. 等剂量间隔多次给药的药-时曲线　多数疾病需连续多次给药,使血药浓度始终保持在治疗疾病的有效水平。每次给药后 1.5h 出现一个峰值,在下一峰值之前会有一个谷值,形成锯齿形药-时曲

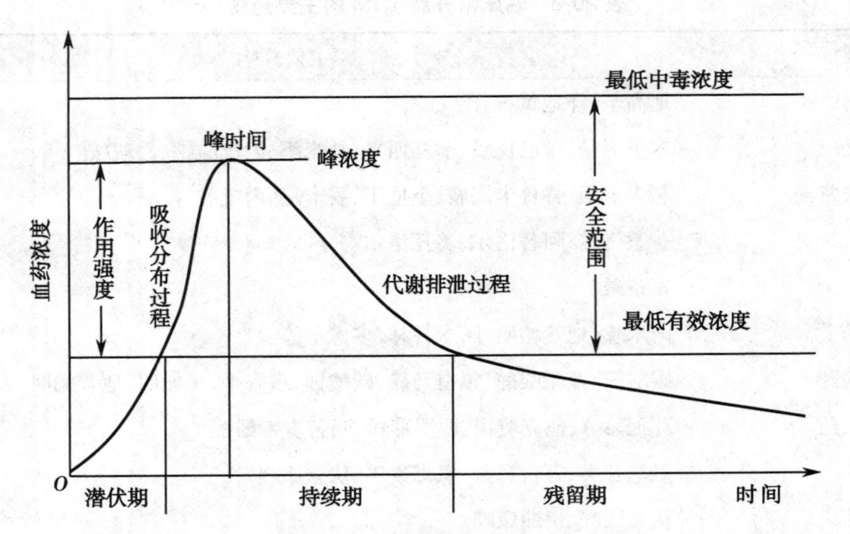

图 20-2　药-时曲线与量效关系、时效关系

线。一般经历 5~6 个 $t_{1/2}$ 后，吸收速率与消除速率达到动态平衡，锯齿形曲线在一定范围内上下波动，达到稳定态，这时的血药浓度称为稳态血药浓度（steady state concentration），又称坪值或坪浓度（plateau concentration）。坪值高低与剂量大小成正比，坪值波动幅度与给药量成正比（图 20-3）。

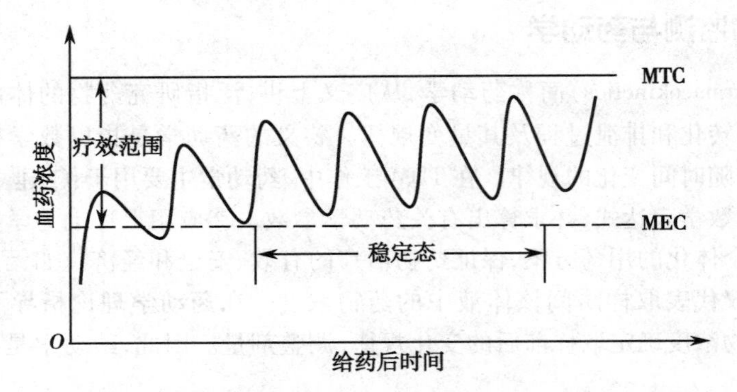

MTC：最低中毒浓度（minimum toxic concentration）；MEC：最低有效（minimum effective concentration）浓度。

图 20-3　等剂量间隔多次给药后的药-时曲线

4. 生物利用度（bioavailability）　指药物被机体吸收进入体循环的相对量和速率，用 F 表示。

$$F=(A/D)\times 100\%$$

式中，A 为进入体循环的量，D 为口服剂量。影响生物利用度的因素较多，包括药物颗粒的大小、晶型、填充剂的紧密度、赋形剂及生产工艺等，生物利用度是用来评价制剂吸收程度的指标。

生物利用度与疗效密切相关，特别是治疗指数窄、剂量小、溶解度小和急救用的药物，其生物利用度的改变，对疗效的影响尤为严重，生物利用度由低变高时，可导致中毒，甚至危及生命。反之则达不到应有疗效而贻误治疗。临床分析药物治疗无效、效差或中毒原因时，应考虑生物利用度的影响。

5. 一级动力学消除　指体内药物按瞬时血药浓度（药量）以恒定的百分比消除，即单位时间内药量以恒定比例消除又称恒比消除或线性消除。绝大多数药物是以被动方式转运，因此，在治疗量范围内的消除，通常是消除速率和血药浓度成恒比。此类药物的特点是血浆半衰期恒定，经过 5 个 $t_{1/2}$ 后，体内药物可基本消除干净，每隔一个 $t_{1/2}$ 给药一次，则体内药量（或血药浓度）可逐渐累积，经过 5 个 $t_{1/2}$ 后，消除速度与给药速度相等，达到稳态。

6. 零级动力学消除　指单位时间内药物按恒定的量进行消除，即单位时间消除的药量相等，又叫

恒量消除。当机体的消除功能低下或者用药量超过机体最大的消除能力时，药物按恒量方式消除。由于血药浓度按恒定的速率消除，与血药浓度无关，故而称零级动力学消除。按零级动力学消除时，半衰期是一个不恒定的数值，随血药浓度高低而变化，当药物浓度降至最大消除能力以下时，则转为一级动力学消除。

三、治疗药物监测标本的采集

用于TDM的标本主要是血液、尿液和唾液，需根据测定药物的体内代谢过程特点选用合适的标本，并在药动学理论及参数指导下确定恰当的取样时间和进行必要的预处理。

（一）常用标本

1. 血液标本　由于药物的运输、代谢和排泄都要经过血液来进行，绝大多数药物在达到分布平衡后，虽然不是均匀分布，但血药浓度和靶位药物浓度成比例，也和效应间存在量效依存关系。因此检验血液标本最能直接反映体内血药浓度的变化。我国已经建立了不少药物的治疗浓度范围及中毒水平的群体资料，并且血液也易于采集，因此血液是TDM工作中最常用的标本。因为药物不和血浆纤维蛋白结合，许多药物的对比研究也证实了血浆和血清中的浓度相等，所以血浆和血清均可作为TDM的标本。为避免抗凝剂与药物间可能发生的化学反应及对测定过程的干扰，应首选血清为检验标本。

血液标本通常在外周静脉采集。为了能正确反映整个体循环中的药物浓度，静脉注射或滴注用药时，不宜在同一静脉取血，口服或注入药物后短期内不宜采血，肌内注射或皮下用药后，应尽量避免在注射部位回流静脉取血。

2. 唾液标本　唾液可无损伤地采集，患者乐意接受。唾液标本的收集宜在自然分泌状态下进行。可采用自然流出，或者用特制的负压吸盘采集。对有口腔炎症者，炎性渗出物可能干扰测定，不宜用唾液作为TDM标本。

目前，有关唾液药物浓度与药物效应之间关系的资料极少，以唾液为标本进行TDM，必须是唾液和血浆中浓度比值较恒定的药物，有乙酰氨基酚、水杨酸类、苯妥英钠、苯巴比妥、氨茶碱、甲磺丁脲、碳酸锂等，特别是碳酸锂，虽是以主动转运方式进入唾液，其唾液浓度可为血浆的2~3倍，达稳态浓度后，唾液和血浆中浓度比值相当恒定，非常适宜用唾液作为TDM标本。

3. 尿液标本　尿液收集方便，且大多数药物（游离部分）都可从肾小球以滤过到原尿中。随着尿液的浓缩，尿药浓度逐渐升高，多数远远高出血药浓度，因此易于测定。但尿液pH受饮食、水电解质和酸碱平衡状态的影响较唾液pH的波动更大，因此在TDM的实际工作中以尿为标本甚少。但对用作治疗尿路感染的药物及可产生肾小管损害的药物，检验尿药浓度有意义。

4. 脑脊液标本　脑脊液中蛋白质少，对作用于中枢神经系统的药物，更接近于靶位浓度。但因标本采集困难和缺乏脑脊液的药动学资料，在TDM中也极少应用。

（二）标本采集时间

TDM是指导合理给药的重要数据，其标本的采集时间对测定结果的临床价值影响较大，恰当时间与合适方法采集标本是确保血药浓度真实性的重要保证。基本原则是在药动学理论指导下，根据TDM的目的及患者具体情况确定标本采集时间。

1. 监测、调整用药方案　应在血药浓度达稳态浓度后再采集。恒速静脉滴注时，稳态后，血药浓度维持恒定，任何时间采集均可。口服或注射给药时，稳态血药浓度将波动在一定范围，可测定峰值浓度和谷值浓度，根据临床需要选择。

（1）了解长期用药时是否达到疗效水平：如控制癫痫发作的苯妥英钠，在短时期内靠临床表现难以判断，需靠TDM判断。对已知患者个体药动学参数的，可在一个给药间隔内的达峰时间及下次用药前，分别取血测定，观察二者是否均在有效血药浓度范围内。如果没有患者个体药动学参数时，最好仅在下一次给药前取样测定。因为任何药物、任一个体每次用药前血药浓度总是最低的。

（2）了解是否发生慢性中毒：对已达疗效，但需了解是否可能产生慢性毒性作用时，应在稳态后的达峰时间（time of the speak concentration）取样。若不知个体的达峰时间，可在群体达峰时间均值及相邻前后时间分别取样测定，了解血药浓度是否接近或超过最小中毒浓度。

2. 急性药物中毒的诊断和疗效监测　用于诊断急性药物中毒时应立即取样测定，用于疗效监测

根据临床需要,在必要时取样,了解抢救效果。

（三）标本的处理与保存

TDM工作中,只有少数方法可直接用所采集的标本测定,多数标本需进行预处理。目的是减少干扰成分,浓缩纯化药物,以提高检验的灵敏度及特异性。预处理的项目有除蛋白、提取和化学衍生化。

1. 除蛋白　血液、唾液和尿液标本都或多或少地含有蛋白质,并对多种测定方法产生干扰,可用沉淀离心法、层析法、超滤法和超速离心法去除。其中以沉淀离心法最方便,可选用合适的酸、碱和有机溶剂,与提取同步进行,最常用。用沉淀离心法除蛋白处理的标本,可使血浆蛋白质结合的药物释放,测得的药物浓度是游离药物和蛋白结合的药物的总浓度。因此,需测定游离药物浓度时,不能采用此法,应选用层析、超滤或超速离心法。

2. 提取　为了浓缩待测组分,提高检验的灵敏度,减少干扰,除免疫化学法外,TDM使用的多数检验方法均需进行提取,有液-液提取和液-固提取两种方法。

3. 化学衍生化反应　用光谱法和色谱法测定时,根据待测物的化学结构和检验方法的要求,通过化学衍生化反应,特异性地引入显色、发光基团,提高检验的灵敏度和特异性。

4. 保存　标本采集后,血药浓度仍处在变化之中,最好立即测定。如不能立即测定,应及时分离血清(浆)冷藏(4℃)或冷冻(-20℃)。24h尿液标本应加防腐剂保存。

四、药物浓度监测的常用方法

由于治疗药物在血液中被稀释和代谢后浓度很低,因此所采用的测定方法必须是特异性强、有足够的灵敏度、并能准确反映血液中浓度的方法。选择方法时首先要考虑方法的灵敏度必须与血药浓度的水平相适应;其次,了解被测药物的理化性质;最后是结合本实验室实际情况,但应注意各实验室的测定方法应具有高度的可比性及特异性。

随着分析测试技术的不断发展,应用于TDM的方法也在不断推陈出新,目前应用最广的两类方法是色谱分析法和免疫分析法。这两类方法具有良好的灵敏度、精密度和选择性,能满足临床检验和临床前研究的需要。

（一）光谱分析法

1. 原理　利用药物或其代谢物的对紫外光有最大吸收峰,或者药物及代谢物受光激发后发射的荧光、药物的特异显色反应等特点,应用紫外光、荧光和可见光分光光度法检验。

2. 优点　设备简单,操作简便,费用低廉。

3. 不足　灵敏度低、专一性差,易受代谢物干扰。

4. 应用　主要用于测定阿司匹林、对乙酰氨基酚、氨茶碱、苯妥英钠、苯巴比妥钠等治疗浓度时血药水平高的药物。火焰发射光谱法和原子吸收光谱法特异好、灵敏度高,操作也较简便,但仅能用于检验体内微量存在的含金属离子药物(血清锂和铂)。

（二）色谱分析法

1. 原理　色谱法又称层析法,分为薄层色谱法(TLC)、气相色谱法(GC)和高效液相色谱法(HPLC)。通过层析作用,分离样品中理化性质不同的组分,联合适当的检验仪器,可同时完成定性、定量工作测定。

2. 优点　特异性好,灵敏度高,重复好,可对多种药物同时检验。

3. 缺点　技术要求高、预处理烦琐、通量不够。

4. 应用　薄层色谱法的灵敏度及重复性均低于其他色谱法,只用于毒物的检验;气相色谱法和高效液相色谱法,通过微电脑控制层析条件、程序和数据处理,特异性强、灵敏度高、重复性好,可同时完成同一标本中多种药物组分分析,用于绝大多数有机化合物类药物的检验。

（三）免疫分析法

1. 原理　虽然色谱法因众多优势成为应用最广泛的TDM分析方法,但临床上更需要能短时间处理大批样品的操作简便的方法,免疫分析法因其具备快速简便的优势在临床应用中得到了较快发展。目前,免疫分析法在TDM中的应用仅次于HPLC。使用的方法有放射免疫分析法(RIA)、荧光免疫法

(FIA)、酶免疫法(EIA)、荧光偏振免疫法(FPIA)、化学发光免疫法(LIA)、免疫比浊法等。

2. 优点 ①检验周期短。②样本需求量少,且可不经过提取,自动化程度高。③有试剂盒,操作简单方便。④有合适的灵敏度、准确性、专一性和精密度。

3. 缺点 ①目前市场上具有检验试剂盒的药物种类有限,限制了其应用范围。②试剂盒价格昂贵,目前依赖进口,成本-效益低。③可能与原药代谢产物发生交叉反应,干扰测定。④需针对每一种药物研制相应的试剂盒,不适用于新药研究。故在 TDM 应用方面免疫分析法难以完全取代色谱分析法。

4. 应用 主要有地高辛、奎尼丁、吗啡、他克莫司、倍他乐克、环孢素 A、卡马西平、克拉霉素、非洛地平等。

五、治疗药物浓度监测的质量控制

治疗药物浓度监测结果的可靠性应建立在有效地质量控制系统上。TDM 药物浓度检验的质量控制除与其他检验的质量控制有共同之处外,因在健康人血液中不含有药物,要求质控品的成分应该与检验标本的成分尽可能接近,以减少基质效应(matrix effect)。目前,NCCL 已经组织开展了 TDM 室间质量评价(EQA)活动,而 EQA 是在各实验室之间相互比较测定的,并经过一段时间后才能得到结论,所以 EQA 是回顾性的工作,是实验室之间的比较系统,是确定实验室测定结果的可靠性及可比性的评价活动。

本章小结

治疗药物监测历经近 50 年,其基本理论、技术方法、样品种类和监测内容等方面都有了较快发展,TDM 的概念也在不断扩展。TDM 是指在临床进行药物治疗过程中,观察药物疗效的同时,定时采集患者的血液(有时采集尿液、唾液等液体),测定其中的药物浓度,探讨药物的体内过程,以便根据患者的具体情况,以药动学和药效学基础理论为指导,借助先进的分析技术与电子计算机手段,并利用药代动力学原理和公式,使给药治疗方案个体化,从而达到满意的疗效及避免发生毒副反应;同时也可以为药物过量中毒的诊断和处理提供有价值的实验室依据,将临床用药从传统的经验模式提高到比较科学的水平,可减少因经验用药和个体差异导致的用药盲从性,减少药物不良反应。

在过去的研究中,部分药物在体内的药动学、药效学关系已经明确,在临床 TDM 中也得到广泛应用。目前 TDM 药物种类包括免疫抑制剂、抗肿瘤药、精神药物、抗生素、抗真菌药、心血管系统药物、平喘药、抗病毒药、中药(如乌头)等。TDM 的主要方法是光谱法、色谱法和免疫分析法。

(杨　茜)

病例讨论

男,45 岁,60kg。被诊断为支气管肺癌,原发性、中央型、左肺、低分化,已行 3 次化疗。入院后患者持续高热,体温达 39.2℃。血培养结果为金黄色葡萄球菌,给予万古霉素,0.5g,q.8h.,静脉滴注。用药后监测万古霉素血药浓度,血药浓度结果显示谷浓度 3.3μg/ml(有效浓度范围 5~15μg/ml),峰浓度 15.3μg/ml(有效浓度范围 25~40μg/ml)。药师根据血药浓度结果建议加大用量,将用法改为 0.5g,q.6h.,静脉滴注 60min。再次监测血药浓度,结果显示谷浓度 10.3μg/ml,峰浓度 30.3μg/ml。4d 后患者体温恢复正常,感染得到控制。

请讨论:

请解释 TDM 在上述用药过程中的指导作用。

病例讨论分析

扫一扫,测一测

思考题

1. 简述影响机体内药物分布的主要因素。
2. 从药效学与药动学两方面阐述对某些药物进行治疗药物监测应考虑的主要因素。

笔记

中英文名词对照索引

A

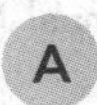

B

C

D

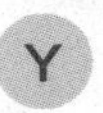

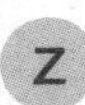

参考文献

[1] 周春燕,药立波.生物化学与分子生物学[M].9版.北京:人民卫生出版社,2018.
[2] 万学红,卢雪峰.诊断学[M].9版.北京:人民卫生出版社,2018.
[3] 王庭槐.生理学[M].9版.北京:人民卫生出版社,2018.
[4] 尚红,王毓三,申子瑜.全国临床检验操作规程[M].4版.北京:人民卫生出版社,2015.
[5] 刘观昌,马少宁.生物化学检验[M].4版.北京:人民卫生出版社,2015.
[6] 刘成玉,罗春丽.临床检验基础[M].5版.北京:人民卫生出版社,2012.
[7] 侯振江,郭桂平.生物化学检验技术[M].3版.北京:人民军医出版社,2014.
[8] 徐克前,李艳.临床生物化学检验[M].武汉:华中科技大学出版社,2014.